普通高等教育"十一五"国家级规划教材

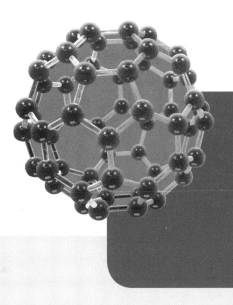

YIXUE HUAXUE

医学化学

第四版

主　编　张乐华

副主编　魏永慧　冯宁川　黄双路　陶兆林　高　静

编　者（按编写章节顺序排列）

牛　奔	王蕴鹏	黄双路	高　静	曹海燕
额尔敦	张乐华	冯宁川	刘有昌	范　琦
康　杰	王玉民	陶兆林	夏　阳	黄玉刚
程向晖	魏永慧	李红梅	卞　伟	王　蓓
李俊波	林　晓	石博杰	吴延丽	李　怡
黄　静	肖　宇	张良栓	徐恒瑰	陈正华
马世坤	孙伟明	格根塔娜	杜艳青	程　艳
王英骥	齐　炜			

U0343976

中国教育出版传媒集团

高等教育出版社·北京

内容提要

《医学化学》(第二版)于 2006 年被评为普通高等教育"十一五"国家级规划教材。 本书是在第二版、第三版基础上修订而成的。

本书为高等医药院校少学时医学化学教材,内容包括无机化学、有机化学、定量分析化学和物理化学的基本内容及化学实验。 全书共分三篇,含 25 章和 15 个实验,理论内容在前,实验内容在后。 本书既重视医学化学中的重要概念和基本知识,又吸收了国内外相关教材的新内容,增加了动画视频、知识拓展、科学家小传等 100 多个数字资源,以二维码形式呈现。 各章均附有习题。 与本书配套的教学辅导用书《医学化学习题解析》(第四版)同步出版。

本书适用于高等医药院校医学类专业本科学生,也可供医学类专业专科学生和成人专科学生使用。

图书在版编目(ＣＩＰ)数据

医学化学 / 张乐华主编;魏永慧等副主编. -- 4 版
. --北京:高等教育出版社,2023.6
　　ISBN 978 - 7 - 04 - 060275 - 3

　　Ⅰ.①医… Ⅱ.①张… ②魏… Ⅲ.①医用化学-高等学校-教材 Ⅳ.①R313

中国国家版本馆 CIP 数据核字(2023)第 055104 号

YIXUE HUAXUE

| 策划编辑 沈晚晴 | 责任编辑 沈晚晴 | 封面设计 姜 磊 | 版式设计 杜微言 |
| 责任绘图 于 博 | 责任校对 刘娟娟 | 责任印制 赵 振 | |

出版发行	高等教育出版社	网　　址	http://www.hep.edu.cn
社　　址	北京市西城区德外大街 4 号		http://www.hep.com.cn
邮政编码	100120	网上订购	http://www.hepmall.com.cn
印　　刷	北京鑫海金澳胶印有限公司		http://www.hepmall.com
开　　本	787mm×1092mm 1/16		http://www.hepmall.cn
印　　张	31.25		
字　　数	700 千字	版　　次	2004 年 7 月第 1 版
插　　页	1		2023 年 6 月第 4 版
购书热线	010-58581118	印　　次	2023 年 6 月第 1 次印刷
咨询电话	400-810-0598	定　　价	62.00 元

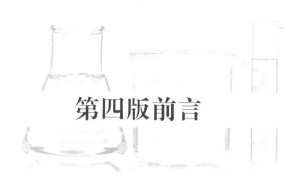

第四版前言

　　《医学化学》(第四版)是普通高等教育"十一五"国家级规划教材,是《医学化学》(第三版)的修订本。本书是高等医药院校医学本科各专业少学时化学教材,也可供医学类专业专科学生和成人专科学生使用。

　　本书第二版于 2006 年被教育部列为普通高等教育"十一五"国家级规划教材。2014 年 11 月本书第三版出版发行。为了进一步提升教材的质量,适应教育改革的新形势,本着"加强基础,趋向前沿,反映现代,注意交叉"的现代课程建设理念,2019 年 5 月在苏州召开了《医学化学》(第四版)课程建设研讨会与教材修订会,听取了广大教师的意见,并对教材的修订编写进行了分工。

　　本书保持了前三版密切联系医学实际的特色和基本思路。将第三版各章节内容进行了适当补充、调整和修改,理论内容增加了数字化资源,包括阅读材料、彩图、视频、动画等。

　　本书采用中华人民共和国国家标准 GB 3100～3102—93《量和单位》所规定的符号和单位;化学名词采用全国自然科学名词审定委员会公布的《化学名词》(科学出版社,2016 年第二版)所推荐的名称;配位化合物的命名及化学式的书写执行中国化学会 1980 年颁布的《化学命名原则》(科学出版社,1984 年第一版)的规定。有机化合物采用中国化学会《有机化合物命名原则 2017》(科学出版社,2017 年第一版)的规定。热力学各有关数据主要取自《NBS 化学热力学性质表》(刘天和、赵梦月译,中国标准出版社,1998 年 6 月)和由此表数据计算而得。

　　本书包括二十五章和 15 个实验,由哈尔滨医科大学张乐华教授主编,北华大学魏永慧教授、宁夏医科大学冯宁川教授、福建医科大学黄双路教授、蚌埠医学院陶兆林教授、牡丹江医学院高静教授为副主编。参加本书理论内容(基础化学和有机化学)编写修订的有大连医科大学牛奔(第一章)、哈尔滨医科大学王蕴鹏(第二章)、福建医科大学黄双路(第三章)、牡丹江医学院高静(第四章)、天津医科大学曹海燕(第五章)、内蒙古医科大学额尔敦(第六章)、哈尔滨医科大学张乐华(第七章)、宁夏医科大学冯宁川(第八章)、哈尔滨医科大学刘有昌(第九章)、重庆医科大学范琦(第十章)、福建医科大学康杰(第十一章)、山东第一医科大学王玉民(第十二章)、蚌埠医学院陶兆林(第十三章)、中国医科大学夏阳(第十四章)、广州医科大学黄玉刚(第十五章)、包头医学院程向晖(第十六章)、北华大学魏永慧(第十七章)、齐齐哈尔医学院李红梅(第十八章)、山西医科大学卞伟(第十九章)、首都医科大学王蓓(第二十章)、长治医学院李俊波(第二十一章)、嘉应学院林晓(第二十二章)、天津医科大学石博杰(第二十三章)、哈尔滨医科大学吴延丽(第二十四章)、青海大学李怡(第二十五章)。

参加本书化学实验编写的有哈尔滨医科大学黄静、肖宇、张良栓,大连医科大学徐恒瑰,天津医科大学陈正华、马世坤,福建医科大学孙伟明,内蒙古医科大学格根塔娜、杜艳青,牡丹江医学院程艳。哈尔滨医科大学王英骥编写了索引,哈尔滨医科大学齐炜绘制了插图。

本书在编写时参考了部分已出版的高等学校的教材和有关著作,从中借鉴了许多有益的内容,在此向有关的作者和出版社表示感谢。

高等教育出版社郭新华、沈晚晴对本书进行了认真的编辑加工,提出了许多宝贵意见,在此致以衷心的感谢!

为了便于教学,我们编写了与本书配套的《医学化学习题解析》(第四版),由高等教育出版社出版。

由于编者水平所限,本书难免存在错误和不当之处,恳切希望广大读者批评指正,以便本书重印或再版时改正。

编 者
2022 年 1 月

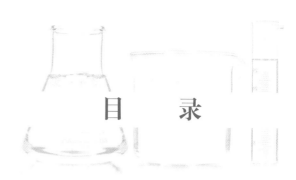

目　录

第一篇　基　础　化　学

第二篇　有　机　化　学

第三篇　化 学 实 验

第一篇　基础化学

第一章　溶液和溶胶

自然界中的物质通常以混合物形式存在。

溶液是由两种或两种以上的物质组成的均匀的、稳定的分散系统。溶液的存在形式可以是气态、液态或者固态。通常所说的溶液是指液态溶液,多数情况下指水溶液。工农业生产和日常生活中经常接触到溶液,溶液与医学也有着密切联系。人体内的血液、细胞内液、细胞外液及其他体液都是溶液,体内的许多化学反应都是在溶液中进行的,营养物质的消化、吸收等无不与溶液有关。

溶胶的胶粒是由许多分子(或原子、离子)构成的聚集体,胶粒分散在分散介质中,形成高度分散的多相不稳定系统。溶胶在自然界尤其是生物界中普遍存在,它与人类的生活及环境有着非常密切的关系,工农业生产及生物、医学等其他学科都与溶胶有关。因此,研究溶胶的性质具有重要意义。

E-01-01
知识扩展:
溶液与医学的密切联系

第一节　分　散　系

一、分散系的基本概念

一种或一种以上物质分散在另一种物质中形成的系统称为分散系统,简称分散系。

分散系中被分散的物质称为分散质,也称分散相。分散系中起分散作用的物质,也就是分散质周围的介质称为分散剂,也称分散介质。例如,医学临床上使用的生理氯化钠溶液和葡萄糖注射液都是分散系,其中的氯化钠、葡萄糖是分散质,而水是分散剂。

二、分散系的分类

对于由液体分散剂形成的分散系,如果按分散质粒子直径的大小进行分类,可把分散系分为粗分散系、胶体分散系和分子分散系,如表1-1-1所示。

表 1-1-1 分散系按分散质粒子的大小分类

分散质粒子直径	分散系类型		分散质粒子的组成	实　　例
<1 nm	分子分散系		小分子或小离子	生理盐水、葡萄糖溶液
1~100 nm	胶体分散系	溶　胶	胶粒(分子、离子、原子的聚集体)	氢氧化铁溶胶 硫化砷溶胶
		高分子溶液	高分子	蛋白质溶液、核酸溶液
>100 nm	粗分散系		粗粒子	泥浆、牛奶

　　粗分散系中分散质粒子的直径大于 100 nm,包括悬浊液和乳浊液。悬浊液是分散质以固体小颗粒分散在液体中形成的分散系,如浑浊的河水、泥浆等都是悬浊液。乳浊液是分散质以小液滴分散在另一种液体中形成的分散系,如牛奶、某些杀虫剂的乳化液等都是乳浊液。

　　胶体分散系中分散质粒子的直径在 1~100 nm,包括溶胶和高分子溶液。溶胶的分散质粒子是由许多个小分子或小离子组成的聚集体,分散质与分散剂之间存在着界面。溶胶是高度分散的多相系统[①],具有很大的表面积和很高的表面能,是不稳定系统。高分子溶液的分散质粒子是单个的大分子或大离子,分散质能自动均匀地分散到分散剂中,分散质与分散剂之间没有界面。高分子溶液是单相稳定系统。

　　分子分散系中分散质粒子的直径小于 1 nm,又称溶液。溶液是分散质以单个小分子或小离子的形式均匀地分散在分散剂中形成的分散系。溶液是一种高度分散的单相系统,它的稳定性很高。习惯上把溶液中的分散质称为溶质,把分散剂称为溶剂。水是一种最常用的溶剂,未指明溶剂的溶液就是水溶液。

第二节　混合物和溶液组成的表示方法

　　混合物和溶液的某些性质随其组成的不同而异。医学上常用的混合物和溶液组成的表示方法有以下几种。

一、B 的质量分数

　　B 的质量分数定义为组分 B 的质量与混合物的质量之比,用符号 w_B 表示,其数学表达式为

$$w_B \stackrel{\text{def}}{=\!=} \frac{m_B}{m_{混合物}} \qquad (1-1-1)$$

_____

　　① 系统中物理性质和化学性质完全相同的均匀部分称为相。只含有一个相的系统称为单相系统,含有两个或两个以上相的系统称为多相系统。

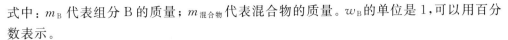

式中：m_B 代表组分 B 的质量；$m_{混合物}$ 代表混合物的质量。w_B 的单位是 1，可以用百分数表示。

例 1 – 1 – 1　将 500 g 蔗糖溶于水配制成 850 g 糖浆，计算此糖浆中蔗糖的质量分数。

解：根据式（1 – 1 – 1），该糖浆中蔗糖的质量分数为

$$w_{蔗糖} = \frac{m_{蔗糖}}{m_{糖浆}} = \frac{500 \text{ g}}{850 \text{ g}} = 0.588 = 58.8\%$$

二、B 的体积分数

B 的体积分数定义为纯的组分 B 的体积与混合物中各组分的纯物质的体积的总和之比，用符号 φ_B 表示，其数学表达式为

$$\varphi_B \xlongequal{def} \frac{V_B^*}{\sum_A V_A^*} \tag{1 – 1 – 2}$$

式中：V_B^* 代表纯的组分 B 的体积；$\sum_A V_A^*$ 代表组成混合物的各组分的纯物质的体积之和。φ_B 的单位是 1，也可以用百分数表示。

医学领域常用体积分数来表示溶质为液体的溶液的组成，如消毒酒精中酒精的体积分数为 0.75 或 75%。

例 1 – 1 – 2　20 ℃时，将 70 mL 乙醇（酒精）与 30 mL 水混合，得到 96.8 mL 乙醇溶液，计算所得乙醇溶液中乙醇的体积分数。

解：根据式（1 – 1 – 2），乙醇溶液中乙醇的体积分数为

$$\varphi(C_2H_5OH) = \frac{V^*(C_2H_5OH)}{V^*(C_2H_5OH) + V^*(H_2O)}$$
$$= \frac{70 \text{ mL}}{70 \text{ mL} + 30 \text{ mL}} = 0.70 = 70\%$$

三、B 的分子浓度

B 的分子浓度定义为组分 B 的分子数除以混合物的体积，用符号 C_B 表示，其数学表达式为

$$C_B \xlongequal{def} \frac{N_B}{V_{混合物}} \tag{1 – 1 – 3}$$

式中：N_B 代表组分 B 的分子数；$V_{混合物}$ 代表混合物的体积。C_B 的常用单位是 L^{-1} 和 mL^{-1}。

临床上常用分子浓度表示体液中细胞的组成。红细胞是血液中数量最多的血细胞，我国成年男性血液中红细胞的分子浓度为 $4.5 \times 10^{12} \sim 5.5 \times 10^{12} \text{ L}^{-1}$，女性为 $3.8 \times 10^{12} \sim 4.6 \times 10^{12} \text{ L}^{-1}$。

四、B 的质量浓度

B 的质量浓度定义为组分 B 的质量除以混合物的体积，用符号 ρ_B 表示，其数学表

达式为

$$\rho_B \overset{\text{def}}{=\!=\!=} \frac{m_B}{V_{混合物}} \qquad (1-1-4)$$

式中：m_B 代表组分 B 的质量；$V_{混合物}$ 代表混合物的体积。ρ_B 的常用单位是 $g \cdot L^{-1}$ 和 $mg \cdot L^{-1}$。

例 1-1-3 100 mL 生理氯化钠溶液中含 0.9 g NaCl，计算生理氯化钠溶液的质量浓度。

解：根据式(1-1-4)，生理氯化钠溶液的质量浓度为

$$\rho(NaCl) = \frac{m(NaCl)}{V_{溶液}} = \frac{0.9 \ g}{0.10 \ L} = 9 \ g \cdot L^{-1}$$

质量浓度曾在医学领域广泛使用，现已逐渐被物质的量浓度所取代。

五、B 的浓度(物质的量浓度)

B 的浓度定义为组分 B 的物质的量除以混合物的体积，用符号 c_B 表示，其数学表达式为

$$c_B \overset{\text{def}}{=\!=\!=} \frac{n_B}{V_{混合物}} \qquad (1-1-5)$$

式中：n_B 代表组分 B 的物质的量；$V_{混合物}$ 代表混合物的体积。c_B 的常用单位是 $mol \cdot L^{-1}$ 和 $mmol \cdot L^{-1}$ 等。

B 的浓度也称组分 B 的物质的量浓度，使用时必须指明基本单元。

例 1-1-4 100 mL 正常人的血清中含 326 mg Na^+，计算该血清中 Na^+ 的浓度。

解：Na^+ 的摩尔质量是 23 $g \cdot mol^{-1}$。根据式(1-1-5)，血清中 Na^+ 的浓度为

$$c(Na^+) = \frac{n(Na^+)}{V_{血清}} = \frac{m(Na^+)/M(Na^+)}{V_{血清}}$$

$$= \frac{0.326 \ g/23 \ g \cdot mol^{-1}}{0.10 \ L} = 0.14 \ mol \cdot L^{-1}$$

世界卫生组织建议：在医学领域表示体液的组成时，凡是相对分子质量(或相对原子质量)已知的物质，都应使用浓度；对于体液中少数相对分子质量尚未准确测定的物质，可以暂时使用质量浓度。

实行法定计量单位后，大多数体液的组成改用浓度表示，因此有必要把有关注射液的组成也相应地改用浓度表示，特别是对与体液具有相同组成的注射液更为必要。世界卫生组织提出，在绝大多数情况下，推荐在注射液的标签上同时写明质量浓度和浓度。例如，血液中 Cl^-，Na^+ 和葡萄糖的含量用浓度表示，则静脉注射用氯化钠注射液和葡萄糖注射液的标签上应同时标明质量浓度和浓度。

由式(1-1-4)和式(1-1-5)，可推导出 B 的质量浓度与 B 的浓度之间的关系为

$$\rho_B = c_B M_B \qquad (1-1-6)$$

式中，M_B代表组分 B 的摩尔质量。

例 1-1-5　临床上使用的乳酸钠($C_3H_5O_3Na$)注射液的质量浓度为 112 g·L^{-1}，试计算该注射液的浓度。

解：乳酸钠的摩尔质量是 112 g·mol^{-1}。据式(1-1-6)，乳酸钠注射液的浓度为

$$c(C_3H_5O_3Na) = \frac{\rho(C_3H_5O_3Na)}{M(C_3H_5O_3Na)}$$

$$= \frac{112 \text{ g·L}^{-1}}{112 \text{ g·mol}^{-1}} = 1.00 \text{ mol·L}^{-1}$$

六、B 的摩尔分数

B 的摩尔分数定义为组分 B 的物质的量与混合物的物质的量之比，用符号 x_B 表示，其数学表达式为

$$x_B \xlongequal{\text{def}} \frac{n_B}{n_{混合物}} \tag{1-1-7}$$

式中：n_B 代表组分 B 的物质的量；$n_{混合物}$ 代表混合物的物质的量。x_B 的单位为 1，也可以用百分数表示。

例 1-1-6　将 112 g 乳酸钠($C_3H_5O_3Na$)溶于 1.00 L 纯水中配成溶液，计算该溶液中乳酸钠的摩尔分数。

解：室温下，水的密度约为 1 000 g·L^{-1}，$C_3H_5O_3Na$ 的摩尔质量为 112 g·mol^{-1}，H_2O 的摩尔质量为 18 g·mol^{-1}。

该乳酸钠溶液中乳酸钠的摩尔分数为

$$x(C_3H_5O_3Na) = \frac{n(C_3H_5O_3Na)}{n(C_3H_5O_3Na) + n(H_2O)}$$

$$= \frac{112 \text{ g}/112 \text{ g·mol}^{-1}}{(112 \text{ g}/112 \text{ g·mol}^{-1}) + (1.00 \text{ L} \times 1\,000 \text{ g·L}^{-1}/18 \text{ g·mol}^{-1})}$$

$$= 0.018$$

如果混合物仅由 A 和 B 两种物质组成，则组分 A 和组分 B 的摩尔分数分别为

$$x_A = \frac{n_A}{n_A + n_B}$$

$$x_B = \frac{n_B}{n_A + n_B}$$

显然有

$$x_A + x_B = 1$$

对于由多种物质组成的混合物，各组分的摩尔分数的总和等于 1。

七、溶质 B 的质量摩尔浓度

溶质 B 的质量摩尔浓度定义为溶质 B 的物质的量除以溶剂 A 的质量，其数学表

达式为

$$b_B \xmathrm{\ \overset{def}{=\!=\!=}\ } \frac{n_B}{m_A} \qquad (1-1-8)$$

式中：n_B 代表溶质 B 的物质的量；m_A 代表溶剂 A 的质量。b_B 的常用单位为 mol·kg^{-1}。

例 1-1-7　将 0.27 g KCl 固体溶于 100 g 水中,计算所得溶液中 KCl 的质量摩尔浓度。

解：KCl 的质量摩尔浓度为

$$b(KCl) = \frac{n(KCl)}{m(H_2O)} = \frac{m(KCl)/M(KCl)}{m(H_2O)}$$

$$= \frac{0.27 \text{ g}/74.5 \text{ g·mol}^{-1}}{0.10 \text{ kg}} = 0.036 \text{ mol·kg}^{-1}$$

第三节　稀溶液的依数性

E-01-02
知识扩展：
气体

　　溶液的性质既不同于纯溶剂,也不同于纯溶质。溶液的性质可分为两类：第一类性质与溶质的本性及溶质与溶剂的相互作用有关,如溶液的颜色、导电性、密度、黏度和体积等；第二类性质决定于溶质粒子的数目,而与溶质的本性几乎无关,如难挥发溶质的稀溶液的蒸气压下降、难挥发溶质的稀溶液的沸点升高、稀溶液的凝固点降低和稀溶液的渗透压力等。稀溶液的这些只与溶质粒子的数目有关而与溶质本性无关的性质称为稀溶液的依数性。在稀溶液中,溶质粒子之间及溶质粒子与溶剂粒子之间的作用很微弱,因而这种依数性呈现出明显的规律性变化。由于这类性质的变化只适用于稀溶液,所以称为稀溶液的通性,也称为稀溶液的依数性。在浓溶液中,由于溶质粒子之间及溶质与溶剂粒子之间的作用比较明显,溶液的性质受到溶质性质的影响,因此情况比较复杂。稀溶液的依数性对于化学和医学都很重要,如测定难挥发溶质的摩尔质量、临床补液和讨论水盐代谢等问题,都要涉及稀溶液的依数性。

一、难挥发非电解质稀溶液的蒸气压下降

E-01-03
动画：液体的蒸气压

　　在一定温度下,将纯液体放在一抽成真空的密闭容器中,液面上一部分能量足够大的分子能够克服内部分子的吸引,逸出液面而变为蒸气分子,这一过程称为汽化或蒸发。由液面逸出的蒸气分子,在互相碰撞过程中还会变成液体,这一过程称为凝聚。在开始阶段,汽化过程占优势,但随着蒸气分子逐渐增多,蒸气凝聚为液体的速率逐渐增大。当液体的汽化速率与蒸气的凝聚速率相等时,气相与液相达到平衡状态,液面上方蒸气的数量和液体的数量不再发生改变。此时,液面上方的蒸气称为饱和蒸气,饱和蒸气所产生的压力称为该温度下液体的饱和蒸气压,简称液体的蒸气压,用符号 p_B^* 表示。蒸气压的常用单位为 Pa 和 kPa。

　　液体的蒸气压与液体的本性有关。在相同温度下,不同液体的汽化难易程度不同,因此其蒸气压也不相同。例如,20 ℃ 时水的蒸气压为 2.339 kPa,而乙醚的蒸气压却高达 58.93 kPa。

液体的蒸气压与温度有关。由于液体的蒸发是吸热过程,所以液体的蒸气压随温度的升高而增大。表1−1−2列出了不同温度下水的饱和蒸气压。

表1−1−2　不同温度下水的饱和蒸气压

T/K	273.15	283.15	293.15	313.15	333.15	353.15	373.15
p/kPa	0.611	1.228	2.339	7.375	19.918	47.343	101.325

温度升高,液体的蒸气压增大,当温度升高到液体的蒸气压等于外界大气压力时,液体开始沸腾,此时的温度称为该液体的沸点。显然,液体的沸点与外压有关,外压越大,液体的沸点就越高。例如,在大气压力为101.325 kPa时,水的沸点是100 ℃;而在珠穆朗玛峰顶,大气压力约为30 kPa,水的沸点约为70 ℃。通常所说的沸点,是指大气压力为101.325 kPa时的正常沸点。

当水中溶解难挥发非电解质形成稀溶液后,溶液的表面被一部分难挥发非电解质的分子占据着,这样在单位时间内从稀溶液的液面逸出的水分子比纯水减少。在一定温度下达到平衡时,溶液上方水分子的数目比纯水上方的少,因此难挥发非电解质稀溶液中水的蒸气压要比纯水的低,这种现象称为难挥发非电解质稀溶液的蒸气压下降。

1887年,法国化学家拉乌尔(Raoult)研究了几十种难挥发非电解质稀溶液的蒸气压与溶液组成的关系,得出了如下经验公式:

$$p_A = p_A^* x_A \tag{1-1-9}$$

式中:p_A代表难挥发非电解质稀溶液的蒸气压;p_A^*代表纯溶剂的蒸气压;x_A代表稀溶液中溶剂的摩尔分数。由于x_A小于1,所以p_A小于p_A^*。式(1−1−9)称为拉乌尔定律。

若难挥发非电解质稀溶液由溶剂A和溶质B组成,则式(1−1−9)可改写为

$$p_A = p_A^*(1-x_B)$$

由上式可得

$$\Delta p = p_A^* - p_A = p_A^* x_B \tag{1-1-10}$$

式中,x_B代表溶质B的摩尔分数。

式(1−1−10)表明,在一定温度下,难挥发非电解质稀溶液的蒸气压下降与溶质的摩尔分数成正比,而与溶质的性质无关。

拉乌尔定律只适用于难挥发非电解质的稀溶液。在稀溶液中,由于$n_A \gg n_B$,因而$n_A + n_B \approx n_A$,则

$$x_B = \frac{n_B}{n_A+n_B} \approx \frac{n_B}{n_A} = \frac{n_B}{m_A/M_A} = b_B M_A \tag{1-1-11}$$

将式(1−1−11)代入式(1−1−10)中,得

$$\Delta p = p_A^* M_A b_B = kb_B \tag{1-1-12}$$

式中，k 为比例系数，$k = p_A^* M_A$。

式(1-1-12)表明，在一定温度下，难挥发非电解质稀溶液的蒸气压下降与溶质的质量摩尔浓度成正比。式(1-1-10)和式(1-1-12)是拉乌尔定律的另外两种表达形式。

二、难挥发非电解质稀溶液的沸点升高

若在溶剂中溶解少量难挥发的非电解质，所得难挥发非电解稀溶液的沸点会发生怎样的变化呢？

根据拉乌尔定律，在相同温度下，难挥发非电解质稀溶液的蒸气压总比纯溶剂的低。当温度升高到纯溶剂的沸点 T_b^* 时，纯溶剂因其蒸气压等于外界压力而沸腾；难挥发非电解质稀溶液则因其蒸气压低于外界压力而不发生沸腾。要使难挥发非电解质稀溶液的蒸气压等于外界压力而产生沸腾，就必须继续升高温度，这样必然导致难挥发非电解质稀溶液的沸点高于纯溶剂的沸点，这种现象称为难挥发非电解质稀溶液的沸点升高。难挥发非电解质稀溶液的沸点升高的根本原因是难挥发非电解质稀溶液的蒸气压下降。

纯溶剂的沸点是恒定的，但难挥发非电解质稀溶液的沸点不是恒定的。当溶液沸腾时，溶剂不断汽化，溶液的浓度逐渐增大，其蒸气压逐渐下降，沸点就逐渐升高。因此，溶液的沸点是指其刚开始沸腾时的温度。

理论推导和实验都表明，难挥发非电解质稀溶液的沸点升高与溶质 B 的质量摩尔浓度成正比，而与 B 的性质无关。其数学表达式为

$$\Delta T_b = k_b b_B \tag{1-1-13}$$

式中：k_b 是溶剂的沸点升高系数，它只与溶剂的性质有关，其常用单位是 K·kg·mol^{-1}；b_B 是溶质 B 的质量摩尔浓度；ΔT_b 是难挥发非电解质稀溶液的沸点升高。

表 1-1-3 列出了几种溶剂的沸点和沸点升高系数。

表 1-1-3　几种溶剂的沸点和沸点升高系数

溶　剂	T_b^*/K	k_b/(K·kg·mol^{-1})	溶　剂	T_b^*/K	k_b/(K·kg·mol^{-1})
水	373.15	0.512	氯仿	334.35	3.85
乙酸	391.05	3.07	乙醚	307.85	2.02
苯	353.25	2.53	乙醇	315.55	1.22
四氯化碳	349.87	4.95			

由溶质 B 的质量摩尔浓度的定义：

$$b_B = \frac{n_B}{m_A} = \frac{m_B/M_B}{m_A}$$

将上式代入式(1-1-13)，整理得

$$M_B = \frac{k_b m_B}{m_A \Delta T_b} \tag{1-1-14}$$

如果已知溶剂的质量 m_A、溶质的质量 m_B 和溶剂的沸点升高系数 k_b，通过实验测定出难挥发非电解质稀溶液的沸点升高 ΔT_b，利用式(1-1-14)可以计算出溶质B的摩尔质量。

三、非电解质稀溶液的凝固点降低

水溶液的凝固点，是指水溶液与冰平衡共存时的温度。当水中溶解非电解质后，水溶液的凝固点会降低。

理论推导和实验都表明，非电解质稀溶液的凝固点降低与溶质B的质量摩尔浓度成正比，而与B的性质无关。其数学表达式为

$$\Delta T_f = k_f b_B \tag{1-1-15}$$

式中：ΔT_f 是稀溶液的凝固点降低；k_f 是溶剂的凝固点降低系数，它只与溶剂的性质有关，其常用单位是 $K \cdot kg \cdot mol^{-1}$。

表1-1-4列出了几种溶剂的凝固点和凝固点降低系数。

表1-1-4　几种溶剂的凝固点和凝固点降低系数

溶　剂	T_f^* /K	k_f /(K·kg·mol^{-1})	溶　剂	T_f^* /K	k_f /(K·kg·mol^{-1})
水	273.15	1.86	四氯化碳	305.15	32
乙酸	289.85	3.90	乙醚	156.95	1.8
苯	278.65	5.12	萘	353.5	6.9

由溶质B的质量摩尔浓度的定义和式(1-1-15)可得

$$M_B = \frac{k_f m_B}{\Delta T_f m_A} \tag{1-1-16}$$

如果已知溶剂的质量 m_A、溶质的质量 m_B 和溶剂的凝固点降低系数 k_f，通过实验测定出非电解质稀溶液的凝固点降低 ΔT_f，利用式(1-1-16)可计算出溶质B的摩尔质量。

例1-1-8　从人尿中提取出一种中性含氮化合物。将90 mg纯品溶解在12 g蒸馏水中，所得稀溶液的凝固点比纯水降低了0.233 K，试计算此化合物的摩尔质量。

解：根据式(1-1-16)，此中性含氮化合物的摩尔质量为

$$M_B = \frac{k_f m_B}{\Delta T_f m_A}$$

$$= \frac{1.86 \text{ K·kg·mol}^{-1} \times 0.090 \text{ g}}{0.233 \text{ K} \times 12 \text{ g}} = 0.060 \text{ kg·mol}^{-1} = 60 \text{ g·mol}^{-1}$$

难挥发非电解质稀溶液的沸点升高和凝固点降低，都可用来测定难挥发非电解质的摩尔质量。但是比较同一溶剂的凝固点降低系数与沸点升高系数可知凝固点降低系数 k_f 多大于沸点升高系数 k_b，因此由同一难挥发非电解质稀溶液测得的凝固点降低 ΔT_f 要比沸点升高 ΔT_b 大，所以利用凝固点降低法测定的相对误差比较小。而且测定难挥发非电解质稀溶液的凝固点是在低温下进行的，即使多次重复测定也不会引

起试样的变性或破坏,稀溶液的浓度也不会发生改变。因此,在医学和生物学中通常采用凝固点降低法测定难挥发非电解质的摩尔质量。

稀溶液的凝固点降低还有许多实际应用。例如,冬季在汽车的水箱中加入乙二醇,可防止水结冰冻裂水箱。又如,盐和碎冰的混合物可用作冷却剂,冰的表面总附有少量水,撒上盐后,盐溶解在水中成为溶液,此时溶液的蒸气压低于冰的蒸气压,冰就会融化而吸收大量的热,所示冰盐混合物的温度低于冰的温度。采用 NaCl 和冰的混合物,温度可降到 $-22\,℃$;采用 $CaCl_2 \cdot H_2O$ 和冰的混合物,温度可降到 $-55\,℃$。在水产品和食品的贮藏及运输中,曾广泛使用食盐和冰混合后制成的冷却剂。

四、稀溶液的渗透压力

(一)渗透现象

半透膜是一种只允许某些分子或离子透过,而不允许另外一些分子或离子透过的薄膜,鸡蛋膜、动物的肠膜、膀胱膜、细胞膜和毛细血管壁等都是半透膜。将鸡蛋内液装在一支上口用半透膜扎紧的倒置长颈漏斗中,然后把盛有鸡蛋内液的漏斗置于盛有蒸馏水的烧杯中,调整漏斗的高度,使半透膜内、外液面处于同一水平位置。水分子可以从膜内和膜外两个方向透过半透膜,而蛋白质分子不能透过半透膜。由于纯水中所含水分子的数目要比相同体积的鸡蛋内液多,因此在相同时间内,从纯水透过半透膜进入鸡蛋内液的水分子比从鸡蛋内液透过半透膜进入纯水的水分子多,导致长颈漏斗的液面升高(图 1-1-1)。从表面上看,只是水分子由纯水透过半透膜进入鸡蛋内液。这种溶剂分子透过半透膜进入溶液的过程称为渗透。由于渗透作用,分液漏斗内鸡蛋内液的液面逐渐升高,其静水压力也随之增大,使水分子由鸡蛋内液进入纯水的速率加快。当半透膜内、外液面高度差达到一定值时,水分子向半透膜内、外透过的速率相等,此时达到了渗透平衡。

产生渗透现象必须具备两个条件:一是有半透膜存在;二是半透膜两侧溶液的浓度(应为渗透浓度)不同。

渗透现象也存在于人体内,并且与人体的机能活动密切相关。人体是由无数细胞构成的,每一个活细胞的细胞膜都具有半透膜特性,它可以让水分子透过,但不让溶解在水中的其他物质的分子或离子透过。水透过细胞膜进入细胞内,可将细胞膜稍微撑紧,并使细胞膜继续保持住紧张的状态,这就是人体的组织和器官,尤其是皮肤组织都具有一定弹性的原因。

(二)非电解质稀溶液的渗透压力

用半透膜把纯溶剂与非电解质稀溶液隔开,必然产生渗透现象。为了防止渗透现象的发生,必须在非电解质稀溶液的液面上施加一额外压力(图 1-1-2)。这种恰好能阻止渗透进行,而施加于非电解质稀溶液液面上的额外压力称为非电解质稀溶液的渗透压力。渗透压力用符号 $\varPi$ 表示,其常用单位是 Pa 和 kPa。

如果半透膜两侧是浓度不同的两种非电解质稀溶液,同样也能产生渗透现象。为防止渗透发生,也需在浓度较大的稀溶液的液面上施加一个额外压力,但是此额外压力只是两个浓度不同的稀溶液的渗透压力的差值($\varPi_浓 - \varPi_稀$),而并非浓度较大稀溶液或浓度较小稀溶液的渗透压力。

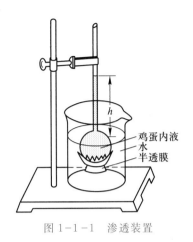

图 1-1-1　渗透装置

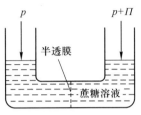

图 1-1-2　渗透压力示意图

E-01-04
动画：渗
透装置

1877 年，德国植物学家弗菲尔(Pfeffer)用半透膜测定了蔗糖稀溶液的渗透压力，并从实验中发现如下两个规律：

(1) 当温度一定时，稀溶液的渗透压力与稀溶液的浓度成正比；

(2) 当稀溶液的浓度一定时，稀溶液的渗透压力与热力学温度成正比。

1886 年，荷兰物理化学家范托夫(van't Hoff)总结出非电解质稀溶液的渗透压力与溶液浓度和热力学温度之间的关系为

$$\Pi = c_B RT \tag{1-1-17}$$

式中：Π 代表非电解质稀溶液的渗透压力；c_B 代表 B 的浓度；R 代表摩尔气体常数；T 代表热力学温度。式(1-1-17)称为范托夫方程式。

由浓度的定义及物质的量与质量、摩尔质量之间的关系得

$$c_B = \frac{n_B}{V} = \frac{m_B / M_B}{V}$$

将上式代入式(1-1-17)，整理得

$$M_B = \frac{m_B RT}{\Pi V} \tag{1-1-18}$$

式(1-1-18)表明，测定出非电解质稀溶液的渗透压力，据此可以计算出溶质 B 的摩尔质量。

由于小分子溶质和小离子溶质也能透过半透膜，因此渗透压力法不适用于测定小分子溶质和小离子溶质的摩尔质量。但渗透压力法对测定高分子化合物的摩尔质量具有显著的优势，即使溶液的浓度比较低，但其渗透压力也比较大，可以准确测定。

例 1-1-9　将 1.0 g 血红素溶于水配制成 100 mL 溶液，25 ℃ 时测得溶液的渗透压力为 367 Pa，计算血红素的摩尔质量。

解：$T = 298.15$ K，$V = 1.0 \times 10^{-4}$ m³，$m_{血红素} = 1.0 \times 10^{-3}$ kg。根据式(1-1-18)，血红素的摩尔质量为

$$M_{\text{血红素}} = \frac{m_{\text{血红素}}RT}{\Pi V}$$

$$= \frac{1.0 \times 10^{-3} \text{ kg} \times 8.314 \text{ J} \cdot \text{K}^{-1} \cdot \text{mol}^{-1} \times 298.15 \text{ K}}{367 \text{ Pa} \times 1.0 \times 10^{-4} \text{ m}^3}$$

$$= 67.5 \text{ kg} \cdot \text{mol}^{-1} = 6.75 \times 10^4 \text{ g} \cdot \text{mol}^{-1}$$

(三) 渗透浓度

稀溶液的渗透压力决定于溶质的分子和离子的总浓度,而与溶质的性质无关。通常把稀溶液中能产生渗透作用的各种溶质的分子和离子的总浓度称为渗透浓度,用符号 c_{os} 表示。

$$c_{\text{os}} \xlongequal{\text{def}} \sum_{\text{B}} c_{\text{B}} \tag{1-1-19}$$

式中,$\sum_{\text{B}} c_{\text{B}}$ 代表溶质的分子和离子的浓度之和。c_{os} 的常用单位是 $\text{mmol} \cdot \text{L}^{-1}$ 和 $\text{mol} \cdot \text{L}^{-1}$。

由渗透浓度的定义可知,对于非电解质稀溶液,其渗透浓度等于溶液浓度;对于强电解质稀溶液,其渗透浓度等于溶液中阳离子的浓度与阴离子的浓度的总和;对于弱电解质稀溶液,其渗透浓度等于弱电解质解离产生的阳离子的浓度、阴离子的浓度与未解离的弱电解质分子的浓度的总和。

例 1-1-10 药典规定生理氯化钠溶液的质量浓度应为 $8.5 \sim 9.5 \text{ g} \cdot \text{L}^{-1}$,计算生理氯化钠溶液的渗透浓度的范围。

解:氯化钠为强电解质,在溶液中完全解离:

$$\text{NaCl} = \text{Na}^+ + \text{Cl}^-$$

生理氯化钠溶液的渗透浓度与质量浓度之间的关系为

$$c_{\text{os}}(\text{NaCl}) = c(\text{Na}^+) + c(\text{Cl}^-) = 2c(\text{NaCl}) = \frac{2\rho(\text{NaCl})}{M(\text{NaCl})}$$

当生理氯化钠溶液的质量浓度为 $8.5 \text{ g} \cdot \text{L}^{-1}$ 时,渗透浓度为

$$c_{\text{os}}(\text{NaCl}) = \frac{2 \times 8.5 \text{ g} \cdot \text{L}^{-1}}{58.5 \text{ g} \cdot \text{mol}^{-1}} = 0.291 \text{ mol} \cdot \text{L}^{-1} = 291 \text{ mmol} \cdot \text{L}^{-1}$$

当生理氯化钠溶液的质量浓度为 $9.5 \text{ g} \cdot \text{L}^{-1}$ 时,渗透浓度为

$$c_{\text{os}}(\text{NaCl}) = \frac{2 \times 9.5 \text{ g} \cdot \text{L}^{-1}}{58.5 \text{ g} \cdot \text{mol}^{-1}} = 0.325 \text{ mol} \cdot \text{L}^{-1} = 325 \text{ mmol} \cdot \text{L}^{-1}$$

生理氯化钠溶液的渗透浓度应为 $291 \sim 325 \text{ mmol} \cdot \text{L}^{-1}$。

需要指出的是,式(1-1-17)只适用于非电解质稀溶液。对于电解质稀溶液,渗透压力的计算公式为

$$\Pi = c_{\text{os}} RT \tag{1-1-20}$$

式(1-1-20)对电解质稀溶液和非电解质稀溶液均适用。

（四）渗透压力在医学中的意义

1. 等渗溶液、低渗溶液和高渗溶液

渗透压力或渗透浓度相等的溶液称为等渗溶液。渗透压力或渗透浓度不相等的溶液，其中渗透压力或渗透浓度较小的溶液称为低渗溶液；渗透压力或渗透浓度较大的溶液称为高渗溶液。

医学上的等渗溶液、低渗溶液和高渗溶液是以血浆的渗透浓度为标准来衡量的。渗透浓度在 $280\sim320$ mmol·L^{-1} 范围内的溶液称为等渗溶液；渗透浓度低于 280 mmol·L^{-1} 的溶液称为低渗溶液；渗透浓度高于 320 mmol·L^{-1} 的溶液称为高渗溶液。

临床上对患者进行输液治疗时，常使用等渗溶液。否则，将引起红细胞变形或破坏，失去正常生理功能。这可以通过红细胞在不同渗透浓度的 NaCl 溶液中的形态发生不同的变化为例加以说明。

将红细胞置于渗透浓度为 $280\sim320$ mmol·L^{-1} 的等渗 NaCl 溶液中，在显微镜下观察，可见红细胞的形态没有变化［图 $1-1-3$(a)］。这是因为等渗 NaCl 溶液与红细胞内液的渗透浓度相等，红细胞内液与 NaCl 溶液处于渗透平衡状态。

将红细胞置于渗透浓度低于 280 mmol·L^{-1} 的低渗 NaCl 溶液中，在显微镜下观察，可见红细胞逐渐膨胀［图 $1-1-3$(b)］，最后破裂，使溶液呈浅红色。医学上把这种现象称为溶血。产生溶血的原因，是低渗 NaCl 溶液的渗透浓度低于红细胞内液，NaCl 溶液中的水分子透过细胞膜进入红细胞内液而使细胞胀破。

将红细胞置于渗透浓度高于 320 mmol·L^{-1} 的高渗 NaCl 溶液中，在显微镜下观察，可见红细胞逐渐皱缩［图 $1-1-3$(c)］，医学上把这种现象称为胞浆分离。产生胞浆分离的原因是红细胞内液的渗透浓度低于高渗 NaCl 溶液，红细胞内液的水分子透过细胞膜进入 NaCl 溶液而使细胞皱缩。

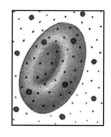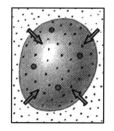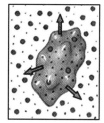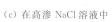

E-01-05
视频：细胞在高渗、等渗、低渗溶液中的状态

（a）在等渗 NaCl 溶液中　　（b）在低渗 NaCl 溶液中　　（c）在高渗 NaCl 溶液中

图 $1-1-3$　红细胞在不同渗透浓度的 NaCl 溶液中的形态示意图

临床上除了使用等渗溶液外，在治疗失血性休克、烧伤休克、脑水肿等疾病时，也常使用少量高渗溶液。在给患者注射高渗溶液时注射速度不能过快，而且要限制高渗溶液用量，以免产生严重后果。

2. 晶体渗透压力和胶体渗透压力

人体血液中既有小分子和小离子，如 Na^+，K^+，Cl^-，HCO_3^-，$C_6H_{12}O_6$（葡萄糖）等；也有大分子和大离子，如蛋白质和多糖等。医学上把小分子和小离子所产生的渗透压力称为晶体渗透压力,把大分子和大离子所产生的渗透压力称为胶体渗透压力。37 ℃ 时,正常人血浆的渗透压力约为 770 kPa,其中晶体渗透压力约为 766 kPa,胶体渗透压力仅约为 4 kPa。

晶体渗透压力和胶体渗透压力所起的作用是不相同的。晶体渗透压力的功能是调节细胞内、外水的相对平衡,而胶体渗透压力的功能是调节血管内、外水和盐的相对平衡及维持血容量。

细胞膜是一种半透膜,它间隔着细胞内液和细胞外液。细胞膜对分子或离子的透过有选择性,它允许 H_2O,CO_2,O_2,Cl^-,HCO_3^-,葡萄糖和氨基酸透过,而不允许 K^+,Na^+,Ca^{2+},Mg^{2+},大分子和大离子透过。这样,细胞内液与细胞外液的渗透压力差只与 K^+,Na^+,Ca^{2+},Mg^{2+},大离子和大分子的浓度有关。由于晶体渗透压力远大于胶体渗透压力,因此水的渗透方向主要取决于晶体渗透压力。当体内缺水造成细胞外液的晶体渗透压力升高时,迫使细胞内液中的水分子向细胞外液渗透,造成细胞失水而引起口渴。当大量饮水或大量补充葡萄糖溶液时,会使细胞外液的渗透压力降低,这样细胞外液的水分子就会通过细胞膜渗透到细胞内,使细胞膨胀,严重时导致水中毒。

毛细血管壁也是一种半透膜,它间隔着血液和组织间液。毛细血管壁允许小分子和小离子透过,而不让直径大于 3.5 nm 的蛋白质等大分子和大离子透过。由于小分子和小离子能透过毛细血管壁,因此血液与组织间液之间的盐水平衡只取决于胶体渗透压力。如果血液中蛋白质不足,将使胶体渗透压力降低,血液中的水和其他小分子、小离子透过血管壁渗透到组织间液,引起水肿。医疗上给失血过多的患者输血或用代血浆输液,目的在于恢复因失血引起胶体渗透压力降低而造成的血容量不足。

第四节 溶 胶

一、溶胶的性质

(一)溶胶的光学性质

1869 年,英国物理学家丁铎尔(Tyndall)发现:在暗室里让一束聚焦的光透过溶胶,在与光束的垂直方向上可以观察到圆锥形的光柱(图 1-1-4),这种现象称为丁铎尔现象。

丁铎尔现象的产生,与分散质粒子的直径及入射光的波长有关。当光线照射分散质粒子时,如果分散质粒子的直径大于入射光的波长,则发生光的反射,如粗分散系反射入射光而浑浊;如果分散质粒子的直径小于入射光的波长,则发生光的散射,此时观

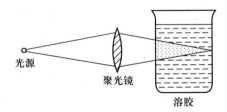

图 1-1-4 丁铎尔现象

察到的是光波环绕粒子而向各个方向放射的光,这种光称为散射光。可见光的波长在400~760 nm,而溶胶的分散质粒子的直径在1~100 nm,小于可见光的波长。因此,当可见光照射溶胶时,发生明显散射作用而产生丁铎尔现象。

溶液的分散质粒子的直径更小,对光的散射作用非常弱,观察不到丁铎尔现象。高分子溶液的分散质粒子被一层分散剂分子裹住,对光的散射作用也很弱,也观察不到明显的丁铎尔现象。因此,可利用丁铎尔现象鉴别溶胶。

(二)溶胶的动力学性质

1827年,英国植物学家布朗(Brown)在显微镜下观察到悬浮在水中的花粉小颗粒做不规则的曲折运动,如图1-1-5所示。这种无规则的运动就称为布朗运动。

用超显微镜观察溶胶,可以看到溶胶的分散质粒子也在进行布朗运动。溶胶分散质粒子的布朗运动是由分散剂分子不断地由各个方向撞击胶粒时,其合力未被互相抵消所引起的。由于合力在不同时间指向不同的方向,因此胶粒的运动方向时刻都在发生改变,形成了不规则的曲折运动。

(三)溶胶的电学性质

在U形管中加入红棕色的$Fe(OH)_3$溶胶,然后小心地在$Fe(OH)_3$溶胶的液面上滴加无色NaCl溶液,使溶胶与NaCl溶液之间有清晰的界面。将电极插入NaCl溶液中,通入直流电。一段时间后,可以看到负极一端界面上升,而正极一端界面下降(图1-1-6),表明$Fe(OH)_3$溶胶向负极移动。这种在直流电场的作用下,溶胶的分散质粒子在分散剂中定向移动的现象称为电泳。

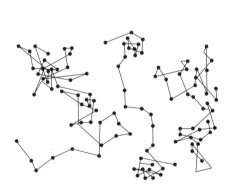

图1-1-5　布朗运动示意图

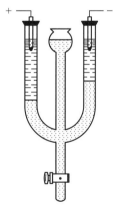

图1-1-6　电泳装置

E-01-07 动画:布朗运动

E-01-08 动画:电泳

根据溶胶的分散质粒子在电泳时的方向,可以确定其所带的电荷。带正电荷的分散质粒子电泳时移向负极,带负电荷的分散质粒子电泳时移向正极。

电泳的应用非常广泛,生物化学常用电泳来分离氨基酸、蛋白质和核酸等,临床上利用血清的"纸上电泳"协助医生诊断患者是否患有肝硬化。

溶胶能产生电泳现象,说明溶胶的分散质粒子带有电荷。溶胶的分散质粒子带有电荷的主要原因是吸附作用和解离作用。

溶胶的分散质粒子的表面积很大,容易吸附溶液中的离子,当吸附阳离子时分散质粒子带正电荷;而当吸附阴离子时则带负电荷。实验表明,与分散质粒子具有相同或相似组成的离子优先被吸附,这一规律称为法扬斯(Fajans)规则。例如,用 $AgNO_3$ 稀溶液和 KI 稀溶液来制备 AgI 溶胶,若 $AgNO_3$ 溶液过量,分散质粒子优先吸附有相同组成的 Ag^+ 带正电荷;若 KI 溶液过量,则优先吸附 I^- 带负电荷。

溶胶的分散质粒子与分散剂接触时,其表面的分子发生解离,有一种离子进入分散剂中,使分散质粒子带有电荷。例如,硅酸溶胶的分散质粒子是由许多硅酸分子聚集而成的,表面的硅酸分子在水分子作用下发生解离:

$$H_2SiO_3 \rightleftharpoons 2H^+ + SiO_3^{2-}$$

解离出的 H^+ 进入水中,而 SiO_3^{2-} 仍留在分散质粒子的表面,使分散质粒子带负电荷。

二、溶胶胶团的结构

溶胶的许多性质都与分散质粒子的内部结构有关,现以 $AgNO_3$ 稀溶液与 KI 稀溶液混合制备 AgI 溶胶为例,说明溶胶的分散质粒子的结构。

$AgNO_3$ 稀溶液与 KI 稀溶液混合后生成 AgI,m(约为 1 000)个 AgI 聚集成为直径为 $1\sim100$ nm 的固体粒子,它是溶胶的分散质粒子的核心,称为胶核。胶核具有很大的比表面积(单位体积物质具有的表面积),易吸附溶液中的阳离子和阴离子。若制备 AgI 溶胶时 KI 溶液过量,此时溶液中有 K^+,NO_3^- 和 I^-,胶核选择性吸附 n(n 比 m 小得多)个与它组成相同的 I^- 而带负电荷。由于静电作用,带负电荷的表面吸引阳离子(K^+)保持电中性,这样应有 n 个 K^+ 受到吸引,但由于热运动,则只有 $(n-x)$ 个 K^+ 被胶核表面吸附的 I^- 吸引形成吸附层。胶核和吸附层构成了胶粒,由于吸附层中的 K^+ 比 I^- 少了 x 个,因此胶粒的电荷数为 $-x$。在吸附层外面,还有 x 个 K^+ 疏散地分布在胶粒周围形成一个扩散层,胶粒和扩散层构成了胶团,如图 1-1-7 所示。

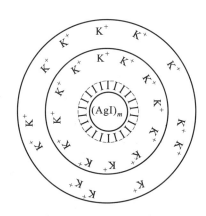

图 1-1-7   KI 过量时 AgI
胶团结构示意图

图 1-1-7 中的小圆表示胶核,第二个圆表示由胶核和吸附层组成的胶粒,最外面的大圆表示扩散层的范围和整个胶团。胶粒带负电荷的 AgI 溶胶的胶团结构也可用简式表示如下:

胶团

$$\underbrace{\left[\underbrace{(AgI)_m}_{\text{胶核}} \cdot \underbrace{nI^- \cdot (n-x)K^+}_{\text{吸附层}} \right]^{x-}}_{\text{胶粒}} \cdot \underbrace{x\ K^+}_{\text{扩散层}}$$

制备 AgI 溶胶时,若 $AgNO_3$ 溶液过量,则胶核优先吸附 Ag^+,形成的 AgI 溶胶的胶团结构简式为

$$\left[(AgI)_m \cdot nAg^+ \cdot (n-x)NO_3^-\right]^{x+} \cdot xNO_3^-$$

从胶团结构来看,胶粒带有正电荷或负电荷,但整个胶团是电中性的。在外电场作用下,胶粒向正极或负极移动,而扩散层中带相反电荷的离子则向相反电极移动。

三、溶胶的聚沉

溶胶是一个高度分散的多相系统,胶粒具有很大的比表面积,其表面能很高,这样使得胶粒处于不稳定状态中,它们有相互聚集减小表面能的趋势,因此溶胶是不稳定系统。然而,经过净化后的溶胶在一定条件下能暂时稳定地存在较长时间。溶胶之所以能够暂时稳定存在,主要原因是由于同一溶胶的胶粒带有相同的电荷,胶粒之间的静电排斥作用使胶粒不易聚集变大。

溶胶的稳定性是暂时的、相对的和有条件的,只要减弱或消除使溶胶暂时稳定存在的因素,就能使胶粒聚集成较大的颗粒而沉降。这种使胶粒聚集成较大的颗粒而沉降的过程称为聚沉。促使溶胶聚沉的因素很多,如电解质的聚沉作用、胶粒带相反电荷的溶胶之间相互聚沉作用、溶胶的浓度及温度等。其中,增大溶胶浓度和升高温度都将使胶粒间的相互碰撞次数增加,降低了溶胶的稳定性。

E-01-09
动画:溶胶的聚沉

(一) 电解质的聚沉作用

溶胶对电解质十分敏感,加入少量电解质就能使溶胶聚沉。这是由于加入电解质后,阳、阴离子浓度增大,与胶粒带相反电荷的离子挤入吸附层,减少甚至完全中和了胶粒的电荷,使胶粒之间的静电排斥作用减小,相互碰撞时就会聚集成较大颗粒而聚沉。

不同的电解质对溶胶的聚沉能力是不同的。实验表明,电解质中主要起聚沉作用的是与胶粒带相反电荷的离子,而且离子的电荷数的绝对值越大,电解质的聚沉能力就越强。

(二) 溶胶的相互聚沉作用

把两种胶粒带相反电荷的溶胶混合,也能使溶胶聚沉,这种现象称为溶胶的互相聚沉。与电解质的聚沉作用不同的是,只有两种溶胶的胶粒所带电荷恰好中和时才能完全聚沉;否则溶胶只能部分聚沉,甚至不聚沉。

溶胶的相互聚沉具有很大的实际应用价值,自来水及污水净化工艺就是利用了溶胶的相互聚沉原理。天然水中的胶体悬浮粒子一般是带负电荷的,加入明矾$[KAl(SO_4)_2 \cdot 12H_2O]$后,明矾解离出的 Al^{3+} 发生水解,生成胶粒带正电荷的 $Al(OH)_3$ 溶胶,它与水中胶体悬浮粒子发生相互聚沉作用,再加上 $Al(OH)_3$ 絮状物的吸附作用,可除去污物,达到净化目的。

四、溶胶的制备和净化

(一) 溶胶的制备

制备溶胶的必要条件是使分散相粒子的直径处于 1~100 nm 之内。制备溶胶的

方法有分散法和凝集法。

1. 分散法

分散法是用适当的方法在稳定剂存在下将大颗粒固体分散成胶粒,常用的分散法有研磨法和胶溶法等。

研磨法是用胶体磨把大颗粒固体磨细,在研磨的同时加入丹宁或明胶作稳定剂。工业上用的胶体石墨、颜料、医用硫溶胶等都是用胶体磨磨制成的。

胶溶法是一种使暂时凝集的分散相重新分散的方法。新生成的沉淀洗涤后,加入适宜的电解质溶液作稳定剂,搅拌使沉淀重新分散而形成溶胶。例如,向新生成的 $Fe(OH)_3$ 沉淀加入少量 $FeCl_3$ 稀溶液,搅拌后生成 $Fe(OH)_3$ 溶胶。

2. 凝集法

凝集法是先形成难溶物质的过饱和溶液,再使难溶物质的粒子相互凝集形成胶粒而得到溶胶。使小分子或小离子凝集的方法很多,可分为化学凝集法和改换溶剂法等。

化学凝集法是利用化学反应使生成物凝集而形成溶胶。在溶液中进行的复分解、水解、氧化还原等反应,只要其中有一种生成物的溶解度较小,就可以控制反应条件使生成物凝集而得到溶胶。一般来说,在制备溶胶时,反应物浓度要比较低,反应物混合要比较缓慢,其中的一种反应物要稍过量。例如,把 $FeCl_3$ 稀溶液加热煮沸,生成红棕色的 $Fe(OH)_3$ 溶胶:

$$FeCl_3 + 3H_2O \xrightarrow{\triangle} Fe(OH)_3(溶胶) + 3HCl$$

改换溶剂法是利用分散相在两种不同分散介质中的溶解度相差悬殊的特点制备溶胶。如将硫的酒精溶液滴入水中,由于硫难溶于水而形成白色浑浊的硫溶胶。

(二) 溶胶的净化

采用上述方法制备的溶胶中常含有过多的电解质或杂质,需要把它们全部或部分地除去。常用的净化方法是将溶胶与纯溶剂用半透膜隔开,溶胶中的电解质和杂质的分子、离子透过半透膜进入溶剂,而胶粒不能透过半透膜。不断更换溶剂,可将溶胶中的电解质和杂质除去。这种利用半透膜净化溶胶的方法称为渗析。

渗析不但可以用于提纯溶胶和高分子溶液,还广泛地用于医学领域。肾的功能之一是利用它的渗析膜除去血液中的有害物质和水分,肾病患者本质上就是该器官的渗透装置失效。在临床上,利用渗析原理,采用人工合成的高分子膜(如聚丙烯腈薄膜等)制成人工肾,帮助肾功能衰竭患者去除血液中的毒素和水分。严重肾病患者使用的"血透"方法就是基于该原理,让患者的血液通过装有特制膜的体外装置,在不排除血液中的重要蛋白质和红细胞的情况下,除去血液中的有害物质。

E-01-10
知识扩展:
渗析原理
在医学上
的应用

思考题和习题

1. 当分散剂为液体时,根据分散质粒子直径的大小分类,分散系可分为哪几种类型?

2. 如何使一个被打瘪尚未破裂的乒乓球恢复原状? 采用了什么原理?

3. 在正常大气压力下将沸腾的开水迅速倒入保温瓶中,体积达保温瓶约 70% 时迅速塞上软木塞防止漏气,然后松开手。请估计此时会有什么现象发生?

4. 什么是水的饱和蒸气压? 温度对水的饱和蒸气压有何影响? 为什么?

5. 什么是液体的沸点? 外界压力对液体的沸点有何影响?

6. 纯溶剂的蒸气压与溶液的蒸气压有何区别?

7. 把一小块冰放在 0 ℃ 水中,另一小块冰放在 0 ℃ 盐水中,各有什么现象发生? 为什么?

8. 在一密闭容器内,放有半杯纯水和半杯糖水,长时间放置会有什么现象发生? 为什么?

9. 取相同质量的果糖($C_6H_{12}O_6$)和蔗糖($C_{12}H_{22}O_{11}$)分别溶于等体积的水中形成稀溶液。两种稀溶液的凝固点都在 0 ℃ 以下,且果糖稀溶液的凝固点比蔗糖稀溶液低。这是为什么?

10. 什么是渗透现象? 产生渗透现象的条件是什么?

11. 什么是稀溶液的渗透压力? 影响稀溶液的渗透压力的因素有哪些?

12. 什么是渗透浓度? 渗透浓度与物质的量浓度之间的关系如何?

13. 医学上的低渗溶液、等渗溶液和高渗溶液是如何确定的?

14. 丁铎尔现象的本质是什么? 为什么溶胶能产生丁铎尔现象?

15. 溶胶是不稳定系统,但它却能在相当长的时间内存在,这是为什么?

16. 溶胶的胶核吸附离子时有何规律?

17. 电解质对溶胶的聚沉作用,主要是由何种离子产生的?

18. 为什么在江河入海处常形成三角洲?

19. 由两种组分组成的溶液,若用 x_B 代表溶质 B 的摩尔分数,b_B 代表 B 的质量摩尔浓度,c_B 代表 B 的浓度。

(1) 证明这三种组成表示方法之间有如下的关系:

$$x_B = \frac{c_B M_A}{\rho - c_B(M_B - M_A)} = \frac{b_B M_A}{1.0 + b_B M_A}$$

式中:ρ 为溶液的密度;M_A 和 M_B 分别为溶剂 A 和溶质 B 的摩尔质量。

(2) 证明当溶液很稀时,有如下的关系:

$$x_B = \frac{c_B M_A}{\rho_A} = b_B M_A$$

式中,ρ_A 为溶剂 A 的密度。

(3) 说明为什么溶质 B 的摩尔分数和质量摩尔浓度与温度无关,而 B 的浓度却与温度有关?

20. 在 90 g 质量分数为 0.15 的 NaCl 溶液中加入 10 g 水或 10 g NaCl 固体,分别计算用这两种方法配制的 NaCl 溶液的质量分数。

21. 25 ℃ 时,将 50 mL 水与 150 mL 乙醇混合,所得乙醇溶液的体积为 193 mL。

计算此乙醇溶液中乙醇的体积分数。

22. 2.0 mL 血液中含 2.4 mg 血糖，计算该血液中血糖的质量浓度。

23. 静脉注射用 KCl 溶液的极限质量浓度是 2.7 g·L^{-1}。如果在 250 mL 葡萄糖溶液中加入 1 安瓿(10 mL)100 g·L^{-1} KCl 溶液，所得混合溶液中 KCl 的质量浓度是否超过了极限值？

24. 正常人血液中 Ca^{2+} 和 HCO_3^- 的浓度范围分别是 2.25～2.75 mmol·L^{-1} 和 22～27 mmol·L^{-1}，化验测得某患者血液中 Ca^{2+} 和 HCO_3^- 的质量浓度分别是 300 mg·L^{-1} 和 1 mg·L^{-1}。计算并判断该患者血液中这两种离子的浓度是否处于正常范围。

25. 某患者需用 500 mL 100 g·L^{-1} 葡萄糖溶液，若用 500 g·L^{-1} 葡萄糖溶液和 50 g·L^{-1} 葡萄糖溶液进行配制，需要这两种溶液各多少毫升？

26. 某患者需补充 0.050 mol Na^+，应补充多少克 NaCl 固体？如果采用质量浓度为 9 g·L^{-1} 的生理盐水补充 Na^+，需要多少毫升生理盐水？

27. 在 25 ℃ 时，质量分数为 9.47% 的 H_2SO_4 溶液的密度为 $1.06×10^3$ kg·m^{-3}，在该温度下纯水的密度为 997 kg·m^{-3}。计算：

(1) H_2SO_4 的质量摩尔浓度；

(2) H_2SO_4 溶液的浓度；

(3) H_2SO_4 的摩尔分数。

28. 25 ℃ 时水的蒸气压为 3.167 kPa。已知某甘油水溶液中甘油的质量分数为 0.100，该甘油水溶液的蒸气压为多少？

29. 从某种植物中分离出一种未知结构的有抗白血球增多症的生物碱，为了测定其摩尔质量，将 19.0 g 该物质溶于 100 g 水中，测得溶液的凝固点降低了 0.220 K。计算该生物碱的摩尔质量。

30. 有几种昆虫能够耐寒，是由于这些昆虫的血液中含有大量的甘油。已知某种寄生黄蜂的血液中甘油的质量分数大约为 0.30，估算这种黄蜂血液的凝固点。

31. 人体血液的凝固点为 272.59 K，计算在正常体温下血液的渗透压力。

32. 药典规定氯化钾注射液的质量浓度应为 95～105 g·L^{-1}，计算氯化钾注射液的渗透浓度范围。

33. 蛙肌细胞内液的渗透浓度为 239 mmol·L^{-1}。若把蛙肌细胞置于质量浓度分别为 10 g·L^{-1}、7 g·L^{-1} 和 3 g·L^{-1} 的 NaCl 溶液中，将各呈什么形态？

34. 把 100 mL 9 g·L^{-1} 生理盐水和 100 mL 50 g·L^{-1} 葡萄糖溶液混合，与正常人的血浆相比较，此混合溶液是高渗溶液、低渗溶液或等渗溶液？

35. 在体温 37 ℃ 时，血液的渗透压力为 770 kPa，计算血液的渗透浓度。

36. 树身内树汁的上升是由渗透压力差造成的。若树汁为 0.20 mol·L^{-1} 糖溶液，树汁小管外水溶液的渗透浓度为 0.010 mol·L^{-1}。已知 10.2 cm 水柱产生的压力为 1 kPa，估算 20 ℃ 时树汁上升的高度。

37. 已知血液中蛋白质($M=6.6×10^4$ g·mol^{-1})的质量浓度为 70 g·L^{-1}，计算毛

细血管壁所间隔的血液与组织液（假设与血液的差别是不含蛋白质）之间的渗透压力差。

38. 糖尿病患者和健康人的血液中葡萄糖的质量浓度分别为 $1.80 \text{ g} \cdot \text{L}^{-1}$ 和 $0.85 \text{ g} \cdot \text{L}^{-1}$。假定糖尿病患者和健康人血液的渗透压力差仅仅是由于糖尿病患者血液中含有较高浓度的葡萄糖，计算体温 37 ℃ 时的渗透压力差。

39. 将 5.0 g 鸡蛋白溶于水并配制成 1.0 L 溶液，在 25 ℃ 时测得该溶液的渗透压力为 306 Pa，计算鸡蛋白的摩尔质量。

40. 将某种动物细胞置于 $7 \text{ g} \cdot \text{L}^{-1}$ NaCl 溶液中，该细胞既不膨胀也不皱缩。计算该细胞内液在 25 ℃ 时的渗透压力。

41. 将 NaCl 溶液和 $AgNO_3$ 溶液混合制备 AgCl 溶胶时，或者使 NaCl 溶液过量，或者使 $AgNO_3$ 溶液过量，写出这两种情况下所制得 AgCl 溶胶的胶团结构简式。

42. 用等体积的 $0.0008 \text{ mol} \cdot \text{L}^{-1}$ KI 溶液与 $0.0010 \text{ mol} \cdot \text{L}^{-1}$ $AgNO_3$ 溶液混合制备 AgI 溶胶。在此 AgI 溶胶中分别加入下列电解质溶液，其聚沉能力大小顺序如何？

(1) $AlCl_3$　　　　　(2) Na_3PO_4　　　　　(3) $MgSO_4$

43. 欲制备 AgI 正溶胶（胶粒带正电荷），在 25 mL $0.0010 \text{ mol} \cdot \text{L}^{-1}$ $AgNO_3$ 溶液中最多加入多少毫升 $0.0005 \text{ mol} \cdot \text{L}^{-1}$ KI 溶液？

44. 将 10 mL $0.002 \text{ mol} \cdot \text{L}^{-1}$ $AgNO_3$ 溶液与 100 mL $0.0005 \text{ mol} \cdot \text{L}^{-1}$ NaBr 溶液混合制备 AgBr 溶胶。写出该 AgBr 溶胶的胶团结构简式，并指出胶粒的电泳方向。

第二章 化学热力学基础

热力学是研究热与其他形式的能量之间的转化规律的一门科学。热力学的基础是热力学第一定律和热力学第二定律,这两个定律都是人类的长期实践经验的总结,有着广泛、牢固的实验基础。

利用热力学的定律、原理和方法研究化学反应及伴随这些化学反应而发生的物理变化过程就形成了化学热力学。化学热力学主要研究和解决的问题有:

(1) 化学反应及与化学反应密切相关的物理过程中的能量变化;

(2) 判断化学反应进行的方向和限度。

生命过程是自然界无数物理过程和化学过程长期演变进化的结果,因此机体中的物质的变化和能量的代谢也必然服从热力学的基本规律。化学热力学在医药领域有着非常广泛的应用。体内物质代谢过程中能量的转换与利用,药物合成路线的可能性等问题都涉及化学热力学。例如,衡量葡萄糖对机体的营养价值时,通常以它的发热量作为衡量标准之一,葡萄糖的发热量是以它在机体外完全燃烧后所放出的热量作为依据的,这是因为物质在机体内的氧化过程与在机体外的燃烧过程在本质上是完全相同的。但是葡萄糖在机体内的氧化可以精确地分阶段进行,其氧化所释放的能量可以积蓄起来,以提供生物合成、主动运输和肌肉收缩等所需的能量。

第一节 热力学第一定律

一、热力学的基本概念

热力学是一门严谨的学科,对于其中所应用到的一些概念、术语和特有的名词,都有严格的定义。为了准确地使用它们,必须加以熟悉。

(一) 系统和环境

当人们以观察、实验等方法进行科学研究时,往往将某一部分的物质或空间与其余部分分开,作为研究的对象。这部分作为研究对象的物质或空间称为系统,也称为体系。在系统以外,与系统有互相影响的其他部分称为环境,环境又称为外界。例如,研究氧气的性质时,氧气就是系统,而盛装氧气的容器及容器以外的其他部分就是环境。

根据系统与环境之间在物质和能量方面的交换情况的不同,通常将系统分为敞开系统、封闭系统和隔离系统。

(1) 敞开系统　系统与环境之间既有物质的交换,又有能量的交换。所有生物体都属于敞开系统,敞开系统又称为开放系统。

(2) 封闭系统　系统与环境之间没有物质的交换,但有能量的交换。封闭系统是热力学中研究得最多的系统,若不特别说明,通常就是指封闭系统。封闭系统又称为密闭系统。

(3) 隔离系统　系统与环境之间既没有物质的交换,也没有能量的交换。隔离系统也称为孤立系统。严格来讲,自然界中不存在绝对的隔离系统,每一种物质的运动都是与它周围其他物质相互联系和相互影响着的。在地球上任何系统都受地心引力的影响,而且也不可能绝对地隔热,但是当这些影响降低到很小,以致可以忽略时,可以近似地把系统看成隔离系统。

E-02-01
动画:系
统的分类

举例来讲,一个具有瓶塞的保温瓶,瓶内装有热水。如果选择水为系统,则保温瓶和其中的空气为环境,水与环境之间有水蒸气的交换和能量的传递,为敞开系统;如果选择水和水蒸气为系统,此时系统与环境之间没有物质的交换,只有能量的传递,则为封闭系统;如果选择保温瓶和瓶内的所有物质为系统,此时系统与环境之间既没有物质的交换,又没有能量的传递。则为隔离系统。

(二) 状态和状态函数

系统的状态是系统的各种物理性质和化学性质的综合表现。系统的状态可以用压力 P、温度 T、体积 V、物质的量 n 等性质进行描述,它们都是宏观的物理量。当系统的这些性质(宏观物理量)都具有确定的量值时,系统就处于一定的状态;这些性质中有一个或几个发生变化,系统的状态可能随之发生变化。在热力学中,把这些用于确定系统状态的物理量(即性质)称为状态函数。

状态函数的一个重要特点,是其量值只取决于系统所处的状态,而与过去的历史无关。当系统由某一状态变化到另一状态时,状态函数的改变量只取决于系统变化前所处的状态(始态)和变化后所处的状态(终态),而与实现这一变化所经历的具体途径无关。

系统的状态函数(性质)可以分为广度性质和强度性质两大类。

E-02-02
动画:广
度性质

(1) 广度性质　广度性质也称容量性质,它具有加和性,即整个系统的某种广度性质的量值等于系统中各部分该性质的量值的总和。系统的质量 m、体积 V、物质的量 n、热力学能 U 等都是广度性质。

(2) 强度性质　强度性质没有加和性,整个系统的某种强度性质的量值与各部分的强度性质的量值相同。系统的温度 T、压力 P、密度 ρ 等都是强度性质。

E-02-03
动画:强
度性质

当系统的两种广度性质相除后,就成为系统的强度性质。例如,体积 V、物质的量 n 和质量 m 是广度性质,而摩尔体积 V_m(体积/物质的量)、密度 ρ(质量/体积)等是强度性质。

（三）过程和途径

系统状态发生的任何变化称为过程。系统经历一个过程,由始态变化到终态,可以采用许多种不同的步骤,通常把完成某一过程的具体步骤称为途径。根据过程发生时的条件不同,通常可将过程分为以下几类:

（1）等温过程　系统的始态温度与终态温度相同,并等于环境温度的过程称为等温过程。人体具有温度调节系统,从而保持一定的体温,因此在体内发生的生化反应可以认为是等温过程。

（2）等压过程　系统始态的压力与终态的压力相同,并等于环境压力的过程称为等压过程。

（3）等容过程　系统的体积不发生变化的过程称为等容过程。

（4）循环过程　系统由某一状态出发,经过一系列变化又回到原来的状态,这种过程就称为循环过程。在循环过程中,所有状态函数的改变量都为零。

（四）热和功

当系统的状态发生变化并引起系统的能量发生变化时,必然导致系统与环境之间发生能量的传递。

由于温度不同,而在系统和环境之间交换或传递的能量称为热。热用符号 Q 表示,其常用单位为 J 和 kJ。热力学规定系统从环境吸收热时,$Q>0$;系统向环境放出热时,$Q<0$。

当系统发生某一过程时,在系统与环境之间除热以外,以其他各种形式交换或传递的能量统称为功。功用符号 W 表示,其常用单位为 J 和 kJ。系统从环境得到功时,$W>0$;系统对环境做功时,$W<0$。

功的概念最初来源于机械功,它等于力 F 与力作用方向上产生的位移 $\mathrm{d}l$ 的乘积,即

$$\delta W = F\mathrm{d}l$$

功的种类很多,有体积功、电功和表面功等。体积功是系统在反抗外压发生体积变化时引起的系统与环境之间交换的功,用符号 $\delta W_{体}$ 或 $W_{体}$ 表示。

如图 1-2-1 所示,一圆筒内盛有气体,圆筒上有一质量为 0、摩擦力为 0 的表面积为 A 的理想活塞,环境作用在活塞的压力为 $p_{环}$,圆筒内气体膨胀将活塞向外推动 $\mathrm{d}l$ 的距离。由于气体膨胀时要反抗外压做功,所以系统所做的体积功为

$$\delta W_{体} = -F_{环}\,\mathrm{d}l = -p_{环}A\mathrm{d}l = -p_{环}\mathrm{d}V \qquad (1-2-1)$$

式(1-2-1)是体积功的计算公式。当 $\mathrm{d}V>0$ 时,系统反抗外压做体积功(膨胀功),$\delta W_{体}<0$;当 $\mathrm{d}V<0$ 时,环境对系统做体积功(压缩功),$\delta W_{体}>0$。

除体积功以外的其他形式的功称为非体积功或其他功,常见的非体积功有电功、表面功等,用符号 W' 表示。

热和功都是变化过程中系统与环境传递或交换的能量,不是系统贮存的能量,因此它们不是状态函数。系统与环境之间有微量的热交换和微量的功传递时,分别用 δQ 和 δW 表示;有一定的热交换和功传递时分别用 Q 和 W 表示,而不能用 ΔQ 和 ΔW 表示。

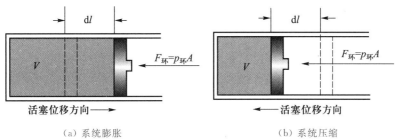

（a）系统膨胀　　　　　　　　（b）系统压缩

图 1-2-1　体积功示意图

E-02-04
动画：体
积功

二、热力学能与热力学第一定律的数学表达式

大量实验表明，封闭系统从始态 A 经历各种不同途径到达终态 B 后，虽然不同途径的 Q 和 W 各不相同，但是 $Q+W$ 却总是相同的，与实现过程的途径无关。这表明 $Q+W$ 代表了系统的一个状态函数的变化，国家标准 GB 3102.4—93 把这个状态函数定义为热力学能，符号为 U。

$$\Delta U \stackrel{\mathrm{def}}{=\!=\!=} Q + W \tag{1-2-2}$$

由式（1-2-2）可知，热力学能是系统与环境之间以热和功的形式交换的能量。热力学能是系统的广度性质，与热和功具有相同的单位，常用单位为 J 和 kJ。系统在一定状态下的热力学能具有唯一的确定值，我们却不能测定出热力学能的真实值，但是可以求出其改变量和相对值。

式（1-2-2）也是热力学第一定律的数学表达式，可用文字表述为："当封闭系统发生某一过程时，系统热力学能的增加等于系统从环境吸收的热与环境对系统所做的功之和"，这就是热力学第一定律。

如果系统发生无限小的变化，引起热力学能发生无限小的变化，式（1-2-2）可改写为

$$\mathrm{d}U = \delta Q + \delta W \tag{1-2-3}$$

式（1-2-3）也是热力学第一定律的数学表达式。

热力学第一定律是人类经验的总结，已为大量的实验所证实。历史上曾有人幻想能制造出一种机器，它不需要外界供给能量，却可以不断地对外做功，这种机器称为第一类永动机。由于第一类永动机违背了能量守恒定律，所有的设计均以失败而告终。因此，热力学第一定律又常表述为"第一类永动机是不可能造成的"。

三、焓

对于封闭系统内发生的不做非体积功（$W'=0$）的变化过程，式（1-2-3）可改写为

$$\mathrm{d}U = \delta Q - p_{环}\,\mathrm{d}V \tag{1-2-4}$$

如果此过程在等容（dV＝0）条件下进行，由式（1－2－4）可得

$$dU = \delta Q_V \tag{1-2-5}$$

对于有限变化，式（1－2－5）可以改写为

$$\Delta U = Q_V \tag{1-2-6}$$

式（1－2－5）和式（1－2－6）表明，对于封闭系统内发生的不做非体积功的等容变化过程，系统的热力学能的增加在数值上等于系统所吸收的热。

对于封闭系统内发生不做非体积功的等压过程，$p_环 = p$，且为一常数，则

$$p_环 dV = p\,dV = d(pV)$$

将上式代入式（1－2－4）得

$$\delta Q_p = dU + d(pV) = d(U + pV) \tag{1-2-7}$$

由于 U，p 和 V 都是状态函数，因此它们的组合 $U + pV$ 也是一个状态函数。热力学把这个状态函数称为焓，用符号 H 表示：

$$H \xlongequal{def} U + pV \tag{1-2-8}$$

由于不能确定系统的热力学能的真实值，因此也不能确定系统的焓的真实值。我们之所以要定义一个新状态函数 H，是因为利用它可以方便地计算等压反应热。

由式（1－2－7）和式（1－2－8）得

$$dH = \delta Q_p \tag{1-2-9}$$

对于有限变化，式（1－2－9）可改写为

$$\Delta H = Q_p \tag{1-2-10}$$

式（1－2－9）和式（1－2－10）表明，在封闭系统内发生的不做非体积功的等压过程中，系统所吸收的热在数值上等于系统的焓的增加。

由于焓是状态函数，因此焓变只取决于系统的始态和终态，与实现变化的途径无关，所以 Q_p 也与实现变化的途径无关。

第二节　热　化　学

化学反应热是人类日常生活和工农业生产所需能量的主要来源，就连人类本身也是靠淀粉、脂肪、蛋白质等在体内发生氧化反应所放出的热来维持生命现象。所以，化学反应热具有非常重要的意义。

研究化学反应所吸收或放出热量的学科称为热化学。实际上，热化学就是热力学第一定律在化学反应中的应用。

在不做非体积功的条件下，当生成物的温度与反应物的温度相同时，化学反应吸

收或放出的热称为化学反应的热效应,简称为反应热。

化学反应在等容条件下进行时的反应热称为等容反应热,用符号 Q_V 表示。化学反应在等压条件下进行时的反应热称为等压反应热,用 Q_p 表示。

在等压反应热和等容反应热中,人们用得更多的是等压反应热,因为反应一般都是在等温等压条件下进行的。因此通常将等压反应热直接称为反应热,也在习惯上将反应焓变 $\Delta_r H$ 直接称为反应热。后面在提到反应热时,如未特别说明,均指的是等压反应热。

一、化学计量数与反应进度

(一) 化学计量数

对于任意化学反应:

$$a\mathrm{A} + b\mathrm{B} \Longrightarrow y\mathrm{Y} + z\mathrm{Z}$$

可以写成如下通式:

$$-\nu_\mathrm{A}\mathrm{A} - \nu_\mathrm{B}\mathrm{B} \Longrightarrow \nu_\mathrm{Y}\mathrm{Y} + \nu_\mathrm{Z}\mathrm{Z}$$

式中:A 和 B 代表反应物;Y 和 Z 代表生成物;ν_A 和 ν_B 分别代表反应物 A 和 B 的化学计量数,$\nu_\mathrm{A} = -a$,$\nu_\mathrm{B} = -b$;ν_Y 和 ν_Z 分别代表生成物 Y 和 Z 的化学计量数,$\nu_\mathrm{Y} = y$,$\nu_\mathrm{Z} = z$。

对于反应物,化学计量数为负值;对于生成物,化学计量数为正值。化学计量数可以是整数,也可以是简分数,它的单位为 1。

例如,对于合成氨反应:

$$\mathrm{N_2(g) + 3H_2(g) \Longrightarrow 2NH_3(g)}$$

反应物和生成物的化学计量数分别为 $\nu(\mathrm{N_2}) = -1$,$\nu(\mathrm{H_2}) = -3$,$\nu(\mathrm{NH_3}) = 2$。

化学反应又常写成下列简单形式:

$$\sum_\mathrm{R}(-\nu_\mathrm{R}\mathrm{R}) = \sum_\mathrm{P}\nu_\mathrm{P}\mathrm{P}$$

式中:R 代表反应物;P 代表生成物;ν_R 代表反应物 R 的化学计量数;ν_P 代表生成物 P 的化学计量数。

上式通常还可写成如下更简单的形式:

$$0 = \sum_\mathrm{B}\nu_\mathrm{B}\mathrm{B}$$

式中:B 代表反应物和生成物;ν_B 代表反应物和生成物的化学计量数。

(二) 反应进度

为了衡量化学反应进行的程度与方便地计算化学反应热,热力学引入一个重要的物理量——反应进度 ξ。反应进度变在计算反应摩尔焓变及化学平衡和反应速率的表示式中被普遍使用。

对任意化学反应 $0 = \sum\limits_{B} \nu_B B$，反应进度变定义为

$$\mathrm{d}\xi \xlongequal{\text{def}} \frac{\mathrm{d}n_B}{\nu_B} \qquad (1-2-11)$$

式中，$\mathrm{d}n_B$ 代表反应物和生成物 B 的物质的量的微小改变。反应进度的常用单位为 mol。

对于有限的化学变化，式（1-2-11）可改写为

$$\Delta\xi = \frac{\Delta n_B}{\nu_B} \qquad (1-2-12)$$

反应进度变只与化学反应方程式的写法有关，而与选择反应系统中何种反应物和生成物进行计算无关。由于反应进度变与反应物和生成物的化学计量数有关，因此在给出反应进度变时必须指明化学反应方程式。

例 1-2-1 10 mol N_2 和 20 mol H_2 在合成塔混合后，经多次循环反应生成了 4 mol NH_3。试分别以如下两个反应方程式为基础，计算反应进度变。

(1) $N_2(g) + 3H_2(g) \Longrightarrow 2NH_3(g)$

(2) $\frac{1}{2}N_2(g) + \frac{3}{2}H_2(g) \Longrightarrow NH_3(g)$

解： 由反应方程式可知，生成 4 mol NH_3 时，同时消耗 2 mol N_2 和 6 mol H_2。N_2，H_2 和 NH_3 的物质的量的变化分别为

$$\Delta n(N_2) = n(N_2) - n_0(N_2) = [(10-2)-10]\,\text{mol} = -2\,\text{mol}$$
$$\Delta n(H_2) = n(H_2) - n_0(H_2) = [(20-6)-20]\,\text{mol} = -6\,\text{mol}$$
$$\Delta n(NH_3) = n(NH_3) - n_0(NH_3) = (4-0)\,\text{mol} = 4\,\text{mol}$$

(1) 对于反应 $N_2(g) + 3H_2(g) \Longrightarrow 2NH_3(g)$，反应进度变为

$$\Delta\xi_1 = \frac{\Delta n(N_2)}{\nu_1(N_2)} = \frac{\Delta n(H_2)}{\nu_1(H_2)} = \frac{\Delta n(NH_3)}{\nu_1(NH_3)}$$
$$= \frac{-2\,\text{mol}}{-1} = \frac{-6\,\text{mol}}{-3} = \frac{4\,\text{mol}}{2} = 2\,\text{mol}$$

(2) 对于反应 $\frac{1}{2}N_2(g) + \frac{3}{2}H_2(g) \Longrightarrow NH_3(g)$，反应进度变为

$$\Delta\xi_2 = \frac{\Delta n(N_2)}{\nu_2(N_2)} = \frac{\Delta n(H_2)}{\nu_2(H_2)} = \frac{\Delta n(NH_3)}{\nu_2(NH_3)}$$
$$= \frac{-2\,\text{mol}}{-1/2} = \frac{-6\,\text{mol}}{-3/2} = \frac{4\,\text{mol}}{1} = 4\,\text{mol}$$

如果化学反应按所给出的反应方程式进行，当反应物和生成物 B 的物质的量变化 Δn_B 在数值上等于 B 的化学计量数 ν_B 时，则称发生了单位反应进度变的化学反应。

二、化学反应的摩尔焓变和标准摩尔焓变

对于任意化学反应 $0 = \sum\limits_{B} \nu_B B$，反应的摩尔焓变 $\Delta_r H_m$ 与反应的焓变 $\Delta_r H$ 之间的

关系为

$$\Delta_r H_m = \frac{\Delta_r H}{\Delta\xi} \qquad (1-2-13)$$

反应的摩尔焓变的常用单位为 kJ·mol^{-1}。

反应物和生成物均处于标准状态时反应的摩尔焓变称为反应的标准摩尔焓变,用符号 $\Delta_r H_m^{\ominus}$ 表示。

标准状态用符号"$\ominus$"表示。气体物质 B 的标准状态,是指不论是纯气体还是在气体混合物中,均为标准压力 $p^{\ominus}$($p^{\ominus}=100$ kPa)下,且表现理想气体特性时纯 B 的(假想)状态。液体和固体纯物质 B 的标准状态,分别是在标准压力 $p^{\ominus}$ 下纯液体和纯固体物质 B 的状态。溶液中的溶质 A 的标准状态,为标准压力 $p^{\ominus}$ 下,液态的纯物质 A 的状态。溶液中的溶质 B 的标准状态,为标准压力 $p^{\ominus}$ 下,$b_B=b^{\ominus}$($b^{\ominus}=1$ mol·kg^{-1})或 $c_B=c^{\ominus}$($c^{\ominus}=1$ mol·L^{-1}),并表现出无限稀释溶液时溶质 B 的(假想)状态。

三、热化学方程式

表示化学反应与反应的摩尔焓变之间关系的化学方程式称为热化学方程式。化学反应的摩尔焓变不仅与反应进行时的条件有关,而且也与反应物和生成物的存在状态有关。因此,书写热化学方程式时必须注意以下几点:

(1) 习惯上将化学反应方程式写在左边,反应的摩尔焓变写在右边,两者之间用逗号或分号隔开。

(2) 注明反应的温度和压力。

(3) 注明反应物和生成物的聚集状态,分别用 s,l 和 g 表示固体、液体和气体,用 aq 表示水溶液,如果固体物质存在不同的晶型,也要注明晶型。

(4) 同一化学反应,当化学计量数不同时,反应的摩尔焓变也不同。例如:

$$2H_2(g)+O_2(g) \Longrightarrow 2H_2O(g);\ \Delta_r H_m^{\ominus}(298.15\ K)=-483.6\ kJ\cdot mol^{-1}$$

$$H_2(g)+\frac{1}{2}O_2(g) \Longrightarrow H_2O(g);\ \Delta_r H_m^{\ominus}(298.15\ K)=-241.8\ kJ\cdot mol^{-1}$$

应该指出,热化学方程式表示一个已经完成的化学反应,即反应进度变 $\Delta\xi$ 号为 1 mol 的化学反应,而与这个化学反应在给定条件下能否进行完全无关。例如,热化学方程式

$$H_2(g)+I_2(g) \Longrightarrow 2HI(g);\ \Delta_r H_m^{\ominus}(298.15\ K)=-9.48\ kJ\cdot mol^{-1}$$

表示在 298.15 K、标准状态下,当反应进度变 $\Delta\xi=1$ mol,即 1 mol $H_2(g)$ 与 1 mol $I_2(g)$ 反应生成 2 mol HI(g)时,放出 9.48 kJ 的热。但是实际上,在298.15 K、标准状态下,将 1 mol $H_2(g)$ 与 1 mol $I_2(g)$ 混合后不能生成 2 mol HI(g),当然也不会放出 9.48 kJ 的热。

四、赫斯定律

反应热可以通过实验测定,但由于化学反应非常多,要将每个反应的反应热都通

过实验测定出来显然太麻烦了,而且有的化学反应的反应热不能通过实验直接测定。为了解决这类问题,需要应用赫斯定律。

1840 年,瑞士籍俄国化学家赫斯(Hess)从大量实验中总结出一条规律:一个化学反应,无论是一步完成或分成几步完成,反应热总是相同的。上述规律称为赫斯定律。

赫斯定律是热力学第一定律用于化学反应过程的必然结果。由热力学第一定律,在等容不做非体积功条件下:

$$Q_V = \Delta_r U$$

而在等压不做非体积功条件下:

$$Q_p = \Delta_r H$$

由于 $\Delta_r U$ 和 $\Delta_r H$ 都是状态函数的改变量,只决定于系统的始态和终态,与实现过程的具体途径无关。因此,Q_V 和 Q_p 也与实现过程的具体途径无关。

对于下列化学反应:

由赫斯定律可得

$$\Delta_r H_m = \Delta_r H_{m,1} + \Delta_r H_{m,2} + \Delta_r H_{m,3}$$

上式可用通式表示为

$$\Delta_r H_m = \sum_i \Delta_r H_{m,i} \tag{1-2-14}$$

式(1-2-14)就是赫斯定律的数学表达式。

赫斯定律的重要意义是能使热化学方程式像普通代数式一样进行运算,从而可以利用一些已经准确测定的化学反应的摩尔焓变来计算另外一些化学反应的摩尔焓变,而这些反应的摩尔焓变通常是很难或不能直接通过实验进行测定的。例如,C 与 O_2 化合生成 CO 的反应的摩尔焓变就不能利用实验进行测定,这是因为 C 与 O_2 反应时不可避免要生成 CO_2。但下列两个化学反应的摩尔焓变可以准确测定:

$$C(石墨) + O_2(g) \Longrightarrow CO_2(g);\ \Delta_r H_{m,1}^\ominus(298.15\ K) = -393.51\ kJ \cdot mol^{-1}$$

$$CO(g) + \frac{1}{2}O_2(g) \Longrightarrow CO_2(g);\ \Delta_r H_{m,2}^\ominus(298.15\ K) = -282.89\ kJ \cdot mol^{-1}$$

C(石墨)与 O_2 生成 CO 反应的摩尔焓变,可利用上述两个热化学方程式间接地求出。将上述两个热化学方程式相减得

$$C(石墨) + O_2(g) == CO_2(g); \quad \Delta_r H_{m,1}^{\ominus} = -393.51 \ kJ \cdot mol^{-1}$$

$$-) \quad CO(g) + \frac{1}{2}O_2(g) == CO_2(g); \quad \Delta_r H_{m,2}^{\ominus} = -282.89 \ kJ \cdot mol^{-1}$$

$$C(石墨) + \frac{1}{2}O_2(g) == CO(g); \quad \Delta_r H_{m,3}^{\ominus} = \Delta_r H_{m,1}^{\ominus} - \Delta_r H_{m,2}^{\ominus}$$

298.15 K 时 C(石墨)与 O_2 生成 CO 反应的标准摩尔焓变为

$$\Delta_r H_{m,3}^{\ominus} = \Delta_r H_{m,1}^{\ominus} - \Delta_r H_{m,2}^{\ominus}$$
$$= [-393.51 - (-282.89)] kJ \cdot mol^{-1} = -110.62 \ kJ \cdot mol^{-1}$$

五、化学反应的标准摩尔焓变的计算

在温度 T 下进行的任意化学反应 $0 = \sum\limits_{B} \nu_B B$，反应的摩尔焓变与反应物和生成物 B 的摩尔焓之间的关系为

$$\Delta_r H_m(T) = \sum_{B} \nu_B H_{m,B}(T)$$

如果知道反应物和生成物 B 的摩尔焓的真实值,就可以非常方便地利用上式计算出反应的摩尔焓变,这种计算方法最为简便。但由于 B 的摩尔焓的真实值无法测定,因此不能利用上式计算反应的摩尔焓变。

(一) 利用赫斯定律计算化学反应的标准摩尔焓变

实际上,上述 CO 的生成反应可以表示为

$$反应(3) = 1 \times 反应(1) + (-1) \times 反应(2)$$

因此,可将赫斯定律推广为:N 个化学反应乘以系数后相加所得化学反应的摩尔焓变,等于 N 个化学反应各自的摩尔焓变乘以系数后相加的总和。其数学表达式为

$$\Delta_r H_m = \sum_{i=1}^{N} \nu_i \Delta_r H_{m,i} \tag{1-2-15}$$

式中:ν_i 是 N 个化学反应相加时每个化学反应所乘的系数,它可以是整数或分数,可以是正数或负数;$\Delta_r H_{m,i}$ 是 N 个化学反应中每个化学反应的摩尔焓变。

在标准状态下,式(1-2-15)可改写为

$$\Delta_r H_m^{\ominus} = \sum_{i=1}^{N} \nu_i \Delta_r H_{m,i}^{\ominus} \tag{1-2-16}$$

式(1-2-15)和式(1-2-16)是推广的赫斯定律的数学表达式。

根据推广的赫斯定律的数学表达式,利用有关化学反应的摩尔焓变,可以计算出给定化学反应的摩尔焓变或标准摩尔焓变。

例 1-2-2 葡萄糖($C_6H_{12}O_6$)和丙酮酸($C_3H_4O_3$)燃烧反应的热化学方程式分别为

(1) $C_6H_{12}O_6(s) + 6O_2(g) == 6CO_2(g) + 6H_2O(l)$;

$$\Delta_r H_{m,1}^{\ominus}(298.15 \ K) = -2\ 820 \ kJ \cdot mol^{-1}$$

(2) $C_3H_4O_3(s) + \dfrac{5}{2}O_2(g) \Longrightarrow 3CO_2(g) + 2H_2O(l)$;

$$\Delta_r H_{m,2}^{\ominus}(298.15\ K) = -1\ 170\ kJ\cdot mol^{-1}$$

计算葡萄糖转化为丙酮酸的反应

$$C_6H_{12}O_6(s) + O_2(g) \Longrightarrow 2C_3H_4O_3(s) + 2H_2O(l)$$

在 298.15 K 时的标准摩尔焓变。

解：$1 \times$ 反应(1) + $(-2) \times$ 反应(2)得

$$C_6H_{12}O_6(s) + O_2(g) \Longrightarrow 2C_3H_4O_3(s) + 2H_2O(l)$$

根据赫斯定律,298.15 K 时葡萄糖转化为丙酮酸反应的标准摩尔焓变为

$$\Delta_r H_m^{\ominus} = \Delta_r H_{m,1}^{\ominus} - 2\Delta_r H_{m,2}^{\ominus}$$
$$= [-2\ 820 - (-2\ 340)] kJ\cdot mol^{-1} = -480\ kJ\cdot mol^{-1}$$

(二) 利用标准摩尔生成焓计算化学反应的标准摩尔焓变

利用赫斯定律,可以计算出任意化学反应的摩尔焓变,但是比较复杂和麻烦,于是就促使人们去寻找一种比较简便的计算化学反应的摩尔焓变的方法。为了方便地计算出任意化学反应的摩尔焓变,人们定义了标准摩尔生成焓。

将由参考单质生成化学计量数为 +1 的 B 时的化学反应称为 B 的生成反应。B 的生成反应的通式为

$$0 = \sum_E \nu_E E + B \tag{1-2-17}$$

式中：E 代表反应物,且为参考单质；B 代表生成物,且 B 的化学计量数为 +1。这里所说的参考单质,通常是指在反应条件下该元素的稳定单质。

温度 T 时 B 的生成反应的标准摩尔焓变称为 B 的标准摩尔生成焓,用符号 $\Delta_f H_{m,B}^{\ominus}(T)$ 表示,其常用单位为 $J\cdot mol^{-1}$ 和 $kJ\cdot mol^{-1}$。例如,$H_2O(l)$ 在 298.15 K、标准状态下的生成反应为

$$H_2(g, 298.15\ K, p^{\ominus}) + \frac{1}{2} O_2(g, 298.15\ K, p^{\ominus}) \Longrightarrow H_2O(l, 298.15\ K, p^{\ominus})$$

该反应的标准摩尔焓变 $\Delta_r H_m^{\ominus}(298.15\ K) = -285.83\ kJ\cdot mol^{-1}$,因此 $H_2O(l)$ 在 298.15 K 时的标准摩尔生成焓 $\Delta_f H_m^{\ominus}(H_2O, l, 298.15\ K) = \Delta_r H_m^{\ominus}(298.15\ K) = -285.83\ kJ\cdot mol^{-1}$。再如,$H_2(g)$ 在 298.15 K、标准状态下的生成反应可看作

$$H_2(g, 298.15\ K, p^{\ominus}) \Longrightarrow H_2(g, 298.15\ K, p^{\ominus})$$

由于 $\Delta_r H_m^{\ominus}(298.15\ K) = 0$,因此 $\Delta_f H_m^{\ominus}(H_2, g, 298.15\ K) = 0$。这就表明所有参考单质在温度 T 时的标准摩尔生成焓都为零。

为了使用方便,本书附录一中列出了一些常见物质在 298.15 K 时的标准摩尔生成焓。

可以证明,任意一个化学反应：

$$0 = \sum_{\mathrm{B}} \nu_{\mathrm{B}} \mathrm{B}$$

都可以由反应物和生成物 B 的生成反应乘以 B 的化学计量数后相加得到。例如,对于下列化学反应:

$$\mathrm{MgCl_2 \cdot 6H_2O(s)} = \mathrm{MgCl_2(s)} + 6\ \mathrm{H_2O(l)}$$

$\mathrm{MgCl_2 \cdot 6H_2O(s)}$,$\mathrm{MgCl_2(s)}$ 和 $\mathrm{H_2O(l)}$ 的化学计量数分别为 -1,$+1$ 和 $+6$,它们的生成反应分别为

$$\mathrm{Mg(s)} + \mathrm{Cl_2(g)} + 6\mathrm{H_2(g)} + 3\ \mathrm{O_2(g)} = \mathrm{MgCl_2 \cdot 6H_2O(s)}$$

$$\mathrm{Mg(s)} + \mathrm{Cl_2(g)} = \mathrm{MgCl_2(s)}$$

$$\mathrm{H_2(g)} + \frac{1}{2}\ \mathrm{O_2(g)} = \mathrm{H_2O(l)}$$

将上述三种物质的生成反应分别乘以三种物质在化学反应方程式中各自的化学计量数 -1,$+1$ 和 $+6$,再相加得

$$\mathrm{MgCl_2 \cdot 6H_2O(s)} = \mathrm{MgCl_2(s)} + 6\mathrm{H_2O(l)}$$

既然所有化学反应都可以利用反应物和生成物的生成反应乘以反应物和生成物的化学计量数后相加得到,那么根据赫斯定律,所有化学反应的标准摩尔焓变等于反应物和生成物的生成反应的标准摩尔焓变乘以反应物和生成物的化学计量数后相加的总和。而根据标准摩尔生成焓的定义,B 的生成反应的标准摩尔焓变就是 B 的标准摩尔生成焓。因此,任意化学反应的标准摩尔焓变都可以利用反应物和生成物 B 的标准摩尔生成焓进行计算。根据式(1−2−16),计算公式为

$$\Delta_{\mathrm{r}} H_{\mathrm{m}}^{\ominus}(T) = \sum_{\mathrm{B}} \nu_{\mathrm{B}} \Delta_{\mathrm{f}} H_{\mathrm{m,B}}^{\ominus}(T) \qquad (1-2-18)$$

式(1−2−18)表明,温度 T 时任意化学反应的标准摩尔焓变等于反应物和生成物的标准摩尔生成焓与其化学计量数乘积的总和。

例 1−2−3 葡萄糖氧化能供给生命能量:

$$\mathrm{C_6H_{12}O_6(s)} + 6\mathrm{O_2(g)} = 6\mathrm{CO_2(g)} + 6\mathrm{H_2O(l)}$$

已知 $\Delta_{\mathrm{f}} H_{\mathrm{m}}^{\ominus}(\mathrm{C_6H_{12}O_6}, \mathrm{s}, 298.15\ \mathrm{K}) = -1\ 255.8\ \mathrm{kJ \cdot mol^{-1}}$,计算该反应在 298.15 K 时的标准摩尔焓变。

解:由附录一查得 298.15 K 时反应物和生成物的标准摩尔生成焓分别为

$$\Delta_{\mathrm{f}} H_{\mathrm{m}}^{\ominus}(\mathrm{CO_2}, \mathrm{g}) = -393.51\ \mathrm{kJ \cdot mol^{-1}}; \quad \Delta_{\mathrm{f}} H_{\mathrm{m}}^{\ominus}(\mathrm{H_2O}, \mathrm{l}) = -285.83\ \mathrm{kJ \cdot mol^{-1}}$$

298.15 K 时反应的标准摩尔焓变为

$$\Delta_{\mathrm{r}} H_{\mathrm{m}}^{\ominus} = 6\Delta_{\mathrm{f}} H_{\mathrm{m}}^{\ominus}(\mathrm{CO_2}, \mathrm{g}) + 6\Delta_{\mathrm{f}} H_{\mathrm{m}}^{\ominus}(\mathrm{H_2O}, \mathrm{l}) - \Delta_{\mathrm{f}} H_{\mathrm{m}}^{\ominus}(\mathrm{C_6H_{12}O_6}, \mathrm{s}) - 6\Delta_{\mathrm{f}} H_{\mathrm{m}}^{\ominus}(\mathrm{O_2}, \mathrm{g})$$

$$= [6 \times (-393.51) + 6 \times (-285.83) - (-1\ 255.8) - 6 \times 0]\ \mathrm{kJ \cdot mol^{-1}}$$

$$= -2\ 820.2\ \mathrm{kJ \cdot mol^{-1}}$$

(三) 利用标准摩尔燃烧焓计算化学反应的标准摩尔焓变

大部分有机化合物由于其结构的复杂性,不能由参考单质直接合成,它们的标准

摩尔生成焓无法测定,因此有机化学反应的标准摩尔焓变不能利用式(1−2−18)计算。考虑到大多数有机化合物均可燃烧,它们的燃烧焓容易测定,因此可以利用有机化合物的标准摩尔燃烧焓计算有机化学反应的标准摩尔焓变。

B 的燃烧反应的通式为

$$0 = -B + \nu(O_2)O_2 + \sum_P \nu_P P \qquad (1-2-19)$$

式中:B 代表可燃物质,且 B 的化学计量数为 −1;$\nu(O_2)$ 为 O_2 的化学计量数;P 代表完全燃烧产物;ν_P 为 P 的化学计量数。完全燃烧是指有机化合物中的 C 元素转变为 $CO_2(g)$,H 元素转变为 $H_2O(l)$,N 元素转变为 $N_2(g)$,S 元素转变为 $SO_2(g)$,Cl 元素转变为 HCl(aq)。

将化学计量数为 −1 的可燃物质 B 完全燃烧时反应的标准摩尔焓变称为 B 的标准摩尔燃烧焓,又称为标准摩尔燃烧热。温度 T 时 B 的标准摩尔燃烧焓用符号 $\Delta_c H_{m,B}(T)$ 表示,常用单位为 $J \cdot mol^{-1}$ 和 $kJ \cdot mol^{-1}$。例如,$CH_4(g)$ 在 298.15 K 时、标准状态下的燃烧反应为

$$CH_4(g,298.15\ K,p^\ominus) + 2O_2(g,298.15\ K,p^\ominus) =\!=\!=$$
$$CO_2(g,298.15\ K,p^\ominus) + 2H_2O(l,298.15\ K,p^\ominus)$$

该反应的标准摩尔焓变 $\Delta_r H_m^\ominus(298.15\ K) = -890.7\ kJ \cdot mol^{-1}$,因此 $CH_4(g)$ 在 298.15 K 时的标准摩尔燃烧焓 $\Delta_c H_m^\ominus(CH_4, g, 298.15\ K) = \Delta_r H_m^\ominus(298.15\ K) = -890.7\ kJ \cdot mol^{-1}$。又如,$CO_2(g)$ 在 298.15 K、标准状态下的燃烧反应可看作

$$CO_2(g,298.15\ K,p^\ominus) + O_2(g,298.15\ K,p^\ominus) =\!=\!=$$
$$CO_2(g,298.15\ K,p^\ominus) + O_2(g,298.15\ K,p^\ominus)$$

由于 $\Delta_r H_m^\ominus(298.15\ K) = 0$,因此 $\Delta_c H_m^\ominus(CO_2, g, 298.15\ K) = 0$,这就表明 O_2 和所有完全燃烧产物在温度 T 时的标准摩尔燃烧焓均为零。

附录二中列出了某些有机化合物在 298.15 K 时的标准摩尔燃烧焓。

任意一个有机化学反应:

$$0 = \sum_B \nu_B B$$

都可以由反应物和生成物 B 的燃烧反应乘以 B 的化学计量数的相反数后相加得到。例如,葡萄糖转化为麦芽糖的反应:

$$2C_6H_{12}O_6(s) =\!=\!= C_{12}H_{22}O_{11}(s) + H_2O(l)$$

$C_6H_{12}O_6(s)$,$C_{12}H_{22}O_{11}(s)$ 和 $H_2O(l)$ 的化学计量数分别为 −2,+1 和 +1。上述三种物质的燃烧反应分别为

$$C_6H_{12}O_6(s) + 6O_2(g) =\!=\!= 6CO_2(g) + 6H_2O(l)$$
$$C_{12}H_{22}O_{11}(s) + 12O_2(g) =\!=\!= 12CO_2(g) + 11H_2O(l)$$
$$H_2O(l) + O_2(g) =\!=\!= H_2O(l) + O_2(g)$$

将上述三种物质的燃烧反应式分别乘以它们各自在有机反应式中的化学计量数的相反数 2,−1 和 −1 后,相加得

$$2C_6H_{12}O_6(s) \Longrightarrow C_{12}H_{22}O_{11}(s) + H_2O(l)$$

　　既然有机化学反应(也包括一部分无机反应)都可以用反应物和生成物的燃烧反应乘以它们各自的化学计量数的相反数后相加得到,那么根据赫斯定律,有机化学反应的标准摩尔焓变等于反应物和生成物的燃烧反应的标准摩尔焓变乘以它们各自的化学计量数的相反数后相加的总和。而根据标准摩尔燃烧焓的定义,B 的燃烧反应的标准摩尔焓变就是 B 的标准摩尔燃烧焓。因此任意有机化学反应在温度 T 时的标准摩尔焓变都可以利用 B 的标准摩尔燃烧焓进行计算。根据式(1−2−16),计算公式为

$$\Delta_r H_m^\ominus(T) = -\sum_B \nu_B \Delta_c H_{m,B}^\ominus(T) \qquad (1-2-20)$$

式(1−2−20)表明,温度 T 时有机化学反应的标准摩尔焓变等于反应物和生成物的标准摩尔燃烧焓与其化学计量数乘积的总和的相反数。

　　例 1−2−4　葡萄糖转化为麦芽糖的反应为

$$2C_6H_{12}O_6(s) \Longrightarrow C_{12}H_{22}O_{11}(s) + H_2O(l)$$

利用标准摩尔燃烧焓计算上述反应在 298.15 K 时的标准摩尔焓变。

　　解:由附录二查得,298.15 K 时反应物和生成物的标准摩尔燃烧焓分别为

$$\Delta_c H_m^\ominus(C_6H_{12}O_6,s) = -2\ 820.9\ \text{kJ·mol}^{-1}$$

$$\Delta_c H_m^\ominus(C_{12}H_{22}O_{11},s) = -5\ 645.5\ \text{kJ·mol}^{-1}$$

298.15 K 时反应的标准摩尔焓变为

$$\Delta_r H_m^\ominus = 2\Delta_c H_m^\ominus(C_6H_{12}O_6,s) - \Delta_c H_m^\ominus(C_{12}H_{22}O_{11},s) - \Delta_c H_m^\ominus(H_2O,l)$$
$$= [2\times(-2\ 820.9) - (-5\ 645.5) - 0]\ \text{kJ·mol}^{-1}$$
$$= 3.7\ \text{kJ·mol}^{-1}$$

　　燃烧焓在生物学中有着重要意义。人们常说的糖类、脂肪、蛋白质的发热量实际上就是这些有机化合物在 298.15 K 时的燃烧焓,通过这些数值可以科学地了解某种食物给人体提供的能量值。各种食物的发热量是营养学计算合理食谱的重要依据。

　　食物的发热量常用热值表示。食物的热值是指 1 g 食物完全氧化时的反应热。食物在体内经过许多复杂的反应过程才能完全氧化。根据赫斯定律,其在体内总的反应热与其在体外一步完全氧化的燃烧热是相等的,因此可用食物的燃烧热计算其热值。

第三节　热力学第二定律

　　热力学第一定律是能量守恒定律在热力学中的应用,任何违背热力学第一定律的过程肯定不能发生。然而,不违背热力学第一定律的过程也并不一定都能进行。例如,在 298.15 K、标准状态下,下列化学反应可以自动进行:

$$Zn(s)+CuSO_4(aq) \Longrightarrow ZnSO_4(aq)+Cu(s); \quad \Delta_r H_m^{\ominus} = -216.8 \text{ kJ·mol}^{-1}$$

而在相同条件下,由环境供热 216.8 kJ·mol^{-1}使 Cu 与 ZnSO$_4$ 生成 CuSO$_4$ 和 Zn 的反应却不能进行,尽管此反应并不违背热力学第一定律。可见,利用热力学第一定律不能判断化学反应进行的方向。

有关化学反应方向的问题,可由热力学第二定律来解决。

一、自发过程

E-02-06
动画:自
发过程气
体扩散

不需要环境提供非体积功就能进行的过程,称为自发过程。自然界中所发生的一切过程都是自发过程。自发过程的逆过程不能自发进行,但并不意味着它们不能进行,环境提供非体积功就可以使它们进行。人们之所以对自发过程感兴趣,是因为自发过程在适当条件下可以对外做非体积功,而非自发过程必须依靠环境提供非体积功才能进行。

自然界中的自发过程都具有确定的进行方向,让我们来考察一些自发过程的特征。

水总是自发地从高处流向低处,直到各处的水位相等为止。水位的高低是判断水流方向的判据。

当两个温度不同的物体接触时,热总是自发地从高温物体传向低温物体,直到两个物体的温度相等为止。温度的高低是判断热传递方向的判据。

气体总是自发地从高压处向低压处运动,直至压力相同时为止。压力的高低是判断气体运动方向的判据。

化学反应在一定条件下也是自发地朝着某一方向进行,那么也一定存在一个类似的判据,利用它就可以判断化学反应自发进行的方向。

二、影响化学反应方向的因素

(一)反应热对化学反应方向的影响

早在 19 世纪 70 年代,法国化学家贝塞洛(Berthelot)和丹麦化学家汤姆孙(Thomson)曾提出,反应热是判断化学反应方向的判据。认为在环境没有对系统做有用功的条件下,一切化学反应都朝着放出能量的方向进行。据此,可以得到这样的结论:凡是放热反应都能自发进行,而吸热反应则不能自发进行。

许多放热反应确实在常温、常压下自发进行。例如,下述三个放热反应在常温、常压下都能自发进行:

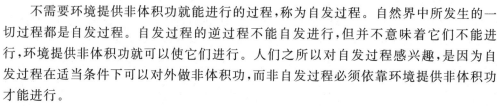

$$2Fe(s)+\frac{3}{2}O_2(g) \Longrightarrow Fe_2O_3(s); \quad \Delta_r H_m^{\ominus}(298.15 \text{ K}) = -824.2 \text{ kJ·mol}^{-1}$$

$$\frac{1}{2}H_2(g)+\frac{1}{2}Cl_2(g) \Longrightarrow HCl(g); \quad \Delta_r H_m^{\ominus}(298.15 \text{ K}) = -92.31 \text{ kJ·mol}^{-1}$$

$$Zn(s)+CuSO_4(aq) \Longrightarrow ZnSO_4(aq)+Cu(s); \quad \Delta_r H_m^{\ominus}(298.15 \text{ K}) = -216.8 \text{ kJ·mol}^{-1}$$

但是,少数吸热反应在常温、常压下也能自发进行。例如,下述两个吸热反应在常温、常压下也能自发进行：

$$N_2O_4(g) \Longrightarrow 2NO_2(g)；\Delta_r H_m^{\ominus}(298.15\ K)=57.2\ kJ\cdot mol^{-1}$$
$$KNO_3(s) \Longrightarrow K^+(aq)+NO_3^-(aq)；\Delta_r H_m^{\ominus}(298.15\ K)=35\ kJ\cdot mol^{-1}$$

由此可见,反应热虽然是影响化学反应方向的重要因素,但不是决定反应方向的唯一因素,因此不能用反应热作为化学反应方向的判据。这就促使科学家们去寻找影响化学反应方向的其他因素。

(二)反应熵变对化学反应方向的影响

除了反应热以外,系统的混乱度也是影响化学反应方向的一个重要的因素。

1. 混乱度

系统的混乱度是指系统的不规则程度或无序的程度,系统越无秩序,系统的混乱度就越大。

下面分析上述两个在室温下自发进行的吸热反应的混乱度的变化情况。

N_2O_4分解为NO_2的反应是一个气体的物质的量增加的反应,显然,气体分子数越多,无规则运动的程度就越大,系统的混乱度也越大。

KNO_3固体中的K^+和NO_3^-排列整齐有序,混乱度较小,当把KNO_3固体放入水中时,K^+和NO_3^-形成水合离子并在溶液中扩散,处于一种比较无序的混乱状态,系统的混乱度增大。

上述两个在室温下自发进行的吸热反应的共同特点,是反应发生后系统的混乱度增大了。因此,系统混乱度的增大是吸热反应自发进行的推动力。在热力学中,用熵来量度系统的混乱度。

2. 熵

熵是系统混乱度的量度,用符号 S 表示,单位为 $J\cdot K^{-1}$。与热力学能和焓一样,熵也是一个状态函数。当系统的状态一定时,就有确定的熵值;当系统的状态发生变化时,熵变只决定于系统的始态和终态,与实现变化的途径无关。系统的熵越大,系统的混乱度就越大;反之,系统的熵越小,系统的混乱度就越小。因此,具有最大混乱度的系统,具有最大的熵;而高度有序的系统,具有最小的熵。

影响物质的摩尔熵的主要因素有：

(1) 物质的聚集状态　同一种物质的气、液、固三态相比较,气体的混乱度最大,而固体的混乱度最小。因此,同一种物质的气、液、固三态的摩尔熵的相对大小为 $S_m(g)>S_m(l)>S_m(s)$,如 $S_m(H_2O,g)>S_m(H_2O,l)>S_m(H_2O,s)$。

(2) 分子的组成　对于聚集状态相同的物质,分子中所含的原子数目越多,混乱度就越大,其摩尔熵也就越大,如 $S_m(CH_4,g)<S_m(C_2H_6,g)<S_m(C_3H_8,g)$；若分子中所含的原子数目相同,则分子的相对分子质量越大,混乱度就越大,其摩尔熵也就越大,如 $S_m(HF,g)<S_m(HCl,g)<S_m(HBr,g)$。

(3) 温度　温度升高,物质的混乱度增大,因此物质的摩尔熵也增大。

(4) 压力　压力增大时,将物质限制在较小的体积之中,物质的混乱度减小,因此物质的摩尔熵也减小。压力对固体或液体物质的熵影响很小,但对气体物质的摩尔熵影响较大。

　　同一种纯物质的气体、液体和固体中，固体的摩尔熵最小。当固体纯物质的温度进一步降低时，其摩尔熵也随之减小，当温度降低到 0 K 时，固体纯物质的熵减小到最小值。热力学第三定律指出：在 0 K 时，任何纯物质的完整晶体（原子或分子只有一种排列形式的晶体）的熵为零。在此基础上可以确定纯物质在其他温度下的熵，由于此熵是相对于 0 K 而言的，因此称为规定熵。如果将某纯物质从 0 K 升高到温度 T，此过程的熵变就是温度 T 时该纯物质的规定熵：

$$\Delta S = S(T) - S(0\ \text{K}) = S(T)$$

　　纯物质在标准状态下的摩尔规定熵称为该物质的标准摩尔熵，用符号 $S_m^{\ominus}$ 表示，常用单位是 $J \cdot mol^{-1} \cdot K^{-1}$。

　　附录一中列出了一些常见物质在 298.15 K 时的标准摩尔熵。

　　有了各种物质的标准摩尔熵，就可以方便地计算出任意化学反应的标准摩尔熵变。对温度 T 时的任意化学反应 $0 = \sum\limits_B \nu_B B$，反应的标准摩尔熵变可利用式（1-2-21）求算：

$$\Delta_r S_m^{\ominus}(T) = \sum_B \nu_B S_{m,B}^{\ominus}(T) \qquad (1-2-21)$$

式（1-2-21）表明，化学反应的标准摩尔熵变等于反应物和生成物的标准摩尔熵与其化学计量数乘积的总和。

　　例 1-2-5　利用 298.15 K 时的标准摩尔熵，计算下列反应

$$CH_3CH_2OH(l) + 3O_2(g) \Longrightarrow 2CO_2(g) + 3H_2O(l)$$

在 298.15 K 时的标准摩尔熵变。

　　解： 由附录一查得，298.15 K 时反应物和生成物的标准摩尔熵分别为

$$S_m^{\ominus}(CH_3CH_2OH,l) = 160.7\ J \cdot mol^{-1} \cdot K^{-1};\ S_m^{\ominus}(O_2,g) = 205.14\ J \cdot mol^{-1} \cdot K^{-1}$$
$$S_m^{\ominus}(CO_2,g) = 213.74\ J \cdot mol^{-1} \cdot K^{-1};\ S_m^{\ominus}(H_2O,l) = 69.91\ J \cdot mol^{-1} \cdot K^{-1}$$

根据式（1-2-21），298.15 K 时反应的标准摩尔熵变为

$$\Delta_r S_m^{\ominus} = 2S_m^{\ominus}(CO_2,g) + 3S_m^{\ominus}(H_2O,l) - S_m^{\ominus}(CH_3CH_2OH,l) - 3S_m^{\ominus}(O_2,g)$$
$$= (2 \times 213.74 + 3 \times 69.91 - 160.7 - 3 \times 205.14)\ J \cdot mol^{-1} \cdot K^{-1}$$
$$= -138.9\ J \cdot mol^{-1} \cdot K^{-1}$$

三、热力学第二定律的数学表达式

　　大多数熵增（$\Delta_r S_m > 0$）、吸热（$\Delta_r H_m > 0$）的化学反应在室温下不能自发进行，但在高温下能自发进行。而大多数熵减（$\Delta_r S_m < 0$）、放热（$\Delta_r H_m < 0$）的化学反应在室温下能自发进行，但在高温下却不能自发进行。上述事实表明，化学反应方向除了与反应热和反应熵变有关外，还受温度的影响。

　　判断化学反应进行的方向，要综合考虑反应热、反应熵变和温度的影响。利用热力学第二定律，可推导出判断化学反应方向和限度的判据为

E-02-07
科学家小
传：克劳
修斯

$$dS - \frac{\delta Q}{T_环} \geqslant 0 \qquad (1-2-22)$$

式中：$T_环$代表环境的热力学温度；"="可以认为反应处于平衡状态；">"表示反应能够进行。

对于有限化学反应,式(1-2-22)可改写为

$$\Delta S - \frac{Q}{T_环} \geqslant 0 \qquad (1-2-23)$$

式(1-2-22)和式(1-2-23)都是热力学第二定律的数学表达式,适用于封闭系统内发生的任意过程。

第四节　化学反应的摩尔吉布斯自由能变

利用式(1-2-23)判断化学反应的方向时,既要计算反应的熵变 $\Delta_r S$,又要计算反应的热温商$\frac{Q}{T_环}$,应用时非常麻烦。由于封闭系统内发生的化学反应通常是在等温、等压和不做非体积功条件下进行的,在这种条件下若能利用系统本身某种状态函数的改变值来判断化学反应的方向,这样在实际应用时就会简单得多。

一、利用反应的摩尔吉布斯自由能变判断化学反应的方向

化学反应通常是在等温、等压和不做非体积功条件下进行的。为了简便地判断化学反应在等温、等压和不做非体积功条件下进行的方向,吉布斯(Gibbs)定义了一个新的函数——吉布斯自由能。

在等温、等压和不做非体积功的条件下, $T = T_环$,且为一常数, $\delta Q = dH$,由式(1-2-22)可得

$$d(TS) - dH \geqslant 0$$

上式可改写为

$$d(U + pV - TS)_{T,p} \leqslant 0 \qquad (1-2-24)$$

由于 U, p, V, T 和 S 均为系统的状态函数,因此$(U + pV - TS)$必然也是系统的状态函数。吉布斯把这个状态函数称为吉布斯自由能,用符号 G 表示：

$$G \xlongequal{\text{def}} H - TS = U + pV - TS \qquad (1-2-25)$$

由式(1-2-24)和式(1-2-25)得

$$(dG)_{T,p} \leqslant 0$$

对于有限化学变化,上式可改写为

E-02-08
科学家小
传：吉布
斯

$$(\Delta_r G_m)_{T,p} \leqslant 0 \qquad\qquad (1-2-26)$$

式中:"<"表示化学反应自发进行;"="表示化学反应处于平衡状态。

式(1-2-25)和式(1-2-26)是等温、等压和不做非体积功的条件下化学反应进行方向和限度的判据。它表明在等温、等压和不做非体积功条件下,化学反应总是自发向吉布斯自由能减小的方向进行;当吉布斯自由能减小到不再改变($\Delta_r G_m=0$)时,化学反应就达到平衡状态;而吉布斯自由能增大的化学反应是不可能自动发生的。

在标准状态下,式(1-2-26)可写为

$$(\Delta_r G_m^{\ominus})_T \leqslant 0 \qquad\qquad (1-2-27)$$

利用式(1-2-27),可以判断在等温、标准状态和不做非体积功的条件下,化学反应进行的方向和限度。

二、化学反应的摩尔吉布斯自由能变的计算

为了方便地计算化学反应的标准摩尔吉布自由能变,人们定义了标准摩尔生成吉布斯自由能。

B 的生成反应为

$$0 = \sum_E \nu_E E + B$$

定义温度 T 时 B 的生成反应的标准摩尔吉布斯自由能变为 B 的标准摩尔生成吉布斯自由能,用符号 $\Delta_f G_{m,B}^{\ominus}(T)$ 表示,其常用单位为 $J\cdot mol^{-1}$ 和 $kJ\cdot mol^{-1}$。例如,$CO_2(g)$ 在 298.15 K、标准状态下的生成反应为

$$C(石墨,298.15\ K,p^{\ominus}) + O_2(g,298.15\ K,p^{\ominus}) = CO_2(g,298.15\ K,p^{\ominus})$$

该反应的标准摩尔吉布斯自由能变 $\Delta_r G_m^{\ominus}(298.15\ K) = -394.36\ kJ\cdot mol^{-1}$,因此 $CO_2(g)$ 在 298.15 K 时的标准摩尔生成吉布斯自由能 $\Delta_f G_m^{\ominus}(CO_2,g,298.15\ K) = \Delta_r G_m^{\ominus}(298.15\ K) = -394.36\ kJ\cdot mol^{-1}$。

附录一中列出了一些常见物质在 298.15 K 时的标准摩尔生成吉布斯自由能。

对于任意化学反应:

$$0 = \sum_B \nu_B B$$

根据赫斯定律,都可以由反应物和生成物 B 的生成反应乘以 B 的化学计量数后相加而得到。因此,上述化学反应的标准摩尔吉布斯自由能变就等于反应物和生成物 B 的生成反应的标准摩尔吉布斯自由能变乘以 B 的化学计量数后相加的总和。而根据标准摩尔生成吉布斯自由能的定义,温度 T 时 B 的生成反应的标准摩尔吉布斯自由能变就是温度 T 时 B 的标准摩尔生成吉布斯自由能。因此,任意化学反应的标准摩尔吉布斯自由能变都可以利用反应物和生成物 B 的标准摩尔生成吉布斯自由能进行计算。根据赫斯定律的数学表达式[式(1-2-16)],计算公式为

$$\Delta_r G_m^{\ominus}(T) = \sum_B \nu_B \Delta_f G_{m,B}^{\ominus}(T) \qquad (1-2-28)$$

式(1-2-28)表明，温度 T 时任意化学反应的标准摩尔吉布斯自由能变等于反应物和生成物的标准摩尔生成吉布斯自由能与其化学计量数乘积的总和。

（一）化学反应的标准摩尔吉布斯自由能变的计算

下面分别讨论在 298.15 K 和其他温度下化学反应的标准摩尔吉布斯自由能变的计算。

1. 298.15 K 时化学反应的标准摩尔吉布斯自由能变的计算

当任意化学反应 $0 = \sum_B \nu_B B$ 在 298.15 K 进行时，式(1-2-28)可改写为

$$\Delta_r G_m^{\ominus}(298.15\ K) = \sum_B \nu_B \Delta_f G_{m,B}^{\ominus}(298.15\ K) \qquad (1-2-29)$$

利用附录一中反应物和生成物的标准摩尔生成吉布斯自由能，可以方便地计算出化学反应在 298.15 K 时的标准摩尔吉布斯自由能变。

例 1-2-6　氨基酸是蛋白质的构造砖块，已知氨基乙酸的 $\Delta_f G_m^{\ominus}(298.15\ K) = -528.5\ kJ\cdot mol^{-1}$，利用有关物质的标准摩尔生成吉布斯自由能，计算下列反应

$$NH_3(g) + 2CH_4(g) + \frac{5}{2}O_2(g) =\!=\!= NH_2CH_2COOH(s) + 3H_2O(l)$$

在 298.15 K 时反应的标准摩尔吉布斯自由能变，并预测反应在 298.15 K、标准状态下进行的可能性。

解：由附录一查得 298.15 K 时反应物和生成物的标准摩尔生成吉布斯自由能分别为

$$\Delta_f G_m^{\ominus}(NH_3,g) = -16.45\ kJ\cdot mol^{-1};\ \Delta_f G_m^{\ominus}(CH_4,g) = -50.72\ kJ\cdot mol^{-1};$$
$$\Delta_f G_m^{\ominus}(H_2O,l) = -237.13\ kJ\cdot mol^{-1}。$$

根据式(1-2-29)，上述化学反应在 298.15 K 时的标准摩尔吉布斯自由能变为

$$\Delta_r G_m^{\ominus} = \Delta_f G_m^{\ominus}(NH_2CH_2COOH,s) + 3\Delta_f G_m^{\ominus}(H_2O,l) - \Delta_f G_m^{\ominus}(NH_3,g) -$$

$$2\Delta_f G_m^{\ominus}(CH_4,g) - \frac{5}{2}\Delta_f G_m^{\ominus}(O_2,g)$$

$$= -528.5\ kJ\cdot mol^{-1} + 3\times(-237.13\ kJ\cdot mol^{-1}) - (-16.45\ kJ\cdot mol^{-1}) -$$

$$2\times(-50.72\ kJ\cdot mol^{-1}) - \frac{5}{2}\times 0$$

$$= -1\ 122.0\ kJ\cdot mol^{-1}$$

由于 $\Delta_r G_m^{\ominus}(298.15\ K) < 0$，该反应在 298.15 K、标准状态下可以自发进行。

2. 其他温度时化学反应的标准摩尔吉布斯自由能变的计算

对于在等温、等压和不做非体积功条件下进行的任意化学反应，由吉布斯自由能的定义可得

$$\Delta_r G_m(T) = \Delta_r H_m(T) - T\Delta_r S_m(T) \qquad (1-2-30)$$

在等温、标准状态和不做非体积功条件下，式(1-2-30)可改写为

$$\Delta_r G_m^{\ominus}(T) = \Delta_r H_m^{\ominus}(T) - T\Delta_r S_m^{\ominus}(T) \qquad (1-2-31)$$

由于温度和压力对化学反应的标准摩尔焓变 $\Delta_r H_m^{\ominus}$ 和标准摩尔熵变 $\Delta_r S_m^{\ominus}$ 影响比较小,作为一种近似处理方法,可认为 $\Delta_r H_m^{\ominus}$ 和 $\Delta_r S_m^{\ominus}$ 都不随温度和压力变化,可以分别用 298.15 K 时反应的标准摩尔焓变 $\Delta_r H_m^{\ominus}(298.15\ K)$ 和标准摩尔熵变 $\Delta_r S_m^{\ominus}(298.15\ K)$ 代替温度 T 时反应的标准摩尔焓变 $\Delta_r H_m^{\ominus}(T)$ 和标准摩尔熵变 $\Delta_r S_m^{\ominus}(T)$。由式(1-2-31)可得

$$\Delta_r G_m^{\ominus}(T) = \Delta_r H_m^{\ominus}(298.15\ K) - T\Delta_r S_m^{\ominus}(298.15\ K) \qquad (1-2-32)$$

利用式(1-2-32)可以近似计算出温度 T 时反应的标准摩尔吉布斯自由能变。

例 1-2-7 利用 298.15 K 时的标准摩尔生成焓和标准摩尔熵,计算下列化学反应

$$Na_2CO_3(s) \Longrightarrow Na_2O(s) + CO_2(g)$$

在 500 K 时的标准摩尔吉布斯自由能变。

解: 由附录一查得 298.15 K 时反应物和生成物的标准摩尔生成焓和标准摩尔熵分别为

$$\Delta_f H_m^{\ominus}(Na_2CO_3,s) = -1\ 130.68\ kJ\cdot mol^{-1};\ S_m^{\ominus}(Na_2CO_3,s) = 134.98\ J\cdot mol^{-1}\cdot K^{-1}$$

$$\Delta_f H_m^{\ominus}(Na_2O,s) = -414.22\ kJ\cdot mol^{-1};\ S_m^{\ominus}(Na_2O,s) = 75.06\ J\cdot mol^{-1}\cdot K^{-1}$$

$$\Delta_f H_m^{\ominus}(CO_2,g) = -393.51\ kJ\cdot mol^{-1};\ S_m^{\ominus}(CO_2,g) = 213.74\ J\cdot mol^{-1}\cdot K^{-1}$$

298.15 K 时上述反应的标准摩尔焓变和标准摩尔熵变分别为

$$\begin{aligned}
\Delta_r H_m^{\ominus} &= \Delta_f H_m^{\ominus}(Na_2O,s) + \Delta_f H_m^{\ominus}(CO_2,g) - \Delta_f H_m^{\ominus}(Na_2CO_3,s) \\
&= (-414.22 - 393.51 + 1\ 130.68)kJ\cdot mol^{-1} = 322.95\ kJ\cdot mol^{-1} \\
\Delta_r S_m^{\ominus} &= S_m^{\ominus}(Na_2O,s) + S_m^{\ominus}(CO_2,g) - S_m^{\ominus}(Na_2CO_3,s) \\
&= (75.06 + 213.74 - 134.98)J\cdot mol^{-1}\cdot K^{-1} = 153.82\ J\cdot mol^{-1}\cdot K^{-1}
\end{aligned}$$

500 K 时上述反应的标准摩尔吉布斯自由能变为

$$\begin{aligned}
\Delta_r G_m^{\ominus}(500\ K) &= \Delta_r H_m^{\ominus}(298.15\ K) - 500\ K\times \Delta_r S_m^{\ominus}(298.15\ K) \\
&= 322.95\ kJ\cdot mol^{-1} - 500\ K\times 0.153\ 82\ kJ\cdot mol^{-1}\cdot K^{-1} \\
&= 246.04\ kJ\cdot mol^{-1}
\end{aligned}$$

利用式(1-2-32),还可以近似估算出 $\Delta_r H_m^{\ominus} > 0$、$\Delta_r S_m^{\ominus} > 0$ 的化学反应在等温、标准状态下自发进行的最低温度,也能估算出 $\Delta_r H_m^{\ominus} < 0$、$\Delta_r S_m^{\ominus} < 0$ 的反应自发进行的最高温度。

例 1-2-8 利用 298.15 K 时的标准摩尔生成焓和标准摩尔熵,估算 $CaCO_3$ 分解反应:

$$CaCO_3(s) \Longrightarrow CaO(s) + CO_2(g)$$

在等温、标准状态下自发进行的最低温度。

解: 由附录一查得,298.15 K 时反应物和生成物的标准摩尔生成焓和标准摩尔熵分别为

$$\Delta_f H_m^{\ominus}(CaCO_3,s) = -1\ 206.92\ kJ\cdot mol^{-1};\ S_m^{\ominus}(CaCO_3,s) = 92.9\ J\cdot mol^{-1}\cdot K^{-1};$$

$$\Delta_f H_m^{\ominus}(CaO,s) = -635.09\ kJ\cdot mol^{-1};\ S_m^{\ominus}(CaO,s) = 39.75\ J\cdot mol^{-1}\cdot K^{-1};$$

$$\Delta_f H_m^{\ominus}(CO_2,g) = -393.51\ kJ\cdot mol^{-1};\ S_m^{\ominus}(CO_2,g) = 213.74\ J\cdot mol^{-1}\cdot K^{-1}。$$

298.15 K 时,$CaCO_3(s)$ 分解反应的标准摩尔焓变和标准摩尔熵变分别为

$$\begin{aligned}
\Delta_r H_m^{\ominus}(298.15\ K) &= \sum_B \nu_B \Delta_f H_{m,B}^{\ominus}(298.15\ K) \\
&= (1\ 206.92 - 635.09 - 393.51)kJ\cdot mol^{-1} = 178.32\ kJ\cdot mol^{-1}
\end{aligned}$$

$$\Delta_r S_m^{\ominus}(298.15\ \mathrm{K}) = \sum_B \nu_B S_{m,B}^{\ominus}(298.15\ \mathrm{K})$$
$$= (-92.9 + 39.75 + 213.74)\mathrm{J \cdot mol^{-1} \cdot K^{-1}} = 160.6\ \mathrm{J \cdot mol^{-1} \cdot K^{-1}}$$

在温度 T、标准状态下，当 $\Delta_r G_m^{\ominus}(T) = \Delta_r H_m^{\ominus}(298.15\ \mathrm{K}) - T\Delta_r S_m^{\ominus}(298.15\ \mathrm{K}) < 0$ 时，反应自发进行。故 $CaCO_3(s)$ 分解反应自发进行的温度为

$$T > \frac{\Delta_r H_m^{\ominus}(298.15\ \mathrm{K})}{\Delta_r S_m^{\ominus}(298.15\ \mathrm{K})} = \frac{178.32\ \mathrm{kJ \cdot mol^{-1}}}{160.6 \times 10^{-3}\ \mathrm{kJ \cdot mol^{-1} \cdot K^{-1}}} = 1\ 110\ \mathrm{K}$$

在标准状态下，$CaCO_3$ 分解反应自发进行的最低温度为 1 110 K（835 ℃）。

（二）非标准状态下化学反应的摩尔吉布斯自由能变的计算

利用化学反应的标准摩尔吉布斯自由能变 $\Delta_r G_m^{\ominus}(T)$，只能判断化学反应在等温、标准状态和不做非体积功条件下的进行方向。实际上，许多化学反应都是在非标准状态下发生的。在等温、等压和不做非体积功的非标准状态下，必须用 $\Delta_r G_m(T)$ 判断化学反应进行的方向。那么，如何求算非标准状态下化学反应的摩尔吉布斯自由能变呢？

对于任意化学反应：

$$a\,\mathrm{A(s)} + b\,\mathrm{B(aq)} = y\,\mathrm{Y(g)} + z\,\mathrm{Z(l)}$$

在温度 T 时的摩尔吉布斯自由能变为

$$\Delta_r G_m(T) = y G_{m,Y}(T) + z G_{m,Z}(T) - a G_{m,A}(T) - b G_{m,B}(T) \qquad (1-2-33)$$

利用热力学原理，可推导出温度 T 时反应物和生成物的摩尔吉布斯自由能与标准摩尔吉布斯自由能之间的关系。

对于纯固体物质、纯液体物质和稀溶液中的溶剂 B，其摩尔吉布斯自由能与标准摩尔吉布斯自由能之间的关系为

$$G_{m,B}(T) = G_{m,B}^{\ominus}(T) \qquad (1-2-34)$$

对于气体物质 B，其摩尔吉布斯自由能与标准摩尔吉布斯自由能之间的关系为

$$G_{m,B}(T) = G_{m,B}^{\ominus}(T) + RT\ln\frac{p_B}{p^{\ominus}} \qquad (1-2-35)$$

对于稀溶液中的溶质 B，其摩尔吉布斯自由能与标准摩尔吉布斯自由能之间的关系为

$$G_{m,B}(T) = G_{m,B}^{\ominus}(T) + RT\ln\frac{c_B}{c^{\ominus}} \qquad (1-2-36)$$

将式（1-2-34）、式（1-2-35）和式（1-2-36）代入式（1-2-33），得

$$\Delta_r G_m(T) = \Delta_r G_m^{\ominus}(T) + RT\ln\frac{(p_Y/p^{\ominus})^y}{(c_B/c^{\ominus})^b} \qquad (1-2-37)$$

式（1-2-37）中：

$$\Delta_r G_m^\ominus(T) = yG_{m,Y}^\ominus + zG_{m,Z}^\ominus - aG_{m,A}^\ominus(T) - bG_{m,B}^\ominus(g,T)$$

为了讨论问题的方便,定义反应商为

$$J \overset{def}{=\!=\!=} \frac{(p_Y/p^\ominus)^y}{(c_B/c^\ominus)^b} \qquad (1-2-38)$$

式中:J 称为反应商;$p^\ominus$ 为标准压力,$p^\ominus = 100$ kPa;$p_Y/p^\ominus$ 为生成物 Y 的相对分压;$c^\ominus$ 为标准浓度,$c^\ominus = 1$ mol·L^{-1};$c_B/c^\ominus$ 为反应物 B 的相对浓度。

式(1-2-38)称为反应商表达式。在书写反应商表达式时,如果反应物和生成物为气体时,用相对分压表示;如果反应物和生成物为稀溶液中的溶质时,则用相对浓度表示;如果反应物和生成物为纯固体、纯液体或稀溶液中的溶剂时,则不出现在反应商表达式中。例如,对于下列化学反应:

$$CaCO_3(s) + 2H^+(aq) =\!=\!= Ca^{2+}(aq) + CO_2(g) + H_2O(l)$$

其反应商表达式为

$$J = \frac{[c(Ca^{2+})/c^\ominus] \cdot [p(CO_2)/p^\ominus]}{[c(H^+)/c^\ominus]^2}$$

将式(1-2-38)代入式(1-2-37)得

$$\Delta_r G_m(T) = \Delta_r G_m^\ominus(T) + RT\ln J \qquad (1-2-39)$$

式(1-2-39)称为化学反应等温式。

在温度 T 时,如果已知反应物和生成物的浓度或分压及化学反应的标准摩尔吉布斯自由能变,利用式(1-2-39)可计算出非标准状态下化学反应的摩尔吉布斯自由能变。

例 1-2-9 计算并说明在 298.15 K 时,Ag_2O 固体在空气中能否自发分解为 Ag 和 O_2。

解:Ag_2O 分解反应为

$$Ag_2O(s) =\!=\!= 2Ag(s) + \frac{1}{2}O_2(g)$$

298.15 K 时上述分解反应的标准摩尔吉布斯自由能变为

$$\Delta_r G_m^\ominus = -\Delta_f G_m^\ominus(Ag_2O,s) + 2\Delta_f G_m^\ominus(Ag,s) + \frac{1}{2}\Delta_f G_m^\ominus(O_2,g)$$

$$= \left[-(-11.2) + 2\times 0 + \frac{1}{2}\times 0\right] kJ\cdot mol^{-1} = 11.2 \ kJ\cdot mol^{-1}$$

空气中 O_2 的体积分数 $\varphi(O_2) = 0.21$,该分解反应的反应商为

$$J = \left[\frac{p(O_2)}{p^\ominus}\right]^{1/2} = \left(\frac{101.3 \ kPa \times 0.21}{100 \ kPa}\right)^{1/2} = 0.46$$

根据式(1-2-39),298.15 K 时 Ag_2O 分解反应的摩尔吉布斯自由能变为

$$\Delta_r G_m = \Delta_r G_m^\ominus + RT\ln J$$
$$= (11.2 + 8.314\times 10^{-3}\times 298.15\times \ln 0.46)kJ\cdot mol^{-1}$$
$$= 9.3 \ kJ\cdot mol^{-1}$$

由于 $\Delta_r G_m (298.15\ \text{K}) > 0$，上述分解反应不能自发进行，因此 298.15 K 时 Ag$_2$O 在空气中不能自发分解为 Ag 和 O$_2$。

三、温度对化学反应的摩尔吉布斯自由能变的影响

由式(1-2-30)可以看出，在等温、等压和不做非体积功条件下，化学反应的方向取决于 $\Delta_r H_m$ 和 $T\Delta_r S_m$ 的相对大小。当 $\Delta_r H_m < T\Delta_r S_m$ 时，$\Delta_r G_m < 0$，化学反应自发进行；当 $\Delta_r H_m = T\Delta_r S_m$ 时，$\Delta_r G_m = 0$，化学反应处于平衡状态；当 $\Delta_r H_m > T\Delta_r S_m$ 时，$\Delta_r G_m > 0$，化学反应不能自发进行。

下面讨论温度对化学反应的摩尔吉布斯自由能变的影响。

(1) $\Delta_r H_m > 0$、$\Delta_r S_m > 0$ 的化学反应　对于这类化学反应，式(1-2-30)可改写为

$$\Delta_r G_m = |\Delta_r H_m| - T|\Delta_r S_m|$$

当温度较低时，T 较小，$|\Delta_r H_m| > T|\Delta_r S_m|$，则 $\Delta_r G_m > 0$，反应不能自发进行；当温度升高时，$T|\Delta_r S_m|$ 增大，当 $|\Delta_r H_m| < T|\Delta_r S_m|$ 时，则 $\Delta_r G_m < 0$，因此反应在高温时自发进行。例如，下列化学反应

$$CaCO_3(s) \Longrightarrow CaO(s) + CO_2(g)$$

在标准状态下，常温时不能自发进行；但当 $T > 1\ 110$ K 时，反应自发进行。

(2) $\Delta_r H_m > 0$、$\Delta_r S_m < 0$ 的化学反应　对于这类化学反应，式(1-2-30)可改写为

$$\Delta_r G_m = |\Delta_r H_m| + T|\Delta_r S_m|$$

在任何温度下，$\Delta_r G_m > 0$，反应都不能自发进行。例如，化学反应

$$6CO_2(g) + 6H_2O(l) \Longrightarrow C_6H_{12}O_6(s) + 6O_2(g)$$

(3) $\Delta_r H_m < 0$、$\Delta_r S_m > 0$ 的化学反应　对于这类化学反应，式(1-2-30)可改写为

$$\Delta_r G_m = -|\Delta_r H_m| - T|\Delta_r S_m|$$

在任何温度下，$\Delta_r G_m < 0$，反应都能自发进行。例如，化学反应

$$C_{12}H_{22}O_{11}(s) + 12O_2(g) \Longrightarrow 12CO_2(g) + 11H_2O(l)$$

(4) $\Delta_r H_m < 0$、$\Delta_r S_m < 0$ 的化学反应　对于这类化学反应，式(1-2-30)可改写为

$$\Delta_r G_m = -|\Delta_r H_m| + T|\Delta_r S_m|$$

当温度较低时，T 较小，$|\Delta_r H_m| > T|\Delta_r S_m|$，则 $\Delta_r G_m < 0$，反应自发进行；而温度升高时，$T|\Delta_r S_m|$ 增大，当 $|\Delta_r H_m| < T|\Delta_r S_m|$ 时，则 $\Delta_r G_m > 0$，反应在高温下不能自发进行。例如，下列化学反应

$$N_2(g) + 3H_2(g) \Longrightarrow 2NH_3(g)$$

在标准状态下,室温时自发进行;而当 $T > 464 K$ 时,反应不能自发进行。

📖 思考题和习题

1. 什么是系统? 什么是环境? 系统可分哪几种类型?

2. 将一杯水放入绝热箱中,请确定系统和环境。

3. 热和功都是能量传递的形式,两者有何区别?

4. 下列物理量中哪些是强度性质? 哪些是广度性质? 哪些不是状态函数?

$$U, H, Q, W, T, p, V_m, U_m$$

5. 封闭系统由某指定的始态变化到某指定的终态时,在 $Q, W, Q+W$ 和 ΔU 中哪些量能确定? 哪些量不能确定?

6. 如果系统放热,其热力学能是否一定减少?

7. 怎样通过热力学第一定律的数学表达式说明第一类永动机是不能制造出来的?

8. "标准状况"与"标准状态"的含义是否相同?

9. 焓变的物理意义是什么? 是否只有等压过程才有焓变?

10. 在热化学中,定义化学反应的热效应时,为什么要强调"反应物和生成物的温度相同"?

11. 赫斯定律的具体内容是什么? 它能解决什么问题?

12. 如何利用标准摩尔生成焓计算化学反应的标准摩尔焓变?

13. 已经定义了标准摩尔生成焓,为什么还要定义标准摩尔燃烧焓? 如何利用标准摩尔燃烧焓计算反应的标准摩尔焓变?

14. 什么是自发过程? 自发过程与非自发过程的根本区别是什么?

15. 在等温、等压和不做非体积功的条件下,对于化学反应,如果:① $\Delta_r H_m > 0$、$\Delta_r S_m > 0$;② $\Delta_r H_m > 0$、$\Delta_r S_m < 0$;③ $\Delta_r H_m < 0$、$\Delta_r S_m > 0$;④ $\Delta_r H_m < 0$、$\Delta_r S_m < 0$。判断:

(1) 哪种情况下化学反应肯定能自发进行?

(2) 哪种情况下化学反应肯定不能自发进行?

(3) 哪种情况下化学反应能否自发进行取决于 $\Delta_r H_m$ 与 $T\Delta_r S_m$ 的相对大小?

16. 对于同一化学反应,其 $\Delta_r G_m$ 与 $\Delta_r G_m^{\ominus}$ 的区别何在? 什么情况下可近似用 $\Delta_r G_m^{\ominus}$ 来判断反应的方向?

17. 吉布斯自由能降低的过程,是否一定是自发过程?

18. 在等温、等压和不做非体积功条件下,摩尔焓变和摩尔熵变对反应的自发性有何影响?

19. 在教室中有100人在上课,每个人平均每分钟向室内散发出 7.0 kJ 的热,若以人为系统,计算在上课的 100 min 内系统的热力学能改变。若以人和教室内的空气、桌椅等一切物质为系统,系统的热力学能改变又是多少?

20. 系统由状态 A 变化到状态 B,沿途径 I 放热 100 J,环境对系统做功 50 J。计算:

(1) 系统由状态 A 沿途径 II 到变化状态 B,对环境做功 80 J,则 Q 为多少?

(2) 系统由状态 A 沿途径 III 到变化状态 B,吸热 40 J,则 W 为多少?

21. 已知 298.15 K 时下列化学反应的标准摩尔焓变:

(1) $Fe_2O_3(s) + 3CO(g) \Longrightarrow 2Fe(s) + 3CO_2(g)$; $\Delta_r H_{m,1}^{\ominus} = -27.61 \text{ kJ·mol}^{-1}$

(2) $3Fe_2O_3(s) + CO(g) \Longrightarrow 2Fe_3O_4(s) + CO_2(g)$; $\Delta_r H_{m,2}^{\ominus} = -58.58 \text{ kJ·mol}^{-1}$

(3) $Fe_3O_4(s) + CO(g) \Longrightarrow 3FeO(s) + CO_2(g)$; $\Delta_r H_{m,3}^{\ominus} = 38.07 \text{ kJ·mol}^{-1}$

计算下列反应:

$$FeO(s) + CO(g) \Longrightarrow Fe(s) + CO_2(g)$$

在 298.15 K 的标准摩尔焓变 $\Delta_r H_{m,4}^{\ominus}$。

22. 已知下列化学反应在 298.15 K 时的标准摩尔焓变:

(1) $H_2(g) + \dfrac{1}{2}O_2(g) \Longrightarrow H_2O(l)$; $\Delta_r H_{m,1}^{\ominus} = -285.8 \text{ kJ·mol}^{-1}$

(2) $C(石墨) + O_2(g) \Longrightarrow CO_2(g)$; $\Delta_r H_{m,2}^{\ominus} = -393.5 \text{ kJ·mol}^{-1}$

(3) $C_6H_{12}O_6(s) + 6O_2(g) \Longrightarrow 6CO_2(g) + 6H_2O(l)$; $\Delta_r H_{m,3}^{\ominus} = -2\,820 \text{ kJ·mol}^{-1}$

利用赫斯定律计算下列化学反应:

$$6C(石墨) + 6H_2(g) + 3O_2(g) \Longrightarrow C_6H_{12}O_6(s)$$

在 298.15 K 时的标准摩尔焓变。

23. 利用 298.15 K 时有关物质的标准摩尔生成焓的数据,计算下列化学反应在 298.15 K 时的标准摩尔焓变。

(1) $Fe_3O_4(s) + CO(g) \Longrightarrow 3FeO(s) + CO_2(g)$

(2) $4NH_3(g) + 5O_2(g) \Longrightarrow 4NO(g) + 6H_2O(l)$

24. 化学反应 $Ag_2O(s) + 2HCl(g) \Longrightarrow 2AgCl(s) + H_2O(l)$ 在 298.15 K 时的标准摩尔焓变 $\Delta_r H_m^{\ominus} = -324.9 \text{ kJ·mol}^{-1}$,已知 298.15 K 时 $Ag_2O(s)$、$HCl(g)$ 和 $H_2O(l)$ 的标准摩尔生成焓 $\Delta_f H_m^{\ominus}$ 分别为 $-31.1 \text{ kJ·mol}^{-1}$、$-92.3 \text{ kJ·mol}^{-1}$ 和 $-285.8 \text{ kJ·mol}^{-1}$,计算 298.15 K 时 $AgCl(s)$ 的标准摩尔生成焓。

25. 利用 298.15 K 时有关物质的标准摩尔燃烧焓,计算下列化学反应在 298.15 K 时的标准摩尔焓变。

(1) $CH_3COOH(l) + CH_3CH_2OH(l) \Longrightarrow CH_3COOCH_2CH_3(l) + H_2O(l)$

(2) $C_2H_4(g) + H_2(g) \Longrightarrow C_2H_6(g)$

26. 葡萄糖 ($C_6H_{12}O_6$) 和硬脂酸 ($C_{16}H_{36}O_2$) 在体内完全氧化时,反应的标准摩尔焓变分别是 $-2\,820 \text{ kJ·mol}^{-1}$ 和 $-11\,381 \text{ kJ·mol}^{-1}$。请讨论动物淀粉(以

葡萄糖为单体所形成的高分子化合物)和脂肪酸,哪一种是更有效的体内能量储备形式?

27. 人体所需能量大多来源于食物在体内的氧化反应,如葡萄糖在细胞内与 O_2 发生氧化反应生成 $CO_2(g)$ 和 $H_2O(l)$,并释放出能量。通常用燃烧焓去估算人们对食物的需求量,已知葡萄糖在 298.15 K 时的标准摩尔生成焓为 $-1\,260\ kJ\cdot mol^{-1}$,计算 298.15 K 时葡萄糖的标准摩尔燃烧焓。

28. 假如一个不劳动的成年人平均每天需要 6\,300 kJ 能量来维持生命。某患者每天只能吃 500 g 牛奶(燃烧值为 3 $kJ\cdot g^{-1}$)和 50 g 面包(燃烧值为 12 $kJ\cdot g^{-1}$),计算该患者每天需要输入 100 $g\cdot L^{-1}$ 葡萄糖(燃烧值为 15.6 $kJ\cdot g^{-1}$)溶液的体积。

29. 甘油三油酸酯是一种典型的脂肪,它在人体内代谢时发生下列化学反应

$$C_{57}H_{104}O_6(s)+80O_2(g) == 57CO_2(g)+52H_2O(l)$$

已知 310.15 K 时反应的摩尔焓变 $\Delta_r H_m = -3.35\times 10^4\ kJ\cdot mol^{-1}$。如果上述反应热的 40% 可用作肌肉活动的能量,计算 1 kg 这种脂肪在人体内代谢时将获得的肌肉活动的能量。

30. 某一妇女体重 65.0 kg,每天按 350 g 蛋白质(燃烧值为 20.1 $kJ\cdot g^{-1}$)、22 g 脂肪(燃烧值为 39.8 $kJ\cdot g^{-1}$)和 79 g 糖类(燃烧值为 16.7 $kJ\cdot g^{-1}$)的食谱进食。为了减肥,她每天爬山高度为 3\,500 m,所做功的总量(包括代谢功)相当于把自身提升 3\,500 m 所做的机械功的 5 倍。如果每天欠缺的能量由她体内的葡萄糖(燃烧值为 15.6 $kJ\cdot g^{-1}$)来提供,请计算几天后可以减重 1 kg。

31. 利用 298.15 K 时有关物质的标准摩尔熵,计算下列化学反应在 298.15 K 时的标准摩尔熵变。

(1) $N_2(g)+O_2(g) == 2NO(g)$

(2) $4NH_3(g)+5O_2(g) == 4NO(g)+6H_2O(l)$

(3) $2SO_2(g)+O_2(g) == 2SO_3(g)$

32. 计算下列化学反应

$$CO(g)+NO(g) == CO_2(g)+\frac{1}{2}N_2(g)$$

在 298.15 K 时的标准摩尔焓变、标准摩尔熵变和标准摩尔吉布斯自由能变,并使用这些数据讨论利用该反应净化汽车尾气中 NO 和 CO 的可能性。

33. 298.15 K 时,$NH_4HCO_3(s)$,$NH_3(g)$,$CO_2(g)$ 和 $H_2O(g)$ 的热力学数据如下表所示:

	$NH_4HCO_3(s)$	$NH_3(g)$	$CO_2(g)$	$H_2O(g)$
$\Delta_f H_m^{\ominus}/(kJ\cdot mol^{-1})$	-850	-40	-390	-240
$S_m^{\ominus}/(J\cdot mol^{-1}\cdot K^{-1})$	130	180	210	190
$\Delta_f G_m^{\ominus}/(kJ\cdot mol^{-1})$	-670	-20	-390	-230

（1）计算化学反应 $NH_4HCO_3(s) \Longrightarrow NH_3(g) + CO_2(g) + H_2O(g)$ 在 298.15 K 时的标准摩尔焓变、标准摩尔熵变和标准摩尔吉布斯自由能变。

（2）计算在标准状态下上述 $NH_4HCO_3(s)$ 分解反应自发进行的最低温度。

34. 已知下列化学反应：

$$2CuO(s) \Longrightarrow Cu_2O(s) + \frac{1}{2}O_2(g); \quad \Delta_r H_{m,1}^{\ominus}(300) = 146.0 \ kJ \cdot mol^{-1}$$

$$CuO(s) + Cu(s) \Longrightarrow Cu_2O(s); \quad \Delta_r H_{m,2}^{\ominus}(300 \ K) = -11.3 \ kJ \cdot mol^{-1}$$

计算 300 K 时 $CuO(s)$ 的标准摩尔生成焓。

35. 对于生命起源问题，有人提出最初植物或动物的复杂分子是由简单分子自动形成的。例如，尿素（NH_2CONH_2）的生成反应为

$$CO_2(g) + 2NH_3(g) \Longrightarrow (NH_2)_2CO(s) + H_2O(l)$$

（1）计算上述尿素的生成反应在 298.15 K 时的标准摩尔吉布斯自由能变，并说明该反应在 298.15 K、标准状态下能否自发进行；

（2）在标准状态下，当最高温度为何值时，上述尿素的生成反应就不再自发进行了？

36. 已知下列热化学方程式：

$$MnO_2(s) \Longrightarrow MnO(s) + \frac{1}{2}O_2(g); \quad \Delta_r H_{m,1}^{\ominus}(298.15 \ K) = 130.0 \ kJ \cdot mol^{-1}$$

$$MnO_2(s) + Mn(s) \Longrightarrow 2MnO(s); \quad \Delta_r H_{m,2}^{\ominus}(298.15 \ K) = -250.0 \ kJ \cdot mol^{-1}$$

计算 298.15 K 时 $MnO(s)$ 和 $MnO_2(s)$ 的标准摩尔生成焓。

37. 蔗糖代谢的总化学反应为

$$C_{12}H_{22}O_{11}(s) + 12O_2(g) \Longrightarrow 12CO_2(g) + 11H_2O(l)$$

已知 $\Delta_r H_m^{\ominus}(298.15 \ K) = -5\,650 \ kJ \cdot mol^{-1}$；$\Delta_r G_m^{\ominus}(298.15 \ K) = -5\,790 \ kJ \cdot mol^{-1}$。

（1）如果只有 30% 的摩尔吉布斯自由能变转化为非体积功，计算 1 mol 蔗糖在体温（310.15 K）进行代谢时可以得到的非体积功。

（2）体重为 70 kg 的人应该吃多少摩尔蔗糖，才能获得登上高度为 2.0 km 的高山所需的能量？

38. 计算合成氨反应 $N_2(g) + 3H_2(g) \Longrightarrow 2NH_3(g)$ 在标准状态下自发进行时的最高温度。

39. 在一定温度下 $AgNO_3(s)$ 和 $Ag_2O(s)$ 受热时均能发生分解反应：

$$2AgNO_3(s) \Longrightarrow Ag_2O(s) + 2NO_2(g) + \frac{1}{2}O_2(g)$$

$$Ag_2O(s) \Longrightarrow 2Ag(s) + \frac{1}{2}O_2(g)$$

假定上述两个分解反应的标准摩尔焓变和标准摩尔熵变均不随温度的变化而改变，估

算在标准状态下上述两个分解反应进行的最低温度,并确定在此条件下 $AgNO_3$ 分解的最终产物。

40. 葡萄糖在空气中发生下列燃烧反应:

$$C_6H_{12}O_6(s) + 6O_2(g) \Longrightarrow 6CO_2(g) + 6H_2O(l)$$

已知空气中 O_2 和 CO_2 的分压分别约为 21.27 kPa 和 0.031 4 kPa,$\Delta_f G_m^{\ominus}(C_6H_{12}O_6,s) = -948.9 \ kJ \cdot mol^{-1}$。计算 298.15 K 时该化学反应的摩尔吉布斯自由能变。

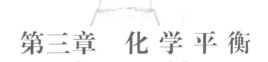

第三章　化学平衡

在一定条件下，不同的化学反应进行的程度是不相同的，而且同一化学反应在不同的条件下进行的程度也会有很大的差异。在给定条件下，一个化学反应究竟有多少反应物可以转变为生成物？温度、浓度、压力等外界条件对反应进行的程度有什么影响？这些都属于化学平衡问题。

第一节　可逆反应与化学平衡

一、可逆反应

某些化学反应几乎能进行到底，反应物基本上能全部转变为生成物。这些几乎能进行到底的反应称为不可逆反应。例如，氯酸钾的热分解反应：

$$2KClO_3 \xrightarrow[\triangle]{MnO_2} 2KCl + 3O_2 \uparrow$$

是不可逆反应。

实际上不可逆反应很少，绝大多数反应不能进行到底，只有一部分反应物能转变为生成物。例如，把乙酸乙酯溶于水，它能自动地发生水解反应生成乙酸和乙醇：

$$CH_3COOCH_2CH_3 + H_2O \longrightarrow CH_3COOH + CH_3CH_2OH$$

而在相同条件下把乙酸和乙醇混合，它们又能自动地发生酯化反应生成乙酸乙酯和水：

$$CH_3COOH + CH_3CH_2OH \longrightarrow CH_3COOCH_2CH_3 + H_2O$$

上述两个反应同时发生并且反应方向相反，可以写成下列形式：

$$CH_3COOCH_2CH_3 + H_2O \rightleftharpoons CH_3COOH + CH_3CH_2OH$$

这种在同一条件下能同时向两个相反方向进行的化学反应称为可逆反应。为了表示反应的可逆性，在可逆反应的化学方程式中用两个方向相反的箭号"$\rightleftharpoons$"代替等号"$=$"或单箭号"$\longrightarrow$"。

在可逆反应中,通常将从左向右进行的反应称为正反应,从右向左进行的反应称为逆反应。

许多可逆反应对于人类的生命活动具有重要的意义。其中之一涉及把空气中的氧气从肺部输送到身体的各个部位,这一输送氧气的任务是由血液中的血红蛋白(Hb)承担的。在肺部,O_2 的分压较高,Hb 与 O_2 结合成氧合血红蛋白(HbO_2),HbO_2 被血液携带至身体各部位,由于 O_2 的分压降低,HbO_2 释放出 O_2,以满足体内各部位各种新陈代谢过程的需要。该可逆反应可表示为

$$Hb + O_2 \underset{\text{脱氧}}{\overset{\text{氧合}}{\rightleftharpoons}} HbO_2$$

二、化学平衡

可逆反应在一定条件下不能进行完全,反应物不能全部转化为生成物。例如,在 700 K 时将一定量的 $H_2(g)$ 和 $I_2(g)$ 置于一个密闭容器中,发生下列反应:

$$H_2(g) + I_2(g) \rightleftharpoons 2HI(g)$$

当反应刚开始时,$H_2(g)$ 和 $I_2(g)$ 的分压最大,正反应的反应速率最大。随着反应的进行,$H_2(g)$ 和 $I_2(g)$ 的分压逐渐降低,正反应的反应速率逐渐减小,而且随着 $HI(g)$ 的分压逐渐增加,逆反应的反应速率逐渐增大。当正反应的反应速率与逆反应的反应速率相等时,$H_2(g)$,$I_2(g)$ 和 $HI(g)$ 的分压不再随时间变化。

在可逆反应中,当正反应的反应速率与逆反应的反应速率相等时系统所处的状态称为化学平衡。当可逆反应达到化学平衡时,正反应和逆反应都仍在继续进行,只不过它们的反应速率相等,而反应方向相反。这两个反应的反应结果互相抵消,反应物和生成物的浓度或分压不再发生变化。因此,化学平衡是一种动态平衡。

化学平衡具有如下基本特征:

(1)化学平衡状态最主要的特征是可逆反应的正反应速率与逆反应速率相等。因此可逆反应达到化学平衡后,只要外界条件不变,反应系统中各反应物和生成物的浓度或分压均不随时间而改变。

(2)化学平衡是一种动态平衡。反应系统达到化学平衡时,反应并没有停止,正反应和逆反应始终在进行着,只是由于反应物(或生成物)的消耗速率等于反应物(或生成物)的生成速率,单位时间内反应物和生成物的浓度或分压都保持不变,反应物和生成物处于动态平衡。

(3)化学平衡是有条件的。化学平衡只能在一定的外界条件下才能保持不变,当外界条件改变时,原化学平衡就会被破坏,直至在新的条件下建立起新的化学平衡。

第二节　标准平衡常数

一、标准平衡常数的定义

对于可逆化学反应：

$$a\,A(s) + b\,B(aq) \Longrightarrow y\,Y(g) + z\,Z(l)$$

在温度 T 时,上述化学反应的标准摩尔吉布斯自由能变为

$$\Delta_r G_m^{\ominus}(T) = y G_{m,Y}^{\ominus} + z G_{m,Z}^{\ominus} - a G_{m,A}^{\ominus}(T) - b G_{m,B}^{\ominus}(T) \qquad (1-3-1)$$

在国家标准 GB 3102.8—93 中,标准平衡常数定义为

$$K^{\ominus} = \exp(-\Delta_r G_m^{\ominus}/RT) \qquad (1-3-2)$$

式中,$K^{\ominus}$ 称为标准平衡系数,它的单位为 1。由于 $K^{\ominus}$ 是按式(1-3-2)用标准摩尔吉布斯自由能变定义的,与标准状态的定义有关,因此把它称为标准平衡常数。

式(1-3-2)常改写成如下自然对数形式：

$$\Delta_r G_m^{\ominus} = -RT \ln K^{\ominus} \qquad (1-3-3)$$

由标准平衡常数的定义式,可知标准平衡常数具有如下特点：

(1) 标准平衡常数只是温度的函数,与压力和浓度无关,这是因为标准摩尔吉布斯自由能变 $\Delta_r G_m^{\ominus}$ 只是温度的函数,与压力或浓度无关。

(2) 标准平衡常数与反应物和生成物的性质及标准状态的定义有关,这是因为标准摩尔吉布斯自由能变 $\Delta_r G_m^{\ominus}$ 与反应物和生成物的性质及标准状态的定义有关。

(3) 标准平衡常数与化学反应方程的写法有关,这是因为化学计量数与化学反应方程式的写法有关,因此反应的标准摩尔吉布斯自由能变 $\Delta_r G_m^{\ominus}$ 也与化学方程式的写法有关。若表示同一化学反应的两个反应方程式中的化学计量数不同,则两个反应方程式所对应的标准平衡常数不同。例如：

$$A(g) \Longrightarrow Y(g) + Z(g); K_1^{\ominus}$$
$$2A(g) \Longrightarrow 2Y(g) + 2Z(g); K_2^{\ominus}$$

由于第二个反应的化学计量数是第一个反应的 2 倍,因此 $K_2^{\ominus} = (K_1^{\ominus})^2$。

二、标准平衡常数表达式

对于可逆化学反应：

$$a\,A(s) + b\,B(aq) \Longrightarrow y\,Y(g) + z\,Z(l)$$

将式(1-3-3)代入式(1-2-37),则温度 T 时反应的摩尔吉布斯自由能变与反应的标准平衡常数的关系为

$$\Delta_r G_m(T) = -RT\ln K^\ominus(T) + RT\ln\frac{(p_Y/p^\ominus)^y}{(c_B/c^\ominus)^b}$$

在等温、等压和不做非体积功条件下,当化学反应达到平衡时,$\Delta_r G_m(T) = 0$,则 $p_Y = p_{eq,Y}$,$c_B = c_{eq,B}$。代入上式:

$$RT\ln K^\ominus = RT\ln\frac{(p_{eq,Y}/p^\ominus)^y}{(c_{eq,B}/c^\ominus)^b}$$

由上式可看出:

$$K^\ominus = \frac{(p_{eq,Y}/p^\ominus)^y}{(c_{eq,B}/c^\ominus)^b} \tag{1-3-4}$$

式中:$p_{eq,Y}$ 代表气体 Y 的平衡分压;$c_{eq,B}$ 代表溶质 B 的平衡浓度。式(1-3-4)是上述可逆化学反应的标准平衡常数表达式。

式(1-3-4)称为可逆反应的标准平衡常数表达式。在书写标准平衡常数表达式时,稀溶液的溶质用相对平衡浓度表示,气体用相对平衡分压表示,纯固体、纯液体和稀溶液中的溶剂不出现在标准平衡常数表达式中。

例 1-3-1　写出下列可逆反应的标准平衡常数表达式:

(1) $N_2(g) + 3H_2(g) \rightleftharpoons 2NH_3(g)$

(2) $Sn^{2+}(aq) + 2Fe^{3+}(aq) \rightleftharpoons Sn^{4+}(aq) + 2Fe^{2+}(aq)$

(3) $ZnS(s) + 2H_3O^+(aq) \rightleftharpoons Zn^{2+}(aq) + H_2S(g) + 2H_2O(l)$

解:(1) 反应物和生成物均为气体,可逆反应的标准平衡常数表达式为

$$K^\ominus = \frac{[p_{eq}(NH_3)/p^\ominus]^2}{[p_{eq}(N_2)/p^\ominus]\cdot[p_{eq}(H_2)/p^\ominus]^3}$$

(2) 反应物和生成物均为溶质离子,可逆反应的标准平衡常数表达式为

$$K^\ominus = \frac{[c_{eq}(Sn^{4+})/c^\ominus]\cdot[c_{eq}(Fe^{2+})/c^\ominus]^2}{[c_{eq}(Sn^{2+})/c^\ominus]\cdot[c_{eq}(Fe^{3+})/c^\ominus]^2}$$

(3) 反应物和生成物中既有溶质离子,又有气体,可逆反应的标准平衡常数表达式为

$$K^\ominus = \frac{[c_{eq}(Zn^{2+})/c^\ominus]\cdot[p_{eq}(H_2S)/p^\ominus]}{[c_{eq}(H_3O^+)/c^\ominus]^2}$$

第三节　标准平衡常数的测定与计算

可逆反应的标准平衡常数既可以通过实验进行测定,也可以利用热力学数据进行计算。

一、标准平衡常数的测定

某些化学反应的标准平衡常数可以通过实验进行测定。利用实验测定出化学平

衡系统中反应物和生成物的平衡分压或平衡浓度,代入标准平衡常数表达式就可计算出标准平衡常数。

　　测定化学平衡系统中反应物和生成物的平衡分压或平衡浓度可采用物理方法或化学方法。物理方法是测定与平衡压力或平衡浓度呈线性关系的物理量,如折射率、电导率、吸光度等。物理方法的优点是测量过程中不影响反应系统的平衡状态,同时测定的速率较快。化学方法是直接测定化学平衡系统的组成,常采用骤冷、除去催化剂、稀释等方法使化学反应停留在原来的平衡状态,然后再进行测定。

　　例 1-3-2　在 520 K 时,在一个抽出空气的密闭容器中放入 NH_4Cl 固体,当化学反应达到平衡后,测得总压力为 5.066 kPa。计算 NH_4Cl 固体分解反应的标准平衡常数。

　　解:NH_4Cl 固体分解反应方程式为

$$NH_4Cl(s) \rightleftharpoons NH_3(g) + HCl(g)$$

由反应方程式,可知 $NH_3(g)$ 和 $HCl(g)$ 的平衡分压相等。$NH_3(g)$ 和 $HCl(g)$ 的平衡分压为

$$p_{eq}(NH_3) = p_{eq}(HCl) = \frac{1}{2} p_{eq} = \frac{1}{2} \times 5.066 \text{ kPa} = 2.533 \text{ kPa}$$

根据反应方程式,$NH_4Cl(s)$ 分解反应的标准平衡常数为

$$K^{\ominus} = [p_{eq}(NH_3)/p^{\ominus}] \cdot [p_{eq}(HCl)/p^{\ominus}] = (2.533/100)^2 = 6.42 \times 10^{-4}$$

二、标准平衡常数的计算

(一) 利用热力学数据计算标准平衡常数

　　根据式(1-3-3),化学反应的标准平衡常数与化学反应的标准摩尔吉布斯自由能变的关系为

$$\ln K^{\ominus} = -\frac{\Delta_r G_m^{\ominus}}{RT} \qquad (1-3-5)$$

利用热力学数据计算出温度 T 时反应的标准摩尔吉布斯自由能变,再根据式(1-3-5)就可以计算出温度 T 时反应的标准平衡常数。

　　1. 利用标准摩尔生成吉布斯自由能计算标准平衡常数

　　298.15 K 时反应的标准摩尔吉布斯自由能变,可以利用反应物和生成物在298.15 K 时的标准摩尔生成吉布斯自由能进行计算:

$$\Delta_r G_m^{\ominus}(298.15 \text{ K}) = \sum_B \nu_B \Delta_f G_{m,B}^{\ominus}(298.15 \text{ K})$$

用上式计算出 298.15 K 时反应的标准摩尔吉布斯自由能变,再利用式(1-3-5)计算出 298.15 K 时反应的标准平衡常数。

　　例 1-3-3　298.15 K 时,$SO_2(g)$ 和 $SO_3(g)$ 的标准摩尔生成吉布斯自由能分别为 $-300.19 \text{ kJ} \cdot \text{mol}^{-1}$ 和 $-371.06 \text{ kJ} \cdot \text{mol}^{-1}$。计算 298.15 K 时下列可逆反应的标准平衡常数。

$$SO_2(g) + \frac{1}{2} O_2(g) \rightleftharpoons SO_3(g)$$

　　解:298.15 K 时,反应的标准摩尔吉布斯自由能变为

$$\Delta_r G_m^\ominus = \Delta_f G_m^\ominus(SO_3,g) - \Delta_f G_m^\ominus(SO_2,g) - \frac{1}{2}\Delta_f G_m^\ominus(O_2)$$

$$= \left[-371.06 - (-300.19) - \frac{1}{2}\times 0\right] kJ\cdot mol^{-1}$$

$$= -70.87 \ kJ\cdot mol^{-1}$$

298.15 K 时,该可逆反应的标准平衡常数为

$$\ln K^\ominus = -\frac{\Delta_r G_m^\ominus}{RT} = -\frac{-70.87\times 10^3 \ J\cdot mol^{-1}}{8.314 \ J\cdot mol^{-1}\cdot K^{-1}\times 298.15 \ K} = 28.59$$

$$K^\ominus = 2.61\times 10^{12}$$

2. 利用反应的标准摩尔焓变和标准摩尔熵变计算标准平衡常数

温度 $T(T\neq 298.15\ K)$时,可逆反应的标准平衡常数可近似地用 298.15 K 时反应的标准摩尔焓变和标准摩尔熵变进行计算。先利用 298.15 K 时反应的标准摩尔焓变和标准摩尔熵变近似地计算出温度 T 时反应的标准摩尔吉布斯自由能变,再利用标准摩尔吉布斯自由能变求出温度 T 时反应的标准平衡常数。

温度 T 时,可逆反应的标准摩尔吉布斯自由能变可用下式进行近似计算:

$$\Delta_r G_m^\ominus(T) = \Delta_r H_m^\ominus(298.15\ K) - T\Delta_r S_m^\ominus(298.15\ K)$$

298.15 K 时可逆反应的标准摩尔焓变和标准摩尔熵变可分别利用标准摩尔生成焓和标准摩尔熵进行计算:

$$\Delta_r H_m^\ominus(298.15\ K) = \sum_B \nu_B \Delta_f H_{m,B}^\ominus(298.15\ K)$$

$$\Delta_r S_m^\ominus(298.15\ K) = \sum_B \nu_B S_{m,B}^\ominus(298.15\ K)$$

利用上述公式计算出温度 T 时可逆反应的标准摩尔吉布斯自由能变,再利用式(1−3−5)计算出温度 T 时可逆反应的标准平衡常数。

例 1−3−4　可逆反应 $NH_4Cl(s) \rightleftharpoons NH_3(g) + HCl(g)$ 的 $\Delta_r H_m^\ominus(298.15\ K) = 161\ kJ\cdot mol^{-1}$,$\Delta_r S_m^\ominus(298.15\ K) = 250\ J\cdot mol^{-1}\cdot K^{-1}$。计算该可逆反应在 700 K 时的标准平衡常数。

解:700 K 时该可逆反应的标准摩尔吉布斯自由能变为

$$\Delta_r G_m^\ominus(700\ K) = \Delta_r H_m^\ominus(298.15\ K) - 700\ K\times \Delta_r S_m^\ominus(298.15\ K)$$

$$= 161\ kJ\cdot mol^{-1} - 700\ K\times 0.250\ kJ\cdot mol^{-1}\cdot K^{-1}$$

$$= -14\ kJ\cdot mol^{-1}$$

700 K 时该可逆反应的标准平衡常数为

$$\ln K^\ominus = \frac{-\Delta_r G_m^\ominus}{RT} = \frac{14\ kJ\cdot mol^{-1}}{8.314\times 10^{-3}\ kJ\cdot mol^{-1}\cdot K^{-1}\times 700\ K} = 2.41$$

$$K^\ominus = 11$$

(二) 利用多重平衡规则计算标准平衡常数

如果某一可逆反应由几个可逆反应乘以系数 ν_i 后相加得到,则该可逆反应的标准平衡常数等于几个可逆反应的标准平衡常数各以其所乘系数 ν_i 为指数的幂的乘积。这种关系称为多重平衡规则。

多重平衡规则证明如下：由于此可逆反应由几个可逆反应乘以系数 ν_i 后相加得到，则此可逆反应的标准摩尔吉布斯自由能变 $\Delta_r G_m^{\ominus}$ 等于几个可逆反应的标准摩尔吉布斯自由能变 $\Delta_r G_{m,i}^{\ominus}$ 乘以系数 ν_i 后相加的总和，即

$$\Delta_r G_m^{\ominus} = \sum_i \nu_i \Delta_r G_{m,i}^{\ominus}$$

将式(1-3-3)代入上式得

$$-RT\ln K^{\ominus} = -RT\sum_i \nu_i \ln K_i^{\ominus} = -RT\ln\left[\prod_i (K_i^{\ominus})^{\nu_i}\right]$$

由上式可看出：

$$K^{\ominus} = \prod_i (K_i^{\ominus})^{\nu_i} \qquad (1-3-6)$$

式(1-3-6)为多重平衡规则的数学表达式。

当某些可逆反应的标准平衡常数很难或不能通过实验测定时，可以利用多重平衡规则由一些已知的可逆反应的标准平衡常数计算得到。

例1-3-5 298.15 K 时，已知下列可逆反应：

$$2N_2(g)+O_2(g) \rightleftharpoons 2N_2O(g)；K_1^{\ominus}=4.8\times10^{-37}$$
$$N_2(g)+2O_2(g) \rightleftharpoons 2NO_2(g)；K_2^{\ominus}=8.8\times10^{-19}$$

计算 298.15 K 时如下可逆反应

$$2N_2O(g)+3O_2(g) \rightleftharpoons 4NO_2(g)$$

的标准平衡常数 $K_3^{\ominus}$。

解：$(-1)\times$反应(1)$+2\times$反应(2)，得

$$2N_2O(g)+3O_2(g) \rightleftharpoons 4NO_2(g)$$

根据式(1-3-6)，上述可逆反应在 298.15 K 时的标准平衡常数为

$$K_3^{\ominus}=\frac{(K_2^{\ominus})^2}{K_1^{\ominus}}=\frac{(8.8\times10^{-19})^2}{4.8\times10^{-37}}=1.6$$

第四节　标准平衡常数的应用

利用化学反应的标准平衡常数，可以计算反应物和生成物的平衡浓度或平衡分压，也能判断可逆反应进行的限度及预测反应方向。

一、计算平衡组成

标准平衡常数确定了可逆反应中反应物和生成物的平衡浓度或平衡分压之间的关系。因此，利用标准平衡常数可以计算反应物和生成物的平衡浓度或平衡分压。

例1-3-6 在 1 000 ℃时，下列可逆反应

$$FeO(s) + CO(g) \rightleftharpoons Fe(s) + CO_2(g)$$

的标准平衡常数 $K^{\ominus} = 0.5$,如果在 CO 的压力为 6 000 kPa 的密闭容器中加入足量的 FeO,计算 CO 和 CO_2 的平衡分压。

解:
$$FeO(s) + CO(g) \rightleftharpoons Fe(s) + CO_2(g)$$

p_0/kPa	6 000	0
$\Delta p/kPa$	$-x$	$+x$
p_{eq}/kPa	$6\ 000-x$	x

反应的标准平衡常数表达式为

$$K^{\ominus} = \frac{p_{eq}(CO_2)/p^{\ominus}}{p_{eq}(CO)/p^{\ominus}} = \frac{p_{eq}(CO_2)}{p_{eq}(CO)}$$

将平衡分压和标准平衡常数数值代入上式,得

$$0.5 = \frac{x}{6\ 000-x}$$

$$x = 2\ 000$$

CO 和 CO_2 的平衡分压分别为

$$p_{eq}(CO) = (6\ 000-x)\ kPa = (6\ 000-2\ 000)\ kPa = 4\ 000\ kPa$$

$$p_{eq}(CO_2) = x\ kPa = 2\ 000\ kPa$$

二、判断化学反应进行的限度

在一定条件下,当可逆反应达到平衡状态时,正反应速率与逆反应速率相等,反应物和生成物的浓度或分压不再发生变化。这表明在这种条件下反应物转化为生成物已经达到了最大限度。

利用可逆反应的标准平衡常数,可以判断可逆反应在一定条件下进行的限度。如果可逆反应的标准平衡常数很大,平衡时生成物的浓度或分压比反应物的浓度或分压要大得多,说明大部分反应物已经转变为生成物,反应进行的限度很大。如果可逆反应的标准平衡常数很小,平衡时生成物的浓度或分压比反应物的浓度或分压要小得多,说明只有一小部分反应物转变为生成物,反应进行的限度很小。

可逆反应进行的限度也常用反应物的平衡转化率来表示。反应物 A 的平衡转化率定义为

$$\alpha_A \xlongequal{def} \frac{n_{0,A} - n_{eq,A}}{n_{0,A}} \times 100\% \tag{1-3-7}$$

式中:$n_{0,A}$ 代表反应开始时反应物 A 的物质的量;$n_{eq,A}$ 代表平衡时反应物 A 的物质的量。

可逆反应的标准平衡常数和反应物的平衡转化率都可以表示可逆反应在一定条件下进行的限度。但反应物的平衡转化率受反应物的起始浓度或起始分压的影响,而标准平衡常数与反应物的起始浓度或起始分压无关。在通常情况下,可逆反应的标准平衡常数越大,反应物的平衡转化率也越大。

例 1-3-7　298.15 K 时,可逆反应

$$Ag^+(aq) + Fe^{2+}(aq) \Longrightarrow Ag(s) + Fe^{3+}(aq)$$

的标准平衡常数 $K^\ominus = 3.0$,分别计算下列两种情况下 Ag^+,Fe^{2+} 和 Fe^{3+} 的平衡浓度及 Ag^+ 的平衡转化率:

(1) Ag^+ 和 Fe^{2+} 的浓度均为 $0.10\ mol \cdot L^{-1}$;

(2) Ag^+ 的浓度为 $0.10\ mol \cdot L^{-1}$,Fe^{2+} 的浓度为 $0.20\ mol \cdot L^{-1}$。

解:该可逆反应的标准平衡常数表达式为

$$K^\ominus = \frac{c_{eq}(Fe^{3+})/c^\ominus}{[c_{eq}(Ag^+)/c^\ominus] \cdot [c_{eq}(Fe^{2+})/c^\ominus]}$$

(1) 设 Fe^{3+} 的平衡浓度为 $x\ mol \cdot L^{-1}$,则 Ag^+ 和 Fe^{2+} 的平衡浓度都为 $(0.10-x)\ mol \cdot L^{-1}$。代入标准平衡常数表达式:

$$3.0 = \frac{x}{(0.10-x)^2}$$
$$x = 0.020$$

Ag^+,Fe^{2+} 和 Fe^{3+} 的平衡浓度分别为

$$c_{eq}(Ag^+) = (0.10-x)\ mol \cdot L^{-1} = (0.10-0.020)\ mol \cdot L^{-1} = 0.080\ mol \cdot L^{-1}$$
$$c_{eq}(Fe^{2+}) = (0.10-x)\ mol \cdot L^{-1} = 0.080\ mol \cdot L^{-1}$$
$$c_{eq}(Fe^{3+}) = x\ mol \cdot L^{-1} = 0.020\ mol \cdot L^{-1}$$

Ag^+ 的平衡转化率为

$$\alpha_1 = \frac{c_0(Ag^+) - c_{eq}(Ag^+)}{c_0(Ag^+)} \times 100\%$$
$$= \frac{0.10\ mol \cdot L^{-1} - 0.080\ mol \cdot L^{-1}}{0.10\ mol \cdot L^{-1}} \times 100\% = 20\%$$

(2) 设 Fe^{3+} 的平衡浓度为 $y\ mol \cdot L^{-1}$,则 Ag^+ 和 Fe^{2+} 的平衡浓度分别为 $(0.10-y)\ mol \cdot L^{-1}$ 和 $(0.20-y)\ mol \cdot L^{-1}$。代入标准平衡常数表达式:

$$3.0 = \frac{y}{(0.10-y)(0.20-y)}$$
$$y = 0.033$$

Ag^+,Fe^{2+} 和 Fe^{3+} 的平衡浓度分别为

$$c_{eq}(Ag^+) = (0.10-y)\ mol \cdot L^{-1} = (0.10-0.033)\ mol \cdot L^{-1} = 0.067\ mol \cdot L^{-1}$$
$$c_{eq}(Fe^{2+}) = (0.20-y)\ mol \cdot L^{-1} = (0.20-0.033)\ mol \cdot L^{-1} = 0.167\ mol \cdot L^{-1}$$
$$c_{eq}(Fe^{3+}) = y\ mol \cdot L^{-1} = 0.033\ mol \cdot L^{-1}$$

Ag^+ 的平衡转化率为

$$\alpha_2 = \frac{c_0(Ag^+) - c_{eq}(Ag^+)}{c_0(Ag^+)} \times 100\%$$
$$= \frac{0.10\ mol \cdot L^{-1} - 0.067\ mol \cdot L^{-1}}{0.10\ mol \cdot L^{-1}} \times 100\% = 33\%$$

三、预测化学反应的方向

将式(1-3-3)代入式(1-2-39)得

$$\Delta_r G_m(T) = -RT \ln K^\ominus + RT \ln J \qquad (1-3-8)$$

式(1-3-8)是化学反应等温式的另一种表达形式。

在等温、等压和不做非体积功条件下,由式(1-3-8)可知,通过比较温度 T 时化学反应的标准平衡常数与反应商的相对大小,就能预测可逆反应的方向。

当 $K^\ominus > J$ 时,$\Delta_r G_m < 0$,化学反应正向自发进行;

当 $K^\ominus = J$ 时,$\Delta_r G_m = 0$,化学反应处于平衡状态;

当 $K^\ominus < J$ 时,$\Delta_r G_m > 0$,化学反应逆向自发进行。

例 1-3-8 已知 298.15 K 时,可逆反应

$$Pb^{2+}(aq) + Sn(s) \rightleftharpoons Pb(s) + Sn^{2+}(aq)$$

的标准平衡常数 $K^\ominus = 2.2$,如果反应分别从下列情况开始,判断可逆反应进行的方向。

(1) Pb^{2+} 和 Sn^{2+} 的浓度均为 0.10 mol·L^{-1};

(2) Pb^{2+} 的浓度为 0.10 mol·L^{-1},Sn^{2+} 的浓度为 1.0 mol·L^{-1}。

解:(1) 上述可逆反应的反应商为

$$J_1 = \frac{c_1(Sn^{2+})/c^\ominus}{c_1(Pb^{2+})/c^\ominus} = \frac{0.10}{0.10} = 1.0$$

由于 $K^\ominus > J_1$,因此在 298.15 K 时反应正向自发进行。

(2) 上述可逆反应的反应商为

$$J_2 = \frac{c_2(Sn^{2+})/c^\ominus}{c_2(Pb^{2+})/c^\ominus} = \frac{1.0}{0.10} = 10$$

由于 $K^\ominus < J_2$,因此在 298.15 K 时反应逆向自发进行。

第五节 化学平衡的移动

化学平衡是相对的和暂时的,当外界条件改变时,反应系统的平衡状态就会被破坏,反应物和生成物的浓度或分压就会随之发生相应变化,直至在新的条件下建立起新的化学平衡。这种因外界条件的改变,使可逆反应从原来的平衡状态转变为新的平衡状态的过程,称为化学平衡的移动。化学平衡移动的结果,使反应系统中反应物和生成物的浓度或分压发生相应的变化,如果生成物的浓度或分压增大了,则称化学平衡向生成生成物的方向移动,即化学平衡正向移动;如果反应物的浓度或分压增大了,则称化学平衡逆向移动。

下面讨论浓度、压力和温度对化学平衡的影响。

一、浓度对化学平衡的影响

对于稀溶液中进行的可逆反应:

$$a\,A(aq) + b\,B(aq) \rightleftharpoons y\,Y(aq) + z\,Z(aq)$$

在等温、等压下达到化学平衡时:

E-03-01
知识扩展:
化学平衡
在清除油
污中的应
用

$$J = \frac{(c_{eq,Y}/c^{\ominus})^{y}(c_{eq,Z}/c^{\ominus})^{z}}{(c_{eq,A}/c^{\ominus})^{a}(c_{eq,B}/c^{\ominus})^{b}} = K^{\ominus}$$

在其他条件不变时,改变平衡系统中任一种反应物或生成物的浓度,必然使 $K^{\ominus} \neq J$,导致化学平衡发生移动。

当可逆反应达到平衡后,增大反应物浓度或减小生成物浓度时,都会使反应商减小,则 $K^{\ominus} > J$,反应不再处于平衡状态,可逆反应正向进行。随着反应正向进行,反应物的浓度逐渐降低,生成物的浓度逐渐增大,反应商也随之逐渐增大,当反应商增大到重新等于标准平衡常数时,系统建立了新的平衡状态。显然达到新的平衡状态时,生成物的浓度比原平衡状态时增大了,化学平衡正向移动。

同理,当减小反应物浓度或增大生成物浓度时,都会使反应商增大,则 $K^{\ominus} < J$,化学平衡向逆反应方向移动,反应商逐渐减小,直至反应商减小到重新等于标准平衡常数时,建立起新的化学平衡。

浓度对化学平衡的影响可归纳如下:在其他条件不变的情况下,增大反应物的浓度或减小生成物的浓度,化学平衡向正反应方向移动;增大生成物的浓度或减小反应物的浓度,化学平衡向逆反应方向移动。

二、压力对化学平衡的影响

化学反应的标准平衡常数只是温度的函数,与压力和浓度无关。当某一化学反应在温度 T 和压力 p_1 下达到化学平衡后,在等温条件下改变压力到 p_2。在温度 T 和压力 p_2 下,虽然反应的标准平衡常数没有发生变化,但压力的改变可能会使化学平衡发生移动。下面讨论压力对有气体参加的可逆反应的化学平衡的影响。

对于气体化学反应(或有气体参加的化学反应):

$$a\,A(g) + b\,B(g) \rightleftharpoons y\,Y(g) + z\,Z(g)$$

反应的标准平衡常数表达式为

$$K^{\ominus} = \frac{(p_{eq,Y}/p^{\ominus})^{y}(p_{eq,Z}/p^{\ominus})^{z}}{(p_{eq,A}/p^{\ominus})^{a}(p_{eq,B}/p^{\ominus})^{b}}$$

当化学反应在温度 T 和压力 p 下达到化学平衡时:

$$J = \frac{(p_{eq,Y}/p^{\ominus})^{y}(p_{eq,Z}/p^{\ominus})^{z}}{(p_{eq,A}/p^{\ominus})^{a}(p_{eq,B}/p^{\ominus})^{b}} = K^{\ominus}$$

在等温条件下,将反应的总压力增大到原来的 N 倍,则反应物和生成物的分压均增大到原来的 N 倍。此时,可逆反应的反应商为

$$J_1 = N^{y+z-a-b}\frac{(p_{eq,Y}/p^{\ominus})^{y}(p_{eq,Z}/p^{\ominus})^{z}}{(p_{eq,A}/p^{\ominus})^{a}(p_{eq,B}/p^{\ominus})^{b}} = N^{y+z-a-b}K^{\ominus}$$

当 $(y+z)-(a+b)=0$,则 $N^{y+z-a-b}=1$,增大压力时,反应商不发生变化,$J_1 = K^{\ominus}$,化学平衡不发生移动。

当 $(y+z)-(a+b)<0$,则 $0<N^{y+z-a-b}<1$,增大压力时,反应商减小,$J_1 <$

$K^{\ominus}$,化学平衡向正反应(气体分子总数减小)方向移动。

当 $(y+z)-(a+b)>0$,则 $N^{y+z-a-b}>1$,增大压力时,反应商增大,$J_1>K^{\ominus}$,化学平衡向逆反应(气体分子总数减小)方向移动。

同理,在等温条件下,将反应的总压力减小到原来的 $1/N$,反应物和生成物的分压也同时减小到原来的 $1/N$。此时,可逆反应的反应商为

$$J_2=N^{-(y+z-a-b)}K^{\ominus}$$

当 $(y+z)-(a+b)=0$,则 $N^{-(y+z-a-b)}=1$,减小压力时,反应商不发生变化,$J_2=K^{\ominus}$,化学平衡不发生移动。

当 $(y+z)-(a+b)<0$,则 $N^{-(y+z-a-b)}>1$,减小压力时,反应商增大,$J_2>K^{\ominus}$,化学平衡向逆反应(气体分子总数增加)方向移动。

当 $(y+z)-(a+b)>0$,则 $0<N^{-(y+z-a-b)}<1$,减小压力时,反应商减小,$J_2<K^{\ominus}$,化学平衡向正反应(气体分子总数增加)方向移动。

压力对凝聚相反应的化学平衡影响很小,可以忽略不计。

改变压力对化学平衡的影响可归纳如下:在一定温度下,增大压力,化学平衡向气体分子总数减小的方向移动;减小压力,化学平衡向气体分子总数增加的方向移动;对于反应前后气体分子总数不变的反应,改变压力,不能使化学平衡发生移动。

三、温度对化学平衡的影响

温度对化学平衡的影响,与浓度和压力对化学平衡的影响有本质的区别。当化学反应达到平衡以后,改变浓度或压力并不影响标准平衡常数,而是通过改变反应商,使 $K^{\ominus}\neq J$,导致化学平衡发生移动。而当改变温度时,标准平衡常数发生变化,使 $K^{\ominus}\neq J$,从而导致化学平衡发生移动。

可逆反应的标准平衡常数是温度的函数,因此同一化学反应在不同温度下进行时,其标准平衡常数是不相同的。根据式(1-2-31)和式(1-3-3)可得

$$\ln K^{\ominus}=\frac{\Delta_r S_m^{\ominus}}{R}-\frac{\Delta_r H_m^{\ominus}}{RT} \tag{1-3-9}$$

由于温度 T 对 $\Delta_r S_m^{\ominus}$ 和 $\Delta_r H_m^{\ominus}$ 的影响比较小,可以近似认为 $\Delta_r S_m^{\ominus}$ 和 $\Delta_r H_m^{\ominus}$ 是与 T 无关的常数,将式(1-3-9)对 T 微分得

$$\frac{d\ln K^{\ominus}}{dT}=\frac{\Delta_r H_m^{\ominus}}{RT^2} \tag{1-3-10}$$

由式(1-3-10)可以看出,温度对标准平衡常数的影响取决于反应的标准摩尔焓变。

对于吸热反应,$\Delta_r H_m^{\ominus}>0$,则 $\frac{d\ln K^{\ominus}}{dT}>0$,当温度升高($dT>0$)时,$K^{\ominus}$ 增大($d\ln K^{\ominus}>0$),使 $K^{\ominus}>J$,化学平衡向正反应(吸热反应)方向移动;当温度降低($dT<0$)时,$K^{\ominus}$ 减小($d\ln K^{\ominus}<0$),使 $K^{\ominus}<J$,化学平衡向逆反应(放热反应)方向移动。

对于放热反应,$\Delta_r H_m^{\ominus}<0$,则 $\frac{d\ln K^{\ominus}}{dT}<0$,当温度升高时,$K^{\ominus}$ 减小,使 $K^{\ominus}<J$,

化学平衡向逆反应(吸热反应)方向移动；当温度降低时，$K^{\ominus}$增大，使 $K^{\ominus}>J$，化学平衡向正反应(放热反应)方向移动。

温度对化学平衡的影响可归纳如下：在其他条件一定时，升高温度，化学平衡向吸热反应方向移动；降低温度，化学平衡向放热反应方向移动。

若某一可逆反应在温度为 T_1 时的标准平衡常数为 $K^{\ominus}(T_1)$，在温度为 T_2 时的标准平衡常数为 $K^{\ominus}(T_2)$，由式(1-3-9)可得

$$\ln K^{\ominus}(T_2)=\frac{\Delta_r S_m^{\ominus}}{R}-\frac{\Delta_r H_m^{\ominus}}{RT_2}$$

$$\ln K^{\ominus}(T_1)=\frac{\Delta_r S_m^{\ominus}}{R}-\frac{\Delta_r H_m^{\ominus}}{RT_1}$$

以上两式相减得

$$\ln\frac{K^{\ominus}(T_2)}{K^{\ominus}(T_1)}=\frac{\Delta_r H_m^{\ominus}(T_2-T_1)}{RT_1T_2} \tag{1-3-11}$$

式(1-3-11)为 T_1，T_2，$K^{\ominus}(T_1)$，$K^{\ominus}(T_2)$ 和 $\Delta_r H_m^{\ominus}$ 之间的定量关系。

式(1-3-11)给出了标准平衡常数与温度之间的定量关系。当 $\Delta_r H_m^{\ominus}$ 已知时，利用某一温度时的标准平衡常数，可以计算另一温度时的标准平衡常数。

例 1-3-9　已知 1 048 K 时，$CaCO_3$ 的分解压力为 14.59 kPa，分解反应的标准摩尔焓变 $\Delta_r H_m^{\ominus}=109.32$ kJ·mol^{-1}。计算 1 128 K 时 $CaCO_3$ 的分解压力。

解： $CaCO_3$ 分解反应为

$$CaCO_3(s)\Longrightarrow CaO(s)+CO_2(g)$$

1 048 K 时，$CaCO_3$ 分解反应的标准平衡常数为

$$K^{\ominus}(1\ 048\ K)=\frac{p_{eq}(CO_2)}{p^{\ominus}}=\frac{14.59}{100}=0.146$$

1 128 K 时 $CaCO_3$ 分解反应的标准平衡常数为

$$\ln K^{\ominus}(1\ 128\ K)=\frac{\Delta_r H_m^{\ominus}(T_2-T_1)}{RT_1T_2}+\ln K^{\ominus}(1\ 048\ K)$$

$$=\frac{109.32\times10^3\ J\cdot mol^{-1}\times(1\ 128-1\ 048)K}{8.314\ J\cdot mol^{-1}\cdot K^{-1}\times1\ 048\ K\times1\ 128\ K}+\ln 0.146$$

$$=-1.03$$

$$K^{\ominus}(1\ 128\ K)=0.357$$

1 128 K 时 $CaCO_3$ 的分解压力为

$$p_{eq}(CO_2)=p^{\ominus}K^{\ominus}(1\ 128\ K)=100\ kPa\times0.357=35.7\ kPa$$

四、勒夏特列原理

通过分析浓度、压力和温度对化学平衡移动的影响，可以总结出化学平衡移动规律：如果改变影响化学平衡的条件(如浓度、压力或温度)，平衡将向减弱这种改变的方向移动，这一规律称为勒夏特列原理(Le Chatelier principle)。这一原理不仅适用于化学平衡，也适用于物理平衡。但该原理只适用于已达到平衡的系统。对于非平衡系

E-03-02
科学家小
传：勒夏
特列

统,其变化方向只有一个,那就是自发地向平衡方向移动。

思考题和习题

1. 什么是可逆反应和不可逆反应?

2. 什么是化学平衡?描述化学平衡的基本特征。

3. 写出下列可逆反应的标准平衡常数表达式:

(1) $3Fe(s) + 4H_2O(g) \rightleftharpoons Fe_3O_4(s) + 4H_2(g)$

(2) $SiCl_4(l) + 2H_2O(g) \rightleftharpoons SiO_2(s) + 4HCl(g)$

(3) $2MnO_4^-(aq) + 5H_2O_2(aq) + 6H^+(aq) \rightleftharpoons 2Mn^{2+}(aq) + 5O_2(g) + 8H_2O(l)$

4. 如何利用反应商和标准平衡常数预测可逆反应的方向?

5. 何谓化学平衡的移动?能使化学平衡发生移动的因素有哪些?其影响原因是否相同?

6. 标准平衡常数改变时,化学平衡是否发生移动?化学平衡发生移动时,标准平衡常数是否发生改变?

7. 下列叙述是否正确?说明之。

(1) 可逆反应的标准平衡常数大,反应速率一定也快;

(2) 当气相可逆反应达到化学平衡时,反应物的分压等于生成物的分压;

(3) 在等温条件下,某反应系统中,反应物开始时的浓度或分压不同,则达到化学平衡时系统的组成不同,标准平衡常数也不同。

8. 已知可逆反应:

$$4HCl(g) + O_2(g) \rightleftharpoons 2H_2O(g) + 2Cl_2(g)$$

在 723 K 时的标准摩尔焓变 $\Delta_r H_m^{\ominus}(723\ K) = -114.41\ kJ \cdot mol^{-1}$。在 723 K 时,向 5 L 密闭容器中加入 3 mol HCl 和 2 mol O_2,反应达到化学平衡时,请问:

(1) 利用上述这些数据能否计算出该可逆反应的标准平衡常数?若不能计算,还需要什么数据?

(2) 比较 723 K 和 823 K 时标准平衡常数的相对大小。

9. 对于可逆反应:

$$C(s) + H_2O(g) \rightleftharpoons CO(g) + H_2(g); \Delta_r H_m > 0$$

下列说法是否正确?为什么?

(1) 达到化学平衡时各反应物和生成物的分压一定相等;

(2) 改变生成物的分压,使 $J < K^{\ominus}$,化学平衡向右移动;

(3) 升高温度使正反应速率增大,逆反应速率减小,故化学平衡向右移动;

(4) 由于反应前后分子数相等,所以增大压力对化学平衡没有影响;

(5) 加入催化剂使正反应速率增大,化学平衡向右移动。

10. 某一可逆反应在溶液中进行,并使系统的温度保持恒定。先后对反应系统的某一生成物的浓度进行测定。第一次测得浓度为 $2.3 \times 10^{-4}\ mol \cdot L^{-1}$,第二次测得浓度为

0.012 mol·L^{-1},第三次测得浓度为 0.016 mol·L^{-1},第四次测得浓度为 0.016 mol·L^{-1}。问在哪一次测定时系统已达到平衡?

11. 能否用标准平衡常数来判断化学反应自发进行的方向? 为什么?

12. 什么是多重平衡规则? 多重平衡规则有何实际意义?

13. 将 Cl_2,H_2O,HCl 和 O_2 四种气体混合后发生下列化学反应:

$$2Cl_2(g)+2H_2O(g) \rightleftharpoons 4HCl(g)+O_2(g); \quad \Delta_r H_m(298.15\ K)>0$$

当反应达到化学平衡时,若改变下列各小题前面的操作,对后面的平衡数值有何影响?
(条件未注明的是指温度不变、体积不变)

 (1) 加 O_2 H_2O 的物质的量
 (2) 增大容器的体积 H_2O 的物质的量
 (3) 加 O_2 HCl 的物质的量
 (4) 加 O_2 O_2 的物质的量
 (5) 减小容器的体积 Cl_2 的物质的量
 (6) 减小容器的体积 Cl_2 的分压
 (7) 减小容器的体积 $K^{\ominus}$
 (8) 升高温度 $K^{\ominus}$
 (9) 升高温度   HCl 的分压

14. 蔗糖的水解反应为

$$C_{12}H_{22}O_{11}(aq)+H_2O(l) \rightleftharpoons C_6H_{12}O_6(葡萄糖)(aq)+C_6H_{12}O_6(果糖)(aq)$$

 (1) 若蔗糖稀溶液的起始浓度为 a mol·L^{-1},反应达到平衡时蔗糖水解了 1/2,计算该水解反应的标准平衡常数;

 (2) 若蔗糖稀溶液的起始浓度为 $2a$ mol·L^{-1},则在同一温度下达到平衡时,葡萄糖和果糖的浓度各为多少?

15. 在温度 T 时,CO 和 H_2O 在密闭容器内发生下列反应:

$$CO(g)+H_2O(g) \rightleftharpoons CO_2(g)+H_2(g)$$

平衡时,$p_{eq}(CO)=10\ kPa$,$p_{eq}(H_2O)=20\ kPa$,$p_{eq}(CO_2)=20\ kPa$。计算:

 (1) 此温度下该可逆反应的标准平衡常数;

 (2) 反应开始前反应物的分压;

 (3) CO 的平衡转化率。

16. 下列可逆反应

$$2CO(g)+O_2(g) \rightleftharpoons 2CO_2(g)$$

在 2 000 K 时 $K^{\ominus}=3.23\times10^7$。设在此温度下有由 CO,$O_2$ 和 CO_2 组成的混合气体,它们的分压分别为 1 kPa,5 kPa 和 100 kPa,计算此条件下反应的摩尔吉布斯自由能变。反应向哪个方向进行? 如果 CO 和 CO_2 的分压不变,要使反应向逆反应方向进行,O_2 的分压应是多少?

17. 将空气中的 N_2 变成各种含氮化合物的反应称为固氮反应。根据有关物质的标准摩尔生成吉布斯自由能计算下列 3 个固氮反应

$$N_2(g) + O_2(g) \rightleftharpoons 2NO(g)$$
$$2N_2(g) + O_2(g) \rightleftharpoons 2N_2O(g)$$
$$N_2(g) + 3H_2(g) \rightleftharpoons 2NH_3(g)$$

在 298.15 K 时的 $\Delta_r G_m^{\ominus}$ 和 $K^{\ominus}$。从热力学的角度说明,在上述 3 个固氮反应中选择哪个反应最好?

18. 已知 673 K 时,可逆反应

$$N_2(g) + 3H_2(g) \rightleftharpoons 2NH_3(g)$$

的标准平衡常数 $K^{\ominus} = 0.50$。计算:

(1) 673 K 时,反应 $2NH_3(g) \rightleftharpoons N_2(g) + 3H_2(g)$ 的标准平衡常数;

(2) 673 K 时,反应 $\frac{1}{2}N_2(g) + \frac{3}{2}H_2(g) \rightleftharpoons NH_3(g)$ 的标准平衡常数。

19. 973 K 时,下列可逆反应及标准平衡常数分别为

$$Fe(s) + CO_2(g) \rightleftharpoons FeO(s) + CO(g) ; K_1^{\ominus} = 1.47$$
$$Fe(s) + H_2O(g) \rightleftharpoons FeO(s) + H_2(g) ; K_2^{\ominus} = 2.38$$

计算如下可逆反应

$$CO_2(g) + H_2(g) \rightleftharpoons CO(g) + H_2O(g)$$

在 973 K 时的标准平衡常数。

20. 肌红蛋白(Mb)是存在肌肉组织中的一种缀合蛋白,具有携带 O_2 的能力。肌红蛋白的氧合作用为

$$Mb(aq) + O_2(g) \rightleftharpoons MbO_2(aq)$$

在 310.15 K 时,反应的标准平衡常数 $K^{\ominus} = 1.3 \times 10^2$,计算当 O_2 的分压为 5.3 kPa 时,氧合肌红蛋白(MbO_2)与肌红蛋白的平衡浓度的比值。

21. 可逆反应 $N_2O_4(g) \rightleftharpoons 2NO_2(g)$ 在 628 K 时标准平衡常数为 1.00。分别计算 N_2O_4 的压力为 400 kPa 和 1 000 kPa 时 N_2O_4 的平衡转化率,并解释计算结果。

22. 可逆反应 $2SO_2(g) + O_2(g) \rightleftharpoons 2SO_3(g)$ 在 427 ℃ 和 527 ℃ 时的标准平衡常数分别是 1.0×10^5 和 1.1×10^2,计算在该温度范围内反应的标准摩尔焓变。

23. N_2O_4 按下式发生解离:

$$N_2O_4(g) \rightleftharpoons 2NO_2(g)$$

已知 52 ℃ 解离达到平衡时有一半的 N_2O_4 发生解离,并知平衡系统的压力为 100 kPa。计算该反应的标准平衡常数。

24. 利用有关物质的热力学数据,计算下列可逆反应:

$$2HI(g) \rightleftharpoons H_2(g) + I_2(g)$$

分别在 298.15 K 和 500.15 K 时的标准平衡常数。

25. 292 K 时血红蛋白(Hb)氧合反应 $Hb(aq)+O_2(g) \Longrightarrow HbO_2(aq)$ 的 $K_1^\ominus=85.5$。若在 292 K 时,空气中 $p(O_2)=20.2$ kPa,O_2 在水中的溶解度为 2.3×10^{-4} $mol\cdot L^{-1}$,计算反应 $Hb(aq)+O_2(aq) \Longrightarrow HbO_2(aq)$ 的 $K_2^\ominus$ 和 $\Delta_r G_{m,2}^\ominus$。

26. 已知下列可逆反应:

$$N_2O_4(g) \Longrightarrow 2NO_2(g); \quad \Delta_r H_m^\ominus(298.15 \text{ K})=57.2 \text{ kJ}\cdot\text{mol}^{-1}$$

利用有关物质的热力学数据,分别计算此可逆反应在 298.15 K 和 350.15 K 时的标准平衡常数。

27. $Ag_2CO_3(s)$ 受热时按下式发生分解:

$$Ag_2CO_3(s) \Longrightarrow Ag_2O(s)+CO_2(g)$$

在 383.15 K 时,$K^\ominus=9.51\times10^{-3}$。现将 $Ag_2CO_3(s)$ 放入烘箱中,在 383.15 K 下干燥,计算空气中 CO_2 的体积分数最少为何值时才能避免 $Ag_2CO_3(s)$ 分解。

28. 可逆化学反应 $PCl_3(g)+Cl_2(g) \Longrightarrow PCl_5(g)$ 在 298.15 K 时的 $\Delta_r H_m^\ominus=-22.2$ $kJ\cdot mol^{-1}$,$K^\ominus=0.562$。计算上述可逆反应在 473.15 K 时的标准平衡常数。

29. $NH_4HS(s)$ 按下式发生分解反应:

$$NH_4HS(s) \Longrightarrow NH_3(g)+H_2S(g)$$

300.15 K 时,当上述反应达到平衡时气体总压是 66.46 kPa。若该温度下 NH_4HS 固体在一密闭容器中分解时,其中已有压力为 45.45 kPa 的 H_2S 存在,计算平衡时各气体的分压。

30. NO 和 CO 是汽车尾气中排放的两种大气污染物,有人提议在一定条件下使这两种气体反应转变为 N_2 和 CO_2,以消除对大气的污染。

(1) 写出该反应的化学方程式;

(2) 写出该反应的标准平衡常数表达式;

(3) 计算该反应在 298.15 K 时的标准平衡常数;

(4) 若某城市大气中,N_2,CO_2,NO 和 CO 的分压分别为 78.1 kPa,0.31 kPa,5.0×10^{-5} kPa 和 5.0×10^{-3} kPa,判断该反应的方向。

31. 300 K 时,合成氨反应

$$3H_2(g)+N_2(g) \Longrightarrow 2NH_3(g)$$

$K^\ominus=5.9\times10^5$,$\Delta_r H_m^\ominus=-92.2$ $kJ\cdot mol^{-1}$。假定 $\Delta_r H_m^\ominus$ 和 $\Delta_r S_m^\ominus$ 在 300~600 K 的温度保持不变,计算该可逆反应在 600 K 时的标准平衡常数。

32. 已知可逆反应

$$2NO(g)+O_2(g) \Longrightarrow 2NO_2(g)$$

在 298.15 K 下进行时的 $\Delta_r G_m^\ominus=-70.48$ $kJ\cdot mol^{-1}$,计算该可逆反应的标准平衡常数。在 298.15 K 时,当反应系统中 $p(NO)=20.00$ kPa,$p(O_2)=10.00$ kPa,$p(NO_2)=70.00$ kPa,判断反应进行方向。

第四章 化学反应速率

化学热力学主要研究化学反应中的能量变化,判断化学反应自发进行的方向,确定化学反应进行的最大限度。但是,化学热力学不能解决反应速率和反应机理方面的问题。有些化学反应自发进行的趋势很大,但由于反应速率太慢,致使反应实际上不能发生。例如,下述两个反应:

$$H_2(g) + \frac{1}{2}O_2(g) \Longrightarrow H_2O(l); \quad \Delta_r G_m^{\ominus}(298.15\ K) = -237.13\ kJ \cdot mol^{-1}$$

$$NO(g) + \frac{1}{2}O_2(g) \Longrightarrow NO_2(g); \quad \Delta_r G_m^{\ominus}(298.15\ K) = -35.25\ kJ \cdot mol^{-1}$$

从化学热力学的角度来看,这两个反应在 298.15 K、标准状态下都能自发进行,而且第一个反应比第二个反应进行趋势大得多。实际上 298.15 K 时,第二个反应以明显的速率进行,而第一个反应并不能进行。因此,要解决在什么条件下才能实现反应的问题,还必须研究影响反应速率的因素,找到实现化学反应的条件,才能使热力学预言的自发反应实际上得以进行。例如,把温度升高到 700 K 时,第一个反应就会以爆炸的方式快速进行。

研究化学反应速率及反应机理的科学称为化学动力学,它是一门在理论和实践上都具有重要意义的科学。在化工生产中,所采用的化学反应的反应速率直接影响着化工产品的产量,人们总是希望这些化学反应的反应速率越快越好。而对于一些不利的反应,如食物的腐败、药品的变质、机体的衰老、钢铁的腐蚀,以及橡胶和塑料制品的老化等,人们总是希望这些反应的反应速率越慢越好。研究化学反应速率及其影响反应速率的因素,其目的就是为了控制反应速率,使其更好地为人类服务。

第一节 化学反应速率及其表示方法

化学反应速率实际上是指化学反应在单位时间内进行的快慢程度。化学反应速率常用转化速率、反应速率、消耗速率和生成速率来表示。

一、转化速率

在国家标准中,用转化速率来表示化学反应进行的快慢。对于任意化学反应 $0 = \sum_{B} \nu_{B}B$,转化速率 $\dot{\xi}$ 定义为

$$\dot{\xi} \stackrel{\text{def}}{=\!=\!=} \frac{\mathrm{d}\xi}{\mathrm{d}t} \tag{1-4-1}$$

式中: $\dot{\xi}$ 为转化速率; ξ 为反应进度; t 为反应时间。

将反应进度变的定义式 $\mathrm{d}\xi = \mathrm{d}n_{B}/\nu_{B}$ 代入式(1-4-1)中,得

$$\dot{\xi} = \frac{\mathrm{d}\xi}{\mathrm{d}t} = \frac{1}{\nu_{B}} \frac{\mathrm{d}n_{B}}{\mathrm{d}t} \tag{1-4-2}$$

式(1-4-2)表明,转化速率等于反应物或生成物的物质的量随时间的变化率除以其化学计量数。

由转化速率的定义可知,转化速率与反应物和产物的选择无关,但与化学反应方程式的写法有关,其常用单位为 $\mathrm{mol} \cdot \mathrm{s}^{-1}$ 和 $\mathrm{mol} \cdot \mathrm{min}^{-1}$ 等。

二、反应速率

对于等容反应(在溶液中进行的化学反应属于这类反应),由于反应过程中系统的体积 V 始终保持不变,通常可用单位体积内的转化速率来描述化学反应的快慢,并称之为反应速率。反应速率用符号 v 表示,其数学表达式为

$$v \stackrel{\text{def}}{=\!=\!=} \frac{\dot{\xi}}{V} = \frac{1}{V} \frac{\mathrm{d}\xi}{\mathrm{d}t} = \frac{1}{\nu_{B}} \frac{\mathrm{d}(n_{B}/V)}{\mathrm{d}t} = \frac{1}{\nu_{B}} \frac{\mathrm{d}c_{B}}{\mathrm{d}t} \tag{1-4-3}$$

式中: ν_{B} 为反应物或生成物的化学计量数; c_{B} 为反应物或生成物的浓度; t 为反应时间。反应速率的常用单位为 $\mathrm{mol} \cdot \mathrm{L}^{-1} \cdot \mathrm{s}^{-1}$ 等。

式(1-4-3)表明,反应速率等于反应物或生成物的浓度随时间的变化率除以其化学计量数。

对于溶液中溶质之间发生的化学反应:

$$a\,\mathrm{A(aq)} + b\,\mathrm{B(aq)} =\!=\!= y\,\mathrm{Y(aq)} + z\,\mathrm{Z(aq)}$$

反应速率可表示为

$$v = -\frac{1}{a} \frac{\mathrm{d}c_{A}}{\mathrm{d}t} = -\frac{1}{b} \frac{\mathrm{d}c_{B}}{\mathrm{d}t} = \frac{1}{y} \frac{\mathrm{d}c_{Y}}{\mathrm{d}t} = \frac{1}{z} \frac{\mathrm{d}c_{Z}}{\mathrm{d}t}$$

因此,选择反应系统中任何一种反应物或生成物的浓度随时间的变化率来表示反应速率,其数值都是相同的。由于反应速率与化学计量数有关,因此在给出反应速率时,必须同时给出相应的化学反应方程式。

对于气相反应,由于压力比较容易测定,因此常用气体的分压代替浓度。例如,化学反应:

$$N_2O_5(g) =\!=\!= N_2O_4(g) + \frac{1}{2}O_2(g)$$

其反应速率可表示为

$$v = -\frac{\mathrm{d}p(N_2O_5)}{\mathrm{d}t} = \frac{\mathrm{d}p(N_2O_4)}{\mathrm{d}t} = 2\frac{\mathrm{d}p(O_2)}{\mathrm{d}t}$$

三、消耗速率和生成速率

在实际工作中,还常为反应物或生成物定义消耗速率或生成速率。

消耗速率定义为反应物 A 的浓度随时间的变化率的相反数,用符号 v_A 表示:

$$v_A \overset{\text{def}}{=\!=\!=} -\frac{\mathrm{d}c_A}{\mathrm{d}t} \tag{1-4-4}$$

由于 c_A 随时间的增加而降低,$\mathrm{d}c_A/\mathrm{d}t < 0$,故添加负号使 v_A 为正值。在讨论反应物的浓度与时间的关系时,常常要用到反应物的消耗速率。

生成速率定义为生成物 Z 的浓度随时间的变化率,用符号 v_Z 表示:

$$v_Z \overset{\text{def}}{=\!=\!=} \frac{\mathrm{d}c_Z}{\mathrm{d}t} \tag{1-4-5}$$

消耗速率和生成速率的单位与反应速率的单位相同。

需要指出的是,反应物的消耗速率和生成物的生成速率与反应物和生成物的选择有关,用不同的反应物和不同的生成物来表示消耗速率和生成速率时,它们的数值可能不相同,所以必须注明所选择的反应物和生成物。

由反应速率、消耗速率和生成速率的定义式,可知反应速率与消耗速率和生成速率之间的关系为

$$v = -\frac{v_A}{\nu_A} = \frac{v_Z}{\nu_Z} \tag{1-4-6}$$

式中:ν_A 为反应物 A 的化学计量数;ν_Z 为生成物 Z 的化学计量数。

例如,对于合成氨反应 $N_2(g) + 3H_2(g) =\!=\!= 2NH_3(g)$,反应速率与消耗速率和生成速率之间的关系为

$$v = v(N_2) = \frac{1}{3}v(H_2) = \frac{1}{2}v(NH_3)$$

第二节　化学反应速率的碰撞理论

不同化学反应的反应速率各不相同,这是由反应物分子的内部结构所决定的,分子结构是影响反应速率的内因。为了探讨化学反应速率的内在规律,借助于分子运动

论和分子结构的知识,逐渐形成了化学反应速率的碰撞理论。

早在 1918 年,美国化学家路易斯(Lewis)运用气体分子运动理论的研究成果,提出了碰撞理论。

碰撞理论认为:化学反应的实质是原子的重新组合,在组合过程中,必须破坏反应物分子中的化学键,才能形成生成物分子中的化学键。而旧化学键的断裂和新化学键的形成,是通过反应物分子之间的相互碰撞来实现的。如果反应物分子互相不接触,就不可能发生化学反应。但是,并非反应物分子的每次碰撞都能发生化学反应。理论计算表明,单位时间内气体分子间的碰撞次数是非常巨大的,如 273.15 K、101.3 kPa 时,气体分子间的碰撞次数可高达 10^{32} $L^{-1} \cdot s^{-1}$。如果每一次碰撞都能发生化学反应,则与碰撞次数 10^{32} $L^{-1} \cdot s^{-1}$ 相对应的反应速率约为 10^{8} $mol \cdot L^{-1} \cdot s^{-1}$,那么所有气体反应都能在瞬间完成,而且反应速率也应非常接近,显然这与事实不符。实际上,在反应物分子的无数次的碰撞中,只有极少数的碰撞才能发生化学反应,这种能够发生化学反应的碰撞称为有效碰撞。能够发生有效碰撞的分子称为活化分子,它比普通反应物分子具有更高的能量。

根据气体分子运动论,在一定温度时,气体反应物分子具有一定的平均能量,能量很低和能量很高的分子都很少,大部分反应物分子的能量接近平均能量,因此活化分子一般很少。反应物分子的能量分布曲线如图 $1-4-1$ 所示,图中横坐标为反应物分子的能量,纵坐标为具有一定能量的反应物分子的百分数(x),$\overline{E}$ 为反应物分子的平均能量,E_{min}^{*} 为活化分子的最低能量,$\overline{E}^{*}$ 为活化分子的平均能量。通常把活化分子具有的平均能量与反应物分子的平均能量之差称为反应的活化能,用符号 E_a 表示,其常用单位为 $J \cdot mol^{-1}$ 和 $kJ \cdot mol^{-1}$。

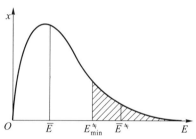

图 $1-4-1$　一定温度下反应物分子的能量分布曲线

$$E_a = \overline{E}^{*} - \overline{E} \qquad (1-4-7)$$

化学反应速率与反应的活化能有关。在一定温度下,化学反应的活化能越大,图 $1-4-1$ 中的阴影面积就越小,活化分子的百分数就越小,活化分子就越少,有效碰撞次数就越少,因此反应速率越慢;反应的活化能越小,阴影面积越大,活化分子越多,有效碰撞次数就越多,因此反应速率越快。活化能是决定化学反应速率的主要因素,一般化学反应的活化能为 $50\sim250$ $kJ \cdot mol^{-1}$。活化能小于 40 $kJ \cdot mol^{-1}$ 的反应,其反应速率极快,不能用一般方法进行测定;活化能大于 400 $kJ \cdot mol^{-1}$ 的反应,其反应速率极慢。

在讨论化学反应速率时,除了要考虑反应物分子之间的碰撞频率和反应的活化能外,还要考虑碰撞时的空间取向。活化分子要发生有效碰撞,它们彼此间的空间取向必须适当。

综上所述,反应物分子发生化学反应时必须满足以下两个条件:一个条件是反应

物分子必须是活化分子,另一个条件是反应物分子必须按一定方向相互碰撞。例如,下列化学反应:

$$CO + NO_2 \Longrightarrow CO_2 + NO$$

当 CO 分子与 NO_2 分子碰撞,只有 CO 分子中的 C 原子与 NO_2 分子中的 O 原子迎头碰撞时[图 1-4-2(a)],才有可能生成 CO_2 和 NO;而 CO 分子中的 C 原子与 NO_2 分子中的 N 原子碰撞时[图 1-4-2(b)],不能生成 CO_2 和 NO。

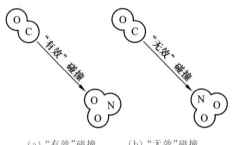

(a)"有效"碰撞   (b)"无效"碰撞

图 1-4-2   反应物分子碰撞取向示意图

第三节   影响化学反应速率的因素

化学反应速率首先决定于反应的活化能,此外还与浓度、温度、催化剂等因素有关。

一、浓度对化学反应速率的影响

(一)基元反应和复合反应

化学反应方程式只表明哪些物质参加了化学反应,结果生成了哪些物质,以及反应物与生成物之间的计量关系,它并不能说明化学反应进行的具体途径。

由反应物分子一步完成的化学反应,称为基元反应。例如,乙酸乙酯的水解反应

$$CH_3COOC_2H_5 + H_2O \longrightarrow CH_3COOH + C_2H_5OH$$

是一步完成的,因此是一个基元反应。

实际上基元反应并不多,大多数化学反应要经过两步或两步以上反应才能完成,这类反应称为复合反应。例如,化学反应

$$CO + NO_2 \longrightarrow CO_2 + NO$$

在低温下是分成以下两步进行的:

$$2NO_2 \longrightarrow NO_3 + NO$$
$$NO_3 + CO \longrightarrow NO_2 + CO_2$$

因此该反应是一个复合反应。

在复合反应中，各步反应的反应速率并不相同，其中速率最慢的分步反应决定了总反应的反应速率。在复合反应中，速率最慢的反应称为复合反应的速率控制步骤。

（二）质量作用定律

实验表明，当其他条件一定时，增大反应物的浓度能加快反应速率。这是因为在一定温度下，活化分子在反应物分子中的百分数是一定的，单位体积内活化分子数与单位体积内反应物分子总数成正比，即单位体积内活化分子数与反应物浓度成正比。增大反应物浓度时，单位体积内活化分子数也相应增多，有效碰撞次数必然增加，因而化学反应速率加快。

对于有气体参加的化学反应，增大气体反应物的分压，就意味着单位体积内反应物分子总数增加，单位体积内活化分子数也随之增加，因此反应速率加快。

1876 年，挪威化学家古德伯格（Guldberg）和瓦格（Waage）通过大量化学实验，总结出了基元反应中反应物浓度与反应速率之间的定量关系。在一定温度下，基元反应的反应速率与反应物浓度以其化学计量数的绝对值为指数的幂的乘积成正比。上述表明基元反应的反应物浓度与反应速率之间的定量关系的规律称为质量作用定律。

对于基元反应：

$$a\,A(aq) + b\,B(aq) \Longrightarrow y\,Y(aq) + z\,Z(aq)$$

其质量作用定律的数学表达式为

$$v = k \cdot c_A^a \cdot c_B^b \tag{1-4-8}$$

式中，k 称为反应速率系数，它在数值上等于反应物的浓度均为单位浓度（如 $1\ mol \cdot L^{-1}$）时的反应速率。k 的大小是由反应物的本性所决定的，与反应物浓度无关，但受温度和催化剂的影响。一般来说，反应速率系数越大，化学反应速率就越快。

式（1-4-8）表明了化学反应速率与反应物浓度之间的定量关系，称为化学反应的速率方程。

（三）反应速率方程的确定

对于基元反应，可根据质量作用定律按化学反应方程式直接写出速率方程。而对于复合反应，速率方程必须通过实验进行确定。

利用实验来确定化学反应的速率方程的方法较多，其中一种比较简单的方法是改变反应物的浓度。例如，对于化学反应：

$$a\,A(aq) + b\,B(aq) \Longrightarrow y\,Y(aq) + z\,Z(aq)$$

可先假设反应的速率方程为

$$v = k \cdot c_A^\alpha \cdot c_B^\beta$$

再通过实验确定 α 和 β，就可得反应的速率方程。在实验时先保持 A 的浓度不变，而将 B 的浓度改变，即可确定 β。然后，再保持 B 的浓度不变，而将 A 的浓度改变，即可确定 α。再把 α 和 β 代入假设的速率方程中，就可得到反应的速率方程。

例 1-4-1　在碱性溶液中,次磷酸根离子($H_2PO_2^-$)在碱性溶液中生成亚磷酸根离子(HPO_3^{2-})和氢气,反应方程式为

$$H_2PO_2^-(aq) + OH^-(aq) \Longrightarrow HPO_3^{2-}(aq) + H_2(g)$$

在室温下测得下列数据:

实验编号	$c(H_2PO_2^-)/(mol \cdot L^{-1})$	$c(OH^-)/(mol \cdot L^{-1})$	$v/(mol \cdot L^{-1} \cdot s^{-1})$
1	0.10	0.10	5.30×10^{-9}
2	0.20	0.10	1.06×10^{-8}
3	0.20	0.20	4.24×10^{-8}

(1) 确定该反应的速率方程;

(2) 计算室温下该反应的速率系数;

(3) 计算当 $c(H_2PO_2^-)=c(OH^-)=0.050\ mol \cdot L^{-1}$ 时的反应速率。

解:(1) 设该反应的速率方程为

$$v=kc^{\alpha}(H_2PO_2^-)c^{\beta}(OH^-)$$

把第 2 组数据和第 1 组数据分别代入:

$$1.06 \times 10^{-8}\ mol \cdot L^{-1} \cdot s^{-1}=k(0.20\ mol \cdot L^{-1})^{\alpha}(0.10\ mol \cdot L^{-1})^{\beta}$$
$$5.30 \times 10^{-9}\ mol \cdot L^{-1} \cdot s^{-1}=k(0.10\ mol \cdot L^{-1})^{\alpha}(0.10\ mol \cdot L^{-1})^{\beta}$$

以上两式相除:

$$\alpha=1$$

再把第 3 组数据和第 2 组数据分别代入:

$$4.24 \times 10^{-8}\ mol \cdot L^{-1} \cdot s^{-1}=k(0.20\ mol \cdot L^{-1})^{\alpha}(0.20\ mol \cdot L^{-1})^{\beta}$$
$$1.06 \times 10^{-8}\ mol \cdot L^{-1} \cdot s^{-1}=k(0.20\ mol \cdot L^{-1})^{\alpha}(0.10\ mol \cdot L^{-1})^{\beta}$$

以上两式相除:

$$\beta=2$$

该反应的速率方程为

$$v=kc(H_2PO_2^-)c^2(OH^-)$$

(2) 将表中任意一组数据代入速率方程,即可求得速率系数。将第 1 组数据代入:

$$k=\frac{v}{c(H_2PO_2^-)c^2(OH^-)}$$
$$=\frac{5.30 \times 10^{-9}\ mol \cdot L^{-1} \cdot s^{-1}}{0.10\ mol \cdot L^{-1} \times (0.10\ mol \cdot L^{-1})^2}=5.30 \times 10^{-6}\ L^2 \cdot mol^{-2} \cdot s^{-1}$$

(3) 该反应的反应速率为

$$v=kc(H_2PO_2^-)c^2(OH^-)$$
$$=5.3 \times 10^{-6}\ L^2 \cdot mol^{-2} \cdot s^{-1} \times 0.050\ mol \cdot L^{-1} \times (0.050\ mol \cdot L^{-1})^2$$
$$=6.6 \times 10^{-10}\ mol \cdot L^{-1} \cdot s^{-1}$$

(四) 反应级数和反应分子数

1. 反应级数

反应速率方程中反应物浓度项的幂指数之和称为反应级数。对于任意化学反应：

$$a\,A(aq) + b\,B(aq) \Longrightarrow y\,Y(aq) + z\,Z(aq)$$

若实验测得速率方程为

$$v = k \cdot c_A^{\alpha} \cdot c_B^{\beta}$$

则 α 称为反应物 A 的分级数，β 称为反应物 B 的分级数，该反应的反应级数为 $\alpha + \beta$。

基元反应都具有简单的级数，如 1,2 或 3。而复合反应的级数可以是整数或分数，也可以是零或负数。

反应级数的大小反映了反应物的浓度对反应速率的影响程度的大小，反应级数越大，反应物的浓度对反应速率的影响就越大。反应级数通常是利用实验确定的，不能由化学反应方程式直接写出。有些化学反应的速率方程非常复杂，不能确定其反应级数。

2. 反应分子数

反应分子数是指基元反应中参加反应的粒子（分子、原子、离子、自由基等）的数目。根据反应分子数，可以把基元反应分为单分子反应、双分子反应和三分子反应。例如，基元反应

$$CH_3COCH_3 \longrightarrow C_2H_4 + CO + H_2$$

是单分子反应。而基元反应

$$CH_3COOH + C_2H_5OH \longrightarrow CH_3COOC_2H_5 + H_2O$$

是双分子反应。

大多数基元反应是单分子反应或双分子反应，三分子反应是很少见的。因为要使 3 个反应物分子在同一时间、同一空间，恰好在合适的部位碰撞而发生化学反应的概率是极小的。四分子或四分子以上的反应，由理论分析可知其存在的概率甚微，实际上至今尚未发现。

应该指出，反应级数与反应分子数是两个不同的概念。反应级数是指速率方程中反应物浓度项的幂指数之和，可利用实验进行测定，它体现了反应物浓度对反应速率的影响，其数值可能是整数、分数或零，也可能是负数。反应分子数是对基元反应而言的，它是由反应机理所决定的，其数值只可能是 1,2 或 3。在基元反应中，反应级数和反应分子数通常是一致的，如单分子反应也是一级反应。

二、温度对化学反应速率的影响

温度对化学反应速率的影响较大，对大多数化学反应来说，反应速率随温度的升高而加快。由化学反应的速率方程可知，温度对反应速率的影响，其实质是温度对速率系数的影响，温度升高时，速率系数增大，因此反应速率加快。

温度升高使反应速率加快的主要原因，是温度升高使一些能量较低的反应物分子吸收能量后成为活化分子，使活化分子的百分数增大，有效碰撞次数随之增加，因此反应速率加快。

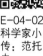

E-04-02
科学家小
传：范托
夫

(一) 范托夫近似规则

1884 年,荷兰物理化学家范托夫根据实验结果归纳出一条经验规律：温度每升高 10 K,反应速率增加 2～4 倍。这一经验规律称为范托夫近似规则。

如果以 $k(T)$ 和 $k(T+10\ \text{K})$ 分别代表温度 T 时和温度升高 10 K 时的反应速率系数,根据范托夫近似规则：

$$\frac{k(T+10\ \text{K})}{k(T)}=\gamma \tag{1-4-9}$$

式中,γ 称为温度因子,$\gamma=2\sim4$。

利用范托夫近似规则,可以粗略估计温度对化学反应速率的影响。当温度升高 $a\times10$ K 时,由式(1-4-9)得

$$\frac{k(T+a\times10\ \text{K})}{k(T)}=\gamma^{a} \tag{1-4-10}$$

(二) 阿伦尼乌斯方程

1890 年,瑞典物理化学家阿伦尼乌斯根据大量实验结果,总结归纳出反应速率系数与温度之间的定量关系：

$$\ln k=-\frac{E_{\text{a}}}{RT}+\ln A \tag{1-4-11}$$

式中：k 为反应速率系数；E_{a} 为反应的活化能；R 为摩尔气体常数；T 为热力学温度；A 为指前因子。温度对 E_{a} 和 A 的影响较小,它们可以近似看作与温度无关的常数。

式(1-4-11)称为阿伦尼乌斯方程。从阿伦尼乌斯方程可以得出下述结论：

(1) 当温度一定时,反应速率系数的大小主要取决于反应的活化能,活化能越大,反应速率系数就越小,反应速率就越慢；而活化能越小,反应速率系数就越大,反应速率就越快。

(2) 当温度升高时,$-\dfrac{E_{\text{a}}}{RT}$ 增大,反应速率系数增大,因此反应速率加快；而当温度降低时,$-\dfrac{E_{\text{a}}}{RT}$ 减小,反应速率系数减小,反应速率减慢。

若某一化学反应在温度为 T_2 时的反应速率系数为 $k(T_2)$,在温度为 T_1 时的反应速率系数为 $k(T_1)$,由阿伦尼乌斯方程可得

$$\ln k(T_2)=-\frac{E_{\text{a}}}{RT_2}+\ln A$$

$$\ln k(T_1)=-\frac{E_{\text{a}}}{RT_1}+\ln A$$

以上两式相减得

$$\ln\frac{k(T_2)}{k(T_1)}=\frac{E_{\text{a}}(T_2-T_1)}{RT_1T_2} \tag{1-4-12}$$

式(1-4-12)给出了 T_1，T_2，$k(T_1)$，$k(T_2)$ 和 E_a 之间的定量关系，若已知其中的 4 个物理量，就可求出另外一个物理量。

例 1-4-2 在 28 ℃ 时，鲜牛奶 4 h 变酸，但在 5 ℃ 的冰箱内，鲜牛奶 48 h 才变酸。设牛奶变酸反应的反应速率与变酸时间成反比，试估算牛奶变酸反应的活化能。

解：根据式(1-4-12)：

$$\ln \frac{v(T_2)}{v(T_1)} = \ln \frac{k(T_2)}{k(T_1)} = \ln \frac{t(T_1)}{t(T_2)} = \frac{E_a(T_2 - T_1)}{RT_1 T_2}$$

牛奶变酸反应的活化能为

$$E_a = \frac{RT_1 T_2}{T_2 - T_1} \ln \frac{t(T_1)}{t(T_2)}$$

$$= \frac{8.314 \text{ J·mol}^{-1}\text{·K}^{-1} \times 278 \text{ K} \times 301 \text{ K}}{301 \text{ K} - 278 \text{ K}} \times \ln \frac{48 \text{ h}}{4 \text{ h}}$$

$$= 7.50 \times 10^4 \text{ J·mol}^{-1} = 75.0 \text{ kJ·mol}^{-1}$$

三、催化剂对化学反应速率的影响

能够改变化学反应速率，而其本身的质量和化学性质在反应前后均不发生变化的物质称为催化剂。催化剂改变化学反应速率的作用称为催化作用。凡能加快化学反应速率的催化剂称为正催化剂；凡能减慢化学反应速率的催化剂称为负催化剂。通常所说的催化剂，指的是正催化剂。

催化剂之所以能加快反应速率，是由于催化剂参与了化学反应，改变了反应途径，降低了反应的活化能，使更多反应物分子成为活化分子，导致反应速率显著加快。图 1-4-3 形象地表示出有催化剂存在时，改变了反应途径，使反应沿着活化能较低的途径进行。

E-04-03
知识扩展：
二氧化钛
催化剂的
应用

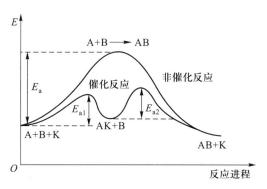

图 1-4-3 催化剂降低反应活化能的示意图

酶是一类由生物细胞产生的、以蛋白质为主要成分、具有催化活性的生物催化剂。酶存在于动物、植物和微生物中，生物体内的一切化学反应几乎都是在酶催化下进行的。人类利用植物体或其他动物体中的物质，在人体内经过错综复杂的化学反应，把这些物质转化为自身的一部分，使人类得以生存、活动、生长和繁殖等。这许多化学反应又几乎全部是在酶的催化作用下进行的。因此，只要有生命存在，就有酶在发挥作用,生命是不能离开酶而存在的。

酶与一般非生物催化剂相比,具有以下几个特点:

(1) 酶具有高度的专一性 酶对所作用的底物(反应物分子)有严格的选择性,一种酶往往只能对某一类底物或某一种底物起催化作用。例如,蔗糖酶只能催化蔗糖的水解反应,蛋白酶只能催化蛋白质的水解反应,淀粉酶只能催化淀粉的水解反应,而对其他物质则无催化作用。

(2) 酶具有高度的催化活性 酶的催化效率非常高,一般为非酶催化剂的 $10^6 \sim 10^{13}$ 倍。例如,过氧化氢酶催化 H_2O_2 分解为 O_2 和 H_2O 的效率是 Fe^{3+} 催化的 10^{10} 倍,凭借着过氧化氢酶的高效催化作用,可保证 H_2O_2 不在体内积蓄,从而起到保护机体的作用。又如,存在于血液中催化 H_2CO_3 分解为 CO_2 和 H_2O 的碳酸酐酶,它的催化效率非常高,1 个碳酸酐酶分子在 1 min 内可以催化 1.9×10^7 个 H_2CO_3 分子分解。也正是因为血液中存在如此高效的催化剂,才能及时完成排放 CO_2 的任务,维持血液的正常生理 pH。在生物细胞内,各种酶的含量虽然都很低,但由于酶的催化效率非常高,仍能催化大量的底物发生反应。

(3) 酶对温度具有特殊的敏感性 研究表明,酶的催化效率的极大值是在人体的正常温度范围内,当温度升高到正常体温以上时,酶的催化效率下降。这是由于酶的主要成分是蛋白质,当温度较高时发生变性,导致催化活性降低或全部丧失。

思考题和习题

1. 什么是反应物的消耗速率和生成物的生成速率?它们之间存在什么关系?

2. 什么是反应级数和反应分子数?它们之间有什么关系?

3. 什么是活化能?活化能与化学反应速率之间有何关系?

4. 什么是活化分子?化学反应是否会因活化分子的消耗而停止?

5. 什么是有效碰撞?反应物分子发生有效碰撞的条件是什么?

6. 反应分子数是对于什么反应而言的?反应级数为正整数的反应一定是基元反应吗?

7. 气态反应物的分压变化对反应速率有何影响?

8. 用金属锌与稀 H_2SO_4 溶液制取氢气时,在反应开始后的一段时间内反应速率加快,后来速率又变慢。试从浓度、温度等因素来解释这种现象。

9. 什么是反应速率系数?反应速率系数的物理意义是什么?它的值与什么因素有关?

10. 写出下列化学反应的反应速率表达式:

(1) $NO_2(g) + CO(g) \rightleftharpoons NO(g) + CO_2(g)$

(2) $H_2O_2(aq) \rightleftharpoons H_2O(l) + \dfrac{1}{2}O_2(g)$

(3) $2Fe^{3+}(aq) + Sn^{2+}(aq) \rightleftharpoons 2Fe^{2+}(aq) + Sn^{4+}(aq)$

11. 在一定范围内,反应 $2NO(g) + Cl_2(g) \rightleftharpoons 2NOCl(g)$ 为基元反应。

(1) 写出该反应的速率方程;

（2）其他条件不变，如果将容器的体积增大到原来的 2 倍，反应速率如何变化？

（3）如果容器的体积不变，将 NO 的分压增大到原来的 3 倍，反应速率又将如何变化？

12. 对于化学反应 $aA(aq)+bB(aq)+cC(aq) \Longrightarrow zZ(aq)$，当 A，B 和 C 的浓度都增大到原来的 2 倍，反应速率增大到原反应速率的 64 倍；当 A 和 B 的浓度保持不变，仅 C 的浓度增大到原来的 2 倍，则反应速率增大到原来的 4 倍；当 A 和 B 的浓度各单独增大到原浓度的 4 倍时，其对反应速率的影响相同。确定该反应的反应级数，这个反应是否可能是基元反应？

13. 影响反应速率的因素有哪些？它们将如何影响反应速率？

14. 催化剂的主要特征是什么？为什么催化剂能改变化学反应速率？为什么催化剂不能使化学平衡发生移动？

15. 什么是质量作用定律？能否利用质量作用定律直接写出反应的速率方程？

16. 下列叙述是否正确？并加以解释。

（1）所有化学反应的反应速率都随时间的变化而发生改变；

（2）可以从反应速率系数的单位来推测反应级数和反应分子数；

（3）正反应的活化能一定大于逆反应的活化能。

17. 在酸性溶液中，草酸被高锰酸钾氧化的反应方程式为

$$2MnO_4^-(aq)+5H_2C_2O_4(aq)+6H^+(aq) \Longrightarrow 2Mn^{2+}(aq)+10CO_2(g)+8H_2O(1)$$

该反应的速率方程为

$$v=k \cdot c(MnO_4^-) \cdot c(H_2C_2O_4)$$

确定各反应物的分级数、总反应级数和速率系数的单位。

18. 二氧化氮被臭氧氧化生成五氧化二氮的反应机理如下：

① $NO_2(g)+O_3(g) \xrightarrow{k_1} NO_3(g)+O_2(g)$　（慢反应）

② $NO_3(g)+NO_2(g) \xrightarrow{k_2} N_2O_5(g)$　（快反应）

写出总反应方程式及其速率方程。

19. A 在溶液中发生分解反应生成 B，反应方程式为

$$A(aq) \Longrightarrow 2B(aq)$$

实验测定 20 s 内生成了 0.12 mol B，若溶液的体积为 2.0 L，计算该反应的反应速率。

20. 化学反应 $2A(aq)+B(aq) \Longrightarrow C(aq)$ 是基元反应。当 A 的起始浓度为 2.0 mol·L^{-1}，B 的起始浓度为 4.0 mol·L^{-1} 时，反应速率为 1.8×10^{-2} mol·L^{-1}·s^{-1}。反应经 t 时刻时，A 的浓度下降到 1.0 mol·L^{-1}，计算该时刻的反应速率。

21. 甲醛（HCHO）是烟雾中刺激眼睛的主要物质之一，由臭氧与乙烯反应生成，反应方程式为

$$O_3(g)+C_2H_4(g) \longrightarrow 2HCHO(g)+\frac{1}{2}O_2(g)$$

甲醛的生成速率方程为 $v(\mathrm{HCHO})=k \cdot c(\mathrm{O}_3) \cdot c(\mathrm{C}_2\mathrm{H}_4)$，已知 $k=2.0 \times 10^3 \ \mathrm{mol}^{-1} \cdot \mathrm{L} \cdot \mathrm{s}^{-1}$。在受严重污染的空气中，臭氧和乙烯的浓度分别是 $5.0 \times 10^{-8} \ \mathrm{mol} \cdot \mathrm{L}^{-1}$ 和 $1.0 \times 10^{-8} \ \mathrm{mol} \cdot \mathrm{L}^{-1}$。请计算：

(1) 甲醛的生成速率；

(2) 若空气中臭氧和乙烯的浓度保持不变，经过多长时间甲醛浓度增至 $1.0 \times 10^{-8} \ \mathrm{mol} \cdot \mathrm{L}^{-1}$？（若超过此浓度，甲醛将对眼睛有明显刺激作用）

22. $\mathrm{H}_2\mathrm{O}_2$ 与 I^- 在酸性溶液中发生下列反应：

$$\mathrm{H}_2\mathrm{O}_2(\mathrm{aq})+2\mathrm{H}^+(\mathrm{aq})+2\mathrm{I}^-(\mathrm{aq}) = 2\mathrm{H}_2\mathrm{O}(\mathrm{l})+\mathrm{I}_2(\mathrm{s})$$

在某一温度下，测定的实验数据如下：

实验编号	$c(\mathrm{H}_2\mathrm{O}_2)/(\mathrm{mol}\cdot\mathrm{L}^{-1})$	$c(\mathrm{H}^+)/(\mathrm{mol}\cdot\mathrm{L}^{-1})$	$c(\mathrm{I}^-)/(\mathrm{mol}\cdot\mathrm{L}^{-1})$	$v/(\mathrm{mol}\cdot\mathrm{L}^{-1}\cdot\mathrm{s}^{-1})$
1	0.010	0.010	0.10	1.75×10^{-6}
2	0.030	0.010	0.10	5.25×10^{-6}
3	0.030	0.020	0.10	1.05×10^{-5}
4	0.030	0.020	0.20	1.05×10^{-5}

(1) 确定该反应的反应级数，并写出速率方程；

(2) 计算该反应的速率系数；

(3) 若 $c(\mathrm{H}_2\mathrm{O}_2)=5.0 \times 10^{-2} \ \mathrm{mol} \cdot \mathrm{L}^{-1}$，$c(\mathrm{H}^+)=1.0 \times 10^{-2} \ \mathrm{mol} \cdot \mathrm{L}^{-1}$，$c(\mathrm{I}^-)=2.0 \times 10^{-2} \ \mathrm{mol} \cdot \mathrm{L}^{-1}$，此时的反应速率是多少？

23. 根据范托夫近似规则，$\dfrac{k(T+10 \ \mathrm{K})}{k(T)}=2 \sim 4$。那么在 $298 \sim 308 \ \mathrm{K}$ 之间，服从此近似规则的化学反应的活化能 E_a 的范围为多少？

24. 某种酶催化反应的活化能是 $50 \ \mathrm{kJ} \cdot \mathrm{mol}^{-1}$，正常人的体温为 $37 \ ℃$。计算当人发烧到 $40 \ ℃$ 时，此酶催化反应的速率增加了多少？

25. $\mathrm{CH}_3\mathrm{CHO}$ 的分解反应 $\mathrm{CH}_3\mathrm{CHO}(\mathrm{g}) = \mathrm{CH}_4(\mathrm{g})+\mathrm{CO}(\mathrm{g})$ 活化能为 $188.3 \ \mathrm{kJ} \cdot \mathrm{mol}^{-1}$；如果以碘蒸气为催化剂，反应的活化能降低为 $138.1 \ \mathrm{kJ} \cdot \mathrm{mol}^{-1}$。计算当温度为 $800 \ \mathrm{K}$ 时，加碘催化时，反应速率为无碘催化时的多少倍？

26. 在某高山上测得纯水在 $90 \ ℃$ 沸腾，假定鸡蛋煮沸（即蛋白质变性）过程的活化能为 $518 \ \mathrm{kJ} \cdot \mathrm{mol}^{-1}$，计算在 $100 \ ℃$ 下 $5 \ \mathrm{min}$ 能煮熟的鸡蛋在此高山上用水煮熟所需的时间。

第五章　酸碱解离平衡和沉淀－溶解平衡

酸和碱是两类特别重要的电解质。酸碱解离平衡在医学上具有非常重要的意义，没有任何一种化学平衡像它应用那样广泛。酸碱解离平衡是维持体液的正常渗透压力，尤其是维持体液的正常 pH 等的重要因素，从而保证了人体的正常生理活动。人的体液在酸碱解离平衡的维持下都具有一定的 pH，如血液的 pH 为 7.35～7.45，成人胃液的 pH 为 0.9～1.5，唾液的 pH 为 6.35～6.85 等。如果体液的 pH 偏离正常范围 0.4 以上时，就可能导致疾病甚至死亡。

在难溶强电解质的饱和溶液中存在着难溶强电解质固体与由它溶解所产生的阴离子和阳离子之间的平衡，这种平衡称为难溶强电解质的沉淀－溶解平衡。

E-05-01
知识扩展：
肝疾病中
的酸碱平
衡紊乱

第一节　酸　碱　理　论

人类对酸碱的认识是逐步深入的。人们通过对酸碱的性质与组成、结构关系的研究，提出了一系列的酸碱理论，其中有酸碱电离理论、酸碱质子理论和酸碱电子理论。

一、酸碱电离理论

酸碱电离理论是 1887 年由瑞典化学家阿伦尼乌斯提出的。

酸碱电离理论认为，凡在水溶液中电离出的阳离子全部是 H^+ 的化合物是酸；电离出的阴离子全部是 OH^- 的化合物是碱。酸碱反应的实质是 H^+ 与 OH^- 反应生成 H_2O。

E-05-02
科学家小
传：阿伦
尼乌斯

酸碱电离理论把酸和碱只限于水溶液，又把碱限制为氢氧化物，它无法解释非水溶剂中的酸碱反应，也不能解释氨水的碱性。

二、酸碱质子理论

1923 年，布朗斯特（Bronsted）和劳里（Lowry）各自独立地提出了酸碱质子理论。

酸碱质子理论认为，凡能给出质子的物质都是酸；凡能接受质子的物质都是碱。

例如,HAc,NH_4^+,HSO_4^- 等都能给出质子,它们都是酸;NH_3,CO_3^{2-},SO_4^{2-} 等都能接受质子,它们都是碱。酸和碱既可以是分子,也可以是阳离子或阴离子。当酸给出 1 个质子后则变成了碱,而碱得到 1 个质子则变成了酸,酸和碱之间的转化关系可表示为

$$酸 \rightleftharpoons H^+ + 碱$$
$$H_3O^+ \rightleftharpoons H^+ + H_2O$$
$$HSO_4^- \rightleftharpoons H^+ + SO_4^{2-}$$
$$HCl \rightleftharpoons H^+ + Cl^-$$
$$H_2PO_4^- \rightleftharpoons H^+ + HPO_4^{2-}$$
$$HAc \rightleftharpoons H^+ + Ac^-$$
$$NH_4^+ \rightleftharpoons H^+ + NH_3$$
$$H_2O \rightleftharpoons H^+ + OH^-$$

酸与碱之间的这种相互依存、相互转化的关系称为共轭关系,只相差 1 个质子的 1 对酸碱称为共轭酸碱对。上式中左边的酸称为右边碱的共轭酸,而右边的碱则称为左边酸的共轭碱,酸总是比其共轭碱多 1 个质子。在共轭酸碱对中,酸越强,则它给出质子的能力越强,其共轭碱接受质子的能力就越弱,因而碱性就越弱;酸越弱,它的共轭碱的碱性就越强。

有些物质既能给出质子,也能接受质子,这些物质称为酸碱两性物质,如 H_2O,HCO_3^- 和 HPO_4^{2-} 等都是酸碱两性物质。

根据酸碱质子理论,酸碱反应的实质是两对共轭酸碱对之间质子的传递,酸在反应中给出质子转化为它的共轭碱,而给出的质子必须传递到另一种能接受质子的物质上。因此,质子的传递只可能发生在一个共轭酸碱对的酸与另一个共轭酸碱对的碱之间,酸碱反应是两个共轭酸碱对共同作用的结果。例如,HAc 溶液呈酸性,是由于 HAc 与 H_2O 之间发生了质子的传递:

$$HAc + H_2O \rightleftharpoons H_3O^+ + Ac^-$$
$$酸1 \quad 碱2 \quad 酸2 \quad 碱1$$

而 NH_3 溶液呈碱性,是由于 NH_3 与 H_2O 之间发生了质子的传递:

$$NH_3 + H_2O \rightleftharpoons OH^- + NH_4^+$$
$$碱1 \quad 酸2 \quad 碱2 \quad 酸1$$

酸碱质子理论扩大了酸和碱的范围,解释了非水溶液和气体间的酸碱反应。但是酸碱质子理论也有局限性,它把酸碱只限于质子的给予或接受,不能解释没有质子传递的酸碱反应。

三、酸碱电子理论

在酸碱质子理论提出的同年,美国化学家路易斯(Lewis)提出了酸碱电子理论。

酸碱电子理论认为,凡是能接受电子对的物质就是酸;凡是能给出电子对的物质就是碱。酸碱反应的实质是碱提供电子对,与酸形成配位键而生成酸碱配合物。酸碱反应可表示如下:

$$\text{酸} \quad + \quad \text{碱} \quad \longrightarrow \quad \text{酸碱配合物}$$
$$H^+ \quad + \quad :OH^- \quad \longrightarrow \quad H{\leftarrow}OH$$
$$HCl \quad + \quad :NH_3 \quad \longrightarrow \quad [H{\leftarrow}NH_3]^+ Cl^-$$
$$BF_3 \quad + \quad :F^- \quad \longrightarrow \quad [F{\rightarrow}BF_3]^-$$
$$Ag^+ \quad + \quad 2:NH_3 \quad \longrightarrow \quad [H_3N{\rightarrow}Ag{\leftarrow}NH_3]^+$$

路易斯酸、碱的范围极其广泛,不受某元素、某溶剂或某种离子的限制,如 $AlCl_3$,BF_3 等不含 H 元素的物质都是酸,而有机化合物中的胺类、醚类等都是碱。几乎所有的化合物都可以看作是酸碱配合物,如 C_2H_5OH 可以看作由酸 $C_2H_5^+$ 和碱 OH^- 以配位键结合成的酸碱配合物 $C_2H_5{\leftarrow}OH$。路易斯酸碱反应包括除了氧化还原反应以外的几乎所有化学反应。

酸碱电子理论是目前应用最为广泛的酸碱理论,但该理论也有不足之处。酸碱电子理论对酸碱的认识过于笼统,因而不易掌握酸碱的特征,也使不同类型反应之间的界限基本消除,其最大缺点是不能确定酸碱的相对强度。

第二节　水溶液中的酸碱平衡

一、水的质子自递反应

水是一种酸碱两性物质,在水分子之间也能发生质子的传递,一个 H_2O 分子能从另一个 H_2O 分子中得到质子形成 H_3O^+,而失去质子的 H_2O 分子则转化为 OH^-:

$$H_2O + H_2O \rightleftharpoons H_3O^+ + OH^-$$

这种发生在同种溶剂分子之间的质子传递反应称为质子自递反应。水的质子自递反应也称水的解离反应,在一定温度下水的解离反应达到平衡时:

$$K_w^{\ominus} = \frac{c_{eq}(H_3O^+)}{c^{\ominus}} \cdot \frac{c_{eq}(OH^-)}{c^{\ominus}} \tag{1-5-1}$$

式中:$K_w^{\ominus}$ 为水的离子积常数;$c_{eq}(H_3O^+)$ 为 H_3O^+ 平衡浓度;$c_{eq}(OH^-)$ 为 OH^- 平衡浓度;$c^{\ominus}$ 为标准浓度,$c^{\ominus} = 1.0$ mol·L^{-1}。

式(1-5-1)表明,在一定温度下,纯水中 H_3O^+ 相对平衡浓度与 OH^- 相对平衡浓度的乘积为一常数。此关系式也适用于任何水溶液。

考虑到标准浓度 $c^{\ominus}$ 的数值为1,为简便起见,在书写水、弱酸和弱碱解离反应的标准平衡常数表达式时常忽略标准浓度。因此,式(1-5-1)可简写为

$$K_w^\ominus = c_{eq}(H_3O^+) \cdot c_{eq}(OH^-) \tag{1-5-2}$$

水的质子自递反应是吸热反应,温度升高,水的离子积常数增大,表1−5−1列出了不同温度下水的离子积常数。

表1−5−1　不同温度下水的离子积常数

T/K	$K_w^\ominus$	T/K	$K_w^\ominus$
273	1.1×10^{-15}	313	2.9×10^{-14}
283	2.9×10^{-15}	323	5.5×10^{-14}
293	6.8×10^{-15}	363	3.8×10^{-13}
298	1.0×10^{-14}	373	5.5×10^{-13}

由于温度对水的离子积常数影响较小,在室温下可认为 $K_w^\ominus = 1.0 \times 10^{-14}$。

二、弱酸和弱碱的解离平衡

酸、碱的强度与酸、碱本身的性质及溶剂的性质有关。在水溶液中,酸的强度取决于酸将质子给予水分子的能力;而碱的强度则取决于碱从水分子中夺取质子的能力。通常用酸、碱在水溶液中的标准解离常数来衡量酸、碱的相对强弱。

(一)一元弱酸的解离平衡

一元弱酸是指只能给出1个质子的弱酸。在一元弱酸 HB 溶液中存在 HB 与 H_2O 之间的质子转移反应:

$$HB + H_2O \rightleftharpoons B^- + H_3O^+$$

当达到化学平衡时,则有

$$K_a^\ominus(HB) = \frac{c_{eq}(B^-) \cdot c_{eq}(H_3O^+)}{c_{eq}(HB)} \tag{1-5-3}$$

式中:$K_a^\ominus(HB)$ 代表 HB 的标准解离常数;$c_{eq}(B^-)$,$c_{eq}(H_3O^+)$,$c_{eq}(HB)$ 分别代表 B^-,H_3O^+,HB 的平衡浓度。

显然,一元弱酸的标准解离常数越大,一元弱酸溶液中 H_3O^+ 浓度就越大,一元弱酸的酸性也就越强。例如:

$$HSO_4^- + H_2O \rightleftharpoons H_3O^+ + SO_4^{2-}; \quad K_a^\ominus(HSO_4^-) = 1.2 \times 10^{-2}$$

$$HAc + H_2O \rightleftharpoons H_3O^+ + Ac^-; \quad K_a^\ominus(HAc) = 1.8 \times 10^{-5}$$

$$NH_4^+ + H_2O \rightleftharpoons H_3O^+ + NH_3; \quad K_a^\ominus(NH_4^+) = 5.6 \times 10^{-10}$$

则3种酸的酸性强弱顺序为 $HSO_4^- > HAc > NH_4^+$。

(二)一元弱碱的解离平衡

一元弱碱是指只能接受1个质子的弱碱。在一元弱碱 B^- 溶液中存在 B^- 与 H_2O 之间的质子转移反应:

$$B^- + H_2O \rightleftharpoons HB + OH^-$$

当达到化学平衡时:

$$K_b^{\ominus}(B^-) = \frac{c_{eq}(HB) \cdot c_{eq}(OH^-)}{c_{eq}(B^-)} \qquad (1-5-4)$$

式中：$K_b^{\ominus}(B^-)$ 代表 B^- 的标准解离常数；$c_{eq}(HB)$，$c_{eq}(OH^-)$，$c_{eq}(B^-)$ 分别代表 HB，OH^-，B^- 的平衡浓度。

显然，一元弱碱的标准解离常数越大，一元弱碱溶液中 OH^- 浓度就越大，一元弱碱的碱性也就越强。例如：

$$SO_4^{2-} + H_2O \rightleftharpoons HSO_4^- + OH^-；\quad K_b^{\ominus}(SO_4^{2-}) = 8.3 \times 10^{-13}$$
$$Ac^- + H_2O \rightleftharpoons HAc + OH^-；\quad K_b^{\ominus}(Ac^-) = 5.6 \times 10^{-10}$$
$$NH_3 + H_2O \rightleftharpoons NH_4^+ + OH^-；\quad K_b^{\ominus}(NH_3) = 1.8 \times 10^{-5}$$

则 3 种碱的碱性强弱顺序为 $NH_3 > Ac^- > SO_4^{2-}$。

附录三列出了某些弱酸的标准解离常数。

(三) 多元弱酸的解离平衡

多元弱酸是指能给出 2 个或 2 个以上质子的弱酸。多元弱酸在水溶液中的解离是分步进行的，现以 H_3PO_4 为例讨论多元弱酸的解离平衡。H_3PO_4 的解离是分三步进行的，每一步解离都有各自的解离平衡和相应的标准解离常数。

第一步解离：

$$H_3PO_4 + H_2O \rightleftharpoons H_2PO_4^- + H_3O^+$$
$$K_{a1}^{\ominus}(H_3PO_4) = \frac{c_{eq}(H_2PO_4^-) \cdot c_{eq}(H_3O^+)}{c_{eq}(H_3PO_4)}$$

第二步解离：

$$H_2PO_4^- + H_2O \rightleftharpoons HPO_4^{2-} + H_3O^+$$
$$K_{a2}^{\ominus}(H_3PO_4) = \frac{c_{eq}(HPO_4^{2-}) \cdot c_{eq}(H_3O^+)}{c_{eq}(H_2PO_4^-)}$$

第三步解离：

$$HPO_4^{2-} + H_2O \rightleftharpoons PO_4^{3-} + H_3O^+$$
$$K_{a3}^{\ominus}(H_3PO_4) = \frac{c_{eq}(PO_4^{3-}) \cdot c_{eq}(H_3O^+)}{c_{eq}(HPO_4^{2-})}$$

式中，$K_{a1}^{\ominus}(H_3PO_4)$，$K_{a2}^{\ominus}(H_3PO_4)$ 和 $K_{a3}^{\ominus}(H_3PO_4)$ 分别为 H_3PO_4 的一级标准解离常数、二级标准解离常数和三级标准解离常数。在 25 ℃ 时，$K_{a1}^{\ominus}(H_3PO_4) = 6.7 \times 10^{-3}$，$K_{a2}^{\ominus}(H_3PO_4) = 6.2 \times 10^{-8}$，$K_{a3}^{\ominus}(H_3PO_4) = 4.5 \times 10^{-13}$。由于 $K_{a1}^{\ominus}(H_3PO_4) \gg K_{a2}^{\ominus}(H_3PO_4) \gg K_{a3}^{\ominus}(H_3PO_4)$，$H_3PO_4$ 的第二步解离和第三步解离比第一步解离弱得多，溶液中的 H_3O^+ 主要来自 H_3PO_4 的第一步解离。因此，多元弱酸的相对强弱就取决于一级标准解离常数 $K_{a1}^{\ominus}$ 的相对大小。多元弱酸的一级标准解离常数 $K_{a1}^{\ominus}$ 越大，溶液中 H_3O^+ 浓度就越大，多元弱酸的酸性就越强。

(四) 多元弱碱的解离平衡

多元弱碱是指能接受 2 个或 2 个以上质子的弱碱。多元弱碱在水溶液中的质子转移反应也是分步进行的。例如，CO_3^{2-} 与 H_2O 之间的质子转移反应是分成以下两步进行的。

第一步质子转移反应：

$$CO_3^{2-} + H_2O \rightleftharpoons HCO_3^- + OH^-$$

$$K_{b1}^{\ominus}(CO_3^{2-}) = \frac{c_{eq}(HCO_3^-) \cdot c_{eq}(OH^-)}{c_{eq}(CO_3^{2-})}$$

第二步质子转移反应：

$$HCO_3^- + H_2O \rightleftharpoons H_2CO_3 + OH^-$$

$$K_{b2}^{\ominus}(CO_3^{2-}) = \frac{c_{eq}(H_2CO_3) \cdot c_{eq}(OH^-)}{c_{eq}(HCO_3^-)}$$

式中：$K_{b1}^{\ominus}(CO_3^{2-})$ 为 CO_3^{2-} 的一级标准解离常数；$K_{b2}^{\ominus}(CO_3^{2-})$ 为 CO_3^{2-} 的二级标准解离常数。在 25℃ 时，$K_{b1}^{\ominus}(CO_3^{2-}) = 2.1 \times 10^{-4}$，$K_{b2}^{\ominus}(CO_3^{2-}) = 2.4 \times 10^{-8}$。由于 $K_{b1}^{\ominus}(CO_3^{2-}) \gg K_{b2}^{\ominus}(CO_3^{2-})$，$CO_3^{2-}$ 溶液中的 OH^- 主要来自 CO_3^{2-} 的第一步质子转移反应。因此，多元碱的相对强弱就取决于一级标准解离常数 $K_b^{\ominus}$ 的相对大小。多元弱碱的一级标准解离常数 $K_b^{\ominus}$ 越大，溶液中 OH^- 浓度就越大，多元弱碱的碱性就越强。

三、弱酸的标准解离常数与其共轭碱的标准解离常数的关系

在共轭酸碱对中，弱酸的标准解离常数与其共轭碱的标准解离常数之间存在一定的定量关系，现以共轭酸碱对 $HB\text{-}B^-$ 为例推导它们之间的关系。

一元弱酸 HB 在溶液中存在如下质子转移反应：

$$HB + H_2O \rightleftharpoons H_3O^+ + B^-$$

达到平衡时：

$$K_a^{\ominus}(HB) = \frac{c_{eq}(H_3O^+) \cdot c_{eq}(B^-)}{c_{eq}(HB)} = \frac{\dfrac{c_{eq}(H_3O^+) \cdot c_{eq}(OH^-)}{c_{eq}(HB) \cdot c_{eq}(OH^-)}}{c_{eq}(B^-)}$$

将式(1-5-2)和式(1-5-4)代入上式，得

$$K_a^{\ominus}(HB) \cdot K_b^{\ominus}(B^-) = K_w^{\ominus} \qquad\qquad (1-5-5)$$

式(1-5-5)表明，共轭酸碱对中弱酸的标准解离常数与其共轭碱的标准解离常数的乘积等于水的离子积常数。因此，已知共轭酸碱对中弱酸或弱碱的标准解离常数，就可以利用式(1-5-5)求出其共轭碱或共轭酸的标准解离常数。

例 1-5-1   25℃ 时，HAc 的标准解离常数 $K_a^{\ominus}(HAc) = 1.8 \times 10^{-5}$，计算 25℃ 时 Ac^- 的标准解离常数 $K_b^{\ominus}(Ac^-)$。

解：Ac^- 是 HAc 的共轭碱，根据式(1-5-5)，Ac^- 的标准解离常数为

$$K_b^{\ominus}(Ac^-) = \frac{K_w^{\ominus}}{K_a^{\ominus}(HAc)} = \frac{1.0 \times 10^{-14}}{1.8 \times 10^{-5}} = 5.6 \times 10^{-10}$$

第三节　弱酸或弱碱溶液 H_3O^+ 或 OH^- 浓度的计算

一、一元弱酸溶液 H_3O^+ 浓度的计算

在计算酸、碱溶液 H_3O^+ 浓度或 OH^- 浓度时,通常允许有不超过 $\pm 5\%$ 的相对误差。因此,当两个数相加或相减时,如果较大的数大于较小的数 20 倍以上时,可以将较小的数忽略不计,所产生的相对误差不会超过 $\pm 5\%$。

在一元弱酸 HB 的水溶液中存在下列质子转移平衡:

$$H_2O + H_2O \rightleftharpoons H_3O^+ + OH^-$$

$$HB + H_2O \rightleftharpoons H_3O^+ + B^-$$

HB 溶液中的 H_3O^+ 来自 HB 和 H_2O 的解离,由 HB 解离产生的 H_3O^+ 浓度等于 B^- 浓度,由 H_2O 解离产生的 H_3O^+ 浓度等于 OH^- 浓度:

$$c_{eq}(H_3O^+) = c_{eq}(B^-) + c_{eq}(OH^-)$$

当 $c_{eq}(B^-) > 20 c_{eq}(OH^-)$,即 $c(HB) \cdot K_a^\ominus(HB) > 20 K_w^\ominus$ 时,可以忽略水解离出的 H_3O^+ 浓度(等于 OH^- 浓度)。上式可简化为

$$c_{eq}(H_3O^+) = c_{eq}(B^-)$$

$$c_{eq}(HB) = c(HB) - c_{eq}(H_3O^+)$$

将以上两式代入 HB 的标准解离常数表达式(1-5-3)中:

$$[c_{eq}(H_3O^+)]^2 = [c(HB) - c_{eq}(H_3O^+)] K_a^\ominus(HB) \tag{1-5-6}$$

式中,$c(HB)$ 为一元弱酸 HB 的起始浓度。

式(1-5-6)是一个一元二次方程,利用求根公式,HB 溶液中 H_3O^+ 浓度为

$$c_{eq}(H_3O^+) = \frac{-K_a^\ominus(HB) + \sqrt{[K_a^\ominus(HB)]^2 + 4c(HB) K_a^\ominus(HB)}}{2} \tag{1-5-7}$$

式(1-5-7)是计算一元弱酸溶液 H_3O^+ 浓度的近似公式。

当 $c(HB) \cdot K_a^\ominus(HB) > 20 K_w^\ominus$,且 $c(HB)/K_a^\ominus(HB) > 400$ 时,$c(HB) > 20 c_{eq}(H_3O^+)$,则 $c(HB) - c_{eq}(H_3O^+) \approx c(HB)$,由式(1-5-7)可得

$$c_{eq}(H_3O^+) = \sqrt{c(HB) \cdot K_a^\ominus(HB)} \tag{1-5-8}$$

式(1-5-8)是计算一元弱酸溶液 H_3O^+ 浓度的最简公式。

例 1-5-2　25 ℃ 时,$K_a^\ominus(HAc) = 1.8 \times 10^{-5}$,计算 $0.10\ \text{mol} \cdot \text{L}^{-1}$ HAc 溶液的 pH。

解:$c(HAc) \cdot K_a^\ominus(HAc) = 1.8 \times 10^{-6} > 20 K_w^\ominus$,且 $c(HAc)/K_a^\ominus(HAc) = 5.6 \times 10^3 > 400$,可利用最简公式计算。根据式(1-5-8),溶液中 H_3O^+ 浓度为

$$c_{eq}(H_3O^+) = \sqrt{c(HAc) \cdot K_a^{\ominus}(HAc)}$$
$$= \sqrt{0.10 \times 1.8 \times 10^{-5}} \ mol \cdot L^{-1} = 1.3 \times 10^{-3} \ mol \cdot L^{-1}$$

溶液的 pH 为

$$pH = -\lg c_{eq}(H_3O^+) = -\lg(1.3 \times 10^{-3}) = 2.89$$

一元弱酸 HB 在溶液中的解离程度常用解离度 α 表示。一元弱酸的解离度定义为

$$\alpha(HB) \xlongequal{def} \frac{c(HB) - c_{eq}(HB)}{c(HB)} \times 100\% \qquad (1-5-9)$$

当 $c(HB) \cdot K_a^{\ominus}(HB) > 20K_w^{\ominus}$ 时,可以不考虑水的解离,式(1-5-9)改写为

$$\alpha(HB) = \frac{c_{eq}(H_3O^+)}{c(HB)} \times 100\%$$

又当 $c(HB)/K_a^{\ominus}(HB) > 400$ 时,H_3O^+ 浓度可用最简公式计算,由上式得

$$\alpha(HB) = \frac{\sqrt{c(HB) \cdot K_a^{\ominus}(HB)}}{c(HB)} \times 100\% = \sqrt{\frac{K_a^{\ominus}(HB)}{c(HB)}} \times 100\% \qquad (1-5-10)$$

式(1-5-10)表明了一元弱酸的解离度与其标准解离常数和起始浓度之间的关系,称为稀释定律。

由式(1-5-10)可知,对于给定的一元弱酸,在一定温度下,其解离度在一定范围内与起始浓度的平方根成反比,一元弱酸的起始浓度越小,其解离度就越大。

例1-5-3　25 ℃ 时,$K_a^{\ominus}(HAc) = 1.8 \times 10^{-5}$,计算 25 ℃时 0.10 mol·L^{-1} HAc 溶液中 HAc 的解离度。

解:由于 $c(HAc) \cdot K_a^{\ominus}(HAc) > 20K_w^{\ominus}$,且 $c(HAc)/K_a^{\ominus}(HAc) > 400$,因此可以利用式(1-5-10)计算。HAc 的解离度为

$$\alpha(HAc) = \sqrt{\frac{K_a^{\ominus}(HAc)}{c(HAc)}} \times 100\%$$
$$= \sqrt{\frac{1.8 \times 10^{-5}}{0.10}} \times 100\% = 1.3\%$$

二、一元弱碱溶液 OH$^-$ 浓度的计算

在一元弱碱 B$^-$ 溶液中,存在下列质子转移反应:

$$H_2O + H_2O \rightleftharpoons H_3O^+ + OH^-$$
$$B^- + H_2O \rightleftharpoons HB + OH^-$$

溶液中存在下列关系:

$$c_{eq}(OH^-) = c_{eq}(H_3O^+) + c_{eq}(HB)$$

与推导一元弱酸溶液 H_3O^+ 浓度计算公式相似,可以推导出一元弱碱溶液 OH$^-$

浓度的计算公式。当 $c(B^-)K_b^\ominus(B^-)>20K_w^\ominus$ 时：

$$c_{eq}(OH^-)=\frac{-K_b^\ominus(B^-)+\sqrt{[K_b^\ominus(B^-)]^2+4c(B^-)K_b^\ominus(B^-)}}{2} \quad (1-5-11)$$

式(1-5-11)是计算一元弱碱溶液 OH^- 浓度的近似公式。

当 $c(B^-)\cdot K_b^\ominus(B^-)>20K_w^\ominus$，且 $c(B^-)/K_b^\ominus(B^-)>400$ 时：

$$c_{eq}(OH^-)=\sqrt{c(B^-)\cdot K_b^\ominus(B^-)} \quad (1-5-12)$$

式(1-5-12)是计算一元弱碱溶液 OH^- 浓度的最简公式。

例 1-5-4 25 ℃ 时，$K_b^\ominus(NH_3)=1.8\times10^{-5}$，计算 25 ℃时 0.10 mol·L^{-1} NH$_3$溶液的 pH。

解：由于 $c(NH_3)\cdot K_b^\ominus(NH_3)=1.8\times10^{-6}>20K_w^\ominus$，且 $c(NH_3)/K_b^\ominus(NH_3)=5.6\times10^3>400$，因此可利用最简公式计算。根据式(1-5-12)，NH$_3$溶液中 OH^- 浓度为

$$c_{eq}(OH^-)=\sqrt{c(NH_3)\cdot K_b^\ominus(NH_3)}$$
$$=\sqrt{0.10\times1.8\times10^{-5}} \text{ mol·L}^{-1}=1.3\times10^{-3}\text{ mol·L}^{-1}$$

溶液的 pH 为

$$pH=pK_w^\ominus-pOH=14.00+\lg(1.3\times10^{-3})=11.11$$

三、多元弱酸溶液 H_3O^+ 浓度的计算

与推导一元弱酸溶液 H_3O^+ 浓度计算公式相似，可以推导出多元弱酸溶液 H_3O^+ 浓度的计算公式。当 $cK_{a1}^\ominus>20K_w^\ominus$时：

$$c_{eq}(H_3O^+)=\frac{-K_{a1}^\ominus+\sqrt{(K_{a1}^\ominus)^2+4cK_{a1}^\ominus}}{2} \quad (1-5-13)$$

式中：$K_{a1}^\ominus$代表多元弱酸的一级标准解离常数；c 代表多元弱酸溶液的起始浓度。式(1-5-13)是计算多元弱酸溶液 H_3O^+ 浓度的近似公式。

当 $cK_{a1}^\ominus>20K_w^\ominus$，且 $c/K_{a1}^\ominus>400$ 时：

$$c_{eq}(H_3O^+)=\sqrt{cK_{a1}^\ominus} \quad (1-5-14)$$

式(1-5-14)是计算多元弱酸溶液 H_3O^+ 浓度的最简公式。

例 1-5-5 25 ℃ 时，$K_{a1}^\ominus(H_3PO_4)=6.7\times10^{-3}$，$K_{a2}^\ominus(H_3PO_4)=6.2\times10^{-8}$，$K_{a3}^\ominus(H_3PO_4)=4.5\times10^{-13}$，计算 25 ℃时 0.10 mol·L^{-1} H$_3$PO$_4$溶液的 pH。

解：由于 $cK_{a1}^\ominus>20K_w^\ominus$，但 $c/K_{a1}^\ominus=13<400$，可利用近似公式计算。根据式(1-5-13)，溶液中 H_3O^+ 浓度为

$$c_{eq}(H_3O^+)=\frac{-K_{a1}^\ominus(H_3PO_4)+\sqrt{[K_{a1}^\ominus(H_3PO_4)]^2+4c(H_3PO_4)K_{a1}^\ominus(H_3PO_4)}}{2}$$
$$=\frac{-6.7\times10^{-3}+\sqrt{(6.7\times10^{-3})^2+4\times0.10\times6.7\times10^{-3}}}{2}\text{ mol·L}^{-1}$$
$$=2.3\times10^{-2}\text{ mol·L}^{-1}$$

溶液的 pH 为

$$pH = -\lg c_{eq}(H_3O^+) = -\lg(2.3 \times 10^{-2}) = 1.64$$

四、多元弱碱溶液 OH⁻ 浓度的计算

对于多元弱碱溶液,当 $cK_{b1}^{\ominus} > 20 K_w^{\ominus}$ 时:

$$c_{eq}(OH^-) = \frac{-K_{b1}^{\ominus} + \sqrt{(K_{b1}^{\ominus})^2 + 4cK_{b1}^{\ominus}}}{2} \qquad (1-5-15)$$

式中:$K_{b1}^{\ominus}$ 代表多元弱碱的一级标准解离常数;c 代表多元弱碱的起始浓度。式(1-5-15)是计算多元弱碱溶液 OH⁻ 浓度的近似公式。

当 $cK_{a1}^{\ominus} > 20K_w^{\ominus}$,且 $c/K_{b1}^{\ominus} > 400$ 时:

$$c_{eq}^{'}(OH^-) = \sqrt{cK_{b1}^{\ominus}} \qquad (1-5-16)$$

式(1-5-16)是计算多元弱碱溶液 OH⁻ 浓度的最简公式。

例 1-5-6 25 ℃ 时,$K_{a1}^{\ominus}(H_2C_2O_4) = 5.4 \times 10^{-2}$,$K_{a2}^{\ominus}(H_2C_2O_4) = 5.4 \times 10^{-5}$,计算 25 ℃时 0.10 mol·L⁻¹ Na₂C₂O₄ 溶液的 pH。

解: $C_2O_4^{2-}$ 的一级标准解离常数和二级标准解离常数分别为

$$K_{b1}^{\ominus}(C_2O_4^{2-}) = \frac{K_w^{\ominus}}{K_{a2}^{\ominus}(H_2C_2O_4)} = \frac{1.0 \times 10^{-14}}{5.4 \times 10^{-5}} = 1.9 \times 10^{-10}$$

$$K_{b2}^{\ominus}(C_2O_4^{2-}) = \frac{K_w^{\ominus}}{K_{a1}^{\ominus}(H_2C_2O_4)} = \frac{1.0 \times 10^{-14}}{5.4 \times 10^{-2}} = 1.9 \times 10^{-13}$$

由于 $c \cdot K_{b1}^{\ominus} > 20K_w^{\ominus}$,且 $c/K_{b1}^{\ominus} > 400$,因此可用最简公式进行计算。根据式(1-5-16),溶液中 OH⁻ 浓度为

$$c_{eq}(OH^-) = \sqrt{c(C_2O_4^{2-}) \cdot K_{b1}^{\ominus}(C_2O_4^{2-})}$$

$$= \sqrt{0.10 \times 1.9 \times 10^{-10}} \text{ mol·L}^{-1} = 4.4 \times 10^{-6} \text{mol·L}^{-1}$$

溶液的 pH 为

$$pH = pK_w^{\ominus} - pOH = 14.00 + \lg(4.4 \times 10^{-6}) = 8.64$$

五、两性物质溶液 H₃O⁺ 浓度的计算

既可以给出质子,又能结合质子的物质称为酸碱两性物质。现以二元弱酸的酸式盐 NaHB 为例,推导两性物质溶液中 H₃O⁺ 浓度的计算公式。

NaHB 在溶液中完全解离:

$$NaHB \Longrightarrow Na^+ + HB^-$$

溶液中存在下列质子转移反应:

$$HB^- + H_2O \rightleftharpoons B^{2-} + H_3O^+$$

$$HB^- + H_2O \rightleftharpoons OH^- + H_2B$$

$$H_2O + H_2O \Longrightarrow OH^- + H_3O^+$$

当质子转移反应达到平衡时,碱得到的质子数等于酸失去的质子数,则有

$$c_{eq}(H_3O^+) + c_{eq}(H_2B) = c_{eq}(B^{2-}) + c_{eq}(OH^-)$$

由 H_2B,HB^- 和 H_2O 的解离平衡得

$$c_{eq}(H_3O^+) + \frac{c_{eq}(H_3O^+) \cdot c_{eq}(HB^-)}{K_{a1}^{\ominus}(H_2B)} = \frac{c_{eq}(HB^-) \cdot K_{a2}^{\ominus}(H_2B)}{c_{eq}(H_3O^+)} + \frac{K_w^{\ominus}}{c_{eq}(H_3O^+)}$$

整理上式得

$$c_{eq}(H_3O^+) = \sqrt{\frac{K_{a1}^{\ominus}(H_2B) \cdot \left[c_{eq}(HB^-)K_{a2}^{\ominus}(H_2B) + K_w^{\ominus}\right]}{c_{eq}(HB^-) + K_{a1}^{\ominus}(H_2B)}}$$

如果两性物质 HB^- 的 $K_a^{\ominus}(HB^-)$ 和 $K_b^{\ominus}(HB^-)$ 都很小,则 HB^- 给出质子或得到质子的能力都很弱,可近似认为 $c_{eq}(HB^-) \approx c(HB^-)$。上式可改写为

$$c_{eq}(H_3O^+) = \sqrt{\frac{K_{a1}^{\ominus}(H_2B) \cdot \left[c(HB^-)K_{a2}^{\ominus}(H_2B) + K_w^{\ominus}\right]}{c(HB^-) + K_{a1}^{\ominus}(H_2B)}} \qquad (1-5-17)$$

式 $(1-5-17)$ 是计算两性物质 HB^- 溶液 H_3O^+ 浓度的近似公式。

如果 $c(HB^-) > 20K_{a1}^{\ominus}(H_2B)$,且 $c(HB^-)K_{a2}^{\ominus}(H_2B) > 20K_w^{\ominus}$,则式 $(1-5-17)$ 可简化为

$$c_{eq}(H_3O^+) = \sqrt{K_{a1}^{\ominus}(H_2B) \cdot K_{a2}^{\ominus}(H_2B)} \qquad (1-5-18)$$

式 $(1-5-18)$ 是计算两性物质 HB^- 溶液中 H_3O^+ 浓度的最简公式。

例 **1-5-7** 25 ℃ 时,$K_{a1}^{\ominus}(H_2CO_3) = 4.2 \times 10^{-7}$,$K_{a2}^{\ominus}(H_2CO_3) = 4.7 \times 10^{-11}$,计算 25 ℃ 时 0.10 mol·L^{-1} NaHCO$_3$ 溶液的 pH。

解:NaHCO$_3$ 为一种酸碱两性物质,根据式 $(1-5-18)$,溶液中 H_3O^+ 浓度为

$$c_{eq}(H_3O^+) = \sqrt{K_{a1}^{\ominus}(H_2CO_3)K_{a2}^{\ominus}(H_2CO_3)}$$
$$= \sqrt{4.2 \times 10^{-7} \times 4.7 \times 10^{-11}} \text{ mol·L}^{-1} = 4.4 \times 10^{-9} \text{ mol·L}^{-1}$$

NaHCO$_3$ 溶液的 pH 为

$$\text{pH} = -\lg c(H_3O^+) = -\lg(4.4 \times 10^{-9}) = 8.36$$

六、同离子效应和盐效应对弱酸或弱碱解离平衡的影响

弱酸、弱碱的解离平衡与其他化学平衡一样,当外界条件改变时,弱酸、弱碱的解离平衡就会发生移动,直至在新的条件下又建立起新的解离平衡。

(一) 同离子效应对酸、碱解离平衡的影响

一元弱酸 HB 是弱电解质,在溶液中存在下述质子转移平衡:

$$HB + H_2O \Longrightarrow B^- + H_3O^+$$

若在 HB 溶液中加入易溶强电解质 NaB 固体,NaB 在溶液中全部解离为 Na$^+$ 和 B$^-$,使溶液中 B$^-$ 浓度增大,B$^-$ 与 H$_3$O$^+$ 反应生成 HB 和 H$_2$O,使 HB 的质子转移平衡逆向移动,溶液中 H$_3$O$^+$ 浓度减小,HB 的解离度降低。这种在弱电解质溶液中加入与弱电解质含有相同离子的易溶强电解质,使弱电解质的解离度降低的现象称为同离子效应。

例 1-5-8　在 0.10 mol·L^{-1} HAc 溶液中,加入 NaAc 固体,使 NaAc 的浓度为 0.10 mol·L^{-1},计算溶液中 H$_3$O$^+$ 浓度和 HAc 的解离度,并与 0.10 mol·L^{-1} HAc 溶液中 H$_3$O$^+$ 浓度和 HAc 的解离度进行比较。

解:HAc 溶液中存在下列质子转移平衡:

$$HAc + H_2O \rightleftharpoons Ac^- + H_3O^+$$

加入 NaAc 固体后,混合溶液中 HAc 浓度和 Ac$^-$ 浓度都远大于 H$_3$O$^+$ 浓度,可以近似认为 $c_{eq}(HAc) \approx c(HAc)$,$c_{eq}(Ac^-) \approx c(Ac^-)$。根据式(1-5-3),溶液中 H$_3O^+$ 浓度为

$$c_{eq}(H_3O^+) = K_a^\ominus(HAc) \times \frac{c(HAc)}{c(Ac^-)}$$

$$= \left(1.8 \times 10^{-5} \times \frac{0.10}{0.10}\right) mol \cdot L^{-1} = 1.8 \times 10^{-5} mol \cdot L^{-1}$$

HAc 的解离度为

$$\alpha(HAc) = \frac{c_{eq}(H_3O^+)}{c(HAc)} \times 100\%$$

$$= \frac{1.8 \times 10^{-5} mol \cdot L^{-1}}{0.10 mol \cdot L^{-1}} \times 100\% = 0.018\%$$

由例 1-5-2 可知,在 0.10 mol·L^{-1} HAc 溶液中 $c_{eq}(H_3O^+) = 1.3 \times 10^{-3}$ mol·L^{-1},HAc 的解离度为

$$\alpha(HAc) = \frac{1.3 \times 10^{-3} mol \cdot L^{-1}}{0.10 mol \cdot L^{-1}} \times 100\% = 1.3\%$$

计算结果表明,在 0.10 mol·L^{-1} HAc 溶液中加入 NaAc 固体,当 NaAc 浓度为 0.10 mol·L^{-1} 时,HAc 的解离度由 1.3% 减小为 0.018%,仅为原来的 1/72。

(二)盐效应对酸、碱解离平衡的影响

若在一元弱酸 HB 溶液中加入与其不含相同离子的易溶强电解质固体,溶液中离子浓度增大,阳离子与阴离子间的相互牵制作用增强,使 B$^-$ 与 H$_3$O$^+$ 反应生成 HB 和 H$_2$O 的速率减慢,解离平衡正向移动,HB 的解离度略有增大。这种在弱电解质溶液中加入与其不含相同离子的易溶强电解质,使弱电解质的解离度增大的现象称为盐效应。

同离子效应和盐效应是两种完全相反的作用,在产生同离子效应的同时,一定也产生盐效应。只是由于盐效应对弱电解质的解离度的影响比同离子效应小得多,为了简便起见,在计算时通常可以忽略盐效应的影响。

第四节　缓　冲　溶　液

　　人体内的各种体液都具有一定的 pH,如血液的正常 pH 为 7.35～7.45。在人类生命活动过程中,细胞代谢能产生一些酸性物质(如乳酸、碳酸等)和少量碱性物质(如 HCO_3^-);另一方面,人体从蔬菜和果类等食物中也可能吸收较多的酸碱性物质。但是正常人体血液的 pH 仍能保持在狭小的范围内,其中一个很重要的因素就是血液是缓冲溶液。因此,研究缓冲溶液的 pH 保持稳定的因素及其原理,无论在化学上还是医学上都是非常必要的。

一、缓冲溶液的组成及其作用机理

(一)缓冲溶液的组成

　　弱酸和它的共轭碱组成的混合溶液具有重要的作用,它能抵抗外加的少量强酸或强碱,保持溶液 pH 基本不变。例如,在 HAc－NaAc 混合溶液中,加入少量强酸或强碱,溶液 pH 改变很小。这种能抵抗外加少量强酸或强碱,而保持溶液 pH 基本不发生变化的溶液称为缓冲溶液。缓冲溶液所具有的抵抗外加少量强酸或强碱的作用称为缓冲作用。

　　缓冲溶液是由弱酸和它的共轭碱组成的混合溶液,而且它们的浓度都比较高。习惯上把组成缓冲溶液的共轭酸碱对称为缓冲对,缓冲溶液是由浓度较高的缓冲对组成的混合溶液。

(二)缓冲作用机理

　　缓冲溶液为什么具有缓冲作用呢? 现以 HAc－NaAc 缓冲溶液为例,说明缓冲溶液的作用机理。

　　HAc 为一元弱酸,在水溶液中的解离度很小,主要以分子形式存在;NaAc 为强电解质,在溶液中完全解离,以 Na^+ 和 Ac^- 存在。因此在 HAc－NaAc 混合溶液中,HAc 和 Ac^- 的浓度都比较高,而 H_3O^+ 浓度却很低。溶液中存在 HAc 与 H_2O 之间的质子转移平衡:

$$HAc + H_2O \Longrightarrow H_3O^+ + Ac^-$$

　　如果向此缓冲溶液中加入少量强酸时,强酸解离出的 H_3O^+ 与 Ac^- 反应生成 HAc 和 H_2O,使解离平衡逆向移动,溶液中 H_3O^+ 浓度不会显著增大,因此溶液 pH 基本不变。共轭碱 Ac^- 起到抵抗少量强酸的作用,称为缓冲溶液的抗酸成分。

　　如果向上述缓冲溶液中加入少量强碱时,强碱解离产生的 OH^- 与溶液中的 H_3O^+ 结合生成 H_2O,使 HAc 的解离平衡正向移动,以补充 H_3O^+ 浓度的减小,因此溶液 H_3O^+ 浓度也不会显著减小,pH 也基本不变。共轭酸 HAc 起到抵抗少量强碱的作用,称为缓冲溶液的抗碱成分。

　　综上所述,缓冲溶液之所以具有缓冲作用,是因为溶液中同时存在浓度较高的共轭酸碱对,它们能抵抗外加的少量强酸或强碱,从而保持溶液 pH 基本不变。

二、缓冲溶液 pH 的计算

缓冲溶液具有保持溶液 pH 相对稳定的能力,那么如何计算缓冲溶液的 pH 呢?下面以共轭酸碱对 HB-B$^-$ 为例,推导缓冲溶液 pH 的计算公式。

在 HB-B$^-$ 缓冲溶液中,存在下列质子转移平衡:

$$HB + H_2O \rightleftharpoons H_3O^+ + B^-$$

若 HB 和 B$^-$ 的起始浓度分别为 $c(HB)$ 和 $c(B^-)$,则 HB 和 B$^-$ 的平衡浓度分别为

$$c_{eq}(HB) = c(HB) - c_{eq}(H_3O^+) \approx c(HB)$$
$$c_{eq}(B^-) = c(B^-) + c_{eq}(H_3O^+) \approx c(B^-)$$

把 HB 和 B$^-$ 的平衡浓度代入 HB 的标准解离常数表达式(1-5-3)中:

$$c_{eq}(H_3O^+) = K_a^\ominus(HB) \cdot \frac{c(HB)}{c(B^-)} \tag{1-5-19}$$

式(1-5-19)是计算缓冲溶液 H$_3$O$^+$ 浓度的最简公式。

将式(1-5-19)两边取负常用对数:

$$pH = pK_a^\ominus(HB) + \lg\frac{c(B^-)}{c(HB)} \tag{1-5-20}$$

将式(1-5-20)对数中的分子和分母同乘缓冲溶液的体积:

$$pH = pK_a^\ominus(HB) + \lg\frac{n(B^-)}{n(HB)} \tag{1-5-21}$$

式(1-5-20)和式(1-5-21)是计算缓冲溶液 pH 的最简公式。

由式(1-5-20)可以看出,HB-B$^-$ 缓冲溶液的 pH 取决于一元弱酸的 $pK_a^\ominus(HB)$ 和浓度比值 $\frac{c(B^-)}{c(HB)}$(称为缓冲比)。当缓冲溶液稍加水稀释时,弱酸和其共轭碱的浓度同等程度减小,溶液 pH 不会发生改变。因此,缓冲溶液除能抵抗外加少量强酸和强碱外,同时也具有抗稀释作用,这是缓冲溶液的另一个重要性质。

利用式(1-5-20)和式(1-5-21),可以计算缓冲溶液的 pH。

例 1-5-9   25 ℃ 时,$K_b^\ominus(NH_3) = 1.8 \times 10^{-5}$,计算 25 ℃ 时 0.10 mol·L^{-1} NH$_3$-0.010 mol·L^{-1} NH$_4$Cl 缓冲溶液的 pH。

解:此缓冲对的弱酸是 NH$_4^+$,它的标准解离常数为

$$K_a^\ominus(NH_4^+) = \frac{K_w^\ominus}{K_b^\ominus(NH_3)} = \frac{1.0 \times 10^{-14}}{1.8 \times 10^{-5}} = 5.6 \times 10^{-10}$$

根据式(1-5-20),缓冲溶液 pH 为

$$pH = pK_a^\ominus(NH_4^+) + \lg\frac{c(NH_3)}{c(NH_4^+)}$$

$$= -\lg 5.6 \times 10^{-10} + \lg\frac{0.10}{0.010} = 10.26$$

三、影响缓冲溶液缓冲能力的因素

任何缓冲溶液的缓冲能力都是有限的,只有在其中加入少量强酸或强碱时,它才能起缓冲作用。若加入大量强酸或强碱,缓冲溶液 pH 就会发生较大变化。

理论推导和实验都表明,HB–B⁻ 缓冲溶液的缓冲能力与缓冲溶液的总浓度 $[c(HB)+c(B^-)]$ 和缓冲比 $[c(B^-)/c(HB)]$ 有关。当缓冲溶液的缓冲比相同时,总浓度越大,缓冲溶液的缓冲能力就越大。而当缓冲溶液的总浓度相同时,缓冲比越接近 1,缓冲溶液的缓冲能力就越大。

当缓冲溶液的总浓度一定时,弱酸的浓度与其共轭碱的浓度相差越大,缓冲溶液的缓冲能力就越小。当弱酸的浓度与其共轭碱的浓度相差 10 倍以上,即缓冲比小于 0.1 或大于 10 时,缓冲溶液的缓冲能力很小,可以认为没有缓冲能力。因此,只有当缓冲比在 0.1～10 范围内,缓冲溶液才能发挥缓冲作用。通常把缓冲溶液能发挥缓冲作用(缓冲比为 0.1～10)的 pH 范围称为缓冲范围。由式(1–5–20),可推导出 HB–B⁻ 缓冲溶液的缓冲范围为

$$pH = pK_a^{\ominus}(HB) \pm 1 \qquad\qquad (1-5-22)$$

利用式(1–5–22),可以计算出任意缓冲溶液的缓冲范围。例如,$pK_a^{\ominus}(HAc)=4.74$,则 HAc–NaAc 缓冲溶液的缓冲范围为 3.74～5.74。

四、缓冲溶液的选择与配制

在实际工作中,常常需要配制一定 pH 的缓冲溶液。配制缓冲溶液可按下列原则和步骤进行:

(1) 选择合适的缓冲对,使所配制的缓冲溶液 pH 在所选择的缓冲对的缓冲范围内,且尽量接近弱酸的 $pK_a^{\ominus}$,使缓冲溶液具有较大的缓冲能力。例如,配制 pH＝5.0 的缓冲溶液,可选择 HAc–Ac⁻ 缓冲对。

(2) 缓冲溶液的总浓度要适当,总浓度太低,缓冲能力太小。在实际应用中,总浓度一般控制在 0.05～0.2 mol·L⁻¹。

(3) 所选择的缓冲对不能与反应物或生成物发生作用,药用缓冲溶液还必须考虑是否有毒性等。例如,硼酸–硼酸盐缓冲对有毒,不能用作注射液或口服液的缓冲溶液。

(4) 选定缓冲对后,根据式(1–5–20)或式(1–5–21)计算出所需共轭酸、碱的物质的量。为方便计算和配制,常常使用相同浓度的共轭酸、碱溶液。

(5) 根据计算结果把共轭酸、碱溶液混合,就可配制成一定体积所需 pH 的缓冲溶液。若要求精确配制时,可用 pH 计或精密 pH 试纸对所配制缓冲溶液的 pH 进行校正。

一些广泛使用的缓冲溶液在有关的化学手册中均可查到,使用时可按手册配方配制。

五、缓冲溶液在医学上的意义

缓冲溶液在医学上具有很重要的意义。人体内各种体液必须保持在一定的 pH 范围内，表 1−5−2 列出一些体液的 pH。

表 1−5−2　一些体液的 pH

体　液	pH	体　液	pH
胃液	0.9～1.5	脊椎液	7.3～7.5
唾液	6.6～7.1	血液	7.35～7.45
乳汁	6.6～7.6	尿液	4.8～8.4

人体体液的 pH 之所以能维持在一定范围内，是由于体液中存在着各种缓冲对。下面主要讨论血液中缓冲对的缓冲作用。

血液是由血浆和血细胞两部分组成。血浆是血液中呈黄色的液体部分，血细胞是血液中呈红色的有形部分。血浆中 $90\%\sim92\%$ 为水，$8\%\sim10\%$ 为溶质，溶质为蛋白质、无机盐和非蛋白有机物。

血液中存在着许多缓冲对，在血浆中主要有 $H_2CO_3 - NaHCO_3$，$NaH_2PO_4 - Na_2HPO_4$，血浆蛋白−血浆蛋白盐等；在血细胞内液中主要有 HHb（血红蛋白）−KHb，$HHbO_2$（氧合血红蛋白）−$KHbO_2$，$H_2CO_3 - KHCO_3$，$KH_2PO_4 - K_2HPO_4$ 等。人体体内代谢生成或摄入的非挥发性酸（如磷酸、硫酸、乳酸、丙酮酸等）和碱（如柠檬酸盐、乳酸盐、酒石酸盐等）可被所有的缓冲对缓冲，但缓冲作用最大的是 $H_2CO_3 - HCO_3^-$ 缓冲对；而挥发酸（碳酸）可由 $H_2PO_4^- - HPO_4^{2-}$、蛋白质−蛋白盐缓冲对缓冲。

在血液中，$H_2CO_3 - HCO_3^-$ 缓冲对存在如下解离平衡：

$$CO_2（溶解）+ H_2O \rightleftharpoons H_2CO_3 \rightleftharpoons H^+ + HCO_3^-$$

正常人血液中 $\dfrac{c(HCO_3^-)}{c(H_2CO_3)} = 20$（$H_2CO_3$ 的浓度实际上绝大部分是溶解的 CO_2 的浓度），37 ℃ 时校正后的 H_2CO_3 的 $pK'_{a1} = 6.10$，血液 pH 为

$$pH = pK'_{a1} + \lg \frac{c(HCO_3^-)}{c(H_2CO_3)} = 6.10 + \lg 20 = 7.40$$

计算表明，只要 $NaHCO_3$ 与 H_2CO_3 的浓度之比保持为 20/1，血液 pH 即可维持在 7.40。

当酸性较强的非挥发性酸进入血液时，主要由 HCO_3^- 起抗酸作用，HCO_3^- 与非挥发酸解离出的 H_3O^+ 结合生成 H_2CO_3，使上述解离平衡逆向移动，生成的 H_2CO_3 被血液带到肺部并以 CO_2 的形式排出体外，而损失的 HCO_3^- 则由肾的调节得到补充，因此比值 $c(HCO_3^-)/c(H_2CO_3)$ 基本不变，血液 pH 也基本保持恒定。由于血液中的 $NaHCO_3$ 在一定程度上可代表血液对非挥发性酸的缓冲能力，故习惯上把 $NaHCO_3$ 称为碱储。

当碱性物质进入血液时,血浆中的 H_3O^+ 与碱解离产生的 OH^- 结合生成 H_2O,上述解离平衡正向移动以补充消耗的 H_3O^+,减少的 H_2CO_3 可由肺控制对 CO_2 的呼出量来补偿,而增多的 HCO_3^- 则由肾排出体外,从而使血液 pH 基本保持恒定。

总之,由于血液中各种缓冲对的缓冲作用和机体的肺、肾的调节作用,正常人血液 pH 才得以维持在 7.35～7.45 这一狭小范围内。如果机体某一调节作用出现障碍,体内蓄积的酸过多,血液 pH 就会低于 7.35,出现酸中毒症状;而当体内蓄积的碱过多时,血液 pH 就会高于 7.45,出现碱中毒症状。若出现上述两种现象,严重时都可危及人的生命。

第五节　难溶强电解质的沉淀−溶解平衡

在含有难溶强电解质固体的饱和溶液中,存在着难溶强电解质固体与它溶解产生的阳离子和阴离子之间的多相平衡,称为沉淀−溶解平衡。

一、难溶强电解质的标准溶度积常数

实际上,在水中绝对不溶解的物质是没有的。通常把溶解度小于 $0.1\ g \cdot L^{-1}$ 的物质称为难溶物质;溶解度在 $0.1\sim 1\ g \cdot L^{-1}$ 的物质称为微溶物质;溶解度大于 $1\ g \cdot L^{-1}$ 的物质称为可溶物质。

难溶强电解质在水中的溶解度虽然很小,但溶解部分是完全解离的,溶液中不存在未解离的强电解质分子。在讨论难溶强电解质的沉淀−溶解平衡时,通常用其饱和溶液的浓度来表示其溶解度。

在一定温度下,把难溶强电解质 $M_{\nu_+} A_{\nu_-}$ 固体放入水中,水分子的正极与固体表面上的阴离子 A^{z-} 相互吸引,而水分子的负极与固体表面上的阳离子 M^{z+} 相互吸引,削弱了 M^{z+} 与 A^{z-} 之间的静电作用,使得表面上的一部分 M^{z+} 和 A^{z-} 脱离固体以水合离子的形式进入溶液,这种过程称为溶解。另一方面,溶液中的水合阳离子 M^{z+} 和水合阴离子 A^{z-} 处于无规则运动,当阳离子或阴离子碰撞到固体表面时,受到固体表面上 M^{z+} 或 A^{z-} 的吸引,又有一部分会重新回到固体表面上,这种过程称为沉淀。难溶强电解质 $M_{\nu_+} A_{\nu_-}$ 固体的溶解过程与沉淀过程如图 1−5−1 所示。

难溶强电解质的溶解过程和沉淀过程是两个相反的过程。开始时,溶液中 M^{z+} 和 A^{z-} 浓度很小,溶解速率大于沉淀速率,这时溶液是不饱和的。随着溶解过程的进行,溶液中 M^{z+} 和 A^{z-} 浓度逐渐增大,使 M^{z+} 和 A^{z-} 回到晶体表面的机会增大,沉淀速率逐渐增大。当溶解速率等于沉淀速率时,就达到了沉淀−溶解平衡,此时的溶液为难溶强电解质的饱和溶液。此时,虽然溶解过程和沉淀过程仍在进行,但溶液中难溶强电解质的阳离子和阴离子的浓度不再改变,未溶解的 $M_{\nu_+} A_{\nu_-}$ 固体与溶液中的 M^{z+} 和 A^{z-} 建立了下述多相平衡:

E−05−04
动画:难溶强电解质的沉淀−溶解平衡

$$M_{\nu_+}A_{\nu_-}(s) \Longrightarrow \nu_+M^{z+}(aq) + \nu_-A^{z-}(aq)$$

式中：ν_+ 和 ν_- 分别为阳离子和阴离子的化学计量数；z_+ 和 z_- 分别为阳离子和阴离子的电荷数。

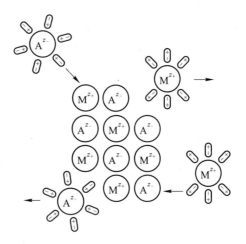

图 1−5−1　难溶强电解质的溶解过程与沉淀过程

上述难溶强电解质的沉淀−溶解反应的标准平衡常数表达式为

$$K_{sp}^{\ominus}(M_{\nu_+}A_{\nu_-}) = [c_{eq}(M^{z+})]^{\nu_+} \cdot [c_{eq}(A^{z-})]^{\nu_-} \qquad (1-5-23)$$

式中：$K_{sp}^{\ominus}(M_{\nu_+}A_{\nu_-})$ 是难溶强电解质 $M_{\nu_+}A_{\nu_-}$ 的沉淀−溶解反应的标准平衡常数，称为标准溶度积常数；$c_{eq}(M^{z+})$ 和 $c_{eq}(A^{z-})$ 分别为 M^{z+} 和 A^{z-} 的平衡浓度。

式(1−5−23)表明，在一定温度下，难溶强电解质饱和溶液中阳离子浓度与阴离子的浓度各以其化学计量数为指数的幂的乘积为一常数。

难溶强电解质的标准溶度积常数是表征难溶强电解质的溶解能力的特征常数，它只与温度有关，而与电解质离子的浓度无关。某些难溶强电解质在 298.15 K 时的标准溶度积常数列于附录四中。

二、难溶强电解质的标准溶度积常数与其溶解度的关系

难溶强电解质的标准溶度积常数和溶解度都可以表征难溶强电解质的溶解能力，它们是两个既有联系而又不同的概念。难溶强电解质的标准溶度积常数是指在一定温度下，难溶强电解质饱和溶液中阳离子浓度与阴离子浓度各以其化学计量数为指数的幂的乘积；而难溶强电解质的溶解度是指在一定温度下，难溶强电解质饱和溶液的浓度。难溶强电解质的标准溶度积常数与溶解度之间存在着简单的定量关系，它们之间可以相互换算。

在一定温度下，难溶强电解质 $M_{\nu_+}A_{\nu_-}$ 在水溶液中达到沉淀−溶解平衡：

$$M_{\nu_+}A_{\nu_-}(s) \Longrightarrow \nu_+M^{z+}(aq) + \nu_-A^{z-}(aq)$$

如果该温度下 $M_{\nu_+}A_{\nu_-}$ 在水中的溶解度为 s，则 $c_{eq}(M^{z+})=\nu_+s$，$c_{eq}(A^{z-})=\nu_-s$。因

此，难溶强电解质 $M_{\nu_+} A_{\nu_-}$ 的标准溶度积常数与其溶解度之间的关系为

$$K_{sp}^{\ominus}(M_{\nu_+} A_{\nu_-}) = (\nu_+ s)^{\nu_+} \cdot (\nu_- s)^{\nu_-} = (\nu_+)^{\nu_+} \cdot (\nu_-)^{\nu_-} \cdot s^{\nu_+ + \nu_-} \tag{1-5-24}$$

利用式(1−5−24)，由难溶强电解质的溶解度可以求算难溶强电解质的标准溶度积常数。

例 1−5−10　25 ℃ 时，$BaSO_4$ 的溶解度为 1.05×10^{-5} mol·L^{-1}，计算该温度下 $BaSO_4$ 的标准溶度积常数。

解：根据式(1−5−24)，25 ℃ 时 $BaSO_4$ 的标准溶度积常数为

$$K_{sp}^{\ominus}(BaSO_4) = s^2 = (1.05 \times 10^{-5})^2 = 1.10 \times 10^{-10}$$

由式(1−5−24)，可得到难溶强电解质的溶解度与其标准溶度积常数的关系为

$$s = \sqrt[\nu_+ + \nu_-]{\frac{K_{sp}^{\ominus}(M_{\nu_+} A_{\nu_-})}{(\nu_+)^{\nu_+} \cdot (\nu_-)^{\nu_-}}} \tag{1-5-25}$$

利用式(1−5−25)，由难溶强电解质的标准溶度积常数可以计算难溶强电解质的溶解度。

例 1−5−11　已知 25 ℃ 时，$Mg(OH)_2$ 的标准溶度积常数 $K_{sp}^{\ominus} = 5.1 \times 10^{-12}$，计算该温度下 $Mg(OH)_2$ 的溶解度。

解：根据式(1−5−25)，25 ℃ 时，$Mg(OH)_2$ 的溶解度为

$$s[Mg(OH)_2] = \sqrt[3]{\frac{K_{sp}^{\ominus}[Mg(OH)_2]}{2^2 \times 1}}$$

$$= \sqrt[3]{\frac{5.1 \times 10^{-12}}{4}} \text{ mol·L}^{-1} = 1.1 \times 10^{-4} \text{ mol·L}^{-1}$$

难溶强电解质的溶解度与其标准溶度积常数有关，由式(1−5−25)可以看出，对于同类型的难溶强电解质，标准溶度积常数越大，其溶解度也越大。但对于不同类型的难溶强电解质，不能直接利用标准溶度积常数来比较溶解度的大小，必须通过计算进行比较。

例 1−5−12　25 ℃ 时，$K_{sp}^{\ominus}(AgCl) = 1.8 \times 10^{-10}$，$K_{sp}^{\ominus}(Ag_2CrO_4) = 1.1 \times 10^{-12}$。通过计算说明上述两种银盐中，哪一种在水中溶解度较大？

解：根据式(1−5−25)，$AgCl$ 的溶解度为

$$s(AgCl) = \sqrt{K_{sp}^{\ominus}(AgCl)}$$

$$= \sqrt{1.8 \times 10^{-10}} \text{ mol·L}^{-1} = 1.3 \times 10^{-5} \text{ mol·L}^{-1}$$

根据式(1−5−25)，Ag_2CrO_4 的溶解度为

$$s(Ag_2CrO_4) = \sqrt[3]{K_{sp}^{\ominus}(Ag_2CrO_4)/4}$$

$$= \sqrt[3]{1.1 \times 10^{-12}/4} \text{ mol·L}^{-1} = 6.5 \times 10^{-5} \text{ mol·L}^{-1}$$

计算结果表明 $s(Ag_2CrO_4) > s(AgCl)$，因此 Ag_2CrO_4 在水中的溶解度比 $AgCl$ 要大。

三、溶度积规则

利用难溶强电解质的沉淀−溶解反应的反应商和难溶强电解质的标准溶度积常数，

可以判断沉淀−溶解反应的方向。对于难溶强电解质的沉淀−溶解反应：

$$M_{\nu_+} A_{\nu_-}(s) \rightleftharpoons \nu_+ M^{z+}(aq) + \nu_- A^{z-}(aq)$$

其反应商为

$$J = [c(M^{z+})]^{\nu_+} \cdot [c(A^{z-})]^{\nu_-}$$

式中：$c(M^{z+})$ 为 M^{z+} 的浓度；$c(A^{z-})$ 为 A^{z-} 的浓度。

当 $K_{sp}^{\ominus} > J$ 时，难溶强电解质的沉淀−溶解反应正向进行，没有沉淀析出，若溶液中有难溶强电解质固体存在，则固体溶解，直至 $K_{sp}^{\ominus} = J$ 时重新达到沉淀−溶解平衡。

当 $K_{sp}^{\ominus} = J$ 时，难溶强电解质的沉淀−溶解反应处于平衡状态，此时的溶液是饱和溶液，没有难溶强电解质沉淀析出。

当 $K_{sp}^{\ominus} < J$ 时，难溶强电解质的沉淀−溶解反应逆向进行，有难溶强电解质沉淀析出，直至 $K_{sp}^{\ominus} = J$ 时重新达到沉淀−溶解平衡。

上述难溶强电解质的沉淀−溶解反应方向的判据，也称溶度积规则。利用溶度积规则，可以判断难溶强电解质沉淀的生成或溶解。

四、沉淀的生成

根据溶度积规则，如果 $J > K_{sp}^{\ominus}$，就会有难溶强电解质的沉淀生成。

例 1−5−13　25 ℃ 时，$K_{sp}^{\ominus}(BaSO_4) = 1.1 \times 10^{-10}$，将 30 mL 0.040 mol·L^{-1} Na$_2$SO$_4$ 溶液与 10 mL 0.010 mol·L^{-1} BaCl$_2$ 溶液混合，能否有 BaSO$_4$ 沉淀生成？

解：两种溶液混合后，Ba^{2+} 和 SO$_4^{2-}$ 的浓度分别为

$$c(SO_4^{2-}) = \frac{0.040 \text{ mol·L}^{-1} \times 30 \text{ mL}}{10 \text{ mL} + 30 \text{ mL}} = 3.0 \times 10^{-2} \text{ mol·L}^{-1}$$

$$c(Ba^{2+}) = \frac{0.010 \text{ mol·L}^{-1} \times 10 \text{ mL}}{10 \text{ mL} + 30 \text{ mL}} = 2.5 \times 10^{-3} \text{ mol·L}^{-1}$$

该沉淀−溶解反应的反应商为

$$J = c(Ba^{2+}) \cdot c(SO_4^{2-})$$
$$= 2.5 \times 10^{-3} \times 3.0 \times 10^{-2} = 7.5 \times 10^{-5} > 1.1 \times 10^{-10}$$

由于 $J > K_{sp}^{\ominus}(BaSO_4)$，因此两种溶液混合后有 BaSO$_4$ 沉淀生成。

五、沉淀的溶解

根据溶度积规则，在含有难溶强电解质沉淀的饱和溶液中，如果能降低难溶强电解质的阳离子浓度或阴离子的浓度，使 $J < K_{sp}^{\ominus}$，则沉淀就会溶解。

降低难溶强电解质离子浓度的方法有生成弱电解质、发生氧化还原反应和生成配离子等。

（一）生成弱电解质使沉淀溶解

在含有难溶强电解质沉淀的饱和溶液中加入某种易溶强电解质，它能与难溶强电解质的阳离子或阴离子生成弱电解质，使 $J < K_{sp}^{\ominus}$，则难溶强电解质的沉淀−溶解平衡向溶解方向移动，导致沉淀溶解。

难溶于水的金属氢氧化物[如 $Zn(OH)_2$，$Fe(OH)_3$，$Cu(OH)_2$ 等]都能溶于酸溶液，这是由于酸解离出的 H_3O^+ 与难溶金属氢氧化物溶解产生的 OH^- 生成弱电解质 H_2O，降低了 OH^- 浓度，使 $J < K_{sp}^{\ominus}$，沉淀−溶解平衡向金属氢氧化物沉淀溶解方向移动。上述难溶金属氢氧化物的溶解过程可以表示为

$$M(OH)_z(s) \rightleftharpoons M^{z+}(aq) + zOH^-(aq)$$
$$+$$
$$zHCl(aq) + zH_2O(l) \rightleftharpoons zCl^-(aq) + zH_3O^+(aq)$$
$$\Updownarrow$$
$$2zH_2O(l)$$

如果加入足量的酸，难溶金属氢氧化物将完全溶解。

　　难溶于水的弱酸盐能溶于强酸溶液，也是由于强酸解离出的 H_3O^+ 与难溶强电解质溶解产生的弱酸根离子生成难解离的弱酸分子，降低了弱酸根离子的浓度，使 $J < K_{sp}^{\ominus}$，弱酸盐的沉淀−溶解平衡向沉淀溶解方向移动。例如，CaC_2O_4 沉淀溶于 HCl 溶液的过程可表示为

$$CaC_2O_4(s) \rightleftharpoons Ca^{2+}(aq) + C_2O_4^{2-}(aq)$$
$$+$$
$$2HCl(aq) + 2H_2O(l) \rightleftharpoons 2Cl^-(aq) + 2H_3O^+(aq)$$
$$\Updownarrow$$
$$H_2C_2O_4(aq) + 2H_2O(l)$$

（二）发生氧化还原反应使沉淀溶解

　　在含有难溶强电解质沉淀的饱和溶液中加入氧化剂或还原剂，它们与难溶电解质的阳离子或阴离子发生氧化还原反应，降低了阳离子或阴离子的浓度，使 $J < K_{sp}^{\ominus}$，导致难溶强电解质的沉淀−溶解平衡向沉淀溶解的方向移动。

　　标准溶度积常数很小的金属硫化物（如 CuS，PbS 等）难溶于水，也难溶于盐酸，但可溶于硝酸溶液中。这是由于难溶金属硫化物溶解产生的 S^{2-} 被 HNO_3 氧化，使溶液中的 S^{2-} 浓度降低，致使 $J < K_{sp}^{\ominus}$，导致沉淀溶解。CuS 沉淀溶于硝酸溶液的反应式为

$$3CuS + 8HNO_3 \rightleftharpoons 3Cu(NO_3)_2 + 3S\downarrow + 2NO\uparrow + 4H_2O$$

（三）生成配离子使沉淀溶解

　　在含有难溶强电解质沉淀的饱和溶液中加入配体或金属离子，配体与难溶强电解质的阳离子或金属离子与难溶强电解质的阴离子生成配离子，使难溶强电解质的阳离子浓度或阴离子浓度降低，致使 $J < K_{sp}^{\ominus}$，难溶强电解质的沉淀−溶解平衡向沉淀溶解方向移动，导致难溶电解质沉淀溶解。

　　例如，在含有 AgCl 沉淀的饱和溶液中加入氨水，NH_3 与 Ag^+ 生成配离子 $[Ag(NH_3)_2]^+$，使 Ag^+ 浓度降低，致使 $J < K_{sp}^{\ominus}$，因此 AgCl 沉淀溶解。AgCl 沉淀溶于氨水的反应可表示为

$$AgCl(s) \Longrightarrow Ag^+(aq) + Cl^-(aq)$$
$$+$$
$$2\,NH_3(aq)$$
$$\Updownarrow$$
$$[Ag(NH_3)_2]^+(aq)$$

六、同离子效应和盐效应对难溶强电解质溶解度的影响

(一)同离子效应对难溶强电解质溶解度的影响

在难溶强电解质 $M_{\nu_+}A_{\nu_-}$ 的饱和溶液中加入与其含有相同离子 M^{z+} 或 A^{z-} 的易溶强电解质,溶液中 M^{z+} 浓度或 A^{z-} 浓度增大,使 $J > K_{sp}^{\ominus}$,沉淀-溶解平衡向生成 $M_{\nu_+}A_{\nu_-}$ 沉淀的方向移动,生成 $M_{\nu_+}A_{\nu_-}$ 沉淀,降低了 $M_{\nu_+}A_{\nu_-}$ 的溶解度,当 $J = K_{sp}^{\ominus}$ 时,重新达到沉淀-溶解平衡。这种在难溶强电解质饱和溶液中加入与其含有相同离子的易溶强电解质,使难溶强电解质的溶解度降低的现象也称为同离子效应。

例 1-5-14 25 ℃ 时,CaF_2 的标准溶度积常数为 1.5×10^{-10}。请计算:

(1) CaF_2 在纯水中的溶解度;

(2) CaF_2 在 $0.010\ mol \cdot L^{-1}$ NaF 溶液中的溶解度;

(3) CaF_2 在 $0.010\ mol \cdot L^{-1}$ $CaCl_2$ 溶液中的溶解度。

解:CaF_2 在水中的沉淀-溶解反应为

$$CaF_2(s) \Longrightarrow Ca^{2+}(aq) + 2F^-(aq)$$

(1) CaF_2 在水中的溶解度为

$$s_1 = \sqrt[3]{\frac{K_{sp}^{\ominus}(CaF_2)}{4}} = \sqrt[3]{\frac{1.5 \times 10^{-10}}{4}}\ mol \cdot L^{-1} = 3.3 \times 10^{-4}\ mol \cdot L^{-1}$$

(2) 若 CaF_2 在 $0.010\ mol \cdot L^{-1}$ NaF 溶液中的溶解度为 s_2,则 $c_{eq}(Ca^{2+}) = s_2$,$c_{eq}(F^-) = 0.010\ mol \cdot L^{-1} + 2s_2 \approx 0.010\ mol \cdot L^{-1}$。$CaF_2$ 在 $0.010\ mol \cdot L^{-1}$ NaF 溶液中的溶解度为

$$s_2 = c_{eq}(Ca^{2+}) = \frac{K_{sp}^{\ominus}(CaF_2)}{[c_{eq}(F^-)]^2} = \frac{1.5 \times 10^{-10}}{(0.010)^2}\ mol \cdot L^{-1} = 1.5 \times 10^{-6}\ mol \cdot L^{-1}$$

(3) 若 CaF_2 在 $0.010\ mol \cdot L^{-1}$ $CaCl_2$ 溶液中的溶解度为 s_3,则 $c_{eq}(F^-) = 2s_3$,$c_{eq}(Ca^{2+}) = 0.010\ mol \cdot L^{-1} + s_3 \approx 0.010\ mol \cdot L^{-1}$。$CaF_2$ 在 $0.010\ mol \cdot L^{-1}$ $CaCl_2$ 溶液中的溶解度为

$$s_3 = \frac{c_{eq}(F^-)}{2} = \frac{1}{2} \times \sqrt{\frac{K_{sp}^{\ominus}(CaF_2)}{c_{eq}(Ca^{2+})}}$$

$$= \frac{1}{2} \times \sqrt{\frac{1.5 \times 10^{-10}}{0.010}}\ mol \cdot L^{-1} = 6.1 \times 10^{-5}\ mol \cdot L^{-1}$$

例 1-5-14 表明,由于同离子效应的影响,CaF_2 在 $CaCl_2$ 溶液和 NaF 溶液中的溶解度都比在纯水中要小得多。而且还表明,若难溶强电解质溶解产生的阳离子的电荷数与阴离子的电荷数的绝对值不相等,那么增加电荷数绝对值小的那种离子的浓度,所产生的同离子效应则更大。

(二)盐效应对难溶强电解质溶解度的影响

在含有难溶强电解质沉淀的溶液中加入与其不含相同离子的易溶强电解质,将使

难溶强电解质的溶解度增大,这种现象也称为盐效应。这是由于加入易溶强电解质后,溶液中阳离子、阴离子的浓度增大,阳离子与阴离子之间的静电吸引作用增强。在难溶强电解质的阳离子周围有较多的易溶强电解质的阴离子,而在难溶强电解质的阴离子周围有较多的易溶强电解质的阳离子,难溶强电解质的阳离子和阴离子都受到了较强的牵制作用,使它们生成沉淀的速率减慢,难溶强电解质的溶解速率暂时大于沉淀速率,沉淀−溶解平衡向沉淀溶解的方向移动,致使难溶强电解质的溶解度增大。

在含有难溶强电解质沉淀的溶液中,加入与其含有相同离子的易溶强电解质,在产生同离子效应的同时,也能产生盐效应。因此在利用同离子效应降低难溶强电解质的溶解度时,沉淀试剂不能过量太多,一般过量 $20\%\sim50\%$ 即可,否则由于盐效应的影响,反而会使难溶强电解质的溶解度增大。

一般说来,盐效应对难溶强电解质的溶解度的影响要比同离子效应的影响小得多,因此在计算时可以不考虑盐效应。

七、沉淀−溶解平衡在医学上的应用

沉淀−溶解平衡在医学上的应用比较广泛,如人体内尿结石的形成,骨骼的形成及龋齿的产生,胃肠道造影剂 $BaSO_4$ 的制备及其在胃肠内的特点等,都与沉淀−溶解平衡有关。

E-05-05
知识扩展:
痛风

(一) 骨骼的形成与龋齿的产生

将含 Ca^{2+} 的溶液与含 PO_4^{3-} 的溶液混合后,可以生成以下三种物质:

$$Ca^{2+}+PO_4^{3-}+H_2O \longrightarrow \begin{cases} Ca_5(PO_4)_3OH(\text{羟基磷灰石}) \\ Ca_{10}(HPO_4)(PO_4)_6(\text{无定形磷酸钙}) \\ Ca_8(HPO_4)_2(PO_4)_4 \cdot 5H_2O(\text{磷酸八钙}) \end{cases}$$

在体温 37 ℃、pH 为 7.4 的生理条件下,羟基磷灰石是最稳定的。实验表明,在生理条件下,Ca^{2+} 与 PO_4^{3-} 反应,首先生成的是无定形磷酸钙沉淀,后转变化为磷酸八钙,最后转变成为羟基磷灰石。

生物体内的羟基磷灰石又称生物磷灰石,是组成人体骨骼的重要成分,骨骼中羟基磷灰石的质量分数为 $55\%\sim75\%$。骨骼中羟基磷灰石的形成,涉及了沉淀的生成和沉淀的转化原理。

人类口腔最常见的疾病——龋齿与沉淀−溶解反应密切相关。人类牙齿的牙釉质很坚硬,如果人们用餐后不注意口腔卫生,食物就会长期滞留在牙缝处,腐烂后滋生细菌,细菌代谢则产生有机酸类物质。这类酸性物质与牙釉质长期接触,致使牙釉质中的羟基磷灰石溶解:

$$Ca_5(PO_4)_3OH(s)+4H^+(aq) \Longrightarrow 5Ca^{2+}(aq)+3HPO_4^{2-}(aq)+H_2O(l)$$

长期发展下去,则产生龋齿。因此,龋齿的产生,本质上是羟基磷灰石溶于细菌代谢产生的有机酸中。为此,人们在生活中必须保持口腔卫生,经常刷牙,注意保护牙齿。

使用含氟牙膏可以预防龋齿,其基本原理是含氟牙膏中的氟离子与牙釉质中的羟基磷灰石发生沉淀转化反应生成氟磷灰石:

$$Ca_5(PO_4)_3OH(s) + F^-(aq) \Longleftrightarrow Ca_5(PO_4)_3F(s) + OH^-(aq)$$

氟磷灰石具有较强的抗酸能力，覆盖在牙釉质的表面，保护牙釉质不受酸的侵蚀，从而达到预防龋齿的目的。

(二) 尿结石的形成

尿是人体的体液通过肾排泄出来的物质。据分析，尿液中含有 Ca^{2+}，Mg^{2+}，$C_2O_4^{2-}$，PO_4^{3-}，NH_4^+，H^+，OH^- 等离子，这些离子可以形成尿结石。

在人体内，尿形成的第一步是进入肾的血在肾小球的组织内过滤，把蛋白质、细胞等大分子和"有形物质"滤掉，排出来的滤液就是原始的尿。这些尿经过一段细小管道进入膀胱，在这一段细小的管道中有时就会形成结石。

来自肾小球的滤液通常对草酸钙是过饱和的，即 $c_{eq}(Ca^{2+}) \cdot c_{eq}(C_2O_4^{2-}) > K_{sp}^{\ominus}(CaC_2O_4)$，由于在血液中有蛋白质这样的结晶抑制剂，血液黏度也比较大，所以草酸钙结晶难以形成。经过肾小球过滤后，蛋白质等大分子被去掉，黏度也降低，因此在进入肾小管之前或在管内会有 CaC_2O_4 结晶形成。这种现象在许多没有尿结石的人的尿液中也会发生，不过并不能形成大结石堵塞通道。如果这种 CaC_2O_4 小结晶在肾小管中停留时间短，并随尿液排出，则不会形成尿结石。有些人之所以形成结石，可能因为其尿中成石抑制物浓度较低或肾功能不好，导致滤液流动速率太慢，在肾小管内停留时间过长。因此，医学上常用加快排尿速率（降低滤液停留时间），加大排尿量（降低 Ca^{2+} 和 $C_2O_4^{2-}$ 的浓度）等方法来防治尿结石。生活中多饮水，也是防治尿结石的一种常用方法。

(三) 钡餐的制备

由于 X 射线不能透过钡离子，因此医学临床上可用钡盐作 X 射线造影剂，诊断肠胃道疾病。然而由于 Ba^{2+} 有毒，所以可溶性钡盐［如 $BaCl_2$，$Ba(NO_3)_2$ 等］不能用作造影剂。$BaCO_3$ 虽然难溶于水，但可溶解在胃酸中，因此也不能用作造影剂。$BaSO_4$ 既难溶于水，也难溶于胃酸，是一种较为理想的 X 射线造影剂。

制备 $BaSO_4$ 是以 $BaCl_2$ 和 Na_2SO_4 为原料，在热的 $BaCl_2$ 稀溶液中，缓慢加入 Na_2SO_4 溶液，发生下列反应：

$$BaCl_2(aq) + Na_2SO_4(aq) \Longrightarrow BaSO_4(s) + 2NaCl(aq)$$

当沉淀析出后，将沉淀和溶液放置一段时间，使沉淀的颗粒变大，过滤得到纯净的 $BaSO_4$ 晶体。医学临床上使用的硫酸钡造影剂，是由硫酸钡加适当的分散剂及矫味剂制成的干混悬剂，使用时加水调制成适当浓度的混悬液口服或灌肠。

E-05-06
知识扩展：
钟乳石和
石笋

📖 思考题和习题

1. 酸碱电离理论的酸碱是如何定义的？
2. 酸碱质子理论的酸碱是如何定义的？
3. 酸碱电子理论的酸碱是如何定义的？
4. 什么是共轭酸碱对？

5. 一元弱酸的标准解离常数 $K_a^\ominus$ 与它的共轭碱的标准解离常数 $K_b^\ominus$ 之间有什么关系?

6. 什么是水的离子积常数? 在纯水中加入少量酸或碱后,水的离子积常数是否发生改变?

7. 写出下列各分子酸或离子酸的共轭碱的化学式:

$$NH_4^+,\ HCl,\ H_2O,\ H_2PO_4^-,\ HCO_3^-$$

8. 写出下列各分子碱或离子碱的共轭酸的化学式:

$$H_2O,\ HS^-,\ HPO_4^{2-},\ NH_3,\ HSO_3^-$$

9. 根据酸碱质子理论,下列分子或离子中,哪些只是酸? 哪些只是碱? 哪些是酸碱两性物质?

$$HS^-,\ SO_3^{2-},\ HPO_4^{2-},\ NH_4^+,\ HAc,\ OH^-,\ H_2O,\ NO_3^-,\ HCl$$

10. 下列化合物中,哪些属于路易斯酸? 哪些属于路易斯碱?

$$AlCl_3,\ NH_3,\ KH,\ BeCl_2,\ Hg(NO_3)_2,\ H_3BO_3$$

11. 同离子效应和盐效应对弱酸和弱碱的解离度有何影响?

12. 什么是缓冲溶液? 缓冲作用的基本原理是什么?

13. 决定缓冲溶液 pH 的主要因素有哪些?

14. $HCOOH$,HAc 和 $ClCH_2COOH$ 三种酸的 $pK_a^\ominus$ 分别为 3.74,4.74 和 2.85。欲配制 pH 为 3.0 的缓冲溶液,选择哪种酸比较好?

15. 缓冲溶液的缓冲能力与哪些因素有关?

16. 什么是缓冲范围? 如何确定缓冲溶液的缓冲范围?

17. 什么是难溶强电解质的标准溶度积常数? 什么是难溶强电解质的溶解度? 两者之间有何定量关系?

18. 写出下列难溶强电解质的沉淀－溶解反应方程式及其标准溶度积常数表达式。

(1) CaC_2O_4 　　　　(2) $Ca_3(PO_4)_2$ 　　　　(3) $Al(OH)_3$
(4) Ag_3PO_4 　　　　(5) PbI_2 　　　　(6) $MgNH_4PO_4$

19. 是否可以根据难溶强电解质的标准溶度积常数的大小直接比较难溶强电解质在水中溶解度的大小?

20. 在内服药生产中,除去产品中的杂质 SO_4^{2-} 时严禁使用可溶性钡盐,这是因为 Ba^{2+} 对人有剧毒,致死量为 0.8 g。但是在医院进行肠胃造影时,却让患者服用 $BaSO_4$ (钡餐)。这是为什么?

21. 下列叙述是否正确? 并说明之。

(1) 标准溶度积常数大的难溶强电解质,其溶解度也一定大;

(2) 为了使某种离子沉淀完全,所加沉淀试剂越多,则该离子沉淀得越完全;

(3) 所谓沉淀完全,就是指溶液中这种离子的浓度为零;

(4) 含有多种可被沉淀剂沉淀的离子的溶液,当逐滴慢慢加入沉淀剂时,一定是浓度大的离子先沉淀。

22. 根据平衡移动原理,解释下列情况下 Ag_2CO_3 溶解度的变化。

(1) 加入 $AgNO_3$ 溶液;　　　　　　(2) 加入 HNO_3 溶液;

(3) 加入 Na_2CO_3 溶液;　　　　　　(4) 加入 NH_3 溶液。

23. 简述溶度积规则。

24. 在肾结石中 50% 是 $Ca_3(PO_4)_2$ 沉淀,对肾结石患者来说,医生总是建议多喝水,请简单解释原因。

25. 使难溶强电解质沉淀溶解的方法有哪些? 举例加以说明。

26. 麻黄素($C_{10}H_{15}ON$)是一种弱碱,$K_b^\ominus(C_{10}H_{15}ON)=1.4\times10^{-4}$,常用作鼻喷剂,以减轻充血症状。

(1) 写出麻黄碱的解离反应方程式;

(2) 计算麻黄碱的共轭酸的标准解离常数。

27. 把下列溶液的 H_3O^+ 浓度换算成 pH:

(1) 胃液中 H_3O^+ 浓度为 4.0×10^{-2} $mol\cdot L^{-1}$;

(2) 人体血液中 H_3O^+ 浓度为 4.0×10^{-8} $mol\cdot L^{-1}$;

(3) 人的泪液中 H_3O^+ 浓度为 3.2×10^{-8} $mol\cdot L^{-1}$。

28. 健康人血液的 pH 为 7.35～7.45,患某种疾病的人的血液 pH 可暂时降到 5.90,问此时血液中 H_3O^+ 浓度是健康人的多少倍?

29. 正常成人胃液的 pH 为 1.4,婴儿胃液的 pH 为 5.0。正常成人胃液中 H_3O^+ 浓度是婴儿胃液的多少倍?

30. 已知 H_3PO_4 的 $K_{a1}^\ominus=6.7\times10^{-3}$,$K_{a2}^\ominus=6.2\times10^{-8}$,$K_{a3}^\ominus=4.5\times10^{-13}$,计算 PO_4^{3-} 的 $K_{b1}^\ominus$、$K_{b2}^\ominus$ 和 $K_{b3}^\ominus$。

31. 计算下列溶液的 pH:

(1) 0.10 $mol\cdot L^{-1}$ NaAc 溶液;

(2) 0.10 $mol\cdot L^{-1}$ NH_4Cl 溶液;

(3) 0.10 $mol\cdot L^{-1}$ $H_2C_2O_4$ 溶液;

(4) 0.10 $mol\cdot L^{-1}$ Na_2CO_3 溶液;

(5) 0.10 $mol\cdot L^{-1}$ $NaHSO_3$ 溶液。

32. 25 ℃时,0.016 $mol\cdot L^{-1}$ 对甲基苯胺溶液的 pH 为 8.60,计算 25 ℃时,对甲基苯胺的标准解离常数 $K_b^\ominus$。

33. 解热镇痛药阿司匹林(乙酰水杨酸)是一元弱酸,其结构式为

$$\text{COOH} \atop \text{OCOCH}_3$$

已知 $pK_a^\ominus=3.50$,服用后以未解离的分子在胃中吸收。如果患者先吃了调节胃液酸度的药物,使胃液的 pH 保持在 2.95,此时再吃两片阿司匹林(共含 0.65 g 阿司匹林)。假如服后阿司匹林立即溶解,且不改变胃液的 pH,未解离的分子可完全被胃液吸收。

问此时能被吸收的阿司匹林有多少克?

34. 在人的血液和尿液中都含有 $H_2PO_4^- - HPO_4^{2-}$ 缓冲对,已知正常人血液和尿液中缓冲比 $c(HPO_4^{2-})/c(H_2PO_4^-)$ 分别为 4/1 和 1/9,$H_2PO_4^-$ 的 $pK'_a = 6.80$(考虑了其他因素的影响校正后的数值),计算该血液和尿液的 pH。

35. 血浆中 H_2CO_3 和 HCO_3^- 的总浓度为 2.52×10^{-2} mol·L^{-1}。已知 37 ℃ 时 H_2CO_3 的 $pK'_{a1} = 6.10$(考虑了温度及其他因素的影响校正后的数值),血液 pH 为 7.40。计算 37 ℃ 时血浆中 $c(HCO_3^-)/c(H_2CO_3)$,$c(HCO_3^-)$ 和 $c(H_2CO_3)$。

36. 由一元弱酸 HB($K_a^\ominus = 5.0 \times 10^{-6}$) 和它的共轭碱 B^- 组成的缓冲溶液中,HB 的浓度为 0.25 mol·L^{-1},若在 100 mL 此缓冲溶液中加入 5.0 mmol NaOH 固体,溶液的 pH 变成 5.60。计算加入 NaOH 固体前溶液中共轭碱 B^- 的浓度。

37. 配制 1.0 L pH=10.0 的 $NH_3 - NH_4Cl$ 缓冲溶液,用去 350 mL 15 mol·L^{-1} NH_3 溶液,已知 $K_b^\ominus(NH_3) = 1.8 \times 10^{-5}$,问需加入氯化铵多少克?

38. 已知 25 ℃ 时,$K_b^\ominus(NH_3) = 1.8 \times 10^{-5}$,$K_a^\ominus(HAc) = 1.8 \times 10^{-5}$,$K_a^\ominus(HCOOH) = 1.8 \times 10^{-4}$,计算下列缓冲溶液的缓冲范围:

(1) $NH_4Cl - NH_3$ 溶液;

(2) $HAc - NaAc$ 溶液;

(3) $HCOOH - HCOONa$ 溶液。

39. 3 位住院患者血浆中 HCO_3^- 和 H_2CO_3 浓度的化验报告如下:

甲:$c(HCO_3^-) = 24.0$ mmol·L^{-1},$c(H_2CO_3) = 1.20$ mmol·L^{-1}

乙:$c(HCO_3^-) = 21.6$ mmol·L^{-1},$c(H_2CO_3) = 1.35$ mmol·L^{-1}

丙:$c(HCO_3^-) = 56.0$ mmol·L^{-1},$c(H_2CO_3) = 1.40$ mmol·L^{-1}

已知在血浆中校正后的 H_2CO_3 的 $pK'_{a1} = 6.10$。计算此 3 位患者血液的 pH,并判断谁属正常,谁属酸中毒,谁属碱中毒?

40. 已知 25 ℃ 时 $Mg(OH)_2$ 的标准溶度积常数 $K_{sp}^\ominus[Mg(OH)_2] = 5.1 \times 10^{-12}$。计算:

(1) $Mg(OH)_2$ 在水中的溶解度;

(2) $Mg(OH)_2$ 饱和溶液中的 Mg^{2+} 浓度、OH^- 浓度和溶液 pH;

(3) $Mg(OH)_2$ 在 0.010 mol·L^{-1} NaOH 溶液中的溶解度;

(4) $Mg(OH)_2$ 在 0.010 mol·L^{-1} $MgCl_2$ 溶液中的溶解度。

41. 25 ℃ 时 PbI_2 和 $BaCrO_4$ 在水中的溶解度分别为 0.60 g·L^{-1} 和 2.8×10^{-3} g·L^{-1},计算该温度下 PbI_2 和 $BaCrO_4$ 的标准溶度积常数。

42. AgCl 的标准溶度积常数比 Ag_2CrO_4 的标准溶度积常数大,通过计算说明 AgCl 在水中的溶解度是否也比 Ag_2CrO_4 在水中的溶解度大?

43. 大约 50% 的肾结石是 $Ca_3(PO_4)_2$ 沉淀,正常人每天排尿量为 1.4 L,其中约含 0.10 g Ca^{2+},为了不使尿液中形成 $Ca_3(PO_4)_2$ 沉淀,其中 PO_4^{3-} 的最高浓度为多少?

44. 将 40 mL 0.10 mol·L^{-1} $AgNO_3$ 溶液与 10 mL 0.15 mol·L^{-1} NaBr 溶液混合,计算溶液中 Ag^+ 和 Br^- 的浓度。

45. 310 K 时,人体血浆中铁离子的总浓度约为 5.0×10^{-5} mol·L^{-1}, $K_{sp}^{\ominus}[Fe(OH)_3] = 2.8 \times 10^{-39}$,假定 $K_w^{\ominus} = 1.0 \times 10^{-14}$,计算使 99% Fe^{3+} 沉淀的溶液 pH。请讨论在 pH 为 7.40 时,血浆中铁离子的存在状态。

46. 25 ℃ 时,$K_{sp}^{\ominus}[Ni(OH)_2] = 5.0 \times 10^{-16}$, $K_{sp}^{\ominus}[Fe(OH)_3] = 2.8 \times 10^{-39}$。在一混合溶液中,$Ni^{2+}$ 和 Fe^{3+} 的浓度分别为 0.20 mol·L^{-1} 和 0.30 mol·L^{-1},若通过向混合溶液中滴加 NaOH 溶液(忽略溶液体积的变化)分离这两种离子,溶液 pH 应控制在什么范围内?

47. 25 ℃ 时,某溶液中含有 Cl^- 和 CrO_4^{2-},它们的浓度分别是 0.10 mol·L^{-1} 和 0.0010 mol·L^{-1}。通过计算说明,逐滴加入 $AgNO_3$ 溶液,哪一种沉淀首先析出? 当第二种沉淀析出时,先沉淀的那种离子是否已经沉淀完全(忽略滴加 $AgNO_3$ 溶液时体积的变化)?

48. 人的牙齿表面有一层釉质,其组成为羟基磷灰石 $Ca_5(PO_4)_3OH$($K_{sp}^{\ominus} = 6.8 \times 10^{-37}$)。为了防止蛀牙,人们常使用加氟牙膏,牙膏中的氟化物可使羟基磷灰石转化为氟磷灰石 $Ca_5(PO_4)_3F$($K_{sp}^{\ominus} = 1.0 \times 10^{-60}$)。写出羟基磷灰石转化为氟磷灰石的离子方程式,并计算出该沉淀转化反应的标准平衡常数。

第六章　氧化还原反应与电极电势

　　根据化学反应中反应物的组成元素的氧化数是否发生变化进行分类,化学反应可分为氧化还原反应和非氧化还原反应。在氧化还原反应中反应物的组成元素的氧化数发生了变化,如煤和石油的燃烧、矿石冶炼、金属腐蚀、高锰酸钾的消毒作用等都属于氧化还原反应。

　　人类生命活动所需要的能量主要来源于营养物质的氧化反应,如食物经消化吸收后再经氧化分解可转化为人体所需物质或成为最终代谢物质而排出体外,同时释放出能量供人类利用。

　　本章首先介绍氧化还原反应的基本概念,然后着重讨论电极电势,并利用它来判断氧化剂和还原剂的相对强弱及判断氧化还原反应的方向,最后讨论电势法测定溶液 pH 的原理。

第一节　氧化还原反应的基本概念

　　人们对氧化还原反应是逐步认识的。在化学发展初期,人们把物质与氧结合的过程称为氧化,而把含氧物质失去氧的过程称为还原。20 世纪初,人们把物质失去电子的过程称为氧化,而把物质得到电子的过程称为还原。由于有机化合物在反应中没有明显的电子得失,使得氧化还原反应与非氧化还原反应的区分尚不明确。为了统一说明氧化还原反应,人们又提出了氧化数的概念。

一、氧化数

　　1970 年,国际纯粹与应用化学联合会(IUPAC)定义氧化数为某元素一个原子的电荷数,该电荷数是假定把每个化学键中的电子指定给电负性较大的元素原子而求得的。

　　由氧化数的定义,可知氧化数是假设把形成化学键的电子都指定给电负性较大的元素原子,从而求出原子所带的电荷数,此电荷数即为该元素的氧化数。例如,在 HF 中,F 元素的电负性比 H 元素大,则 HF 中成键电子对指定给 F 原子,因此 F 元素的氧化数为－1,H 元素的氧化数为＋1。

根据氧化数的定义,确定元素氧化数的规则如下：

(1) 在单质中,元素的氧化数为零。这是因为由两个相同原子形成的化学键的两个电子不能指定给其中任何一个原子。

(2) H 元素在化合物中的氧化数一般为＋1,但在金属氢化物(如 KH 和 CaH$_2$ 等)中的氧化数为－1。这是因为 H 原子只能形成 1 个化学键,与电负性较大的非金属元素的原子形成共价键时,成键电子指定给非金属元素的原子;而与电负性较小的金属元素的原子化合时,成键电子指定给 H 原子。

(3) 在化合物中, O 元素的氧化数一般为－2,但在 OF$_2$ 中 O 的氧化数为＋2,在过氧化物(如 Na$_2$O$_2$,H$_2$O$_2$ 等)中 O 元素的氧化数为－1。这是因为 O 原子可形成 2 个化学键,当与两个 F 原子化合时,2 个化学键的电子都指定给电负性更大的 F 原子;而与两个其他元素的原子化合时,2 个化学键的电子都指定给电负性较大的 O 原子;在过氧化物中,两个 O 原子之间形成 1 个共价键,每个 O 原子只能与一个电负性较小的元素的原子形成 1 个化学键。

(4) 在中性分子中,所有元素的氧化数的代数和等于零。在复杂离子中,所有元素的氧化数的代数和等于离子的电荷数;对于简单离子,元素的氧化数等于离子的电荷数。

利用上述规则,根据已知元素的氧化数,可以确定其他元素的氧化数。

例 1-6-1　计算 K$_2$Cr$_2$O$_7$ 中 Cr 元素的氧化数。

解：已知 K 元素的氧化数为＋1,O 的氧化数为－2。设 Cr 元素的氧化数为 x,则有

$$2\times(+1)+2x+7\times(-2)=0$$

由上式解得

$$x=+6$$

因此,K$_2$Cr$_2$O$_7$ 中 Cr 元素的氧化数为＋6。

二、氧化剂与还原剂

根据氧化数的概念,凡是元素的氧化数发生变化的化学反应称为氧化还原反应。在氧化还原反应中,元素氧化数升高的过程称为氧化,元素氧化数降低的过程称为还原。因此,若一种物质的组成元素的氧化数升高,则必有另一种物质的组成元素的氧化数降低。氧化过程和还原过程必然同时发生。

在氧化还原反应中,使其他物质发生氧化而本身被还原的物质称为氧化剂,使其他物质发生还原而本身被氧化的物质称为还原剂。例如,对于下列氧化还原反应：

$$2\overset{+7}{\text{K}}\text{MnO}_4 + 5\text{H}_2\overset{-1}{\text{O}}_2 + 3\text{H}_2\text{SO}_4 = \text{K}_2\text{SO}_4 + 2\overset{+2}{\text{Mn}}\text{SO}_4 + 5\overset{0}{\text{O}}_2\uparrow + 8\text{H}_2\text{O}$$

KMnO$_4$ 是氧化剂,Mn 元素的氧化数从＋7 降低到＋2,它使 H$_2$O$_2$ 氧化,而本身被还原;H$_2$O$_2$ 是还原剂,O 元素的氧化数从－1 升高到 0,它使 KMnO$_4$ 还原,而本身被氧化。H$_2$SO$_4$ 虽然也参加了反应,但组成元素的氧化数没有发生改变,称为反应介质。

三、氧化还原电对

在氧化还原反应中,氧化剂具有较强的氧化性,组成元素的氧化数降低,发生还原反应,其生成物具有较低的氧化数,具有较弱的还原性,是一种弱还原剂;而还原剂具有较强的还原性,组成元素的氧化数升高,发生氧化反应,其生成物具有较高的氧化数,具有较弱的氧化性,是一种较弱的氧化剂。通常把氧化剂和其还原后的生成物及还原剂和其氧化后的生成物,称为氧化还原电对,简称为电对。在氧化还原电对中,氧化数较高的物质称为氧化型物质,氧化数较低的物质称为还原型物质。氧化还原电对通常可表示为氧化型/还原型,如 Zn^{2+}/Zn 和 Cu^{2+}/Cu。

氧化还原反应是 2 个或 2 个以上氧化还原电对之间发生化学反应的结果。例如,氧化还原反应:

$$Cu^{2+} + Zn \Longrightarrow Zn^{2+} + Cu$$

是电对 Cu^{2+}/Cu 与电对 Zn^{2+}/Zn 之间发生化学反应的结果。

在氧化还原电对中,氧化型物质的氧化能力越强,其还原型物质的还原能力就越弱。同理,氧化还原电对中的还原型物质的还原能力越强,其氧化型物质的氧化能力就越弱。例如,在电对 MnO_4^-/Mn^{2+} 中,MnO_4^- 的氧化能力很强,是一种强氧化剂;而还原型物质 Mn^{2+} 的还原能力很弱,是一种弱还原剂。

四、氧化还原反应方程式的配平

应用比较广泛的氧化还原反应方程式的配平方法,是高中学过的氧化数法和下面介绍的离子-电子法。

任何一个氧化还原反应都是由两个半反应组成的,先将两个半反应配平,再将两个半反应合并为氧化还原反应的方法称为离子-电子法。其配平原则是氧化剂得到的电子数等于还原剂失去的电子数及质量守恒定律。离子-电子法的配平步骤如下:

(1)将反应物和生成物以离子形式写出,例如:

$$MnO_4^- + H^+ + Cl^- \longrightarrow Mn^{2+} + Cl_2 \uparrow + H_2O$$

(2)将氧化还原反应拆分为两个半反应,一个半反应发生氧化反应,另一个半反应发生还原反应:

$$Cl^- \longrightarrow Cl_2 \uparrow$$
$$MnO_4^- + H^+ \longrightarrow Mn^{2+} + H_2O$$

(3)分别配平两个半反应:

$$2Cl^- \Longrightarrow Cl_2 \uparrow + 2e^-$$
$$MnO_4^- + 8H^+ + 5e^- \Longrightarrow Mn^{2+} + 4H_2O$$

(4)确定两个半反应得与失电子的最小公倍数,将两个半反应分别乘以相应系数,使其得与失电子数相等,再将两个半反应合并为一个配平的氧化还原反应的离子方程式：

$$10Cl^- == 5Cl_2 \uparrow + 10e^-$$

$$\underline{+)\quad 2MnO_4^- + 16H^+ + 10e^- == 2Mn^{2+} + 8H_2O}$$

$$2MnO_4^- + 10Cl^- + 16H^+ == 2Mn^{2+} + 5Cl_2 \uparrow + 8H_2O$$

最后，在配平的离子方程式中添加不参与反应的阳离子和阴离子并写出相应的化学式，就可以得到配平的氧化还原反应方程式。

离子-电子法与高中学过的氧化数法相比较，氧化数法更具有普遍性，它不仅可以配平水溶液中的氧化还原反应，也可以配平非水溶液或高温下的氧化还原反应。而离子-电子法仅适用于配平水溶液中的氧化还原反应，但对于用氧化数法较难配平的氧化还原反应，采用离子-电子法比较简便。

第二节　原　电　池

一、原电池原理

把锌片插入 $CuSO_4$ 溶液中，观察到锌片缓慢溶解，红棕色的铜不断析出沉积在锌片上，蓝色 $CuSO_4$ 溶液的颜色逐渐变浅。这是由于发生了下列氧化还原反应：

$$Zn + Cu^{2+} == Zn^{2+} + Cu$$

上述氧化还原反应是由以下两个半反应组成的：

$$Zn \longrightarrow Zn^{2+} + 2e^-$$

$$Cu^{2+} + 2e^- \longrightarrow Cu$$

显然在上述氧化还原反应中发生了电子的转移，但由于锌片与 $CuSO_4$ 溶液直接接触，电子由锌片直接转移给 Cu^{2+}，由于电子的转移没有一致的方向，因此不能形成电流。伴随着氧化还原反应的进行，溶液的温度逐渐升高，化学能转变为热能。

如果使氧化反应和还原反应分别独立进行，使锌片失去的电子通过金属导线定向流动转移给 Cu^{2+}，化学能就可以转变为电能。

图 1-6-1 是锌-铜原电池的示意图。在 $ZnSO_4$ 溶液中插入锌片，在 $CuSO_4$ 溶液中插入铜片，把盐桥的两端分别插入 $ZnSO_4$ 溶液和 $CuSO_4$ 溶液中，当用导线将检流计分别与锌片和铜片连接起来，就可见到检流计指针发生偏转，表明有电子从锌片流向铜片。这种利用氧化还原反应把化学能转变为电能的装置，称为原电池。

锌-铜原电池是世界上第一个实用电池，它是 1836 年由约翰·弗雷德里克·丹聂尔发明的，所以锌-铜原电池也称为丹聂尔电池。

原电池都是由两个半电池组成的，如锌-铜原电池由 Cu^{2+}/Cu 半电池和 Zn^{2+}/Zn 半电池组成。半电池又称为电极（包括金属导体和溶液），也称为电对，它由同一元素

E-06-01
动画：锌-
铜原电池

的不同氧化数的两种物质组成。

在原电池中，流出电子的电极称为负极，流入电子的电极称为正极。原电池的负极发生氧化反应，原电池的正极发生还原反应，两个电极反应之和即为电池反应。在锌－铜原电池中，正极反应和负极反应分别为

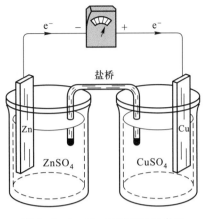

$$正极：Cu^{2+} + 2e^- \longrightarrow Cu$$
$$负极：Zn \longrightarrow Zn^{2+} + 2e^-$$

电池反应为

$$Zn + Cu^{2+} == Zn^{2+} + Cu$$

图 1-6-1 锌－铜原电池示意图

在氧化还原电对中，氧化型物质与还原型物质之间存在下列转化关系：

$$Ox + ze^- \rightleftharpoons Red$$

式中：Ox 为电对中的氧化型物质；Red 为电对中的还原型物质。由此可见，氧化还原电对中的氧化型物质和还原型物质通过得失电子可以互相转化。电对中的氧化型物质得到电子就转变为相应的还原型物质；而电对中的还原型物质失去电子则转变为相应的氧化型物质。

二、盐桥

原电池中的盐桥是一支倒置的 U 形管，管中填满用饱和 KCl（KNO_3 或 NH_4NO_3）溶液和琼脂调制成的胶冻，这样在 U 形管倒置时 KCl 溶液不致流出，而阳离子和阴离子可以在其中自由移动。

E-06-02
知识扩展：
盐桥的作
用原理

盐桥的作用是构成原电池的通路及维持正极和负极的电解质溶液的电中性。在锌－铜原电池中，随着反应的进行，$CuSO_4$ 溶液中的 Cu^{2+} 得到电子沉积在铜片上，使 $CuSO_4$ 溶液中 SO_4^{2-} 浓度大于 Cu^{2+} 浓度而带负电荷；同时，锌片表面上的 Zn 失去电子成为 Zn^{2+} 进入溶液，使 $ZnSO_4$ 溶液中 Zn^{2+} 浓度大于 SO_4^{2-} 浓度而带正电荷。由于 $CuSO_4$ 溶液带负电荷而阻止电子流向铜片，而 $ZnSO_4$ 溶液带正电荷使电子不能离开锌片，于是电流中断，氧化还原反应停止。当有盐桥存在时，阴离子（主要是 Cl^-）向 $ZnSO_4$ 溶液运动，阳离子（主要是 K^+）向 $CuSO_4$ 溶液运动，分别中和两溶液的正电荷和负电荷，使两溶液都保持电中性，电流就能继续产生。

三、原电池符号

为简便起见，原电池装置常用一种特定的符号来表示，称为原电池符号。1953 年，IUPAC 规定书写原电池符号的规则如下：

（1）把原电池的负极写在左侧，正极写在右侧。

（2）写出电极的化学组成，组成电极的溶液要注明浓度，气体要注明分压。若未

注明通常默认温度为 298.15 K,浓度为 1 mol·L^{-1},分压为 100 kPa。

（3）用单线"|"或逗号","表示不同聚集状态的物质之间的界面;用逗号","区分相同聚集状态的不同组分。

（4）用双虚线"⋮"表示两个电极的溶液用盐桥连接。

（5）若电对中没有金属导体,必须外加不活泼金属（如铂等）或石墨作电极导体,不活泼金属或石墨不参与电极反应,只起导电作用。

根据上述书写规则,锌-铜原电池的电池符号可表示为

$$(-)Zn \mid ZnSO_4(c_1) \: \vdots \: CuSO_4(c_2) \mid Cu(+)$$

从理论上讲,凡能自发进行的氧化还原反应都能设计成原电池。

例 1-6-2 将氧化还原反应

$$2MnO_4^- + 10Cl^- + 16H^+ \Longrightarrow 2Mn^{2+} + 5Cl_2\uparrow + 8H_2O$$

设计成原电池,并写出该原电池符号。

解：先将上述氧化还原反应分解成两个半反应：

氧化反应：$2Cl^- \longrightarrow Cl_2 + 2e^-$

还原反应：$MnO_4^- + 8H^+ + 5e^- \longrightarrow Mn^{2+} + 4H_2O$

在原电池中,正极发生还原反应,负极发生氧化反应,因此将上述两个电对组成原电池时,电对 MnO_4^-/Mn^{2+} 为正极,电对 Cl_2/Cl^- 为负极。原电池符号为

$$(-) \: Pt \mid Cl_2(p) \mid Cl^-(c_1) \: \vdots \: Mn^{2+}(c_2), MnO_4^-(c_3), H^+(c_4) \mid Pt(+)$$

第三节 电极电势

把组成原电池的两个电极用导线和盐桥连接起来,可以产生电流,这说明两个电极之间存在着电势差。那么,是什么原因使组成原电池的两个电极的电势不同呢? 电极的电势又是如何测定的呢? 下面以金属电极为例来阐述电极电势的产生原理。

一、电极电势的产生

金属是由金属阳离子、金属原子和自由电子组成的。当把金属板插入含有其金属离子的盐溶液中时,金属板表面上的阳离子受极性水分子的作用,可能形成水合离子进入溶液,而将电子留在金属板上。另一方面,溶液中的水合金属离子也可能因热运动及金属板表面电子的吸引而沉积在金属板表面上。这两种相反的过程最终达到动态平衡：

$$M(s) \Longrightarrow M^{z+}(aq) + ze^-$$

金属的金属性越强,溶液中金属离子的浓度越低,则金属进入溶液形成金属离子的趋势就越大;而金属的金属性越弱,溶液中金属离子的浓度越大,则金属离子沉积在金属板上的趋势就越大。当达到平衡时,如果金属溶解形成金属离子的趋势大于金属离子

沉积在金属板上的趋势,则金属板带负电荷,而溶液带正电荷[图1-6-2(a)];如果金属离子沉积在金属板上的趋势大于金属溶解形成金属离子的趋势,则金属板带正电荷,溶液则带负电荷[图1-6-2(b)]。

无论发生上述哪种情况,在金属板表面与溶液之间都会产生电势差。这种产生在金属表面与其金属离子的盐溶液之间的电极电势称为电对 M^{z+}/M 的电极电势。

由于不同电极所产生的电极电势不同,因此将两个不同的电极组成原电池时,两个电极之间必然存在电势差,从而产生电流。

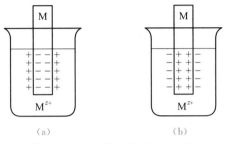

图1-6-2　金属电极的电极电势

二、标准氢电极和标准电极电势

(一)标准氢电极

单个电极的电极电势是无法测定的,但可以测定出电极电势的相对值。即选定某一电极作为比较电极,规定其电极电势为零,将它与其他电极组成原电池,测定出这个原电池的电动势,就可得到另一个电极的相对电极电势。

IUPAC建议采用标准氢电极作为比较电极,并规定标准氢电极的电极电势为0.000 V。用标准氢电极作为比较电极,可以测出其他各种电极的相对电极电势,简称电极电势。

标准氢电极的构造如图1-6-3所示。在铂片上镀上一层疏松的铂黑,以增大对氢气的吸附能力,把铂片插入氢离子浓度为 $1.0\ mol\cdot L^{-1}$ 的溶液中,通入压力为100 kPa 的纯氢气,使吸附在铂黑上的氢气与溶液中的氢离子达到下列平衡:

$$2H^+(aq) + 2e^- \rightleftharpoons H_2(g)$$

这样就组成了标准氢电极。

(二)电对的标准电极电势

某一电对在标准状态下的电极电势,称为该电对的标准电极电势,用符号 $E^{\ominus}(Ox/Red)$ 表示。测定某一电对的标准电极电势时,可将待测电极与标准氢电极组成原电池。按IUPAC的规定,标准氢电极为负极,待测标准电极为正极,组成下列原电池:

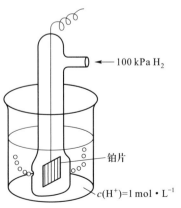

图1-6-3　标准氢电极

（一）标准氢电极 ∥ 待测标准电极（＋）

测定出上述原电池的电动势，就是待测电对的标准电极电势。

例如，测定电对 Cu^{2+}/Cu 的标准电极电势时，将标准氢电极与标准铜电极组成下列原电池（图1-6-4）：

$$(-)Pt\,|\,H_2(p^{\ominus})\,|\,H^+(c^{\ominus})\,\|\,Cu^{2+}(c^{\ominus})\,|\,Cu(+)$$

测定出上述原电池的电动势为 0.339 V，因此 $E^{\ominus}(Cu^{2+}/Cu)=0.339$ V。

利用上述相同方法，可以测定出其他电对的标准电极电势。附录五列出了常见电对在 298.15 K 时的标准电极电势。

E-06-04
动画：测定铜电极的标准电极电势

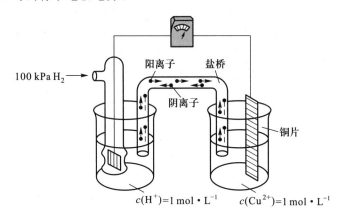

E-06-05
知识扩展：标准电极电势使用注意事项

图1-6-4　测定铜电极的标准电极电势的装置

三、影响电极电势的因素

电对在非标准状态下的电极电势，不仅与标准电极电势有关，而且还与组成电对的氧化型物质、还原型物质的浓度或分压及热力学温度有关。

（一）能斯特方程

对给定的电极反应：

E-06-06
科学家小传：能斯特

$$a\,Ox(aq) + ze^- \rightleftharpoons y\,Red(aq)$$

能斯特（Nernst）从理论上推导出电对的电极电势计算公式为

$$E(Ox/Red)=E^{\ominus}(Ox/Red)+\frac{RT}{zF}\ln\frac{[c(Ox)]^a}{[c(Red)]^y} \tag{1-6-1}$$

E-06-07
知识扩展：能斯特方程使用注意事项

式中：$E(Ox/Red)$ 为电对 Ox/Red 的电极电势；$E^{\ominus}(Ox/Red)$ 为电对 Ox/Red 的标准电极电势；R 为摩尔气体常数，$R=8.314$ J·mol^{-1}·K^{-1}；F 为法拉第常数，$F=96\,485$ C·mol^{-1}；z 为电极反应式中得到的电子数，单位为1；T 为热力学温度；$c(Ox)$ 为电对中氧化型物质的浓度；$c(Red)$ 为电对中还原型物质的浓度。

式（1-6-1）称为能斯特方程。在 298.15 K 时，将各常数值和热力学温度代入式（1-6-1），并将自然对数转换为常用对数，则式（1-6-1）可改写为

$$E(\text{Ox}/\text{Red}) = E^{\ominus}(\text{Ox}/\text{Red}) + \frac{0.059\,16\ \text{V}}{z}\lg\frac{[c(\text{Ox})]^a}{[c(\text{Red})]^y} \qquad (1\text{-}6\text{-}2)$$

必须指出,式(1-6-1)和式(1-6-2)是在假定电对中的氧化型物质和还原型物质均为溶液中的溶质的基础上得到的。如果电对中的氧化型物质或还原型物质为气体时,则要用气体的相对分压 $p(\text{Ox})/p^{\ominus}$ 或 $p(\text{Red})/p^{\ominus}$ 代替浓度;如果电对中的氧化型物质或还原型物质为纯固体、纯液体或稀溶液中的溶剂时,则氧化型物质或还原型物质不出现在能斯特方程中;如果 H^+ 或 OH^- 也参加了电极反应,则它们的浓度也必须写入能斯特方程。例如,电对 O_2/H_2O 的电极反应为

$$O_2(g) + 4H^+(aq) + 4e^- \Longrightarrow 2H_2O(l)$$

电对 O_2/H_2O 的能斯特方程为

$$E(O_2/H_2O) = E^{\ominus}(O_2/H_2O) + \frac{0.059\,16\ \text{V}}{4}\lg\{[p(O_2)/p^{\ominus}]\cdot[c(H^+)]^4\}$$

(二)影响电极电势的因素

由式(1-6-2)可以看出,在 298.15 K 时,某一电对的电极电势取决于标准电极电势及电对中的氧化型物质和还原型物质的浓度或分压。由于氧化型物质和还原型物质的浓度或分压处于对数中,对电极电势的影响要通过对数处理后乘以一个远小于 1 的系数 $0.059\,16\ \text{V}/z$,因此在一般情况下氧化型物质和还原型物质的浓度或分压对电极电势的影响并不大。所以,电对的电极电势主要取决于标准电极电势。但在某些情况下,氧化型物质和还原型物质的浓度或分压也会对电极电势产生较大的影响。

由式(1-6-1)和式(1-6-2)可以看出,当降低电对中的氧化型物质的浓度或增大还原型物质的浓度时,将使电对的电极电势减小。

例 1-6-3 298.15 K 时,将银片插入 $0.010\ \text{mol}\cdot\text{L}^{-1}$ $AgNO_3$ 溶液中,计算所组成的电对 Ag^+/Ag 的电极电势。

解:电极反应为

$$Ag^+ + e^- \Longrightarrow Ag$$

由附录五查得 $E^{\ominus}(Ag^+/Ag) = 0.799\ \text{V}$。电对 Ag^+/Ag 的电极电势为

$$E(Ag^+/Ag) = E^{\ominus}(Ag^+/Ag) + 0.059\,16\ \text{V}\times\lg c(Ag^+)$$
$$= 0.799\ \text{V} + 0.059\,16\ \text{V}\times\lg 0.010 = 0.681\ \text{V}$$

例 1-6-3 的计算结果表明,当电对中的氧化型物质 Ag^+ 的浓度由 $1.0\ \text{mol}\cdot\text{L}^{-1}$ 降低到 $0.010\ \text{mol}\cdot\text{L}^{-1}$ 时,电对 Ag^+/Ag 的电极电势相应地由 0.799 V 减小到 0.681 V。表明降低电对中的氧化型物质的浓度时,电对的电极电势减小。

由式(1-6-1)和式(1-6-2)还可以看出,当增大电对中的氧化型物质的浓度或降低还原型物质的浓度时,将使电对的电极电势增大。

例 1-6-4 298.15 K 时,将铂片插入 $c(Fe^{3+}) = 1.0\ \text{mol}\cdot\text{L}^{-1}$,$c(Fe^{2+}) = 0.10\ \text{mol}\cdot\text{L}^{-1}$ 的溶液中,计算组成的电对 Fe^{3+}/Fe^{2+} 的电极电势。

解:电极反应为

$$Fe^{3+} + e^- \rightleftharpoons Fe^{2+}$$

由附录五查得 $E^{\ominus}(Fe^{3+}/Fe^{2+}) = 0.769$ V。电对 Fe^{3+}/Fe^{2+} 的电极电势为

$$E(Fe^{3+}/Fe^{2+}) = E^{\ominus}(Fe^{3+}/Fe^{2+}) + 0.059\ 16\ V \times lg\frac{c(Fe^{3+})}{c(Fe^{2+})}$$

$$= 0.769\ V + 0.059\ 16\ V \times lg\frac{1.0}{0.10} = 0.828\ V$$

例 1-6-4 的计算结果表明,当电对中的还原型物质 Fe^{2+} 的浓度由 1.0 mol·L^{-1} 降低到 0.10 mol·L^{-1} 时,电对 Fe^{3+}/Fe^{2+} 的电极电势相应地由 0.769 V 增大到 0.828 V。表明降低电对中的还原型物质的浓度时,电对的电极电势增大。

对于有 H^+ 或 OH^- 参加的电极反应,溶液的酸度也会影响电对的电极电势。

例 1-6-5　在 298.15 K 时,把铂片插入 $c(Cr_2O_7^{2-}) = 1.0$ mol·L^{-1},$c(Cr^{3+}) = 1.0$ mol·L^{-1},$c(H^+) = 1.0 \times 10^{-5}$ mol·L^{-1} 的溶液中组成电对 $Cr_2O_7^{2-}/Cr^{3+}$,计算电对 $Cr_2O_7^{2-}/Cr^{3+}$ 的电极电势。

解:电极反应为

$$Cr_2O_7^{2-} + 14H^+ + 6e^- \rightleftharpoons 2Cr^{3+} + 7H_2O$$

由附录五查得 $E^{\ominus}(Cr_2O_7^{2-}/Cr^{3+}) = 1.330$ V。电对 $Cr_2O_7^{2-}/Cr^{3+}$ 的电极电势为

$$E(Cr_2O_7^{2-}/Cr^{3+}) = E^{\ominus}(Cr_2O_7^{2-}/Cr^{3+}) + \frac{0.059\ 16\ V}{6}lg\frac{c(Cr_2O_7^{2-}) \cdot [c(H^+)]^{14}}{[c(Cr^{3+})]^2}$$

$$= 1.330\ V + \frac{0.059\ 16\ V}{6} \times lg\frac{1.0 \times (1.0 \times 10^{-5})^{14}}{(1.0)^2} = 0.640\ V$$

例 1-6-5 的计算结果表明,当 H^+ 浓度从 1.0 mol·L^{-1} 降低到 1.0×10^{-3} mol·L^{-1} 时,电对 $Cr_2O_7^{2-}/Cr^{3+}$ 的电极电势由 1.330 V 减小到 0.640 V,降低了 0.690 V。

第四节　电极电势的应用

一、比较氧化剂和还原剂的相对强弱

电对的电极电势的大小,反映出电对中的氧化型物质得到电子的能力及相应的还原型物质失去电子的能力的强弱。电对的电极电势越大,电对中的氧化型物质越容易得到电子,是越强的氧化剂;而相应的还原型物质越难失去电子,是越弱的还原剂。电对的电极电势越小,电对中的还原型物质越容易失去电子,是越强的还原剂;而相应的氧化型物质越难得到电子,是越弱的氧化剂。

例 1-6-6　在标准状态下,从下列电对中选择出最强的氧化剂和最强的还原剂,并排列出各电对中的氧化型物质的氧化能力和还原型物质的还原能力的强弱顺序。

$$Fe^{3+}/Fe^{2+},\ Cu^{2+}/Cu,\ I_2/I^-,\ Sn^{4+}/Sn^{2+},\ Cl_2/Cl^-$$

解:由附录五查得各电对的标准电极电势分别为

$$E^{\ominus}(Fe^{3+}/Fe^{2+}) = 0.769\ V,\ E^{\ominus}(Cu^{2+}/Cu) = 0.339\ V,\ E^{\ominus}(I_2/I^-) = 0.535\ V,$$

$$E^{\ominus}(Sn^{4+}/Sn^{2+}) = 0.154\ V,\ E^{\ominus}(Cl_2/Cl^-) = 1.360\ V$$

在上述 5 个电对中,$E^{\ominus}(\text{Cl}_2/\text{Cl}^-)$ 最大,而 $E^{\ominus}(\text{Sn}^{4+}/\text{Sn}^{2+})$ 最小。因此,在标准状态下电对 Cl_2/Cl^- 中的氧化型物质 Cl_2 是最强的氧化剂,电对 $\text{Sn}^{4+}/\text{Sn}^{2+}$ 中的还原型物质 Sn^{2+} 是最强的还原剂。

在标准状态下,上述 5 个电对中氧化型物质的氧化能力由强到弱的顺序为

$$\text{Cl}_2 > \text{Fe}^{3+} > \text{I}_2 > \text{Cu}^{2+} > \text{Sn}^{4+}$$

5 个电对中的还原型物质的还原能力由强到弱的顺序为

$$\text{Sn}^{2+} > \text{Cu} > \text{I}^- > \text{Fe}^{2+} > \text{Cl}^-$$

利用电极电势比较氧化剂和还原剂的相对强弱时,还要考虑浓度或分压及 pH 等因素的影响。当电对处于非标准状态下,且各电对的标准电极电势相差不大时,必须利用能斯特方程计算出各电对的电极电势,然后再进行比较。当各电对的标准电极电势相差较大(一般在 0.3 V 以上)时,可以直接用标准电极电势进行比较。

二、判断氧化还原反应的方向

氧化还原反应发生在两个或两个以上电对之间,知道了电对中的氧化型物质的氧化能力和还原型物质的还原能力的强弱,就可以判断氧化还原反应的方向。氧化还原反应的方向是较强氧化剂与较强还原剂作用,生成较弱还原剂和较弱氧化剂:

较强氧化剂 + 较强还原剂 ⟶ 较弱还原剂 + 较弱氧化剂

即电极电势较大的电对中的氧化型物质(作氧化剂)可以与电极电势较小的电对中的还原型物质(作还原剂)发生氧化还原反应。

也就是说,只有当氧化剂所在电对的电极电势大于还原剂所在电对的电极电势时,氧化还原反应才能自发进行。这样,利用电对的电极电势,就可以判断氧化还原反应的方向。

例 1-6-7 判断 298.15 K 时,氧化还原反应:

$$\text{Sn} + \text{Pb}^{2+} \rightleftharpoons \text{Sn}^{2+} + \text{Pb}$$

在下列条件下进行的方向。

(1) $c(\text{Sn}^{2+}) = c(\text{Pb}^{2+}) = 1.0 \text{ mol·L}^{-1}$;

(2) $c(\text{Sn}^{2+}) = 1.0 \text{ mol·L}^{-1}$, $c(\text{Pb}^{2+}) = 0.010 \text{ mol·L}^{-1}$。

解: 由附录五查得 $E^{\ominus}(\text{Sn}^{2+}/\text{Sn}) = -0.141 \text{ V}$, $E^{\ominus}(\text{Pb}^{2+}/\text{Pb}) = -0.127 \text{ V}$。

(1) 由于 $E^{\ominus}(\text{Pb}^{2+}/\text{Pb}) > E^{\ominus}(\text{Sn}^{2+}/\text{Sn})$,在标准状态下将电对 Pb^{2+}/Pb 和 Sn^{2+}/Sn 组成氧化还原反应时,标准电极电势较大的电对 Pb^{2+}/Pb 中的氧化型物质 Pb^{2+} 是氧化剂,标准电极电势较小的电对 Sn^{2+}/Sn 中的还原型物质 Sn 是还原剂。因此,上述氧化还原反应在标准状态下正向进行。

(2) 两个电对的电极电势分别为

$$E(\text{Sn}^{2+}/\text{Sn}) = E^{\ominus}(\text{Sn}^{2+}/\text{Sn}) = -0.141 \text{ V}$$

$$E(\text{Pb}^{2+}/\text{Pb}) = E^{\ominus}(\text{Pb}^{2+}/\text{Pb}) + \frac{0.059\,16 \text{ V}}{z} \lg c(\text{Pb}^{2+})$$

$$= -0.127 \text{ V} + \frac{0.059\,16 \text{ V}}{2} \times \lg 0.010 = -0.186 \text{ V}$$

由于 $E(\text{Sn}^{2+}/\text{Sn}) > E(\text{Pb}^{2+}/\text{Pb})$,因此将电对 Sn^{2+}/Sn 和电对 Pb^{2+}/Pb 组成氧化还原反应时,电极电势较大的电对 Sn^{2+}/Sn 中的氧化型物质 Sn^{2+} 为氧化剂,而电极电势较小的电对 Pb^{2+}/Pb 中的

还原型物质 Pb 为还原剂。因此,上述氧化还原反应逆向进行。

由能斯特方程可知,由于浓度或分压对电对的电极电势影响比较小,因此当有关电对的标准电极电势相差较大(一般大于 0.3 V)时,可以直接用标准电极电势代替电极电势来判断氧化还原反应进行的方向。

三、计算原电池的电动势

将两个氧化还原电对设计成原电池时,电极电势较大的电对是原电池的正极,电极电势较小的电对是原电池的负极。原电池的电动势等于正极的电极电势减去负极的电极电势:

$$E = E_+ - E_- \tag{1-6-3}$$

式中：E 为原电池的电动势；E_+ 为正极的电极电势；E_- 为负极的电极电势。

例 1-6-8　在 298.15 K 时,将银片插入 $AgNO_3$ 溶液中,铂片插入 $FeSO_4$ 和 $Fe_2(SO_4)_3$ 混合溶液中组成原电池。分别计算出下列两种情况下原电池的电动势,并写出原电池符号、电极反应和电池反应。

(1) $c(Ag^+) = c(Fe^{3+}) = c(Fe^{2+}) = 1.0 \text{ mol·L}^{-1}$；

(2) $c(Ag^+) = 0.010 \text{ mol·L}^{-1}$, $c(Fe^{3+}) = 1.0 \text{ mol·L}^{-1}$, $c(Fe^{2+}) = 0.010 \text{ mol·L}^{-1}$。

解：由附录五查得 $E^\ominus(Ag^+/Ag) = 0.799 \text{ V}$, $E^\ominus(Fe^{3+}/Fe^{2+}) = 0.769 \text{ V}$。

(1) 由于 $E^\ominus(Ag^+/Ag) > E^\ominus(Fe^{3+}/Fe^{2+})$,在标准状态下将 Ag^+/Ag 电极和 Fe^{3+}/Fe^{2+} 电极组成原电池时,标准电极电势较大的 Ag^+/Ag 电极为原电池正极,而标准电极电势较小的 Fe^{3+}/Fe^{2+} 电极为原电池负极。

原电池的电动势为

$$E = E_+ - E_- = E^\ominus(Ag^+/Ag) - E^\ominus(Fe^{3+}/Fe^{2+})$$
$$= 0.799 \text{ V} - 0.769 \text{ V} = 0.030 \text{ V}$$

原电池符号为

$$(-)Pt|Fe^{2+}(c^\ominus), Fe^{3+}(c^\ominus) \parallel Ag^+(c^\ominus)|Ag(+)$$

电极反应和电池反应分别为

正极反应：$Ag^+ + e^- \longrightarrow Ag$

负极反应：$Fe^{2+} \longrightarrow Fe^{3+} + e^-$

电池反应：$Ag^+ + Fe^{2+} = Ag + Fe^{3+}$

(2) Ag^+/Ag 电极和 Fe^{3+}/Fe^{2+} 电极的电极电势分别为

$$E(Ag^+/Ag) = E^\ominus(Ag^+/Ag) + 0.059\,16 \text{ V} \times \lg c(Ag^+)$$
$$= 0.799 \text{ V} + 0.059\,16 \text{ V} \times \lg 0.010 = 0.681 \text{ V}$$

$$E(Fe^{3+}/Fe^{2+}) = E^\ominus(Fe^{3+}/Fe^{2+}) + 0.059\,16 \text{ V} \times \lg \frac{c(Fe^{3+})}{c(Fe^{2+})}$$
$$= 0.769 \text{ V} + 0.059\,16 \text{ V} \times \lg \frac{1.0}{0.010} = 0.887 \text{ V}$$

由于 $E(Fe^{3+}/Fe^{2+}) > E(Ag^+/Ag)$,所以将 Fe^{3+}/Fe^{2+} 电极和 Ag^+/Ag 电极组成原电池时,Fe^{3+}/Fe^{2+} 电极为正极,Ag^+/Ag 电极为负极。

原电池的电动势为

$$E = E_+ - E_- = E(Fe^{3+}/Fe^{2+}) - E(Ag^+/Ag)$$
$$= 0.887 \text{ V} - 0.681 \text{ V} = 0.206 \text{ V}$$

原电池符号为

$$(-)Ag \mid Ag^+ (0.010 \text{ mol·L}^{-1}) \;\vdots\; Fe^{3+} (c^\ominus), Fe^{2+} (0.010 \text{ mol·L}^{-1}) \mid Pt(+)$$

电极反应和电池反应分别为

正极反应：$Fe^{3+} + e^- \longrightarrow Fe^{2+}$

负极反应：$Ag \longrightarrow Ag^+ + e^-$

电池反应：$Fe^{3+} + Ag \Longrightarrow Fe^{2+} + Ag^+$

第五节　电势法测定溶液 pH

电势法是通过测定原电池的电动势来确定被测离子浓度的一种方法。通常是在待测溶液中插入两个不同的电极组成原电池,利用原电池的电动势与溶液中离子浓度之间的定量关系求得待测离子的浓度。

把金属 M 插入含有金属离子 M^{z+} 的溶液中,就构成了一个金属电极。此金属电极的电极电势与金属离子浓度之间的关系为

$$E(M^{z+}/M) = E^\ominus(M^{z+}/M) + \frac{2.303RT}{zF} \lg c(M^{z+})$$

在温度一定时,$E(M^{z+}/M)$ 随 $c(M^{z+})$ 的改变而变化,其电极电势能指示出溶液中 M^{z+} 的浓度,这种电极称为指示电极。

由于单独一个电极的电极电势无法测定,必须在溶液中再插入一个电极电势恒定的电极(称为参比电极)组成原电池：

$$(-)M \mid M^{z+}(c) \;\vdots\; 参比电极(+)$$

该原电池的电动势为

$$E = E_{参比} - E(M^{z+}/M) = E_{参比} - E^\ominus(M^{z+}/M) - \frac{2.303RT}{zF} \lg c(M^{z+})$$

由于 $E_{参比}$ 和 $E^\ominus(M^{z+}/M)$ 在一定温度下都是常数,若已知它们的数值,只要测出某一温度下原电池的电动势,即可由上式求得 M^{z+} 的浓度,这就是电势法测定待测离子浓度的基本原理。

一、参比电极

参比电极是测定原电池的电动势和计算待测电极的电极电势的基准,它的电极电势已知且恒定。标准氢电极是最精确的参比电极,用标准氢电极作负极与另一待测电极组成原电池,测得的原电池的电动势即为待测电极的电极电势。但由于标准氢电极制作麻烦,氢气的纯化、压力的控制等难以满足要求,且铂黑容易中毒,因此通常不

E-06-08
知识扩展：
电化学在
医药领域
应用

用标准氢电极作参比电极。在实际测定中,常用的参比电极是甘汞电极和氯化银电极等。

甘汞电极的组成可表示为 $Hg|Hg_2Cl_2|KCl(c)$,电极反应为

$$Hg_2Cl_2 + 2e^- \rightleftharpoons 2Hg + 2Cl^-$$

甘汞电极的电极电势为

$$E(Hg_2Cl_2/Hg) = E^{\ominus}(Hg_2Cl_2/Hg) - \frac{2.303RT}{F}\lg c(Cl^-)$$

当甘汞电极中的 KCl 溶液为饱和溶液时,称为饱和甘汞电极。298.15 K 时,饱和甘汞电极的电极电势是 0.2415 V。

二、指示电极

当某一电极的电极电势与溶液中某种离子浓度之间的关系符合能斯特方程时,这个电极就可以作这种离子的指示电极。氢电极就是溶液中 H^+ 的指示电极,当 H_2 的压力为 100 kPa 时,氢电极的电极电势为

$$E(H^+/H_2) = \frac{2.303RT}{F}\lg c(H^+) = -\frac{2.303RT}{F}pH$$

实际上,广泛使用的氢离子指示电极是玻璃电极。玻璃电极的电极电势与溶液 pH 之间的关系为

$$E_{玻璃} = E^{\ominus}_{玻璃} - \frac{2.303RT}{F}pH$$

$E^{\ominus}_{玻璃}$ 是一个常数,由于在制造玻璃电极的过程中玻璃表面状态的差异,不同的玻璃电极具有不同的 $E^{\ominus}_{玻璃}$。

三、测定溶液 pH

电势法测定溶液 pH 时,常用玻璃电极作指示电极,甘汞电极作参比电极,插入待测溶液中组成如下原电池:

$$(-)玻璃电极|待测溶液|甘汞电极(+)$$

若待测溶液 pH 为 pH_x,则上述原电池的电动势为

$$E = E_{甘汞} - E_{玻璃} = E_{甘汞} - E^{\ominus}_{玻璃} + \frac{2.303RT}{F}pH_x = K + \frac{2.303RT}{F}pH_x$$

如果 K 已知,测定出原电池的电动势 E,就可计算出待测溶液 pH。但由于 K 是个未知数,因此不能利用上式直接计算出溶液 pH。

实际测定时,先将玻璃电极和甘汞电极插入一已知 pH 的标准缓冲溶液 S 中,若标准缓冲溶液的 pH 为 pH_s,则原电池的电动势为

$$E_s = K + \frac{2.303RT}{F}\text{pH}_s$$

然后再用待测溶液 X 代替标准缓冲溶液，原电池的电动势为

$$E_x = K + \frac{2.303RT}{F}\text{pH}_x$$

以上两式相减得

$$\text{pH}_x = \text{pH}_s + \frac{E_x - E_s}{2.303RT/F} \qquad (1-6-4)$$

式 (1-6-4) 中的 pH_s 已知，在一定温度下测定出 E_s 和 E_x，就可求出 pH_x。

思考题和习题

1. 什么是氧化数？确定元素氧化数的规则有哪些？

2. 确定下列各物质中画线元素的氧化数：

$$\underline{O}_2，Na_2\underline{O}_2，H_2\underline{S}，KC\underline{l}O_3，KM\underline{n}O_4，K_2M\underline{n}O_4$$

3. 指出下列物质中哪些只能作氧化剂？哪些只能作还原剂？哪些既能作氧化剂，又能作还原剂？

$$Na_2S，HClO_4，KMnO_4，FeSO_4，Na_2SO_3，Zn，HNO_2，H_2O_2，I_2$$

4. 什么是氧化反应？什么是还原反应？什么是氧化还原反应？

5. 什么是氧化还原电对？如何表示氧化还原电对？

6. 根据下列 4 个电对的标准电极电势，判断在标准状态下，哪种物质是最强的氧化剂，哪种物质是最强的还原剂？

$$Zn^{2+}/Zn，Ni^{2+}/Ni，Fe^{2+}/Fe，Ag^+/Ag$$

7. 电对的标准电极电势的正、负号是怎样确定的？

8. 怎样判断原电池的正极和负极，如何计算原电池的电动势？

9. 如何利用电极电势判断氧化还原反应的方向？在什么情况下可以用标准电极电势代替电极电势进行判断？

10. 从能斯特方程可以反映出影响电极电势的因素有哪些？

11. 什么是电对的电极电势？电极电势有哪些实际应用？

12. 已知下列两个反应都能进行：

$$2I^- + 2Fe^{3+} = I_2 + 2Fe^{2+}$$
$$Br_2 + 2Fe^{2+} = 2Br^- + 2Fe^{3+}$$

判断 Br_2/Br^-，I_2/I^- 和 Fe^{3+}/Fe^{2+} 3 个电对的电极电势的相对大小。

13. 将下列氧化还原反应设计成原电池，写出原电池符号：

(1) $2Fe^{3+}(aq) + 2I^-(aq) = 2Fe^{2+}(aq) + I_2(s)$

(2) $Cd(s) + Cl_2(g) = Cd^{2+}(aq) + 2Cl^-(aq)$

(3) $5Fe^{2+}(aq) + MnO_4^-(aq) + 8H^+(aq) = 5Fe^{3+}(aq) + Mn^{2+}(aq) + 4H_2O(l)$

14. 用离子-电子法配平下列氧化还原反应方程式：

(1) $KMnO_4 + K_2SO_3 + H_2O \longrightarrow MnO_2 + K_2SO_4 + KOH$

(2) $KMnO_4 + H_2O_2 + H_2SO_4 \longrightarrow MnSO_4 + O_2\uparrow + H_2O$

(3) $K_2Cr_2O_7 + H_2O_2 + H_2SO_4 \longrightarrow Cr_2(SO_4)_3 + O_2\uparrow + H_2O$

(4) $Na_2S_2O_3 + I_2 \longrightarrow Na_2S_4O_6 + NaI$

(5) $Cu + HNO_3 \longrightarrow Cu(NO_3)_2 + NO\uparrow + H_2O$

15. 计算下列电极反应在 298.15 K 时的电极电势：

(1) $Fe^{3+}(0.10\ mol \cdot L^{-1}) + e^- \rightleftharpoons Fe^{2+}(0.010\ mol \cdot L^{-1})$

(2) $Hg_2Cl_2(s) + 2e^- \rightleftharpoons 2Hg(l) + 2Cl^-(0.010\ mol \cdot L^{-1})$

(3) $MnO_4^-(0.0010\ mol \cdot L^{-1}) + 8H^+(0.10\ mol \cdot L^{-1}) + 5e^- \rightleftharpoons$

$$Mn^{2+}(0.010\ mol \cdot L^{-1}) + 4H_2O(l)$$

16. 将铜片插入 $0.10\ mol \cdot L^{-1}$ $CuSO_4$ 溶液中，银片插入 $0.10\ mol \cdot L^{-1}$ $AgNO_3$ 溶液中，用导线和盐桥连接组成原电池。

(1) 写出该原电池的符号；

(2) 写出电极反应和电池反应；

(3) 计算原电池的电动势。

17. 某原电池的组成如下：

$$(-)Pt \mid H_2(p^{\ominus}) \mid H^+(0.10\ mol \cdot L^{-1}) \parallel Sn^{4+}(c^{\ominus}), Sn^{2+}(0.10\ mol \cdot L^{-1}) \mid Pt(+)$$

(1) 写出电极反应和电池反应；

(2) 计算 298.15 K 时原电池的电动势 E；

(3) 当 $E=0$ 时，若 $p_{eq}(H_2)$，$c_{eq}(H^+)$ 仍与反应开始时相等，则 $c_{eq}(Sn^{4+})/c_{eq}(Sn^{2+})$ 为多少？

18. 已知 298.15 K 时，下列原电池的电动势为 0.436 V，计算正极溶液中 Ag^+ 的浓度。

$$(-)Cu \mid Cu^{2+}(0.010\ mol \cdot L^{-1}) \parallel Ag^+(c) \mid Ag(+)$$

19. 现有如下原电池：

$$(-)Pt \mid H_2(p^{\ominus}) \mid HA(0.50\ mol \cdot L^{-1}) \parallel Cl^-(1.0\ mol \cdot L^{-1}) \mid AgCl \mid Ag(+)$$

298.15 K 时测得电动势为 0.568 V，计算一元弱酸 HA 的标准解离常数。

20. 某氢电极 $[p(H_2)=100\ kPa]$ 所用的溶液由浓度均为 $1.0\ mol \cdot L^{-1}$ 的弱酸 HA 和其钠盐 NaA 组成。若将此氢电极与另一电极组成原电池，测得原电池的电动势 $E=0.38\ V$，并知该氢电极为正极，另一电极的电极电势为 $E_-=-0.65\ V$。计算该氢电极中溶液的 pH 和弱酸 HA 的标准解离常数。

21. 利用电对的标准电极电势，判断下列反应在 298.15 K、标准状态下能否进行。

(1) I_2 能否使 Mn^{2+} 氧化为 MnO_2？

（2）在酸性溶液中，$KMnO_4$ 能否将 Fe^{2+} 氧化为 Fe^{3+}？

（3）Sn^{2+} 能否使 Fe^{3+} 还原为 Fe^{2+}？

（4）Sn^{2+} 能否使 Fe^{2+} 还原为 Fe？

22. 某溶液中含 Cl^-，Br^- 和 I^- 三种离子，欲将 I^- 氧化成 I_2，而又不使 Br^- 和 Cl^- 发生氧化。在常用的氧化剂 $Fe_2(SO_4)_3$ 和 $KMnO_4$ 中，选择哪一种氧化剂能符合上述要求？

23. 已知 298.15 K 时，$E^\ominus(MnO_4^-/Mn^{2+})=1.512\ V$，$E^\ominus(Cl_2/Cl^-)=1.360\ V$。

（1）在 298.15 K 时，把电对 MnO_4^-/Mn^{2+} 和 Cl_2/Cl^- 组成原电池，计算原电池的标准电动势；

（2）在 298.15 K 时，计算当 H^+ 浓度为 $0.10\ mol\cdot L^{-1}$、其他离子浓度均为 $1.0\ mol\cdot L^{-1}$ 和 Cl_2 分压为100 kPa 时原电池的电动势。

24. 已知下列原电池：

$$(-)Pt\,|\,H_2(100\ kPa)\,|\,胃液\,\|\,KCl(0.10\ mol\cdot L^{-1})\,|\,Hg_2Cl_2\,|\,Hg(+)$$

$$(-)Pt\,|\,H_2(100\ kPa)\,|\,H^+(1.0\ mol\cdot L^{-1})\,\|\,KCl(0.10\ mol\cdot L^{-1})\,|\,Hg_2Cl_2\,|\,Hg(+)$$

298.15 K 时，上述两个原电池的电动势分别为 0.420 V 和 0.334 V，计算胃液的 pH。

25. 298.15 K 时，以氢电极 $[p(H_2)=100\ kPa]$ 为指示电极，以饱和甘汞电极为参比电极，插入某缓冲溶液组成原电池，测得原电池的电动势为 0.540 2 V，计算此缓冲溶液的 pH。

第七章 原子结构与元素周期律

目前,人类已经发现了大约 118 种元素,正是这些元素组成了自然界中种类繁多、性质各异的物质。原子结构和分子结构的知识是了解物质结构和性质的基础。

在化学反应中原子进行重新组合,原子本身并不发生变化,只是核外电子的运动状态发生了改变。因此,研究原子结构主要是研究核外电子的能量及其运动状态。本章重点是用量子力学说明核外电子的运动状态及其特征,研究核外电子的排布规律,阐述元素性质发生周期性变化与核外电子排布的内在联系。

第一节 核外电子运动的特殊性

一、氢原子光谱

E-07-01
动画:氢
原子光谱

描述原子中电子排布和运动状态的理论,首先是从研究氢原子光谱而建立的。实验发现,将含有低压氢气的放电管所发出的光通过分光棱镜可以得到氢原子光谱,如图 1-7-1 所示。

由图 1-7-1 可以看出,氢原子光谱是线状光谱,它在可见光区内($\lambda = 400 \sim 760$ nm)有 4 条明显的光谱线,分别用 H_α,H_β,H_γ 和 H_δ 表示。

实际上,任何元素的原子都有自己的特征线状光谱,原子光谱是原子内电子在运动过程中能量变化的反映。如果原子内电子的能量变化是连续的,那么得到的原子光谱应该是包含全部谱线的连续光谱。实际上原子光谱都是线状光谱,这说明原子内电子的能量变化是不连续的,即电子的能量是量子化的。

二、玻尔理论

E-07-02
科学家小
传:普朗
克

1913 年,丹麦物理学家玻尔(Bohr)吸取了普朗克(Planck)的量子论和爱因斯坦(Einstein)的光子学说的最新研究成果,并结合卢瑟福(Rutherford)的行星式原子模型,提出了新的原子结构模型,也称玻尔理论。玻尔理论的基本要点如下:

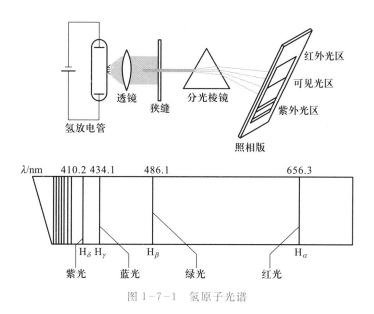

图 1-7-1 氢原子光谱

（1）电子只能在原子核外某些特定的圆形轨道上运动，在这些轨道上运动的电子既不吸收能量，也不放出能量，这种状态称为定态。其中能量最低的定态称为基态，其他能量高于基态的定态称为激发态。电子在不同定态下运动，其能量不同，处在某一定态下的电子的能量具有确定值。

（2）电子在能量不同的两种定态之间跃迁时，将吸收或放出能量。当电子从较高能量（E_2）的定态跃迁到较低能量（E_1）的定态时，放出的能量以光波形式发射出来，发射出来的光的频率决定于跃迁前后两定态间的能量差：

E-07-03
科学家小
传：爱因
斯坦

$$\nu = \frac{E_2 - E_1}{h} \tag{1-7-1}$$

式中：ν 为光的频率；h 为普朗克常量，$h = 6.626 \times 10^{-34}$ J·s；E_1 和 E_2 分别是电子跃迁前后两定态的能量，且 $E_2 > E_1$。

玻尔理论成功地解释了原子稳定存在的事实和氢原子光谱。玻尔冲破了经典力学中能量连续变化的束缚，用能量量子化观点解释了经典力学无法解释的氢原子光谱，为原子结构理论的发展做出了重大贡献。但是，把玻尔理论推广到其他多电子原子（即使是只有 2 个电子的氦原子）时，不能很好地计算出其能级和光谱的频率，甚至也不能说明氢原子光谱的精细结构。其根源在于玻尔没有认识到电子等微观粒子运动的另一个重要特征——波粒二象性。

E-07-04
科学家小
传：卢瑟
福

三、电子的波粒二象性

1924 年，法国物理学家德布罗意（de Broglie）在光具有波粒二象性的启发下，提出了电子等微观粒子也具有波粒二象性的假说。

1927 年，美国科学家戴维逊（Davisson）和革末（Germer）用电子衍射实验证实了

E-07-05
科学家小
传：玻尔

德布罗意的假说。电子衍射实验表明,当电子通过极小的金属晶体粉末时,也能像光线通过小圆孔一样产生衍射环纹,如图 1-7-2 所示。

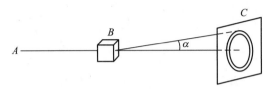

图 1-7-2　电子衍射实验示意图

A—电子束发生器；B—粉末晶体；C—屏幕

　　电子衍射实验证实了电子具有波粒二象性,后来用 α 粒子、中子、原子、分子等微观粒子代替电子,也都同样产生衍射现象。证实了微观粒子具有波粒二象性,即波粒二象性是微观粒子运动的特性。

　　微观粒子的运动有着不同于宏观物体运动的能量量子化和波粒二象性的特征。因此,微观粒子的运动不同于经典力学中的宏观物体,不遵守牛顿力学规律,没有确定的运动轨迹。因此,电子等微观粒子的运动状态不能用经典力学来描述,而只能用量子力学来描述。

第二节　氢原子结构

一、波函数

E-07-06
科学家小
传：薛定
谔

　　电子具有波粒二象性,它的运动状态需要用量子力学来描述。在量子力学中,电子的运动状态用薛定谔方程来描述。

　　1926 年,薛定谔(Schrödinger)从电子的波粒二象性出发,借助于光的波动方程,建立了著名的描述电子运动状态的方程——薛定谔方程：

$$\frac{\partial^2 \psi}{\partial x^2} + \frac{\partial^2 \psi}{\partial y^2} + \frac{\partial^2 \psi}{\partial z^2} + \frac{8\pi^2 m}{h^2}\left(E + \frac{e^2}{\sqrt{x^2 + y^2 + z^2}}\right)\psi = 0 \qquad (1-7-2)$$

式中：E 为电子的能量；m 为电子的质量；h 为普朗克常量；e 为元电荷；x, y 和 z 为电子的空间坐标；ψ 为描述电子运动状态的波函数。

　　通过求解薛定谔方程可以得到描述电子运动状态的波函数 $\psi(r,\theta,\phi)$[1],它是薛定谔方程的合理解,每一个波函数代表电子的一种空间运动状态。通常也把波函数 $\psi(r,\theta,\phi)$ 称为原子轨道,原子轨道是波函数的同义词。但量子力学中的原子轨道与前面提到的玻尔的原子轨道及宏观物体运动的轨道有着本质区别。原子轨道不是核外电子运动的固定轨迹,是指核外电子运动的空间范围或区域。

E-07-07
动画：球
坐标与直
角坐标关
系

---

① 为了求解薛定谔方程,需要进行坐标变换,把空间坐标 x,y,z 变换为球坐标 r,θ,ϕ。

表 1-7-1 列出了求解薛定谔方程得到的氢原子的某些波函数、径向函数和角函数。

表 1-7-1　氢原子的某些波函数、径向函数和角函数

轨道	$\psi(r,\theta,\phi)$	$R(r)$	$Y(\theta,\phi)$
1s	$\sqrt{\dfrac{1}{\pi a_0^3}}\,e^{-r/a_0}$	$2\sqrt{\dfrac{1}{a_0^3}}\,e^{-r/a_0}$	$\sqrt{\dfrac{1}{4\pi}}$
2s	$\dfrac{1}{4}\sqrt{\dfrac{1}{2\pi a_0^3}}\left(2-\dfrac{r}{a_0}\right)e^{-r/2a_0}$	$\sqrt{\dfrac{1}{8a_0^3}}\left(2-\dfrac{r}{a_0}\right)e^{-r/2a_0}$	$\sqrt{\dfrac{1}{4\pi}}$
$2p_z$	$\dfrac{1}{4}\sqrt{\dfrac{1}{2\pi a_0^3}}\left(\dfrac{r}{a_0}\right)e^{-r/2a_0}\cos\theta$	$\sqrt{\dfrac{1}{24a_0^3}}\left(\dfrac{r}{a_0}\right)e^{-r/2a_0}$	$\sqrt{\dfrac{3}{4\pi}}\cos\theta$
$2p_x$	$\dfrac{1}{4}\sqrt{\dfrac{1}{2\pi a_0^3}}\left(\dfrac{r}{a_0}\right)e^{-r/2a_0}\sin\theta\cos\phi$	$\sqrt{\dfrac{1}{24a_0^3}}\left(\dfrac{r}{a_0}\right)e^{-r/2a_0}$	$\sqrt{\dfrac{3}{4\pi}}\sin\theta\cos\phi$
$2p_y$	$\dfrac{1}{4}\sqrt{\dfrac{1}{2\pi a_0^3}}\left(\dfrac{r}{a_0}\right)e^{-r/2a_0}\sin\theta\sin\phi$	$\sqrt{\dfrac{1}{24a_0^3}}\left(\dfrac{r}{a_0}\right)e^{-r/2a_0}$	$\sqrt{\dfrac{3}{4\pi}}\sin\theta\sin\phi$

二、四个量子数

薛定谔方程在数学上有很多解,但并不是每个数学解都能用于描述电子的空间运动状态,波函数必须满足某些特定条件。为了使解得的波函数能够描述电子的空间运动状态,在求解薛定谔方程时,必须引入三个只能取某些分立数值的常数,这三个常数称为量子数,它们分别是主量子数、角量子数和磁量子数。

(一) 主量子数

主量子数用符号 n 表示,n 的取值为 1,2,3,…。主量子数 n 决定了电子在核外空间出现概率最大区域离原子核的远近,也是决定电子能量的主要因素。n 越大,电子在离原子核越远的区域内出现的概率越大,电子的能量也越高。而 n 相同的电子,它们在距原子核相近的空间范围内运动,所以常把 n 相同的电子称为同一层电子。因此,通常称 n 为电子层。当 $n=1,2,3,\cdots$ 时,分别称为第一电子层、第二电子层、第三电子层……。通常用光谱符号 K,L,M,… 表示第一电子层、第二电子层、第三电子层……,它们与主量子数的对应关系为

主量子数 n：　1　2　3　4　5　6　7
光谱符号：　K　L　M　N　O　P　Q

(二) 角量子数

角量子数用符号 l 表示,对于给定的主量子数 n,l 的取值为 0,1,2,…,$(n-1)$,共可取 n 个值。角量子数 l 决定原子轨道的形状和每个电子层中所包含的电子亚层

（也称能级）的数目，并在多电子原子中与主量子数 n 一起决定电子的能量。氢原子只有 1 个电子，电子的能量只由主量子数 n 决定。而在多电子原子中，电子的能量不仅决定于主量子数 n，而且还决定于角量子数 l。当 n 和 l 都相同时，电子的能量相同；而 n 或 l 不同的电子，其能量也不相同。

当 n 相同时，l 越大，电子的能量就越高，据此又可以将同一电子层中的电子分为若干不同的电子亚层（能级），当 $l=0,1,2,3$ 和 4 时，分别称为 s 亚层、p 亚层、d 亚层和 f 亚层。在原子中，每个电子层中包含的电子亚层的数目等于电子层的序数。因此第三电子层（M 层）中有 3s，3p 和 3d 3 个电子亚层。

（三）磁量子数

磁量子数用符号 m 表示，它的取值受 l 限制。当 l 的取值确定后，m 的取值为 $\pm1,\pm2,\cdots,\pm l$，共可取 $2l+1$ 个值。磁量子数 m 决定原子轨道在空间的伸展方向，即决定了每个电子亚层（能级）中包含的原子轨道的数目。当 $n=1$，$l=0$ 时，m 只能取 0，表示 s 亚层只有 1 个轨道，即电子只有 1 种空间运动状态，可记为 1s；当 $n=2$，$l=1$ 时，m 可取 $-1,0,+1$，表示 p 亚层有 3 个轨道，电子在空间有 3 种空间运动状态，分别用 $2p_x$，$2p_y$，$2p_z$ 表示。由于 $2p_x$，$2p_y$，$2p_z$ 轨道的 n 和 l 都相同，因此轨道的能量也相同，称为简并轨道或等价轨道。同理，可推知 d 亚层有 5 个轨道，f 亚层有 7 个轨道。

当量子数 n，l 和 m 确定后，波函数也就确定了，即电子的空间运动状态也就确定了。

（四）自旋量子数

在研究原子光谱的精细结构时发现，在高分辨率的光谱仪下看到每一条光谱线都是由两条非常接近的谱线组成，这是因为电子除了空间运动外，它本身还有自旋运动。

自旋量子数用符号 m_s 表示，它决定了电子的自旋方向。m_s 只能取 $+\dfrac{1}{2}$ 或 $-\dfrac{1}{2}$，分别代表电子的两种不同的自旋方向。

综上所述，原子中任何一个电子的运动状态，都要用四个量子数来描述。n，l 和 m 三个量子数确定了电子在核外的空间运动状态，即 1 个原子轨道；而 n，l，m 和 m_s 四个量子数确定了电子的运动状态。

表 1-7-2 列出了电子层、电子亚层、原子轨道与量子数的关系及各电子层可能容纳的电子数。

表 1-7-2　电子层、电子亚层、原子轨道、运动状态与量子数之间的关系

n	电子层	l	电子亚层	m	轨道数	m_s	电子最大容量
1	K	0	1s	0	1	$\pm1/2$	2
2	L	0 1	2s 2p	0 $0,\pm1$	$\left.\begin{array}{l}1\\3\end{array}\right\}4$	$\pm1/2$	$\left.\begin{array}{l}2\\6\end{array}\right\}8$

续表

n	电子层	l	电子亚层	m	轨道数	m_s	电子最大容量
3	M	0	3s	0	1 ⎫	±1/2	2 ⎫
		1	3p	0, ±1	3 ⎬9		6 ⎬18
		2	3d	0, ±1, ±2	5 ⎭		10 ⎭
4	N	0	4s	0	1 ⎫	±1/2	2 ⎫
		1	4p	0, ±1	3 ⎪		6 ⎪
		2	4d	0, ±1, ±2	5 ⎬16		10 ⎬32
		3	4f	0, ±1, ±2, ±3	7 ⎭		14 ⎭

注：由表 1-7-2 可看出，主量子数为 n 的电子层中所包含的原子轨道数为 n^2 个。

三、概率密度与电子云

波函数 ψ 是描述原子核外电子的空间运动状态的数学函数式，而波函数的平方 ψ^2 表示电子在原子核外空间某处出现的概率密度。概率密度是电子在原子核外空间某区域单位微体积内出现的概率，电子在原子核外某区域内出现的概率等于概率密度与该区域体积的乘积。

为了形象地表示电子在原子核外空间出现的概率密度分布情况，常用小黑点的疏密表示电子在原子核外空间各处出现的概率密度的大小。小黑点密集处，表示电子出现的概率密度大；小黑点稀疏处，表示电子出现的概率密度小。这种用小黑点的疏密表示电子在原子核外空间出现的概率密度的图形称为电子云图，也就是 ψ^2 的图形。由此可见，电子云就是概率密度的形象化描述，因此常把概率密度也称为电子云。

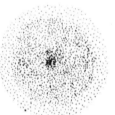

图 1-7-3　氢原子的 1s 电子云

由此可见，电子云是用统计的方法对电子出现的概率密度的形象化描述，是电子行为统计结果的一种形象表示。氢原子的 1s 电子云如图 1-7-3 所示。从图中看出，在原子核附近处 ψ^2 最大，而离原子核越远处，ψ^2 就越小。

四、波函数的角分布图和电子云的角分布图

波函数是由 n, l 和 m 三个量子数确定的包含了 r, θ 和 ϕ 三个自变量的函数，很难用简单的图形将波函数 ψ 随 r, θ, ϕ 的变化情况表示出来。为了研究和作图的方便，常将波函数分解为两个函数的乘积：

$$\psi(r, \theta, \phi) = R(r) \cdot Y(\theta, \phi) \tag{1-7-3}$$

式中：$R(r)$ 为波函数的径向函数；$Y(\theta, \phi)$ 为波函数的角函数。

（一）波函数的角分布图

以波函数的角函数 $Y(\theta, \phi)$ 对角 θ, ϕ 作图，所得到的图形称为波函数的角分布图。由于波函数的角分布图基本上决定了波函数的图形，因此本书只介绍波函数的角分布图。氢原子的 s 轨道、p 轨道和 d 轨道（波函数）的角分布图如图 1-7-4 所示。

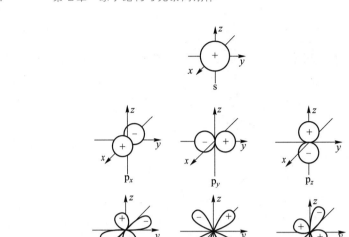

图 1-7-4　氢原子的 s,p,d 原子轨道的角分布图

现对图 1-7-4 说明如下：

(1) 氢原子的原子轨道角分布图只与 l 和 m 有关,若原子轨道的 l 和 m 相同,它们的角分布图就完全相同,如 1s 轨道、2s 轨道和 3s 轨道的角分布图相同。

(2) 同一亚层中的原子轨道角分布图形状相同,但伸展方向不同(m 不同),如 p 轨道($l=1$ 时,$m=0,-1,+1$)有 3 种伸展方向,分别记为 p_x, p_y 和 p_z；d 轨道有 5 种伸展方向,分别记为 $d_{x^2-y^2}$, d_{z^2}, d_{xy}, d_{xz} 和 d_{yz}。

(3) 图中正、负号表示了波函数的角函数 $Y(\theta,\phi)$ 的正、负。

(4) 原子轨道角分布图只表示波函数的角函数 $Y(\theta,\phi)$ 随角 θ 和 ϕ 的变化情况,并不反映电子离原子核的远近。

(二) 电子云的角分布图

与波函数一样,概率密度也可以分解为 $R^2(r)$ 与 $Y^2(\theta,\phi)$ 两个函数的乘积：

$$\psi^2(r,\theta,\phi)=R^2(r)\cdot Y^2(\theta,\phi) \tag{1-7-4}$$

式中：$R^2(r)$ 为概率密度的径向函数；$Y^2(\theta,\phi)$ 为概率密度的角函数。

以概率密度的角函数 $Y^2(\theta,\phi)$ 对角 θ,ϕ 作图,所得图形称为概率密度的角分布图,也称为电子云的角分布图。氢原子的电子云的角分布图如图 1-7-5 所示。

电子云的角分布图表示概率密度的角函数 $Y^2(\theta,\phi)$ 随角 θ,ϕ 的变化情况,从角的侧面反映了概率密度分布的方向性。

对比图 1-7-4 和图 1-7-5,波函数的角分布图与电子云的角分布图比较相似,但有以下两点区别：

（1）除 s 轨道外，波函数的角分布图有正、负号之分，而电子云的角分布图都是正值。这是因为 $Y(\theta,\phi)$ 虽有正、负，但 $Y^2(\theta,\phi)$ 均为正值。

（2）电子云的角分布图比波函数的角分布图要"瘦"一些，这是因为 $Y(\theta,\phi)$ 小于 1（除 θ 等于 0° 和 180° 外），而 $Y^2(\theta,\phi)$ 则更小。

应该指出，波函数的角分布图是波函数的角函数 $Y(\theta,\phi)$ 随角 θ,ϕ 变化的图形，而电子云的角分布图是概率密度的角函数 $Y^2(\theta,\phi)$ 随角 θ,ϕ 变化的图形，它们都不是原子轨道和电子云的实际图形。

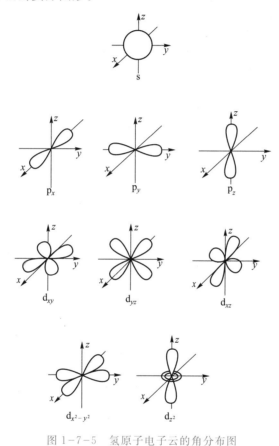

图 1-7-5　氢原子电子云的角分布图

第三节　多电子原子结构

氢原子和类氢离子（只有 1 个电子的离子）的核外只有 1 个电子，电子只受到原子核的静电吸引，原子轨道的能量只决定于主量子数 n。

在多电子原子中，电子不仅受到原子核的静电吸引，而且电子之间存在着相互排斥作用，因此原子轨道的能量与主量子数 n 和角量子数 l 均有关。多电子原子的原子轨道能量的高低,通常是利用光谱数据确定的。

一、近似能级图

E-07-08
科学家小
传：鲍林

美国化学家鲍林(Pauling)根据大量光谱实验数据,总结出多电子原子中原子轨道的能量的近似高低顺序,如图 1-7-6 所示。

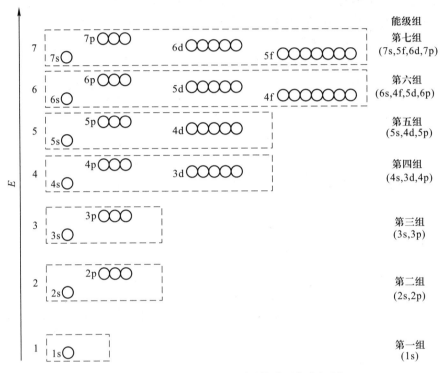

图 1-7-6　多电子原子的原子轨道近似能级图

图 1-7-6 中每个虚线方框代表一个能级组,对应于周期表中的一个周期;每一个小圆圈代表一个原子轨道,每个小圆圈所在位置的相对高低表示原子轨道能量的相对高低。从图 1-7-6 中可以看出:

(1) 当 n 相同时,l 越大,原子轨道的能量越高,如 $E(4s)<E(4p)<E(4d)$。

(2) 当 l 相同时,n 越大,原子轨道的能量越高,如 $E(2p)<E(3p)<E(4p)$。

(3) 当 n 和 l 都不相同时,某些 n 较大的轨道的能量可能低于 n 较小的轨道,这种现象称为能级交错,如 $E(3d)>E(4s)$。

(4) 当 n 和 l 都相同时,原子轨道的能量相同,即同一能级中的原子轨道的能量相同,如 $E(2p_x)=E(2p_y)=E(2p_z)$。

二、基态原子的核外电子的排布

表 1-7-3 列出了前 112 种元素基态原子的电子层结构,它是光谱实验得到的结果。

需要说明的是,核外电子的排布是客观事实,本来就不存在人为地向原子轨道填充电子及填充电子的先后次序问题,但这作为研究核外电子运动状态的一种科学假说,对了解和掌握原子的电子层结构,事实证明是有益的。在基态原子中,假设电子在原子核外排布时遵循泡利不相容原理、能量最低原理和洪德规则。

（1）泡利不相容原理　在同一原子中,不可能存在四个量子数完全相同的电子,即 1 个原子轨道最多只能容纳 2 个自旋相反的电子。

（2）能量最低原理　在不违背泡利不相容原理前提下,电子总是优先占据能量最低的原子轨道,当能量最低的原子轨道排满后再依次排布到能量较高的原子轨道。根据能量最低原理,电子应先填充在 1s 轨道上,当 1s 轨道填满后,电子按图 1-7-6 所示的原子轨道能量高低序依次填充到能量较高的轨道上。

（3）洪德规则　电子在能量相等的轨道上排布时,总是以自旋相同的方式分占尽量多的轨道。例如,C 原子有 6 个电子,其电子排布方式为

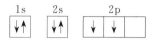

作为洪德规则的特例,简并轨道在全充满(p^6,d^{10},f^{14})和半充满(p^3,d^5,f^7)时是比较稳定的。例如,基态 $_{24}$Cr 的电子排布式为 $1s^2 2s^2 2p^6 3s^2 3p^6 3d^5 4s^1$；基态 $_{29}$Cu 的电子排布式为 $1s^2 2s^2 2p^6 3s^2 3p^6 3d^{10} 4s^1$。

表 1-7-3　元素基态原子的电子层结构

原子序数	元素	K	L		M			N				O				P				Q			
		1	2		3			4				5				6				7			
		s	s	p	s	p	d	s	p	d	f	s	p	d	f	s	p	d	f	s	p	d	f
1	H	1																					
2	He	2																					
3	Li	2	1																				
4	Be	2	2																				
5	B	2	2	1																			
6	C	2	2	2																			
7	N	2	2	3																			
8	O	2	2	4																			
9	F	2	2	5																			
10	Ne	2	2	6																			
11	Na	2	2	6	1																		
12	Mg	2	2	6	2																		
13	Al	2	2	6	2	1																	
14	Si	2	2	6	2	2																	
15	P	2	2	6	2	3																	
16	S	2	2	6	2	4																	
17	Cl	2	2	6	2	5																	
18	Ar	2	2	6	2	6																	

E-07-09
科学家小传：泡利

E-07-10
科学家小传：洪德

续表

原子序数	元素	K	L		M			N				O				P				Q			
		1	2		3			4				5				6				7			
		s	s	p	s	p	d	s	p	d	f	s	p	d	f	s	p	d	f	s	p	d	f
19	K	2	2	6	2	6		1															
20	Ca	2	2	6	2	6		2															
21	Sc	2	2	6	2	6	1	2															
22	Ti	2	2	6	2	6	2	2															
23	V	2	2	6	2	6	3	2															
24	Cr	2	2	6	2	6	5	1															
25	Mn	2	2	6	2	6	5	2															
26	Fe	2	2	6	2	6	6	2															
27	Co	2	2	6	2	6	7	2															
28	Ni	2	2	6	2	6	8	2															
29	Cu	2	2	6	2	6	10	1															
30	Zn	2	2	6	2	6	10	2															
31	Ga	2	2	6	2	6	10	2	1														
32	Ge	2	2	6	2	6	10	2	2														
33	As	2	2	6	2	6	10	2	3														
34	Se	2	2	6	2	6	10	2	4														
35	Br	2	2	6	2	6	10	2	5														
36	Kr	2	2	6	2	6	10	2	6														
37	Rb	2	2	6	2	6	10	2	6			1											
38	Sr	2	2	6	2	6	10	2	6			2											
39	Y	2	2	6	2	6	10	2	6	1		2											
40	Zr	2	2	6	2	6	10	2	6	2		2											
41	Nb	2	2	6	2	6	10	2	6	4		1											
42	Mo	2	2	6	2	6	10	2	6	5		1											
43	Tc	2	2	6	2	6	10	2	6	5		2											
44	Ru	2	2	6	2	6	10	2	6	7		1											
45	Rh	2	2	6	2	6	10	2	6	8		1											
46	Pd	2	2	6	2	6	10	2	6	10													
47	Ag	2	2	6	2	6	10	2	6	10		1											
48	Cd	2	2	6	2	6	10	2	6	10		2											
49	In	2	2	6	2	6	10	2	6	10		2	1										
50	Sn	2	2	6	2	6	10	2	6	10		2	2										
51	Sb	2	2	6	2	6	10	2	6	10		2	3										
52	Te	2	2	6	2	6	10	2	6	10		2	4										
53	I	2	2	6	2	6	10	2	6	10		2	5										
54	Xe	2	2	6	2	6	10	2	6	10		2	6										

续表

原子序数	元素	K	L		M			N				O				P				Q			
		1	2		3			4				5				6				7			
		s	s	p	s	p	d	s	p	d	f	s	p	d	f	s	p	d	f	s	p	d	f
55	Cs	2	2	6	2	6	10	2	6	10		2	6			1							
56	Ba	2	2	6	2	6	10	2	6	10		2	6			2							
57	La	2	2	6	2	6	10	2	6	10		2	6	1		2							
58	Ce	2	2	6	2	6	10	2	6	10	1	2	6	1		2							
59	Pr	2	2	6	2	6	10	2	6	10	3	2	6			2							
60	Nd	2	2	6	2	6	10	2	6	10	4	2	6			2							
61	Pm	2	2	6	2	6	10	2	6	10	5	2	6			2							
62	Sm	2	2	6	2	6	10	2	6	10	6	2	6			2							
63	Eu	2	2	6	2	6	10	2	6	10	7	2	6			2							
64	Gd	2	2	6	2	6	10	2	6	10	7	2	6	1		2							
65	Tb	2	2	6	2	6	10	2	6	10	9	2	6			2							
66	Dy	2	2	6	2	6	10	2	6	10	10	2	6			2							
67	Ho	2	2	6	2	6	10	2	6	10	11	2	6			2							
68	Er	2	2	6	2	6	10	2	6	10	12	2	6			2							
69	Tm	2	2	6	2	6	10	2	6	10	13	2	6			2							
70	Yb	2	2	6	2	6	10	2	6	10	14	2	6			2							
71	Lu	2	2	6	2	6	10	2	6	10	14	2	6	1		2							
72	Hf	2	2	6	2	6	10	2	6	10	14	2	6	2		2							
73	Ta	2	2	6	2	6	10	2	6	10	14	2	6	3		2							
74	W	2	2	6	2	6	10	2	6	10	14	2	6	4		2							
75	Re	2	2	6	2	6	10	2	6	10	14	2	6	5		2							
76	Os	2	2	6	2	6	10	2	6	10	14	2	6	6		2							
77	Ir	2	2	6	2	6	10	2	6	10	14	2	6	7		2							
78	Pt	2	2	6	2	6	10	2	6	10	14	2	6	9		1							
79	Au	2	2	6	2	6	10	2	6	10	14	2	6	10		1							
80	Hg	2	2	6	2	6	10	2	6	10	14	2	6	10		2							
81	Tl	2	2	6	2	6	10	2	6	10	14	2	6	10		2	1						
82	Pb	2	2	6	2	6	10	2	6	10	14	2	6	10		2	2						
83	Bi	2	2	6	2	6	10	2	6	10	14	2	6	10		2	3						
84	Po	2	2	6	2	6	10	2	6	10	14	2	6	10		2	4						
85	At	2	2	6	2	6	10	2	6	10	14	2	6	10		2	5						
86	Rn	2	2	6	2	6	10	2	6	10	14	2	6	10		2	6						
87	Fr	2	2	6	2	6	10	2	6	10	14	2	6	10		2	6			1			
88	Ra	2	2	6	2	6	10	2	6	10	14	2	6	10		2	6			2			
89	Ac	2	2	6	2	6	10	2	6	10	14	2	6	10		2	6	1		2			

140   第七章   原子结构与元素周期律

续表

原子序数	元素	K 1	L 2		M 3			N 4				O 5				P 6				Q 7			
		s	s	p	s	p	d	s	p	d	f	s	p	d	f	s	p	d	f	s	p	d	f
90	Th	2	2	6	2	6	10	2	6	10	14	2	6	10		2	6	2		2			
91	Pa	2	2	6	2	6	10	2	6	10	14	2	6	10	2	2	6	1		2			
92	U	2	2	6	2	6	10	2	6	10	14	2	6	10	3	2	6	1		2			
93	Np	2	2	6	2	6	10	2	6	10	14	2	6	10	4	2	6	1		2			
94	Pu	2	2	6	2	6	10	2	6	10	14	2	6	10	6	2	6			2			
95	Am	2	2	6	2	6	10	2	6	10	14	2	6	10	7	2	6			2			
96	Cm	2	2	6	2	6	10	2	6	10	14	2	6	10	7	2	6	1		2			
97	Bk	2	2	6	2	6	10	2	6	10	14	2	6	10	9	2	6			2			
98	Cf	2	2	6	2	6	10	2	6	10	14	2	6	10	10	2	6			2			
99	Es	2	2	6	2	6	10	2	6	10	14	2	6	10	11	2	6			2			
100	Fm	2	2	6	2	6	10	2	6	10	14	2	6	10	12	2	6			2			
101	Md	2	2	6	2	6	10	2	6	10	14	2	6	10	13	2	6			2			
102	No	2	2	6	2	6	10	2	6	10	14	2	6	10	14	2	6			2			
103	Lr	2	2	6	2	6	10	2	6	10	14	2	6	10	14	2	6	1		2			
104	Rf	2	2	6	2	6	10	2	6	10	14	2	6	10	14	2	6	2		2			
105	Ha	2	2	6	2	6	10	2	6	10	14	2	6	10	14	2	6	3		2			
106	Sg	2	2	6	2	6	10	2	6	10	14	2	6	10	14	2	6	4		2			
107	Bh	2	2	6	2	6	10	2	6	10	14	2	6	10	14	2	6	5		2			
108	Hs	2	2	6	2	6	10	2	6	10	14	2	6	10	14	2	6	6		2			
109	Mt	2	2	6	2	6	10	2	6	10	14	2	6	10	14	2	6	7		2			
110	Ds	2	2	6	2	6	10	2	6	10	14	2	6	10	14	2	6	8		2			
111	Rg	2	2	6	2	6	10	2	6	10	14	2	6	10	14	2	6	9		2			
112	Cn	2	2	6	2	6	10	2	6	10	14	2	6	10	14	2	6	10		2			

第四节　元素周期表

元素的原子核外电子层结构的周期性变化是元素周期律的本质所在,而元素周期表就是元素周期律的具体表现形式。我国采用的元素周期表由 7 个横行和 18 个纵列组成。

一、元素的周期

元素周期表共有 7 个横行,每一横行称为一个周期,元素周期表共有 7 个周期。除第一周期外,其余每一周期的元素原子的最外层电子排布都是由 $ns^1 \longrightarrow ns^2np^6$,

呈现出明显的周期性变化。元素在周期表中所属周期数等于该元素基态原子电子排布的电子层数目,也等于基态原子电子排布的最外电子层的主量子数。

第一周期包含 2 种元素,第二周期和第三周期各包含 8 种元素,通常把这 3 个周期称为短周期。第四周期和第五周期各包含 18 种元素,第六周期和第七周期各包含 32 种元素,通常把这 4 个周期称为长周期。各周期中包含元素的数目与相应能级组中的原子轨道之间的关系如表 1-7-4 所示。

表 1-7-4　周期与能级组的关系

周　　期	能　级　组	能级组内的原子轨道	元素数目	电子最大容量
1	Ⅰ	1s	2	2
2	Ⅱ	2s　2p	8	8
3	Ⅲ	3s　3p	8	8
4	Ⅳ	4s　3d　4p	18	18
5	Ⅴ	5s　4d　5p	18	18
6	Ⅵ	6s　4f　5d　6p	32	32
7	Ⅶ	7s　5f　6d　7p	32	32

二、元素的族

关于元素周期表中族的划分,目前主要有分为 16 个族和 18 个族两种分族方法。

我国比较流行的分族方法是分为 16 个族。元素周期表共有 18 个纵列,除第 8,9 和 10 三个纵列为 Ⅷ 族外,其余每一个纵列为一族。其中,由长周期元素和短周期元素组成的族称为主族,即 A 族;只由长周期元素组成的族称为副族,即 B 族。元素周期表共划分为 16 个族——7 个主族、7 个副族、1 个 0 族和 1 个 Ⅷ 族。

另外一种分族方法是 IUPAC 在 1986 年推荐的,元素周期表的每一个纵列为一族,共分为 18 个族,从左向右依次用阿拉伯数字 1~18 标明族数。

主族元素在周期表中的族数等于元素基态原子的最外电子层的电子数;除 O 元素和 F 元素外,主族元素的最高氧化数等于元素基态原子的最外电子层上的电子数。在同一主族内,虽然不同元素基态原子电子排布的电子层数是不相同的,但是电子排布的最外电子层上的电子数都是相同的。

副族元素基态原子的最外电子层有 1 个或 2 个电子,次外电子层上有 9~18 个电子,它们在化学反应中除了能失去最外层的电子外,还能失去一部分次外电子层上的 d 电子。除Ⅷ族外,副族元素的最高氧化数一般等于该元素所属的族数。ⅢB~ⅦB族元素的族数等于元素基态原子的电子排布的最外电子层的 s 电子与次外电子层的 d 电子数之和。

三、元素的分区

根据元素基态原子的价层电子构型,可将周期表中的元素分为 5 个区,如表 1-7-5 所示。

表 1-7-5　周期表中元素的分区

周期＼族	1 ⅠA	2 ⅡA	3 ⅢB	4 ⅣB	5 ⅤB	6 ⅥB	7 ⅦB	8	9 Ⅷ	10	11 ⅠB	12 ⅡB	13 ⅢA	14 ⅣA	15 ⅤA	16 ⅥA	17 ⅦA	18 0
1																		
2																		
3	s		d								ds		p					
4																		
5																		
6																		
7																		

镧系	f
锕系	

（1）s 区元素　包括ⅠA 族和ⅡA 族元素，其基态原子的价层电子构型为 $ns^{1\sim2}$。除 H 元素外，s 区元素均为活泼金属元素。

（2）p 区元素　包括ⅢA～ⅦA 族和 0 族元素，其基态原子的价层电子构型为 $ns^2np^{1\sim6}$（He 为 $1s^2$）。p 区元素大部分为非金属元素，0 族元素为稀有气体元素。

（3）d 区元素　包括ⅢB～ⅦB 族和Ⅷ族元素，除 Pd$[(n-1)d^{10}ns^0]$外，其基态原子的价层电子构型为$(n-1)d^{1\sim9}ns^{1\sim2}$。d 区元素都是金属元素。

（4）ds 区元素　包括ⅠB 族和ⅡB 族元素，其基态原子的价层电子构型为$(n-1)d^{10}ns^{1\sim2}$。ds 区元素都是金属元素。

（5）f 区元素　包括镧系元素和锕系元素，除 Th$[(n-2)f^0(n-1)d^2ns^2]$外，其基态原子的价层电子构型为$(n-2)f^{1\sim14}(n-1)d^{0\sim2}ns^2$。f 区元素都是金属元素。

第五节　元素性质的周期性

元素的性质随着核电荷数的递增而呈现周期性变化，这个规律称为元素周期律。元素周期律是原子内部结构周期性变化的反映，元素性质的周期性变化源于原子的电子层结构的周期性变化。下面通过原子半径、元素的电离能和元素的电负性的变化规律揭示这种内在的联系。

一、原子半径

由于核外电子的运动没有确定的边界,从原子核附近到距原子核较远处都有出现的可能,因此原子(或离子)没有固定的半径。

通常所说的原子半径是指分子或晶体中相邻同种原子的原子核之间距离的一半。某些元素的原子半径如表 1-7-6 所示。

表 1-7-6　某些元素的原子半径(r/pm)

1 IA												13 ⅢA	14 ⅣA	15 ⅤA	16 ⅥA	17 ⅦA	18 0
H 32	2 ⅡA																He 93
Li 123	Be 89											B 82	C 77	N 70	O 66	F 64	Ne 112
Na 154	Mg 136	3 ⅢB	4 ⅣB	5 ⅤB	6 ⅥB	7 ⅦB	8	9 Ⅷ	10	11 ⅠB	12 ⅡB	Al 118	Si 117	P 110	S 104	Cl 99	Ar 154
K 203	Ca 174	Sc 144	Ti 132	V 122	Cr 118	Mn 117	Fe 117	Co 116	Ni 115	Cu 117	Zn 125	Ga 126	Ge 122	As 121	Se 117	Br 114	Kr 169
Rb 216	Sr 191	Y 162	Zr 145	Nb 134	Mo 130	Tc 127	Ru 125	Rh 125	Pd 128	Ag 134	Cd 148	In 144	Sn 140	Sb 141	Te 137	I 133	Xe 190
Cs 235	Ba 198	La 169	Hf 144	Ta 134	W 130	Re 128	Os 126	Ir 127	Pt 130	Au 134	Hg 144	Tl 148	Pb 147	Bi 146	Po 146	At 145	Rn 222

La	Ce	Pr	Nb	Pm	Sm	Eu	Gd	Tb	Dy	Ho	Er	Tm	Yb	Lu
169	165	164	164	163	162	185	162	161	160	158	158	158	170	158

从表 1-7-6 可以看出,同一周期的主族元素,随着原子序数的递增,原子半径由大逐渐变小。这是由于原子的核电荷数每增加 1,原子最外电子层相应地增加 1 个电子。核电荷数的增加使原子核对最外电子层电子的吸引力增强,最外层电子有向原子核靠近的趋势;而最外层电子的增加又加剧了电子之间的相互排斥作用,使电子远离原子核的趋势增大。由于同一周期的主族元素基态原子电子排布的电子层数相同,原子核对最外层电子引力增强的因素起主导作用,因此同一周期的主族元素从左至右随着核电荷数的递增,原子半径逐渐减小。

同一族的主族元素,从上至下原子半径增大。这是由于从上至下同一族的主族元素基态原子电子排布的电子层数依次增多,核电荷数也同时增加。电子排布的电子层数增多将使原子半径增大,而核电荷数增加将使原子半径减小。由于电子排布的电子层数的增加起主要作用,因此同一主族的元素从上至下原子半径增大。

同一周期的副族元素,从左至右随着核电荷数的增加,新增加的电子排布在 $(n-1)$d 轨道上,使原子核对最外层电子的吸引力增加很少。因此,同一周期副族元素,从左至右随着核电荷数增多,原子半径略有减小。

同一族的副族元素,其原子半径的变化趋势与主族元素的变化趋势相同,但由于增加的电子排布在内层 $(n-1)d$ 或 $(n-2)f$ 轨道上，使原子半径增大的程度较小。

二、元素的电离能

原子失去电子时，必须消耗能量以克服原子核对电子的吸引。元素基态气态原子失去 1 个电子形成 +1 价的基态气态阳离子所吸收的能量称为元素的第一电离能，用符号 $E_{i,1}$ 表示。+1 价的基态气态阳离子再失去 1 个电子形成 +2 价的基态气态阳离子所吸收的能量称为该元素的第二电离能，用符号 $E_{i,2}$ 表示。以此类推，还有第三电离能 $E_{i,3}$、第四电离能 $E_{i,4}$ 等。由于 +1 价的阳离子对电子的吸引力要比中性原子对电子的吸引力大，因此元素的第二电离能大于第一电离能。同理，元素的第三电离能大于第二电离能。以此类推，则有 $E_{i,1} < E_{i,2} < E_{i,3} < E_{i,4} < \cdots$。通常所说的电离能，指的就是元素的第一电离能。表 1-7-7 列出了某些元素的第一电离能。

表 1-7-7　某些元素的第一电离能（$E_{i,1}$/eV）[①]

1 IA	2 IIA	3 IIIB	4 IVB	5 VB	6 VIB	7 VIIB	8	9 VIII	10	11 IB	12 IIB	13 IIIA	14 IVA	15 VA	16 VIA	17 VIIA	18 0
H 13.6																	He 24.6
Li 5.4	Be 9.3											B 8.3	C 11.3	N 14.5	O 13.6	F 17.4	Ne 21.6
Na 5.1	Mg 7.7											Al 6.0	Si 8.1	P 10.5	S 10.4	Cl 13.0	Ar 15.8
K 4.8	Ca 6.1	Sc 6.6	Ti 6.8	V 6.7	Cr 6.8	Mn 7.4	Fe 7.9	Co 7.9	Ni 7.6	Cu 7.7	Zn 9.4	Ga 6.0	Ge 7.0	As 9.8	Se 9.7	Br 11.8	Kr 14.0
Rb 4.2	Sr 5.7	Y 6.4	Zr 6.8	Nb 6.8	Mo 7.1	Tc 7.3	Ru 7.4	Rh 7.5	Pd 8.3	Ag 7.6	Cd 9.0	In 5.8	Sn 7.3	Sb 8.6	Te 9.0	I 10.4	Xe 12.1
Cs 3.9	Ba 5.2	La 5.6	Hf 7.0	Ta 7.5	W 7.9	Re 7.8	Os 8.4	Ir 9.0	Pt 9.0	Au 9.2	Hg 10.4	Tl 6.1	Pb 7.4	Bi 7.3	Po 8.4	At 9.5	Rn 10.7

La	Ce	Pr	Nd	Pm	Sm	Eu	Gd	Tb	Dy	Ho	Er	Tm	Yb	Lu
5.6	5.5	5.5	5.5	5.5	5.6	5.7	6.1	5.9	5.9	6.0	6.1	6.2	6.3	5.4

元素的电离能的大小反映了元素基态原子失去电子的难易程度。元素的电离能越小，原子越易失去电子，元素的金属性就越强；反之，元素的电离能越大，原子越难失去电子，元素的金属性就越弱。电离能与原子的核电荷数、原子半径和原子的电子层结构有关。元素的第一电离能随原子序数的增大呈现出周期性变化，如图 1-7-7 所示。

在同一周期元素中，从碱金属元素到稀有气体元素，原子核作用在最外层电子上的核电荷数逐渐增大，原子半径逐渐减小，原子核对最外层电子的吸引力逐渐增强，元素的电离能呈现出增大趋势。长周期中的副族元素，从左到右，由于增加的电子填充

---

① 1eV＝96.5 kJ·mol^{-1}。

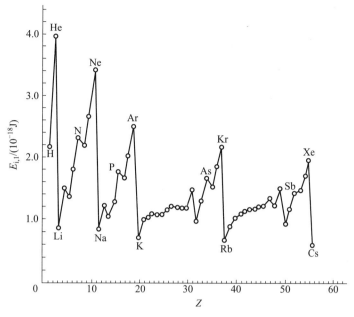

图 1-7-7 元素的第一电离能与原子序数的关系

在次外电子层的 d 轨道上,原子核作用在最外层电子上的核电荷数增加不多,原子半径减小缓慢,元素的电离能增大不显著,且没有规律。0 族元素具有稳定的电子层结构,最难失去电子,在同一周期中电离能最大。虽然同一周期元素的电离能呈现出增大的趋势,但仍有起伏变化,如 N,P,As 和 Be,Mg 的电离能均比相邻的两种元素大,这是由于 N,P,As 的电子层结构为半充满,而 Be,Mg 的电子层结构为全充满,它们都具有比较稳定的结构,较难失去电子,因此电离能就比较大。

同一族的主族元素,从上到下,原子核作用在最外层电子上的核电荷数增加不多,而原子半径明显增大,致使原子核对最外层电子的吸引力减弱,因此元素的电离能减小。

三、元素的电负性

为了全面衡量在分子中原子争夺电子的能力,鲍林提出了电负性的概念。通常把元素的原子在分子中吸引成键电子的能力称为元素的电负性。鲍林指定最活泼的非金属元素 F 的电负性为 4.0,然后将其他元素的原子与 F 元素相比较,得到其他元素的电负性。

元素的电负性越大,该元素的原子吸引成键电子的能力越强,元素的非金属性就越强;元素的电负性越小,该元素的原子吸引成键电子的能力越弱,元素的金属性就越强。元素的电负性综合地反映出元素的原子得失电子的能力的相对大小,能全面衡量元素的金属性和非金属性的相对强弱。一般地说,电负性小于 2.0 的元素为金属元素;电负性大于 2.0 的元素为非金属元素。某些常见元素的电负性如表 1-7-8 所示。

表 1-7-8 某些常见元素的电负性

1 I A	2 II A	3 III B	4 IV B	5 V B	6 VI B	7 VII B	8	9 VIII	10	11 I B	12 II B	13 III A	14 IV A	15 V A	16 VI A	17 VII A	18 0
H 2.18																	He
Li 0.98	Be 1.57											B 2.04	C 2.55	N 3.04	O 3.44	F 4.0	Ne
Na 0.93	Mg 1.31											Al 1.61	Si 1.90	P 2.19	S 2.58	Cl 3.16	Ar
K 0.82	Ca 1.00	Sc 1.36	Ti 1.54	V 1.63	Cr 1.66	Mn 1.55	Fe 1.80	Co 1.88	Ni 1.91	Cu 1.90	Zn 1.65	Ga 1.81	Ge 2.01	As 2.18	Se 2.55	Br 2.96	Kr
Rb 0.82	Sr 0.95	Y 1.22	Zr 1.33	Nb 1.60	Mo 2.16	Tc 1.90	Ru 2.28	Rh 2.20	Pd 2.20	Ag 1.93	Cd 1.69	In 1.73	Sn 1.96	Sb 2.05	Te 2.10	I 2.66	Xe
Cs 0.79	Ba 0.89	La 1.10	Hf 1.30	Ta 1.50	W 2.36	Re 1.90	Os 2.20	Ir 2.20	Pt 2.28	Au 2.54	Hg 2.00	Tl 2.04	Pb 2.33	Bi 2.02	Po 2.00	At 2.20	

从表 1-7-8 可以看出，元素的电负性呈现出明显的周期性变化。同一周期的主族元素，从左至右电负性逐渐增大；同一族的主族元素，从上至下电负性逐渐减小。同一周期的副族元素，从左至右电负性基本上依次增大；同一族的副族元素，从上至下电负性总体上依次增大，但也有例外。

思考题和习题

1. 写出四个量子数的符号、名称和取值规则，简述它们的含义。

2. 波函数与原子轨道的含义是什么？概率密度与电子云的含义是什么？

3. 电子的运动状态由哪些量子数决定？原子轨道由哪些量子数决定？

4. 元素基态原子的核外电子排布遵循哪些规则？其主要内容是什么？

5. 简述主族元素的原子半径在元素周期表中的变化规律。

6. 什么是元素的电负性？电负性与元素的金属性和非金属性有何关系？

7. 请说明鲍林近似能级图的主要特点及适用范围。

8. 在 $3s, 3p_x, 3p_y, 3p_z, 3d_{xy}, 3d_{yz}, 3d_{xz}, 3d_{x^2-y^2}$ 和 $3d_{z^2}$ 轨道中，对于氢原子，哪些是简并轨道？对于多电子原子，哪些是简并轨道？

9. 波函数角度分布图与电子云分布图与电子云角度分布图有何异同点？

10. 下列各组量子数中，哪些是不合理的？如何进行改正？

(1) $n=4$, $l=0$, $m=0$；

(2) $n=4$, $l=4$, $m=0$；

(3) $n=2$, $l=0$, $m=1$；

(4) $n=1$, $l=1$, $m=-1$。

11. 填充合理的量子数：

(1) $n=?$, $l=2$, $m=1$, $m_s=+1/2$

(2) $n=2$，$l=?$，$m=-1$，$m_s=-1/2$

(3) $n=2$，$l=0$，$m=?$，$m_s=+1/2$

(4) $n=3$，$l=1$，$m=0$，$m_s=?$

12. 指出下列各基态原子的电子排布式中的错误，说明原因，并加以改正。

(1) Li：$1s^3$

(2) Be：$1s^2 2s^1 2p^1$

(3) N：$1s^2 2s^2 2p_x^2 2p_y^1$

13. 下列电子层结构中，哪种属于基态？哪种属于激发态？哪种是错误的？

(1) $1s^2 3p^1$

(2) $1s^2 2s^2 3s^2 3p^6 3d^{10} 4s^1$

(3) $1s^2 2s^2 2p^6 2d^1$

(4) $1s^2 2s^2 2p^6 3d^1$

14. 符号 p_x、$3p_x$、$3p_x^1$ 各表示什么意义？

15. 写出下列元素基态原子的电子排布式：

(1) $_{16}S$　　　　(2) $_{24}Cr$　　　　(3) $_{29}Cu$　　　　(4) $_{35}Br$

16. 已知某元素原子的电子具有下列量子数，请排列出它们能量高低的次序：

(1) $3,2,+1,+1/2$；　　　　　(2) $2,1,+1,-1/2$；

(3) $2,1,0,+1/2$；　　　　　　(4) $3,1,-1,-1/2$；

(5) $3,0,0,+1/2$；　　　　　　(6) $2,0,0,-1/2$。

17. 根据鲍林近似能级图，指出下表中各元素基态原子的电子层中的电子数有无错误，并说明理由。

元素	K 层	L 层	M 层	N 层	O 层	P 层
19	2	8	9			
22	2	10	8	2		
30	2	8	18	2		
33	2	8	20	3		
60	2	8	18	18	12	2

18. 用 s，p，d 能级符号表示出原子序数分别为 9，20，26，30 的元素基态原子的电子层结构，并指出它们分别是属于哪一区、哪一族、哪一周期的元素。

19. 已知 M^{2+} 离子的 3d 能级中有 6 个电子，请推出：

(1) 基态 M 原子的核外电子排布式；

(2) 基态 M 原子的最外层和最高能级组中电子数各为多少？

(3) M 元素在周期表中的位置。

20. 元素基态原子的价层电子构型满足下列条件的是哪一族元素或哪一种元素？

(1) 具有 4 个 p 电子；

(2) 4s 和 3d 能级全充满，4p 能级为半充满；

(3) $n=4$、$l=0$ 的能级中有 1 个电子，$n=3$、$l=2$ 的能级为全充满。

21. 有 A，B，C 和 D 4 种元素。其中 A 为第四周期元素，与 D 可形成原子个数比为 1∶1 和 1∶2 的化合物。B 为第四周期 d 区元素，最高氧化值为 +7。C 和 B 是同一周期的元素，具有相同的最高氧化值。在所有元素中，D 的电负性仅次于氟元素。给出 A，B，C 和 D 4 种元素的元素符号，并按电负性由大到小排列。

22. 有 A，B，C，D，E 和 F 6 种元素，请按下列条件推断各元素的元素符号，给出各元素基态原子的价层电子构型。

(1) A，B 和 C 为同一周期活泼金属元素，原子半径为 A＞B＞C，已知 C 元素基态原子有 3 个电子层排布电子；

(2) D 和 E 为非金属元素，与氢结合生成 HD 和 HE，室温下 D 的单质为液体，E 的单质为固体；

(3) F 为金属元素，基态原子有 4 个电子层排布电子，且有 6 个未成对电子。

23. 有 A，B，C 和 D 4 种元素，原子序数由小到大的顺序为 B＜C＜D＜A，其中 A 元素是第五周期ⅠA族元素，B 是第三周期元素，B，C 和 D 元素的价电子数分别为 2，12 和 7，C 和 D 元素的次外层电子均为 18 个。请判断 A，B，C 和 D 元素各为何种元素。

24. 某元素基态原子的最外电子层只有 1 个电子，该电子的 4 个量子数分别为 $n=4$，$l=0$，$m=0$，$m_s=+1/2$。请回答下列问题：

(1) 符合上述条件的元素可以有几种？原子序数各为多少？

(2) 写出相应元素基态原子的电子排布式，并指出这些元素在周期表中的位置。

25. 第四周期的 A，B 和 C 3 种元素，其价电子数依次为 1，2 和 7，其原子序数按 A，B，C 顺序增大。已知 A 和 B 元素基态原子的次外电子层有 8 个电子，而 C 元素的基态原子的次外电子层有 18 个电子。根据 A，B 和 C 3 种元素基态原子的电子层结构回答下列问题：

(1) A，B 和 C 3 种元素中，哪些元素是金属元素？

(2) A 和 C 元素的简单离子是什么？

(3) A，B 和 C 3 种元素中，哪一种元素的氢氧化物碱性最强？

(4) B 元素与 C 元素之间能形成何种化合物？写出该化合物的化学式。

26. 有 A 和 B 两种元素，已知 A 元素基态原子的 M 层和 N 层的电子分别比 B 元素基态原子的 M 层和 N 层的电子少 7 个和 4 个。写出 A 元素和 B 元素的名称及核外电子排布式，并给出推理过程。

第八章 化学键与分子结构

　　分子是由原子组成的,探讨原子如何组成分子是现代化学的中心问题。化学键理论是一个重要理论,它讨论分子或晶体中原子之间的结合方式、结合力的本质、分子和晶体的空间构型,以及物质内部结构与物质性质之间的关系。

　　在分子或晶体中,直接相邻的原子或离子之间存在强烈相互作用。化学上把分子或晶体中直接相邻的原子或离子之间的强烈相互作用称为化学键。化学键分为离子键、共价键和金属键三种类型。

第一节　离　子　键

一、离子键的形成

　　当电负性小的活泼金属元素的原子与电负性大的活泼非金属元素的原子相互接近时,金属原子失去最外层电子形成带正电荷的阳离子,而非金属原子得到电子形成带负电荷的阴离子。阳离子与阴离子之间除了静电相互吸引外,还存在电子与电子、原子核与原子核之间的相互排斥作用,当阳离子与阴离子接近到一定距离时,吸引作用和排斥作用达到了平衡,系统的能量下降到最低值,阳离子与阴离子之间就形成了稳定的化学键。这种阳离子与阴离子间通过静电作用所形成的化学键称为离子键。

　　以 NaCl 为例,离子键的形成过程可简单表示如下:

$$
\left.
\begin{array}{l}
N\ Na(1s^2 2s^2 2p^6 3s^1) \xrightarrow{\ -Ne^-\ } N\ Na^+(1s^2 2s^2 2p^6) \\[2mm]
N\ Cl(1s^2 2s^2 2p^6 3s^2 3p^5) \xrightarrow{\ +Ne^-\ } N\ Cl^-(1s^2 2s^2 2p^6 3s^2 3p^6)
\end{array}
\right\} \longrightarrow N\ Na^+Cl^-
$$

二、离子键的特征

　　离子键的特征是没有方向性和没有饱和性。

　　由于离子的电荷分布是球形对称的,它在空间各个方向与带相反电荷的离子的静电作用都是相同的,并不存在在某一方向上静电作用更大的问题。因此阳离子与阴离子可以从各个方向相互接近而形成离子键,所以离子键是没有方向性的。

在形成离子键时,只要空间条件允许,每一个离子可以吸引尽可能多的带相反电荷的离子,且并不受离子本身电荷数的限制,因此离子键是没有饱和性的。但是,这并不意味着一个离子周围排列的带相反电荷离子的数目可以是任意的。实际上,在离子晶体中,每一个离子周围排列的相反电荷离子的数目都是固定的。例如,在 NaCl 晶体中,每个 Na^+ 周围有 6 个 Cl^-,每个 Cl^- 周围也有 6 个 Na^+。

形成离子键的必要条件是相互化合的元素之间的电负性差足够大。元素之间的电负性差越大,所形成的化学键中离子键成分就越大。一般说来,当两种元素之间的电负性差大于 1.7 时形成离子键;当电负性差小于 1.7 时主要形成共价键。

三、离子的特征

离子的电荷数、离子的价层电子构型和离子半径是离子的三个重要特征,也是影响离子键强度的重要因素。

(一) 离子的电荷数

从离子键的形成过程可知,阳离子的电荷数就是相应原子失去的电子数;阴离子的电荷数就是相应原子得到的电子数。阳离子和阴离子的电荷数主要取决于相应原子的电子层构型和元素的电负性等。一般情况下,阳离子的电荷数多为 +1 或 +2,最高为 +4;阴离子的电荷数多为 -1 或 -2,电荷数为 -3 或 -4 的多数为含氧酸根离子或配阴离子。

离子的电荷数是影响离子键强度的重要因素,当离子的半径相近时,离子的电荷数越大,对带相反电荷的离子的吸引力越强,离子键的强度就越大,形成的离子型化合物的熔点也越高。例如,大多数碱土金属离子 M^{2+} 的盐类的熔点比碱金属离子 M^+ 的盐类的熔点高。

(二) 离子的价层电子构型

简单阴离子(如 F^-,Cl^-,S^{2-} 等)的价层电子构型为 ns^2np^6,但简单阳离子的电子构型比较复杂,除 8 电子构型外,还有其他多种构型。离子的价电子层构型有以下几种:

(1) 2 电子构型　离子只有 2 个电子,价层电子构型为 $1s^2$,如 Li^+,Be^{2+},H^- 等。

(2) 8 电子构型　离子的最外电子层有 8 个电子,价层电子构型为 ns^2np^6,如 Na^+,Ca^{2+},F^- 等。

(3) 18 电子构型　离子的最外电子层有 18 个电子,价层电子构型为 $ns^2np^6nd^{10}$,如 Ag^+,Zn^{2+} 等。

(4) 18+2 电子构型　离子的次外电子层有 18 个电子,最外电子层有 2 个电子,价层电子构型为 $(n-1)s^2(n-1)p^6(n-1)d^{10}ns^2$,如 Sn^{2+},Pb^{2+},Bi^{3+} 等。

(5) 9~17 电子构型　离子的最外电子层有 9~17 个电子,价层电子构型为 $ns^2np^6nd^{1\sim9}$,如 Fe^{3+},Cr^{3+} 等。

离子的价层电子构型对离子键的强度也有一定程度的影响,因此对离子型化合物的性质也有一定的影响。例如,Na^+ 和 Cu^+ 的电荷数相同,它们的离子半径相近,但

NaCl 晶体易溶于水,而 CuCl 晶体难溶于水。显然,这是由于 Na^+ 和 Cu^+ 具有不同的价层电子构型所造成的。

（三）离子半径

与原子相似,单个离子也不存在明确的界面。所谓离子半径是根据离子晶体中阳离子与阴离子的核间距测出的,并假定阳离子与阴离子的平衡核间距为阳离子半径与阴离子半径之和。离子半径可用 X 射线衍射法测定,如果已知一个离子的半径,就可求出另一个离子的半径。表 1-8-1 列出了一些常见单原子离子的离子半径。

表 1-8-1　一些常见单原子离子的离子半径(r/pm)

			H^- 208	Li^+ 60	Be^{2+} 31								B^{3+} 20	C^{4+} 15	N^{5+} 11		
C^{4-} 260	N^{3-} 171	O^{2-} 140	F^- 136	Na^+ 95	Mg^{2+} 65								Al^{3+} 50	Si^{4+} 41	P^{5+} 34	S^{6+} 29	Cl^{7+} 26
Si^{4-} 271	P^{3-} 212	S^{2-} 184	Cl^- 180	K^+ 133	Ca^{2+} 99	Sc^{3+} 81	Ti^{4+} 68	V^{5+} 59	Cr^{6+} 52	Mn^{7+} 46	Cu^+ 96	Zn^{2+} 74	Ga^{3+} 62	Ge^{4+} 53	As^{5+} 46	Se^{6+} 42	Br^{7+} 39
Ge^{4-} 272	As^{3-} 222	Se^{2-} 198	Br^- 195	Rb^+ 148	Sr^{2+} 113	Y^{3+} 93	Zr^{4+} 80	Nb^{5+} 70	Mo^{6+} 62	Te^{7+} 58	Ag^+ 126	Cd^{2+} 97	In^{3+} 81	Sn^{4+} 71	Sb^{5+} 62	Te^{6+} 56	I^{7+} 50
Sn^{4-} 294	Sb^{3-} 245	Te^{2-} 221	I^- 216	Cs^+ 169	Ba^{2+} 135	La^{3+} 115	Hf^{4+} 81	Ta^{5+} 73	W^{6+} 67	Re^{7+} 68	Au^+ 137	Hg^{2+} 110	Tl^{3+} 95	Pb^{4+} 84	Bi^{5+} 74		

离子半径具有如下规律:

（1）同一元素的阴离子半径大于原子半径;而阳离子半径小于原子半径,且阳离子的电荷数越多,其半径越小。例如,$r(F^-)>r(F)$;$r(Fe^{3+})<r(Fe^{2+})<r(Fe)$。

（2）同一周期电子层结构相同的阳离子的半径,随离子的电荷数的增大而减小,如 $r(Na^+)>r(Mg^{2+})>r(Al^{3+})$;而阴离子的半径随离子的电荷数的绝对值的增大而增大,如 $r(F^-)<r(O^{2-})$。

（3）同一族的主族元素的电荷数相同的离子的半径,随离子电子层数增加而增大。例如,$r(Li^+)<r(Na^+)<r(K^+)<r(Rb^+)<r(Cs^+)$,$r(F^-)<r(Cl^-)<r(Br^-)<r(I^-)$。

离子半径对离子键的强度有比较大的影响,一般说来,当离子的电荷数相同时,离子的半径越小,阴离子与阳离子之间的吸引力就越大,离子键的强度也就越大。

第二节　共价键的价键理论

当同种非金属元素的原子或电负性相近的非金属元素的原子相互化合时,原子之间并不发生电子的转移,而是通过共用电子对的方式结合形成分子或晶体。这种通过共用电子对形成的化学键称为共价键。

为了说明同种非金属元素的原子或由电负性相近的非金属元素的原子形成分子或晶体的原因,美国化学家路易斯(Lewis)在1919年提出了早期的共价键理论。他认为共价键是由成键原子各自提供最外层未成对电子组成共用电子对形成的,形成共价键后,成键原子达到稀有气体原子的最外层电子构型,因而比较稳定。

早期共价键理论初步揭示了共价键与离子键的区别。但路易斯的早期共价键理论无法解释许多由共价键形成的化合物的中心原子最外层电子数少于8个(如BCl_3分子中的B原子)或多于8个(如PCl_5分子中的P原子)仍能稳定存在事实,也无法解释电子之间为何不相互排斥而可以配对成键的原因,也不能说明共价键的方向性。

1927年,德国化学家海特勒(Heitler)和伦敦(London)应用量子力学方法处理氢分子结构,建立了现代共价键理论,对共价键的本质有了比较深刻的认识。

E-08-01
科学家小
传:海特
勒

一、共价键的本质

海特勒和伦敦用量子力学处理两个氢原子形成氢分子的过程,结果表明,如果两个氢原子中的电子自旋方向相反,当它们从远处相互接近时,两个氢原子的1s原子轨道发生重叠,两个原子核之间电子概率密度增大,使两个原子核之间的正电荷排斥降低,并使两个原子核对核间负电荷区域的吸引增强,导致能量降低,两个氢原子之间形成了共价键。如果两个氢原子中的电子自旋方向相同,当两个氢原子互相接近时,则两个氢原子之间是相互排斥的,两个原子核之间电子概率密度几乎为零,其能量高于两个氢原子单独存在时的能量,不能形成共价键。

E-08-02
动画:氢
分子形成
过程中能
量随核间
距离变化

量子力学圆满地阐明了共价键的本质。共价键的本质是将分子中两端成键原子外侧的电子云聚集到两个原子核之间,增加了两个原子核之间区域的电子云。聚集在两个原子核之间的电子云,同时受到两个原子核的吸引,即两个原子核之间的电子云把两个原子核结合在一起形成共价键。

二、价键理论的基本要点

把量子力学对氢分子的处理结果推广到其他双原子分子和多原子分子上,就形成了价键理论。价键理论的基本要点是:

(1)当两个原子相互接近时,只有自旋方向相反的未成对电子可以配对形成共价键。

(2)一个原子含有几个未成对电子,就能与其他原子的几个自旋方向相反的未成对电子配对形成几个共价键。因此一个原子所形成的共价键的数目通常受原子中的未成对电子数目的限制,这就是共价键的饱和性。例如,Cl原子有1个未成对电子,可以形成1个共价键,H原子有1个未成对电子,可以形成1个共价键,则1个Cl原子可以与1个H原子形成1个共价键,生成HCl分子。又如,N原子有3个未成对电子,可以形成3个共价键,它可以与另一个N原子形成具有共价三键的N_2分子。

(3)形成共价键时,原子轨道重叠程度越大,所形成的共价键就越稳定。因此,共价键尽可能沿着原子轨道最大重叠方向形成,这就是共价键的方向性。除 s 轨道呈球形对称无方向性外,其他轨道都有一定的空间伸展方向,在形成共价键时,其他轨道只有沿着一定的方向才能达到最大程度重叠,形成稳定的共价键。以 HCl 分子的形成为例,只有当 H 原子的 1s 轨道与 Cl 原子含有未成对电子的 $3p_x$ 轨道沿 x 轴方向进行重叠[图 1-8-1(a)],才能达到最大程度重叠,形成稳定的共价键。而 H 原子与 Cl 原子沿着其他方向接近时,原子轨道不能重叠[图 1-8-1(b)]或重叠程度很小[图 1-8-1(c)],不能形成共价键或不能形成稳定的共价键。

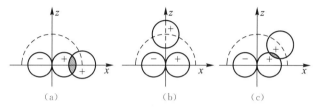

(a)　　　　　(b)　　　　　(c)

图 1-8-1　共价键的方向性示意图

三、共价键的类型

根据形成共价键时原子轨道的重叠方式不同,共价键可分为 σ 键和 π 键两种类型。

(一) σ 键

两个原子的原子轨道沿键轴(两个原子核之间的连线)方向以"头碰头"的方式重叠所形成的共价键称为 σ 键,如图 1-8-2(a)所示。

由于 σ 键是沿原子轨道最大重叠方向形成的,因此共价单键都是 σ 键,如两个原子的 s 轨道与 s 轨道、s 轨道与 p_x 轨道及 p_x 轨道与 p_x 轨道重叠都形成 σ 键。

(二) π 键

两个原子的原子轨道垂直于键轴以"肩并肩"的方式重叠形成的共价键称为 π 键,如图 1-8-2(b)所示。两个原子的 p_y 轨道与 p_y 轨道及 p_z 轨道与 p_z 轨道重叠可形成 π 键。

E-08-03
动画: σ 键

E-08-04
动画: π 键

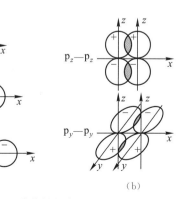

(a)　　　　　(b)

图 1-8-2　共价键的类型

两个原子之间形成的共价双键中,有 1 个 σ 键和 1 个 π 键;两个原子之间形成的共价三键中,有 1 个 σ 键和 2 个 π 键。例如,N 原子有 3 个未成对电子,其价层电子构型为 $2s^2 2p_x^1 2p_y^1 2p_z^1$,当两个 N 原子的 $2p_x$ 轨道沿键轴(x 轴)以"头碰头"方式形成 1 个 σ 键时,两个 N 原子的两个 $2p_y$ 轨道及两个 $2p_z$ 轨道只能垂直于键轴以"肩并肩"的方式重叠,形成两个相互垂直的 π 键,如图 1-8-3 所示。

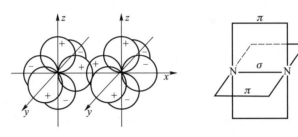

图 1-8-3 N_2 分子中的化学键

从原子轨道的重叠程度来看,形成 σ 键时原子轨道重叠程度比形成 π 键时要大,所以 σ 键的稳定性通常高于 π 键。π 键不能单独存在,只能与 σ 键共存于共价双键或共价三键中。

四、共轭 π 键

π 键不仅能在两个原子之间形成,也可以在 3 个或 3 个以上原子之间形成。由 3 个或 3 个以上原子之间所形成的 π 键称为共轭 π 键,也称大 π 键。

形成共轭 π 键的条件是:① 形成共轭 π 键的原子都在同一个平面上,每一个原子有 1 个 p 轨道相互平行;② 形成共轭 π 键的电子数小于 p 轨道数的 2 倍。

根据形成共轭 π 键的电子数与原子数的相对大小,共轭 π 键可分为正常共轭 π 键、多电子共轭 π 键和缺电子共轭 π 键三种类型。

(1)正常共轭 π 键 π 电子数与成键原子数相等的共轭 π 键称为正常共轭 π 键,大多数的有机共轭分子中的共轭 π 键都属于这一类型。例如,丁二烯($CH_2{=}CH{-}CH{=}CH_2$)分子中有 1 个 4 原子 4 电子共轭 π 键 Π_4^4,苯分子有 1 个 6 原子 6 电子共轭 π 键 Π_6^6 等。某些无机共轭分子也含有正常共轭 π 键,如二氧化氮(NO_2)分子中有 1 个 3 原子 3 电子共轭 π 键 Π_3^3 等。NO_2 分子的价键结构可表示如下:

$$:\overset{\displaystyle ..}{O} \diagdown \overset{\displaystyle ..}{N} \diagup \overset{\displaystyle ..}{O}: \qquad \boxed{:O{-}N{-}O:}$$

(2)多电子共轭 π 键 π 电子数大于成键原子数的共轭 π 键称为多电子共轭 π 键。双键碳原子与带有孤对电子的 O,N,Cl,S 等原子直接连接时,常形成多电子共轭 π 键。例如,氯乙烯和二氧化碳分子中都存在 3 原子 4 电子共轭 π 键 Π_3^4:

$$\boxed{CH_2{-}CH{-}Cl:} \qquad \boxed{:O{-}C{-}O:}$$

（3）缺电子共轭 π 键　π 电子数小于成键原子数的共轭 π 键称为缺电子共轭 π 键。例如，丙烯阳离子中有 1 个 3 原子 2 电子共轭 π 键 Π_3^2，其结构可表示为

$$[\text{CH}_2\text{==CH}\text{==CH}_2]^+ \qquad \text{CH}_2\text{—CH—CH}_2^+$$

五、配位共价键

共价键中的共用电子对，通常是由成键的两个原子各提供 1 个电子组成的。但是有一类共价键，共用电子对是由成键的 1 个原子单独提供的。这种由 1 个原子单独提供共用电子对所形成的共价键称为配位共价键，简称配位。为了区别于正常的共价键，配位键常用箭号"→"表示，箭号的方向是从提供电子对的原子指向接受电子对的原子。例如：

$$\text{H}^+ + \text{H—N—H} \longrightarrow \left[\text{H—N—H} \right]^+$$

虽然配位键的形成方式与一般共价键不同，但一旦形成以后，两者之间就没有区别了，配位键是共价键中的一个特例。

形成配位键的条件是：其中一个原子的最外电子层有未参与成键的孤对电子，而另一个原子的最外电子层有空轨道。

六、共价键参数

共价键参数是表征共价键性质的物理量，常见的共价键参数有键能、键长、键角和键的极性等，利用共价键参数可以搭建分子空间构型，了解分子性质。

（一）键能

在标准状态下，使单位物质的量（如 1 mol）的气态分子 AB(g) 解离为气态原子 A 和气态原子 B 所需要的最低能量称为 AB 键的解离能，用符号 E_d 表示。

键能用符号 E_b 表示，对于双原子分子，键的解离能就是键能。例如：

$$\text{H}_2(g) = 2\text{H}(g); \quad E_b = E_d = 436 \text{ kJ·mol}^{-1}$$

对于多原子分子，键能等于键的解离能的平均值。例如，NH_3 分子中有 3 个等同的 N—H 键，但每个 N—H 键的解离能是不相同的：

$$\text{NH}_3(g) = \text{NH}_2(g) + \text{H}(g); \quad E_{d,1}(\text{N—H}) = 427 \text{ kJ·mol}^{-1}$$
$$\text{NH}_2(g) = \text{NH}(g) + \text{H}(g); \quad E_{d,2}(\text{N—H}) = 375 \text{ kJ·mol}^{-1}$$
$$\text{NH}(g) = \text{N}(g) + \text{H}(g); \quad E_{d,3}(\text{N—H}) = 356 \text{ kJ·mol}^{-1}$$

NH_3 中 N—H 键的键能就是 3 个 N—H 键的平均解离能：

$$E_b(\text{N—H}) = \frac{E_{d,1}(\text{N—H}) + E_{d,2}(\text{N—H}) + E_{d,3}(\text{N—H})}{3}$$

$$= \frac{(427 + 375 + 356)\text{kJ·mol}^{-1}}{3} = 386 \text{ kJ·mol}^{-1}$$

表1-8-2列出了一些常见共价键的键能,键能数据是统计平均值,它反映了不同分子中同一种共价键的共性并忽略其个性,可以通过键能计算化学反应的焓变。

（二）键长

分子中两个成键原子的原子核之间的平衡距离称为键长,用符号 l 表示。例如,H_2 分子中两个 H 原子的核间距离为 74 pm,因此 H—H 键的键长就是74 pm。表 1-8-2 列出了一些常见共价键的键长。

表1-8-2 一些共价键的键长和键能

共价键	l/pm	E_b/(kJ·mol^{-1})	共价键	l/pm	E_b/(kJ·mol^{-1})
H—H	74	436	C—C	154	346
H—F	92	570	C=C	134	602
H—Cl	127	432	C≡C	120	835
H—Br	141	366	N—N	145	159
H—I	161	298	N≡N	110	946
F—F	141	159	C—H	109	414
Cl—Cl	199	243	N—H	101	389
Br—Br	228	193	O—H	96	464
I—I	267	151	S—H	134	368

影响键长的因素主要包括电负性、键级和杂化类型等。

（三）键角

在多原子分子中,两个共价键之间的夹角称为键角。键角和键长是表征分子空间构型的重要参数。如果已知分子中共价键的键长和键角,那么分子的空间构型也就确定了。例如,NH_3 中 N—H 键的键角为 $107°18'$,N—H 键的键长为 101.9 pm,因此 NH_3 的空间构型为三角锥形。

键角的主要影响因素包括杂化类型、电负性、中心原子价层孤对电子数及多重键的形成等。

（四）共价键的极性

根据形成共价键的共用电子对是否发生偏移,共价键可分为非极性共价键和极性共价键。

当同一种元素的两个相同原子以共价键结合时,由于两个原子对共用电子对的吸引能力相同,共用电子对不偏向于任何一个原子。这种共用电子对不发生偏移的共价键称为非极性共价键,简称为非极性键。例如,H_2,N_2,O_2,Cl_2 等双原子分子及金刚石、晶体硅中的共价键都是非极性键。

当两个不同元素的原子以共价键结合时,由于两种元素的电负性不同,对共用电子对的吸引能力不同,共用电子对偏向于电负性较大的原子,使电负性较大的原子带部分负电荷,而电负性较小的原子带部分正电荷。这种共用电子对发生偏移的共价键称为极性共价键,简称为极性键。例如,在 HCl 分子中,由于 Cl 原子吸引共用电子对的能力较强,共用电子对偏向于 Cl 原子,因此 H—Cl 键是极性键。

共价键的极性与成键两原子的电负性差有关,电负性差越大,共价键的极性就越大。

第三节　价层电子对互斥理论

为了预测非金属元素的原子之间以共价键形成的多原子分子或多原子离子的空间构型,1940 年英国科学家西奇威克(Sidgwick)和美国科学家鲍威尔(Powell)提出价层电子对互斥理论,20 世纪 60 年代初,加拿大科学家吉莱斯皮(Gillespie)和尼霍姆(Nyholm)进一步发展了这一理论。

E-08-06
科学家小
传：西奇
威克

一、价层电子对互斥理论的基本要点

价层电子对互斥理论的基本要点如下:

(1)当 1 个中心原子 A 和 m 个配位原子 X 以共价键形成多原子分子或多原子离子 AX_m 时,分子或离子的空间构型取决于中心原子的价层电子对数。中心原子的价层电子对是指 σ 键电子对和最外层没参加成键的孤对电子。

E-08-07
科学家小
传：吉莱
斯皮

(2)在多原子分子或多原子离子 AX_m 中,中心原子的价层电子对之间尽可能远离,以使价层电子对之间的斥力最小。中心原子的价层电子对之间的静电斥力最小的排布方式如表 1-8-3 所示。

表 1-8-3　静电斥力最小的价层电子对在空间的排布方式

价层电子对数	2	3	4	5	6
电子对排布方式	直线形	平面正三角形	正四面体	三角双锥	正八面体

(3)分子的空间构型是指分子中的原子在空间的排布,不包括中心原子的孤对电子。因此,根据价层电子对数确定中心原子的价层电子对在空间的排布方式后,如果价层电子对全部是 σ 键电子对,则价层电子对在空间的排布方式与分子的空间构型相同;如果价层电子对中有孤对电子,从价层电子对在空间的排布方式去掉孤对电子,就得到分子的空间构型。

二、确定中心原子的价层电子对数的方法

利用价层电子对互斥理论预测多原子分子或多原子离子的空间构型时,首先要确定中心原子的价层电子对数。

中心原子的价层电子对数可按下列经验公式进行确定:

$$价层电子对数 = \frac{中心原子的最外层电子数 + 配位原子提供的电子数}{2}$$

为了简便、快捷地确定中心原子的价电子对数,科学家们总结出下列经验规则:

(1)每个配位原子各提供 1 个电子,但 O 和 S 作为配位原子时不提供电子。

(2)把多原子离子的电荷数看作中心原子的电荷数。

(3)当中心原子的价层电子数为奇数时,把未成对电子看作 1 对电子。

利用上述经验公式,可以方便地确定出中心原子的价层电子对数。例如,在阳离子 NH_4^+ 中,中心原子 N 的价层电子对数为 $(5-1+4)/2=4$;而在阴离子 SO_4^{2-} 中,中心原子 S 的价层电子对数为 $(6+2)/2=4$。

三、预测多原子分子或多原子离子的空间构型

利用价层电子对互斥理论预测多原子分子或多原子离子的空间构型时,可按如下步骤进行:

(1) 确定中心原子的价层电子对数。

(2) 根据中心原子的价层电子对数,从表 1-8-3 中找到相应的价层电子对在空间的排布方式。

(3) 根据中心原子的价层电子对在空间的排布方式,把配位原子排布在中心原子周围,1 对价层电子连接 1 个配位原子,未连接配位原子的价层电子对就是中心原子的孤对电子。

(4) 把中心原子的孤对电子去掉,就得到多原子分子或多原子离子的空间构型。

(一) H_2S 分子的空间构型

在 H_2S 分子中,中心原子 S 原子有 6 个价电子,2 个 H 原子各提供 1 个电子,S 原子的价层电子对为 4 对。由表 1-8-3 可知,S 原子的价层电子对在空间的排布为正四面体,由于只有 2 个配位原子,所以价层电子对中有 2 对孤对电子,因此 H_2S 分子的空间构型为 V 形。

(二) PO_4^{3-} 离子的空间构型

在 PO_4^{3-} 离子中,中心原子 P 有 8 个价电子,O 原子不提供电子,价层电子对为 4 对。由表 1-8-3 可知,中心原子的价层电子对的排布为正四面体,由于价层电子对全部是 σ 键电子对,因此 PO_4^{3-} 离子的空间构型为正四面体。

(三) PCl_3 分子的空间构型

在 PCl_3 分子中,中心原子 P 原子有 5 个价电子,3 个 Cl 原子各提供 1 个电子,P 原子共有 4 对价层电子对,价层电子对的排布为正四面体,由于中心原子的价层电子中有 1 对孤对电子,因此 PCl_3 分子的空间构型为三角锥形。

利用价层电子对互斥理论,可以预测非金属元素的原子之间以共价键形成的多原子分子或多原子离子的空间构型。多原子分子或多原子离子的中心原子的价层电子对排布与分子或离子的空间构型的关系如表 1-8-4 所示。

表 1-8-4   中心原子的价层电子对的排布方式和 AX_m 型共价分子或离子的空间构型

价层电子对数	价层电子对分布	成键电子对数	孤对电子数	分子类型	电子对的排布方式	分子空间构型	实 例
2	直线形	2	0	AB_2	o——o——o	直线形	$BeCl_2$
3	平面正三角形	3	0	AB_3		平面正三角形	NO_3^-

续表

价层电子对数	价层电子对分布	成键电子对数	孤对电子数	分子类型	电子对的排布方式	分子空间构型	实　例
3	平面 正三角形	2	1	AB_2		V 形	SO_2
4	四面体	4	0	AB_4		正四面体	SO_4^{2-}
		3	1	AB_3		三角锥形	ClO_3^-
		2	2	AB_2		V 形	ClO_2^-

第四节　杂化轨道理论

为了解释非金属元素的原子之间以共价键形成的多原子分子或多原子离子的空间构型,1931 年鲍林提出了杂化轨道理论。

一、杂化轨道理论的基本要点

杂化轨道理论的基本要点如下:

(1) 在成键过程中,由于原子之间的相互影响,中心原子的能量相近的不同类型原子轨道重新进行组合,形成一组能量相同的新轨道。这种原子轨道重新组合的过程称为原子轨道的杂化,杂化后所形成的新的原子轨道称为杂化轨道。

(2) 杂化轨道仍然是原子轨道,有几个原子轨道参与组合,就能形成几个杂化轨道。例如,1 个 ns 轨道和 2 个 np 轨道可以组合成了 3 个杂化轨道。

(3) 杂化轨道的成键能力比杂化前的原子轨道的成键能力强,这是因为杂化轨道在空间的伸展方向发生了变化,更为集中在一个方向,成键时原子轨道重叠程度增大;同时,杂化轨道之间距离较大,使成键电子对之间的斥力减少。

(4) 杂化轨道是由中心原子的原子轨道组合而成的,只有那些能量相近的不同类型的原子轨道才能组合成杂化轨道。对于主族元素,由于最外层的 ns 轨道与 np 轨道的能量相近,因此通常利用 ns 轨道和 np 轨道进行杂化。

二、杂化轨道的类型与分子的空间构型

当中心原子参加杂化的原子轨道的类型和数目不同时,就形成了不同类型的杂化轨道。下面讨论中心原子用 ns 轨道和 np 轨道进行杂化所形成的杂化轨道,及中心原子利用杂化轨道与配位原子所形成的多原子分子或多原子离子的空间构型。

（一）sp 杂化与分子的空间构型

中心原子用价层的 1 个 ns 轨道和 1 个 np 轨道进行的杂化称为 sp 杂化,所形成的 2 个杂化轨道称为 sp 杂化轨道。每个 sp 杂化轨道中含有 $\frac{1}{2}$ s 轨道成分和 $\frac{1}{2}$ p 轨道成分,2 个杂化轨道之间的夹角为 $180°$,如图 1-8-4 所示。

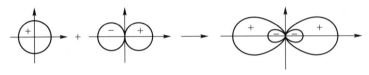

图 1-8-4　sp 杂化过程示意图

以 $BeCl_2$ 分子的形成为例,基态 Be 原子的电子构型为 $1s^2 2s^2$,在 Cl 原子的影响下,Be 原子用 1 个 2s 轨道和 1 个 2p 轨道进行 sp 杂化,形成 2 个 sp 杂化轨道,每个 sp 杂化轨道中各有 1 个未成对电子。Be 原子用 2 个各有 1 个未成对电子的 sp 杂化轨道分别与 2 个 Cl 原子含有未成对电子的 $3p_x$ 轨道重叠,形成了 2 个 σ 键。由于中心原子 Be 所提供的 sp 杂化轨道的夹角为 $180°$,因此所形成的 $BeCl_2$ 分子的空间构型为直线形,如图 1-8-5 所示。

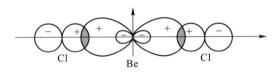

图 1-8-5　$BeCl_2$ 分子的空间构型

（二）sp^2 杂化与分子的空间构型

中心原子用价层的 1 个 ns 轨道和 2 个 np 轨道进行的杂化称为 sp^2 杂化,所形成的 3 个杂化轨道称为 sp^2 杂化轨道。每个 sp^2 杂化轨道都含有 $\frac{1}{3}$ s 轨道成分和 $\frac{2}{3}$ p 轨道成分,杂化轨道之间的夹角为 $120°$,呈平面正三角形,如图 1-8-6 所示。

以 BF_3 分子的形成为例,基态 B 的价层电子构型是 $2s^2 2p^1$,在 F 原子的影响下,中心原子 B 用 1 个 2s 轨道和 2 个 2p 轨道进行 sp^2 杂化,形成 3 个 sp^2 杂化轨道,每个杂化轨道中有 1 个未成对电子。B 原子用 3 个各有 1 个未成对电子的 sp^2 杂化轨道分别与 3 个 F 原子含有未成对电子的 $2p_x$ 轨道重叠形成 3 个 σ 键。由于 B 原子所提供的 3 个 sp^2 杂化轨道之间的夹角为 $120°$,所以 BF_3 分子的空间构型为平面正三角形,如图 1-8-7 所示。

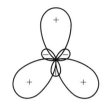

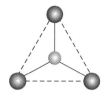

图 1-8-6　sp² 杂化轨道示意图　　　　　　图 1-8-7　BF₃ 分子的空间构型

（三）sp³ 杂化与分子的空间构型

E-08-10
动画：sp³
等性杂化
过程

中心原子用价层的 1 个 ns 轨道和 3 个 np 轨道进行的杂化称为 sp³ 杂化，所形成的 4 个杂化轨道称为 sp³ 杂化轨道。每个 sp³ 杂化轨道中含有 $\frac{1}{4}$ s 轨道成分和 $\frac{3}{4}$ p 轨道成分，杂化轨道之间的夹角为 109°28′，呈正四面体构型，如图 1-8-8 所示。

以 CH₄ 分子的形成为例，基态 C 原子的价层电子构型为 $2s^2 2p^2$，在 H 原子的影响下，中心原子 C 用 1 个 2s 轨道和 3 个 2p 轨道进行 sp³ 杂化，形成 4 个 sp³ 杂化轨道，每个杂化轨道中有 1 个未成对电子，C 原子用 4 个各有 1 个未成对电子的 sp³ 杂化轨道分别与 4 个 H 原子的含有未成对电子的 1s 轨道重叠形成 4 个 σ 键。由于 C 原子提供的 4 个 sp³ 杂化轨道之间的夹角为 109°28′，所以 CH₄ 分子的空间构型为正四面体，如图 1-8-9 所示。

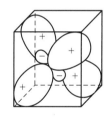

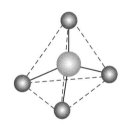

图 1-8-8　sp³ 杂化轨道示意图　　　　　　图 1-8-9　CH₄ 分子的空间构型

利用杂化轨道理论也能解释 NH₃ 分子和 H₂O 分子的空间构型。

基态 N 原子的价层电子构型为 $2s^2 2p^3$，在形成 NH₃ 分子时，N 原子用 1 个 2s 轨道和 3 个 2p 轨道进行 sp³ 杂化，形成 4 个 sp³ 杂化轨道，其中 3 个 sp³ 杂化轨道中各有 1 个未成对电子，1 个 sp³ 杂化轨道被 1 对孤对电子占据。中心原子 N 用 3 个各有 1 个未成对电子的 sp³ 杂化轨道分别与 3 个 H 原子的含有未成对电子的 1s 轨道重叠，形成 3 个 σ 键，剩余的 1 个 sp³ 杂化轨道上的孤对电子没有成键，因此 NH₃ 分子的空间构型为三角锥形。由于 N 原子的 sp³ 杂化轨道中的孤对电子对 3 个 N—H 键的成键电子对有较大的排斥作用，使 N—H 键之间的夹角压缩到 107°18′，如图 1-8-10 所示。

基态 O 原子的价层电子构型为 $2s^2 2p^4$，在形成 H₂O 分子时，中心原子 O 采取 sp³ 杂化，形成 4 个 sp³ 杂化轨道，其中 2 个 sp³ 杂化轨道各有 1 个未成对电子，另外 2 个

sp³杂化轨道各有 1 对孤对电子。O 原子用 2 个各有 1 个未成对电子的 sp³ 杂化轨道分别与 2 个 H 原子的含有未成对电子的 1s 轨道重叠,形成 2 个 O—H 键,因此 H_2O 分子的空间构型为 V 形,如图 1-8-11 所示。由于 O 原子未参与成键的 2 个 sp³ 杂化轨道中的 2 对孤对电子对 2 个 O—H 键的成键电子对有更大的排斥作用,使 O—H 键的键角被压缩到 104°45′。

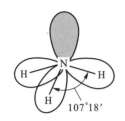

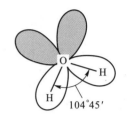

图 1-8-10 NH_3 分子的空间构型   图 1-8-11 H_2O 分子的空间构型

第五节   分子间作用力和氢键

一、分子的极性

分子中含有带正电荷的原子核和带负电荷的电子,可以认为分子中存在 1 个正电荷中心和 1 个负电荷中心。根据分子中的正电荷中心与负电荷中心是否重合,可以把分子区分为极性分子和非极性分子。正电荷中心与负电荷中心重合的分子称为非极性分子;正电荷中心与负电荷中心不重合的分子称为极性分子。

分子的极性与共价键的极性及分子的空间构型有关。如果分子中的共价键都是非极性共价键或分子的空间构型是完全对称的,则分子的正电荷中心与负电荷中心重合,这样的分子为非极性分子。如果分子中的共价键为极性共价键,且分子的空间构型是不对称的,则分子的正电荷中心与负电荷中心不重合,这样的分子为极性分子。

通常用分子电偶极矩来衡量分子的极性大小。分子电偶极矩等于正电荷中心与负电荷中心之间的距离与正、负电荷中心所带电荷量的乘积。分子电偶极矩越大,分子的极性就越大;分子电偶极矩越小,分子的极性就越小;分子电偶极矩为零的分子就是非极性分子。

二、分子间作用力

在分子或晶体中,相邻原子或离子之间存在着强烈相互作用力,称为化学键,其键能为 $125 \sim 600 \ kJ \cdot mol^{-1}$。此外,在分子之间还存在一种较弱的相互作用力,其作用力仅是化学键键能的几十分之一或几百分之一,但却是决定物质的熔点、沸点和溶解度等物理性质的重要因素。这种存在于分子之间的较弱的相互作用力称为分子间作用力。由于范德华(van der Waals)首先提出分子之间存在着这种相互作用力,因此也把分子间作用力称为范德华力。分子间作用力根据其产生的原因和特点可分为取向力、诱导力和色散力。

（一）取向力

极性分子的正电荷中心与负电荷中心不重合,分子中始终存在着一个正极和一个负极,通常把极性分子中存在的正、负两极称为永久偶极。

E-08-12 动画:取向力

当极性分子相互接近时,极性分子的永久偶极之间同极相斥,而异极相吸,极性分子将发生相对运动而取向,使永久偶极处于异极相邻状态,分子之间产生静电作用,如图1-8-12(a)所示。这种由于极性分子永久偶极的取向而产生的分子间作用力称为取向力。极性分子的分子电偶极矩越大,取向力也就越大。

（二）诱导力

当极性分子与非极性分子相互接近时,在极性分子永久偶极的影响下,非极性分子原来重合的正、负电荷中心发生相对位移,产生诱导偶极,极性分子的永久偶极与非极性分子的诱导偶极之间产生静电作用,如图1-8-12(b)所示。这种非极性分子的诱导偶极与极性分子永久偶极之间产生的作用力称为诱导力。

E-08-13 动画:诱导力

当极性分子相互接近时,在各自永久偶极的相互影响下,每个极性分子也会产生诱导偶极,因此诱导力也存在于极性分子之间。

（三）色散力

非极性分子中的电子和原子核都处在不停的运动中,经常会发生正、负电荷中心的瞬时相对位移,产生瞬时偶极。瞬时偶极也会使相邻分子产生瞬时诱导偶极,如图1-8-12(c)所示。这种非极性分子的瞬时偶极与瞬时诱导偶极之间所产生的作用力称为色散力。虽然瞬时偶极和瞬时诱导偶极存在时间极短,但是这种情况不断出现,因此色散力是始终存在的。

E-08-14 动画:色散力

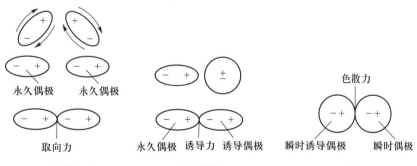

(a) 取向力　　　(b) 诱导力　　　(c) 色散力

图1-8-12 分子间作用力示意图

不仅非极性分子能产生瞬时偶极,而且极性分子也能产生瞬时偶极。因此,色散力不仅存在于非极性分子之间,而且也存在于非极性分子与极性分子之间,以及极性分子之间。一般说来,分子的相对分子质量越大,色散力也就越大。

综上所述,在非极性分子之间只存在色散力;在极性分子与非极性分子之间存在色散力和诱导力；在极性分子之间存在着色散力、诱导力和取向力。对于大多数分子来说,色散力是主要的；只有极性很强的分子(如 H_2O 分子),取向力才比较大；而诱导力通常都很小。

分子间作用力是决定物质的熔点、沸点、溶解度等物理性质的主要因素。例如,卤素分子(X_2)是非极性双原子分子,分子之间只存在色散力,由于色散力随相对分子质量增加而增大,它们的熔点和沸点都随相对分子质量增大而升高,因此在室温下 Cl_2 为气体,Br_2 为液体,而 I_2 为固体。

三、氢键

E-08-15
动画：氢
键

当 H 原子与电负性大、半径小的 X 原子(如 F,O,N 原子)形成 H—X 共价键时,共用电子对偏向于 X 原子,使 H 原子几乎成为裸核。这个几乎成为裸核的氢原子没有内层电子,不会被其他原子的电子所排斥,它又能与另一个电负性大、半径小且含有孤对电子的 Y 原子(如 F,O,N 原子)产生静电作用。这种产生在氢原子与电负性大、半径小的元素原子的孤对电子之间的静电作用称为氢键。氢键通常用 X—H⋯Y 表示,其中 X 和 Y 可以是同种元素的原子,也可以是不同种元素的原子。

氢键可分为分子间氢键和分子内氢键两种类型。

一个分子中的 X—H 键与另一个分子中的 Y 原子所形成的氢键称为分子间氢键。氟化氢分子形成的分子间氢键如图 1-8-13 所示。

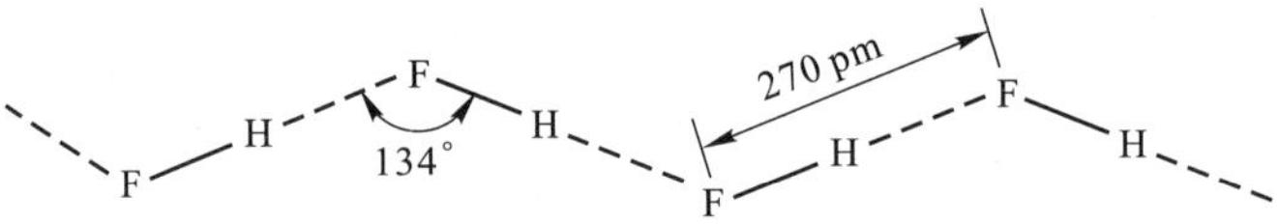

图 1-8-13   氟化氢分子间的氢键

一个分子中的 X—H 键与同一分子内的 Y 原子所形成的氢键称为分子内氢键。邻羟基苯甲醛分子形成的分子内氢键如图 1-8-14 所示。

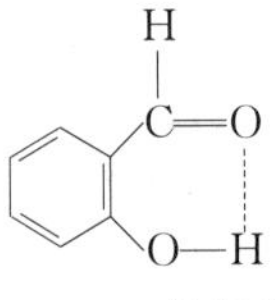

氢键具有方向性和饱和性。氢键的方向性是指形成分子间氢键时,X 原子、H 原子和 Y 原子尽可能在一条直线上,这样可使 X 原子与 Y 原子之间的距离最远,使 X 原子与 Y 原子之间排斥作用最小。但形成分子内氢键时,由于结构的限制,X 原子、H 原子和 Y 原子往往不能在一条直线上。氢键的饱和性是指 1 个 X—H 键

图 1-8-14   邻羟基苯甲醛的分子内氢键

只能与 1 个 Y 原子形成氢键,当 X—H 键与 1 个 Y 原子形成氢键 X—H⋯Y 后,如果再有 1 个 Y 原子靠近,则这个 Y 原子受到氢键 X—H⋯Y 上的 X 原子和 Y 原子的排斥作用远大于 H 原子对它的吸引作用,使 H 原子不可能再与第二个 Y 原子形成第二个氢键。

氢键的形成,对物质的物理性质(如熔点、沸点、溶解度等)影响很大。在同类化合物中,若能形成分子间氢键,物质的熔点、沸点升高(如 NH_3,H_2O,HF 等),这是因为

破坏氢键要消耗更多的能量。

如果溶质分子与溶剂分子之间形成氢键,就会使溶质在溶剂中的溶解度增大。苯胺和苯酚在水中的溶解度比在硝基苯中大,就是由于苯胺和苯酚能与水形成分子间氢键的缘故。如果溶质分子形成分子内氢键,它在极性溶剂中的溶解度减小,而在非极性溶剂中的溶解度增大。例如,邻硝基苯酚可形成分子内氢键,而对硝基苯酚只能与水形成分子间氢键,因此邻硝基苯酚比对硝基苯酚在水中溶解度小;而在苯中,它们的溶解度则恰好相反。

氢键在生命过程中起着重要作用。生物大分子(如蛋白质和核酸)内均有分子内氢键存在,使分子能按照某种特定方式连接起来而具有一定的空间构型和生物活性。一旦生物大分子内的氢键被破坏,分子的空间构型就会发生变化,其生物活性也就随之丧失。

思考题和习题

1. 什么是化学键? 化学键分为哪几种类型?

2. 离子键是如何形成的? 它有何特点?

3. 离子的价层电子构型有哪几种类型?

4. 简述共价键的价键理论的基本要点。

5. 共价键的特点是什么?

6. 根据元素在周期表中的位置,推测哪些元素之间易形成离子键,哪些元素之间易形成共价键?

7. 什么是 σ 键? 什么是 π 键? 两者之间的主要区别是什么?

8. 什么是共轭 π 键? 形成共轭 π 键的条件是什么?

9. 什么是配位共价键? 形成配位共价键的条件有哪些?

10. 共价键的键能与键的解离能有何区别?

11. 简述价层电子对互斥理论的基本要点。

12. 简述杂化轨道理论的基本要点。

13. 中心原子的哪些原子轨道可以进行杂化?

14. 中心原子的轨道杂化类型与分子的空间构型有何对应关系?

15. 什么是原子杂道杂化? 原子轨道为什么要杂化?

16. 利用价层电子对互斥理论预测 BeF_2,BF_3,CCl_4,PH_3 和 H_2S 分子的空间构型。

17. 如何判断分子的极性?

18. 什么是氢键? 形成氢键的条件是什么?

19. 简要说明影响分子电偶极矩的因素。

20. 共价键的极性与分子的极性有何区别?

21. 简述范德华力的特点。

22. 下列分子中,哪些属于极性分子?哪些属于非极性分子?

$$CS_2，H_2S，BF_3，CHCl_3，SO_3，HI，BeCl_2，PCl_3$$

23. 下列分子之间存在哪些类型的分子间作用力？

(1) 甲醇和水　　　　(2) HBr 气体　　　　(3) He 和 H_2O

(4) 苯和 CCl_4　　　　(5) CO_2 气体

24. 下列说法是否正确？为什么？

(1) 凡中心原子采用 sp^3 杂化轨道成键的分子，分子的空间构型必定是正四面体。

(2) 非极性分子中不含极性键。

(3) 直线形分子一定是非极性分子。

(4) 非金属单质分子之间只存在色散力。

(5) N_2 分子中有 3 个 σ 键。

25. 已知稀有气体的沸点如下：

名称	He	Ne	Ar	Kr	Xe
沸点/K	4.26	27.26	87.46	120.26	166.06

请说明稀有气体沸点递变规律及其原因。

26. 指出下列离子分别属于哪种电子构型：

$$Li^+，Cr^{3+}，Fe^{2+}，Cu^+，Zn^{2+}，Sn^{4+}，Pb^{2+}，Tl^+，S^{2-}，Cl^-$$

27. 利用电负性数据判断下列化合物中哪些是离子化合物，哪些是共价化合物。

$$NaF，AgBr，AlCl_3，HI，CuI$$

28. 已知 BF_3 分子的空间构型为平面正三角形，而 NF_3 分子的空间构型却是三角锥形。请利用杂化轨道理论加以说明。

29. 已知 NO_2，CO_2 和 SO_2 分子中的键角分别为 $132°$，$180°$ 和 $120°$，判断它们的中心原子轨道杂化的方式。

30. 下列分子中哪些是共轭分子？写出共轭分子中的共轭 π 键。

$$CO_2 \quad BF_3 \quad SO_2 \quad PH_3 \quad CH_2{=}CHCl \quad CH_2{=}CHCH_2Cl$$

31. 比较下列各组分子的电偶极矩的大小：

(1) CO_2 和 SO_2　　　　(2) CCl_4 和 CH_4

(3) PH_3 和 NH_3　　　　(4) BF_3 和 NH_3

(5) H_2O 和 H_2S

32. 乙醇（C_2H_5OH）和甲醚（$CH_3{-}O{-}CH_3$）的分子组成相同，但乙醇的沸点为 351.7 K，而甲醚的沸点为 250.16 K。这是为什么？

33. 下列化合物中是否存在氢键？若存在氢键，属于何种类型？

(1) NH_3　　　　　　(2) H_3BO_3　　　　　　(3) CH_3F

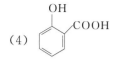

（4）　　　　　　　　　（5）HO—⬡—COOH

34. 已知ⅥA族元素的氢化物的沸点如下：

氢化物	H_2O	H_2S	H_2Se	H_2Te
沸点/℃	100	−61	−41	−2

如果水分子间没有氢键存在，设想水的沸点在何温度范围内？那么地球面貌又将怎样？

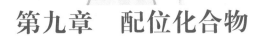

第九章　配位化合物

　　配位化合物简称配合物,又称络合物,它是一类组成比较复杂、应用非常广泛的化合物。

　　配合物与医学的关系极为密切,人体内许多必需金属元素都是以配合物的形式存在的。例如,人体内起输送氧气作用的血红素是亚铁离子的配合物;体内的许多生物催化剂——酶,也是金属离子的配合物;用于治疗和预防疾病的一些药物,有些本身就是配合物,而有些则在体内形成配合物后而发挥治疗作用。生物配合物已成为新近建立和蓬勃发展起来的边缘学科——无机生物化学最主要的研究领域。因此,学习配位化合物的知识,对医学生很有必要。

第一节　配位化合物的基本概念

一、配位化合物的定义

E-09-01
科学家小
传:维尔
纳

　　许多化合物[如 HCl, $AgCl$, $CuSO_4$, $Al_2(SO_4)_3$ 等]的组成都符合经典化合价理论,它们相互间按一定计量关系结合,这些化合物是简单化合物。但也有一部分化合物的组成比较复杂,不符合一般的计量关系。例如,向盛有 $CuSO_4$ 溶液的试管中逐滴加入 $6\ mol \cdot L^{-1}$ NH_3 溶液,边滴加边摇动,开始时有浅蓝色 $Cu_2(OH)_2SO_4$ 沉淀生成,继续滴加过量 NH_3 溶液时,沉淀逐渐溶解,得到一种深蓝色透明溶液。向此深蓝色溶液中滴加 $NaOH$ 溶液,没有天蓝色 $Cu(OH)_2$ 沉淀和 NH_3 生成;而滴加 $BaCl_2$ 溶液时,则有白色 $BaSO_4$ 沉淀生成。说明在此深蓝色溶液中含有较大量 SO_4^{2-},而 Cu^{2+} 浓度很低。研究表明,将过量 NH_3 溶液加入 $CuSO_4$ 溶液中生成了一种复杂离子 $[Cu(NH_3)_4]^{2+}$,如果在得到的深蓝色溶液加入酒精,可得到深蓝色的 $[Cu(NH_3)_4]SO_4$ 晶体。将 $[Cu(NH_3)_4]SO_4$ 晶体溶于水,水溶液中除了含有 SO_4^{2-} 和深蓝色的 $[Cu(NH_3)_4]^{2+}$ 外,几乎检查不出 Cu^{2+} 和 NH_3 的存在,但在此溶液中加入 Na_2S 溶液,仍有溶解度极小的棕黑色 CuS 沉淀析出。由此可见,$[Cu(NH_3)_4]^{2+}$ 和其他弱电解质一样,只能部分解离出 Cu^{2+} 和 NH_3,绝大部分仍以复杂离子的形式存在。

通常把金属离子或原子与一定数目的中性分子或阴离子以配位键结合生成的复杂离子或复杂分子称为配离子或配位分子,含有配离子的化合物和配位分子统称为配合物。

二、配位化合物的组成

(一) 内界和外界

大多数配合物可分为内界和外界两部分。配合物的内界是由金属离子或原子与一定数目的中性分子或阴离子以配位键结合生成的,通常把它写在方括号之内。配合物中除了内界以外的其他离子称为外界。例如,在配合物$[Cu(NH_3)_4]SO_4$中,$[Cu(NH_3)_4]^{2+}$是内界,而SO_4^{2-}是外界。显然,配位分子只有内界,而没有外界。

配合物的内界与外界之间以离子键相结合,配合物在溶液中容易解离出内界和外界离子,而内界很难发生解离。

(二) 中心原子

在配合物内界中,接受孤对电子的阳离子或原子称为中心原子。中心原子位于配合物内界的中心位置,它一般是金属阳离子或金属原子,特别是副族元素的阳离子和原子,如$[Cu(NH_3)_4]^{2+}$中的Cu^{2+}、$[Fe(NCS)_3]$中的Fe^{3+}都是中心原子。中心原子的最外电子层都具有能接受孤对电子的空轨道。

(三) 配体和配位原子

在配合物内界中,与中心原子以配位键结合的分子或阴离子称为配体。例如,$[Cu(NH_3)_4]^{2+}$和$[Fe(NCS)_3]$中的NH_3和SCN^-都是配体。

配体中提供孤对电子与中心原子形成配位键的原子称为配位原子,如NH_3分子中的N原子和H_2O分子中的O原子等。常见的配位原子是电负性较大的非金属元素的原子或离子,如F^-,Cl^-,Br^-,I^-,O,S,N,C等。

按配体所含配位原子数,可将配体分为单齿配体和多齿配体。只含1个配位原子的配体称为单齿配体,如NH_3,H_2O和F^-等都是单齿配体,其配位原子分别为N,O和F^-。含2个或2个以上配位原子的配体称为多齿配体,如乙二胺$(H_2NCH_2CH_2NH_2$,缩写为en)分子中含有2个配位原子,乙二胺四乙酸分子$[(HOOCH_2C)_2NCH_2CH_2N(CH_2COOH)_2$,缩写为edta]中含有6个配位原子。

(四) 中心原子的配位数

配合物中与中心原子形成配位键的配位原子的数目称为中心原子的配位数。如果配体中都是单齿配体,则中心原子的配位数等于配体的数目,如配离子$[Cu(NH_3)_4]^{2+}$中中心原子的配位数和配体数目都为4。如果配体中有多齿配体时,则中心原子的配位数与配体的数目不相等,如$[Cu(en)_2]^{2+}$中配体数为2,但每个配体en有2个配位原子,因此Cu^{2+}的配位数是4。

中心原子的配位数既与中心原子的电荷数、半径及价层电子构型有关,也与配体的体积和电荷数有关。此外,温度、配体的浓度等对中心原子的配位数也有一定的影响。在配合物中,中心原子的常见配位数是2,4和6。

（五）配离子的电荷数

配离子的电荷数等于中心原子的电荷数与配体的电荷数的代数和。例如,配离子 $[Cu(NH_3)_4]^{2+}$ 的电荷数为＋2。由于配合物是电中性的,因此也可以利用配合物外界离子的电荷数来确定配离子的电荷数,如 $K_3[Fe(CN)_6]$ 中配离子的电荷数为－3。

三、配位化合物的命名

配合物的命名一般与无机化合物的命名原则相同,但因含有配离子,因此命名又有一定的特殊性。

（1）配合物命名时,阴离子在前,阳离子在后,与大多数无机化合物一样称为"某化某""某酸""氢氧化某"或"某酸某"。

（2）配合物的内界命名时,将配体名称列在中心原子名称之前,配体的数目用中文数字一、二、三……表示,不同配体之间加中圆点"·",在最后一种配体名称后缀以"合"字,在中心原子名称后用加括号的罗马数字表示其氧化数。配合物的内界的命名顺序为

配体数目 ⟶ 配体名称 ⟶ "合" ⟶ 中心原子名称（氧化数）

（3）配体名称列出顺序为先无机配体,后有机配体;先阴离子,后中性分子。若不同配体均为阴离子或均为中性分子时,则按配位原子元素符号英文字母顺序排列。对于比较复杂的配体名称,倍数词头所标的配体名称应写在括号内,以避免混淆,读时在数词后加"个"字。

按上述命名原则,配合物命名实例如下:

$[Cu(NH_3)_4]SO_4$	硫酸四氨合铜（Ⅱ）
$[Fe(en)_3]Cl_3$	三氯化三(乙二胺)合铁（Ⅲ）
$[Ag(NH_3)_2]OH$	氢氧化二氨合银（Ⅰ）
$H_2[PtCl_6]$	六氯合铂（Ⅳ）酸
$K_4[Fe(CN)_6]$	六氰合铁（Ⅱ）酸钾
$[Fe(NCS)_3]$	三(异硫氰酸根)合铁（Ⅲ）
$[CoCl_2(NH_3)_2(H_2O)_2]Cl$	氯化二氯·二氨·二水合钴（Ⅲ）

第二节　配位化合物的价键理论

1931 年,美国化学家鲍林把杂化轨道理论应用到配合物上,提出了配合物的价键理论。

一、配位化合物的价键理论的基本要点

配合物的价键理论的基本要点如下:
（1）在配合物的内界中,中心原子与配体之间以配位键相结合。
（2）为了形成配位键,配体的配位原子必须至少含 1 对孤对电子,而中心原子的

价层必须有空轨道,以接受配位原子提供的孤对电子。

(3) 为了提高成键能力,中心原子所提供的空轨道首先进行杂化,形成数目相等、能量相同、具有一定方向性的杂化轨道。中心原子利用这些杂化轨道分别与配位原子的排布孤对电子的原子轨道在一定方向上相互接近,发生最大程度重叠,形成配位键。

(4) 配合物的空间构型、中心原子的配位数和配合物的稳定性等主要取决于中心原子所提供的杂化轨道的数目和类型。中心原子常见的杂化轨道类型与配离子空间构型的关系如表 1-9-1 所示。

表 1-9-1　中心原子的杂化轨道的类型与配离子的空间构型的关系

配位数	杂化轨道的类型	配离子的空间构型	实　　例
2	sp	直线形	$[Ag(NH_3)_2]^+$,$[Ag(CN)_2]^-$
4	sp^3 dsp^2	正四面体 平面正方形	$[Zn(NH_3)_4]^{2+}$,$[Cd(NH_3)_4]^{2+}$ $[Ni(CN)_4]^{2-}$,$[Cu(NH_3)_4]^{2+}$
6	d^2sp^3 sp^3d^2	正八面体	$[Fe(CN)_6]^{3-}$,$[Co(CN)_6]^{3-}$ $[FeF_6]^{3-}$,$[Fe(H_2O)_6]^{3+}$

二、外轨型配合物和内轨型配合物

根据中心原子杂化时所提供的空轨道所属电子层的不同,配合物可分为外轨型配合物和内轨型配合物。

(一) 外轨型配合物

中心原子全部用最外层空轨道(如 ns,np,nd 轨道)进行杂化,并与配体结合而形成的配合物称为外轨型配合物。中心原子采用 sp 杂化、sp^3 杂化和 sp^3d^2 杂化与配体结合生成配位数为 2,4 和 6 的配合物都是外轨型配合物。

以 $[Fe(H_2O)_6]^{2+}$ 外轨型配离子的形成为例。基态 Fe^{2+} 的 3d 能级上有 6 个电子,分布在 5 个 d 轨道上:

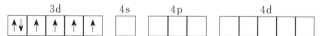

当中心原子 Fe^{2+} 与配体 H_2O 接近时,Fe^{2+} 用 1 个 4s 空轨道、3 个 4p 空轨道和 2 个 4d 空轨道进行 sp^3d^2 杂化,形成 6 个能量相等的 sp^3d^2 杂化轨道。Fe^{2+} 用 6 个 sp^3d^2 杂化轨道分别与 6 个含孤对电子的 H_2O 形成 6 个配位键,并由此形成配离子 $[Fe(H_2O)_6]^{2+}$。$[Fe(H_2O)_6]^{2+}$ 的结构(↑表示中心原子的电子,· 表示配体的电子)如下:

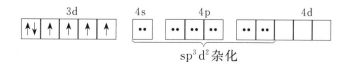

E-09-02
动画:外
轨型配合
物

由于中心原子参加形成配位键的原子轨道全部是最外层原子轨道,因此形成的配离子$[Fe(H_2O)_6]^{2+}$为外轨型配离子。

E-09-03
动画:内
轨型配合
物

(二) 内轨型配合物

中心原子次外层的$(n-1)d$空轨道参与杂化,并与配体形成的配合物称为内轨型配合物。中心原子采取dsp^2杂化和d^2sp^3杂化,与配体生成配位数为 4 和 6 的配合物是内轨型配合物。

以$[Fe(CN)_6]^{4-}$内轨型配离子的形成为例。当中心原子Fe^{2+}与配体CN^-接近时,Fe^{2+}的 6 个 3d 电子挤到 3 个 3d 轨道中,空出 2 个 3d 空轨道,Fe^{2+}用 2 个 3d 空轨道、1 个 4s 空轨道和 3 个 4p 空轨道进行d^2sp^3杂化,形成 6 个能量相同的d^2sp^3杂化轨道。中心原子Fe^{2+}用 6 个d^2sp^3杂化轨道分别与 6 个含孤对电子的配体CN^-形成 6 个配位键,并由此形成配离子$[Fe(CN)_6]^{4-}$。$[Fe(CN)_6]^{4-}$的结构如下:

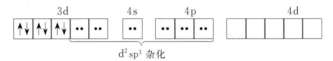

由于中心原子Fe^{2+}的次外层的空 d 轨道参与形成配位键,因此所形成的配离子$[Fe(CN)_6]^{4-}$为内轨型配离子。

第三节　配位平衡

一、配位化合物的标准稳定常数

中心原子与配体生成配离子的反应称为配位反应,而配离子解离出中心原子和配体的反应称为配离子的解离反应。

在$CuSO_4$溶液中加入过量氨水,有深蓝色的配离子$[Cu(NH_3)_4]^{2+}$生成;同时,极少部分生成的$[Cu(NH_3)_4]^{2+}$发生解离:

$$Cu^{2+} + 4NH_3 \rightleftharpoons [Cu(NH_3)_4]^{2+}$$

配离子$[Cu(NH_3)_4]^{2+}$生成反应的标准平衡常数表达式为

$$K_s^{\ominus}\{[Cu(NH_3)_4]^{2+}\} = \frac{c_{eq}\{[Cu(NH_3)_4]^{2+}\}}{c_{eq}(Cu^{2+}) \cdot [c_{eq}(NH_3)]^4} \qquad (1-9-1)$$

式中,$K_s^{\ominus}\{[Cu(NH_3)_4]^{2+}\}$为配离子$[Cu(NH_3)_4]^{2+}$生成反应的标准平衡常数,称为$[Cu(NH_3)_4]^{2+}$的标准稳定常数。附录六列出了一些常见配离子的标准稳定常数。

对于配体数相同的配离子,可利用标准稳定常数比较配离子的稳定性,标准稳定常数越大,形成配离子的倾向就越大,配离子也就越稳定。对于配体数不相等的配离子,必须通过计算才能比较配离子的稳定性。例如,$[Cu(edta)]^{2-}$和$[Cu(en)_2]^{2+}$的标准稳定常数分别为5.0×10^{18}和1.0×10^{21},虽然$[Cu(en)_2]^{2+}$的标准稳定常数比较大，但实际上 $[Cu(edta)]^{2-}$ 比 $[Cu(en)_2]^{2+}$ 更稳定。

配离子的稳定性除了用标准稳定常数表示外，也常用标准不稳定常数表示。例如，$[Cu(NH_3)_4]^{2+}$ 在溶液中存在下列解离平衡：

$$[Cu(NH_3)_4]^{2+} \Longrightarrow Cu^{2+} + 4NH_3$$

反应的标准平衡常数表达式为

$$K_{is}^{\ominus}\{[Cu(NH_3)_4]^{2+}\} = \frac{c_{eq}(Cu^{2+}) \cdot [c_{eq}(NH_3)]^4}{c_{eq}\{[Cu(NH_3)_4]^{2+}\}} \qquad (1-9-2)$$

式中，$K_{is}^{\ominus}$ 称为配离子的标准不稳定常数。配离子的标准不稳定常数越大，配离子就越易解离，配离子就越不稳定。

显然，配离子的标准稳定常数与标准不稳定常数之间的定量关系为

$$K_s^{\ominus} = \frac{1}{K_{is}^{\ominus}} \qquad (1-9-3)$$

二、配位化合物的标准稳定常数的应用

利用配合物的标准稳定常数，可以判断配体取代反应进行的方向，也可以计算配合物溶液中中心原子和配体的平衡浓度等。

(一) 判断配体取代反应进行的方向

在一种配离子的溶液中，加入另一种配体，它也能与原配离子的中心原子生成新的配离子，这类反应称为配体取代反应。配体取代反应是可逆反应，利用反应的标准平衡常数可以大致判断反应的方向。如果配体取代反应的标准平衡常数很大，且加入足量的配体，则配体取代反应可以正向进行到底。

例 1-9-1　25 ℃ 时，$K_s^{\ominus}\{[Ag(NH_3)_2]^+\} = 1.67 \times 10^7$，$K_s^{\ominus}\{[Ag(CN)_2]^-\} = 2.48 \times 10^{20}$，判断下列配体取代反应进行的方向：

$$[Ag(NH_3)_2]^+ + 2CN^- \Longrightarrow [Ag(CN)_2]^- + 2NH_3$$

解：上述配体取代反应的标准平衡常数为

$$K^{\ominus} = \frac{[c_{eq}(NH_3)]^2 \cdot c_{eq}\{[Ag(CN)_2]^-\}}{[c_{eq}(CN^-)]^2 \cdot c_{eq}\{[Ag(NH_3)_2]^+\}} \cdot \frac{c_{eq}(Ag^+)}{c_{eq}(Ag^+)}$$

$$= \frac{K_s^{\ominus}\{[Ag(CN)_2]^-\}}{K_s^{\ominus}\{[Ag(NH_3)_2]^+\}}$$

$$= \frac{2.48 \times 10^{20}}{1.67 \times 10^7} = 1.49 \times 10^{13}$$

由于反应的标准平衡常数很大，上述配体取代反应向生成 $[Ag(CN)_2]^-$ 的正反应方向进行。因此，在含有 $[Ag(NH_3)_2]^+$ 的溶液中，加入足量的 CN^-，$[Ag(NH_3)_2]^+$ 可以全部转变为 $[Ag(CN)_2]^-$。

例 1-9-1 的计算结果表明，对配体数相同的配合物，标准稳定常数较小的配合物较易转化为标准稳定常数较大的配合物。

（二）计算配合物溶液中中心原子、配体和配离子的浓度

已知配离子的起始浓度，利用配离子的标准稳定常数可以计算出配体和中心原子的平衡浓度。

例 1-9-2　已知 25 ℃ 时，$K_s^{\ominus}\{[Cu(NH_3)_4]^{2+}\}=2.30\times10^{12}$，请计算 25 ℃ 时 0.10 $mol \cdot L^{-1}$ $[Cu(NH_3)_4]SO_4$ 溶液中 Cu^{2+} 和 NH_3 的浓度。

解：设溶液中 Cu^{2+} 的平衡浓度为 x $mol \cdot L^{-1}$，则有

$$Cu^{2+} + 4NH_3 \rightleftharpoons [Cu(NH_3)_4]^{2+}$$

| $c_0/(mol \cdot L^{-1})$ | 0 | 0 | 0.10 |
| $c_{eq}/(mol \cdot L^{-1})$ | x | $4x$ | $0.10-x$ |

上述反应的标准平衡常数表达式为

$$K_s^{\ominus}\{[Cu(NH_3)_4]^{2+}\}=\frac{c_{eq}\{[Cu(NH_3)_4]^{2+}\}}{c_{eq}(Cu^{2+}) \cdot [c_{eq}(NH_3)]^4}$$

将已知数据代入：

$$2.30\times10^{12}=\frac{0.10-x}{x \cdot (4x)^4}$$

由于 $K_s^{\ominus}\{[Cu(NH_3)_4]^{2+}\}$ 很大，故配离子解离程度很小，$0.10-x\approx0.10$，由上式解得

$$x=7.0\times10^{-4}$$

溶液中 Cu^{2+} 和 NH_3 的平衡浓度分别为

$$c_{eq}(Cu^{2+})=x \ mol \cdot L^{-1}=7.0\times10^{-4} \ mol \cdot L^{-1}$$

$$c_{eq}(NH_3)=4x \ mol \cdot L^{-1}=4\times7.0\times10^{-4} \ mol \cdot L^{-1}=2.8\times10^{-3} \ mol \cdot L^{-1}$$

如果已知配体和中心原子的起始浓度，利用配离子的标准稳定常数，可以求出配体、中心原子和配离子的平衡浓度。

例 1-9-3　25 ℃ 时，在 10 mL 0.040 $mol \cdot L^{-1}$ $AgNO_3$ 溶液中，加入 10 mL 2.0 $mol \cdot L^{-1}$ NH_3 溶液，计算平衡后溶液中 Ag^+ 浓度。

解：将 $AgNO_3$ 溶液与 NH_3 溶液等体积混合后，浓度都降低到原来的 $1/2$，$AgNO_3$ 的浓度为 0.020 $mol \cdot L^{-1}$，NH_3 的浓度为 1.0 $mol \cdot L^{-1}$。由于 NH_3 浓度是 Ag^+ 浓度的 50 倍，且 $K_s^{\ominus}\{[Ag(NH_3)_2]^+\}$ 很大，可认为 Ag^+ 全部生成 $[Ag(NH_3)_2]^+$，反应所消耗 NH_3 的浓度为 2×0.020 $mol \cdot L^{-1}$。再设达到平衡后 $[Ag(NH_3)_2]^+$ 解离出的 Ag^+ 浓度为 x $mol \cdot L^{-1}$，则有

$$Ag^+ + 2NH_3 \rightleftharpoons [Ag(NH_3)_2]^+$$

| $c_{eq}/(mol \cdot L^{-1})$ | x | $0.96+2x\approx0.96$ | $0.020-x\approx0.020$ |

上述反应的标准平衡常数表达式为

$$K_s^{\ominus}\{[Ag(NH_3)_2]^+\}=\frac{c_{eq}\{[Ag(NH_3)_2]^+\}}{c_{eq}(Ag^+) \cdot [c_{eq}(NH_3)]^2}$$

代入数据：

$$1.67\times10^7=\frac{0.020}{x\times(0.96)^2}$$

由上式解得

$$x = 1.3 \times 10^{-9}$$

溶液中 Ag^+ 浓度为

$$c_{eq}(Ag^+) = x \ mol \cdot L^{-1} = 1.3 \times 10^{-9} \ mol \cdot L^{-1}$$

三、配位平衡的移动

配位平衡与其他化学平衡一样,若改变平衡的条件,配位平衡就会发生移动。

中心原子 M^{z+} 与配体 L^{z-} 生成配离子 $[ML_\nu]^{z^+ + \nu z -}$,而配离子又部分解离出中心原子和配体,在水溶液中存在下述配位平衡:

$$M^{z+} + \nu L^{z-} \rightleftharpoons [ML_\nu]^{z^+ + \nu z -}$$

改变中心原子 M^{z+} 的浓度或改变配体 L^{z-} 的浓度,都能使上述配位平衡发生移动。当 M^{z+} 或 L^{z-} 的浓度增大时,配位平衡向生成配离子方向移动;而当 M^{z+} 或 L^{z-} 的浓度降低时,配位平衡向配离子解离的方向移动。在溶液中加入某种沉淀剂与中心原子生成难溶化合物或加入强酸与配体生成难解离的弱酸,都可使上述配位平衡向逆反应方向移动,使配离子 $[ML_\nu]^{z^+ + \nu z -}$ 发生解离。

第四节　螯合物及其在医学中的应用

一、螯合物

中心原子与多齿配体所形成的具有环状结构的配合物称为螯合物。例如,中心原子 Cu^{2+} 与 2 个乙二胺分子形成具有 2 个五元环结构的螯合物:

$$\left[\begin{array}{c} H_2C-H_2N \\ | \\ H_2C-H_2N \end{array} \searrow Cu \swarrow \begin{array}{c} NH_2-CH_2 \\ | \\ NH_2-CH_2 \end{array} \right]^{2+}$$

螯合物中每一个螯合环上有几个原子就称为几元环。螯合环的大小及螯合环的数目都影响螯合物的稳定性。在螯合环中,五元环和六元环是稳定的,且五元环最稳定,这是因为在五元环中中心原子与配体形成配位键时原子轨道重叠程度最大。小于五元环或多于六元环的螯合物是不稳定的,且很少见。螯合物中形成的五元环或六元环的数目越多,螯合物的稳定性也越大。由同一中心原子与相同配位原子形成的螯合物和普通配合物相比较,螯合物比普通配合物具有特殊的稳定性,这种现象称为螯合效应。

能与中心原子形成螯合物的多齿配体称为螯合剂,它们通常是含有 N,O,S,P 等原子的有机化合物。螯合剂必须具备以下两个条件:

(1) 配体中必须含有 2 个或 2 个以上的配位原子;

(2) 多齿配体的配位原子之间应该间隔 2 个或 3 个其他原子,以便形成稳定的五元环或六元环。

最常见的螯合剂是氨羧类化合物,它们是一类含有 $-N(CH_2COOH)_2$(氨基二乙

E-09-04
知识扩展:
螯合环的
稳定性

E-09-05
知识扩展:
螯合效应

酸)基团的有机化合物,其中最重要和应用最广泛的螯合剂是乙二胺四乙酸(H_4Y, EDTA)。H_4Y 的结构简式为

$$HOOCH_2C \diagdown N - CH_2 - CH_2 - N \diagup CH_2COOH$$
$$HOOCH_2C \diagup \qquad \qquad \diagdown CH_2COOH$$

乙二胺四乙酸是 1 个六齿配体,其中 4 个羧基 O 原子和 2 个氨基 N 原子共提供 6 对电子,与中心原子配位时能形成 5 个五元环,因而配位能力很强,几乎能与所有金属离子形成稳定的螯合物。Ca^{2+} 和 Mg^{2+} 等离子一般不易形成配合物,但与乙二胺四乙酸在碱性溶液(pH=10)中能形成稳定的螯合物。乙二胺四乙酸与 Ca^{2+} 形成的螯合离子的空间结构为

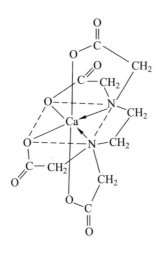

利用乙二胺四乙酸与 Ca^{2+} 和 Mg^{2+} 形成稳定的螯合离子的这种性质,可以测定水中 Ca^{2+} 和 Mg^{2+} 的含量,确定水的硬度。

二、螯合物在医学中的应用

螯合物在医学上有着重要的意义。人体内存在着许多金属螯合物,这些金属螯合物是一系列酶和蛋白质的活性中心的组成部分,它们在许多重要生命活动中起着关键作用。例如,人体内输送 O_2 和 CO_2 的血红蛋白(Hb)就是一种螯合物,其结构为

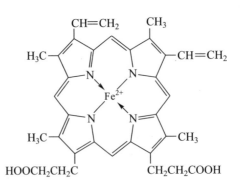

血红蛋白是由亚铁血红素和 1 个球蛋白构成,Fe^{2+} 为中心原子,处于原卟啉的空腔中,它有 6 个配位原子,形成八面体结构;原卟啉空腔中处于正方形的 4 个 N 原子占去 Fe^{2+} 的 4 个配位数,第 5 个配位原子是球蛋白末端组氨酸咪唑基中的 N 原子,位于正方形上方;Fe^{2+} 的第 6 个配位位置由水分子占据,它能可逆地被 O_2 置换生成氧合血红蛋白($Hb \cdot O_2$):

$$Hb \cdot H_2O + O_2 \rightleftharpoons Hb \cdot O_2 + H_2O$$

在正常生理条件下,肺部血液被 O_2 饱和(O_2 的分压为 20.26 kPa),上述平衡向右移动。而在动脉供血组织中,O_2 的分压下降,平衡向左移动放出 O_2,以供体内食物氧化的需要,血红蛋白再与代谢产物 CO_2 结合,将其输送到肺部呼出。

由于 CO 能与血红蛋白生成比 $Hb \cdot O_2$ 更稳定的螯合物 $Hb \cdot CO$:

$$Hb \cdot O_2 + CO \rightleftharpoons Hb \cdot CO + O_2$$

即使肺中 CO 分压仅为 O_2 分压的 1/1000,CO 与血红蛋白的螯合物仍能优先生成,使组织供氧中断,最终因机体麻痹而导致死亡。临床上抢救 CO 中毒患者,采取高压氧气疗法,将患者置于纯氧密封舱内,高压的氧气可使溶于血液的氧气增多,从而导致上述可逆反应逆向进行,达到解除 CO 中毒之目的。其他金属配合物,如含 Co^{3+} 的维生素 B_{12}、含 Zn^{2+} 的胰岛素、含 Cu^{2+} 的铜蓝蛋白等都具有重要的生理功能。

人体内必需元素的失调(过量或缺少)、污染金属元素的积累等,都会引起人体生理功能紊乱,从而导致疾病,甚至死亡。临床上常应用配位化学的原理,引入某些金属元素以补充体内的不足,或服用适当配体药物促进过量元素或有害元素排出。D-青霉胺常用来排除体内积累的 Cu^{2+},可用于治疗威尔逊病(一种遗传性铜代谢障碍病),它能与 Cu^{2+} 生成可溶于水的青霉胺-Cu^{2+} 螯合物,从尿液中排出。再如,一些毒性较大的金属离子(如 Pb^{2+},Cd^{2+},Hg^{2+} 等)能与许多酶蛋白的活性中心的半胱氨酸的巯基结合,形成稳定的配合物而引起中毒。用二巯基丙醇或乙二胺四乙酸二钠盐等可以治疗重金属中毒症,它们能与有毒重金属离子形成水溶性配合物而随尿液排出体外。

思考题和习题

1. 配合物与简单化合物的区别是什么?

2. 什么是配体、配位原子和配位数?

3. 如何区分单齿配体和多齿配体?

4. 形成配合物的条件是什么?

5. 简述配合物价键理论的基本要点。

6. 中心原子的杂化类型与配合物的空间构型的关系如何?

7. 区别内轨型配合物与外轨型配合物的依据是什么?

8. 螯合物在结构上有何特征?螯合物与一般配合物有何不同?

9. 什么是螯合剂?螯合剂所具备的条件是什么?

10. 判断下列说法是否正确:

(1) 配合物均由内界和外界两部分组成。

(2) 只有金属离子才能作配合物的中心原子。

(3) 配合物中配体的数目等于中心原子的配位数。

(4) 配离子的电荷数等于中心原子的氧化值。

11. 说明配离子的 $K_s^\ominus$ 和 $K_{is}^\ominus$ 的意义。它们之间有何关系?

12. 在 $[Zn(NH_3)_4]SO_4$ 溶液中,存在下述解离平衡:

$$[Zn(NH_3)_4]^{2+} \rightleftharpoons Zn^{2+} + 4NH_3$$

分别向溶液中加入少量 HNO_3 溶液、氨水、K_2S 溶液、$NaCN$ 溶液、$NaOH$ 溶液和 $CuSO_4$ 溶液,上述平衡发生怎样移动?

13. 乙二胺四乙酸(H_4Y)与某些金属离子形成的配离子的标准稳定常数如下所示:

金属离子 $K_s^\ominus$ (310.5 K)	Ca^{2+} 3.7×10^{10}	Cd^{2+} 3.2×10^{15}	Co^{2+} 2.0×10^{15}	Cu^{2+} 6.8×10^{18}	Fe^{3+} 1.2×10^{25}	Hg^{2+} 6.3×10^{21}
金属离子 $K_s^\ominus$ (310.5 K)	Ni^{2+} 4.0×10^{15}	Pb^{2+} 1.0×10^{18}	Pd^{2+} 3.2×10^{18}	Sc^{2+} 1.3×10^{23}	La^{3+} 3.2×10^{15}	Th^{4+} 1.6×10^{23}
金属离子 $K_s^\ominus$ (310.5 K)	Zr^{4+} 3.2×10^{29}	Cr^{3+} 5.0×10^{18}				

请回答下列问题:

(1) 医疗上是否可以采用乙二胺四乙酸为螯合剂,与人体内某些重金属离子形成配离子,以治疗这些重金属的中毒症?

(2) 向人体内注射治疗重金属中毒症时,选用 $Na_2[CaY]$ 溶液好还是 $Na_2[H_2Y]$ 溶液好? 为什么?

14. 指出下列配合物的内界、外界、中心原子、配体、配位原子和中心原子的配位数。

(1) $[Co(NH_3)_2(en)_2]_2(SO_4)_3$ (2) $K_2[Hg(CN)_4]$

(3) $[Pt(NO_2)_2(NH_3)_4]Cl_2$ (4) $[Cu(NH_3)_4](OH)_2$

15. 命名下列配合物:

(1) $[Zn(NH_3)_4]SO_4$ (2) $[CoCl_2(NH_3)_4]Cl$

(3) $Na_3[Co(NO_2)_6]$ (4) $H_2[SiF_6]$

(5) $K_3[Fe(CN)_6]$ (6) $[CrCl(H_2O)_5]Cl_2$

16. 写出下列配合物的结构式:

(1) 六氰合铁(Ⅱ)酸钾   (2) 氯化二氨合银(Ⅰ)

(3) 氯化二氯·三氨·水合钴(Ⅲ)   (4) 硫酸三(乙二胺)合铬(Ⅲ)

(5) 三硝基·三氨合钴(Ⅲ)   (6) 六(异硫氰酸根)合铁(Ⅲ)酸钾

17. 有 3 种组成相同的配合物,化学式均为 $CrCl_3 \cdot 6H_2O$,但颜色各不相同。分别向 3 种配合物溶液中加入 $AgNO_3$ 溶液后,亮绿色配合物溶液有 2/3 的 Cl^- 沉淀析出;

暗绿色配合物溶液能沉淀 1/3 的 Cl^-；紫色配合物溶液能沉淀全部的 Cl^-。请分别写出这 3 种配合物的结构式。

18. 有两种组成相同的配合物，化学式均为 $Co(NH_3)_5BrSO_4$。在第一种配合物溶液中加入 $BaCl_2$ 溶液时有 $BaSO_4$ 沉淀生成，加入 $AgNO_3$ 溶液时没有 $AgBr$ 沉淀生成。在第二种配合物溶液中加入 $BaCl_2$ 溶液时没有 $BaSO_4$ 沉淀生成，加入 $AgNO_3$ 溶液时有 $AgBr$ 沉淀生成。请写出这两种配合物的结构式，并说明理由。

19. 计算下列配体取代反应的标准平衡常数，并判断配体取代反应进行的方向：

(1) $[Ag(NH_3)_2]^+ + 2S_2O_3^{2-} \rightleftharpoons [Ag(S_2O_3)_2]^{3-} + 2NH_3$

(2) $[Zn(CN)_4]^{2-} + 4NH_3 \rightleftharpoons [Zn(NH_3)_4]^{2+} + 4CN^-$

(3) $[Co(CN)_6]^{3-} + 6NH_3 \rightleftharpoons [Co(NH_3)_6]^{3+} + 6CN^-$

20. 25 ℃ 时，在 $CuCl_2$ 溶液中滴加氨水，平衡时 NH_3 的浓度为 8.1×10^{-4} $mol \cdot L^{-1}$，且有 50% 的 Cu^{2+} 生成了 $[Cu(NH_3)_4]^{2+}$，剩余的以 Cu^{2+} 的形式存在。计算 25 ℃时配离子 $[Cu(NH_3)_4]^{2+}$ 的标准稳定常数。

21. 25 ℃时，在 $AgNO_3$ 溶液中滴加氨水，当有一半 Ag^+ 生成 $[Ag(NH_3)_2]^+$ 配离子时，计算溶液中 NH_3 的平衡浓度。

22. 25 ℃时，$K_s^\ominus \{[Ag(S_2O_3)_2]^{3-}\} = 2.9 \times 10^{13}$。计算 25 ℃时在 0.010 $mol \cdot L^{-1}$ $[Ag(S_2O_3)_2]^{3-}$ 溶液中 $S_2O_3^{2-}$，$[Ag(S_2O_3)_2]^{3-}$ 和 Ag^+ 的平衡浓度。

23. 已知 298.15 K 时 $[CuY]^{2-}$ 和 $[Cu(en)_2]^{2+}$ 的标准稳定常数分别为 5.0×10^{18} 和 4.0×10^{19}，通过标准稳定常数的大小能否说明 $[Cu(en)_2]^{2+}$ 的稳定性大于 $[CuY]^{2-}$？为什么？

24. 298.15 K 时，在 0.10 $mol \cdot L^{-1}[Zn(NH_3)_4]^{2+}$ 溶液中通入 H_2S 至 S^{2-} 浓度为 1.0×10^{-10} $mol \cdot L^{-1}$，是否有 ZnS 沉淀析出？

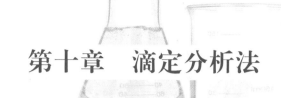

第十章 滴定分析法

滴定分析法是一种应用化学原理用以测定被分析物质浓度的定量分析方法。即将已知准确浓度的试剂溶液(称为标准溶液)从滴定管中滴加到被测物质溶液中,直到反应完全为止,然后根据滴加标准溶液的浓度和体积,计算出被测物质的浓度或质量分数。这种分析方法称为滴定分析法,也称容量分析法。

第一节 滴定分析法概述

一、滴定分析的过程和特点

使用滴定分析法测定时,通常将待测物质溶液置于锥形瓶中,加入几滴指示剂,然后将一种标准溶液通过滴定管逐滴加入锥形瓶中,这一操作过程称为滴定。当滴加的标准溶液与被测物质定量反应完全时,称反应到达了化学计量点。化学计量点一般是利用指示剂的颜色变化来确定的,指示剂发生颜色变化时停止滴定,称为滴定终点。滴定终点与化学计量点不一定恰好一致,由此造成的分析误差称为滴定误差。因此,在滴定分析中必须选择合适的指示剂,使滴定终点与化学计量点尽量接近,从而减小滴定误差。

滴定分析法所用的仪器简单,操作方便,易于掌握,因为测定结果的准确度较高,因此广泛应用于科学研究和生产实践。

实际上,能用于滴定分析的化学反应并不多,因为用于滴定分析的化学反应必须满足以下四个条件:

(1) 化学反应按确定的化学计量比进行,且无干扰或干扰易排除。

(2) 反应定量进行,即反应完成程度达到 99.9% 以上。

(3) 反应速率快或可通过加热或加催化剂加快反应速率。

(4) 有比较简便的方法确定化学计量点。

二、滴定分析法的分类

在滴定分析中,根据化学反应类型的不同,把滴定分析法分为酸碱滴定法、氧化还原滴定法、沉淀滴定法和配位滴定法四种类型。

酸碱滴定法也称中和滴定法,是以质子传递反应为基础的一种滴定分析方法,可用于测定酸或碱的含量。

氧化还原滴定法是以氧化还原反应为基础的一种滴定分析法,可用于测定具有氧化性或还原性的物质的含量。

沉淀滴定法是以沉淀反应为基础的一种滴定分析法,常用的沉淀滴定法是银量法,可用于测定 Ag^+,CN^-,SCN^- 和卤素离子等的含量。

配位滴定法是以生成配合物的配合反应为基础的一种滴定分析法,常用的配位滴定法是 EDTA 滴定法,可用于测定金属离子的含量。

三、标准溶液的配制

标准溶液是已知准确浓度的溶液。在滴定分析中,不论采用哪种滴定方法,都离不开标准溶液,否则将无法准确计算分析结果。

配制标准溶液的方法有直接配制法和间接配制法。

(一)直接配制法

用分析天平准确称取一定质量的试剂,溶解后配制成准确体积的溶液,根据所称取试剂的质量和所配制溶液的体积计算出标准溶液的准确浓度,这种配制标准溶液的方法称为直接配制法。

只有基准物质才能利用直接法配制标准溶液。基准物质应具备下列条件:

(1)物质的组成应与化学式完全相符合,若含结晶水,则结晶水的组成也必须与化学式相符合。

(2)物质必须有足够的纯度,一般要求纯度在 99.9% 以上,且杂质不影响分析的准确度。

(3)物质在通常情况下应该很稳定,如不易吸收空气中的水分和二氧化碳,也不易被空气氧化。

(4)物质最好具有较大的摩尔质量,这样可以减小称量引起的相对误差。

(二)间接配制法

许多物质不是基准物质,不能利用直接配制法配制标准溶液。在这种情况下可以粗略地称取一定质量的物质或量取一定体积的溶液,配制成接近所需浓度的溶液,然后用基准物质或另一种物质的标准溶液来测定其准确浓度。这种配制标准溶液的方法称为间接配制法。

利用基准物质或已知准确浓度的溶液确定所配溶液准确浓度的操作过程称为标定。

四、滴定分析的计算

(一)滴定剂与被测物质之间的化学计量关系

滴定剂 B 与被测物质 A 发生下列滴定反应:

$$a\mathrm{A} + b\mathrm{B} =\!=\!= y\mathrm{Y} + z\mathrm{Z}$$

当滴定反应到达化学计量点时:

$$\frac{\Delta n_A}{a} = \frac{\Delta n_B}{b}$$

上式表明,在化学计量点时,发生反应的滴定剂 B 的物质的量除以 B 的化学计量数等于发生反应的被测物质 A 的物质的量除以 A 的化学计量数。

在分析化学计算中,上式常简写为

$$\frac{n_A}{a} = \frac{n_B}{b}$$

由上式可得被测物质 A 的物质的量与滴定剂 B 的物质的量之间的化学计量关系为

$$n_A = \frac{a}{b} n_B \qquad (1-10-1)$$

式中: n_A 为参加反应的被测物质 A 的物质的量; n_B 为参加反应的滴定剂 B 的物质的量。

(二) 滴定度

在生产企业的例行分析中,由于被测定物质比较固定,常使用同一标准溶液测定同一种物质。为了使计算简便快速,常采用滴定度表示标准溶液的组成。滴定度用符号 $T_{A/B}$ 表示,其定义式为

$$T_{A/B} = \frac{m_A}{V_B} \qquad (1-10-2)$$

由式(1-10-2)可知,滴定度在数值上等于 1 mL 标准溶液 B 相当于被测物质 A 的质量,常用单位为 $g \cdot mL^{-1}$。例如, $T(Fe/KMnO_4) = 0.005\,600\ g \cdot mL^{-1}$ 表示 1.00 mL $KMnO_4$ 标准溶液相当于 0.005 600 g 铁。若采用此 $KMnO_4$ 标准溶液滴定某含铁试样溶液,用去 20.00 mL $KMnO_4$ 标准溶液,则试样中铁的质量为

$$m(Fe) = T(Fe/KMnO_4) \cdot V(KMnO_4)$$
$$= 0.005\,600\ g \cdot mL^{-1} \times 20.00\ mL = 0.112\,0\ g$$

浓度和滴定度是分析化学中用于表示溶液组成的两种常用方法,它们之间可以进行换算。

对于滴定反应:

$$a A + b B \Longrightarrow y Y + z Z$$

若以 V_B 代表化学计量点时消耗标准溶液 B 的体积; m_A 和 M_A 分别代表被测物质 A 的质量和摩尔质量。当滴定反应达到化学计量点时:

$$n_A = \frac{a}{b} n_B$$

由滴定度的定义得

$$T_{A/B} = \frac{m_A}{V_B} = \frac{n_A \cdot M_A}{V_B} = \frac{\frac{a}{b} n_B \cdot M_A}{V_B}$$

由于 $c_B = n_B/V_B$，由上式可得滴定度与浓度之间的关系为

$$T_{A/B} = \frac{a}{b} \cdot c_B \cdot M_A \qquad (1-10-3)$$

$$c_B = \frac{b}{a} \cdot \frac{T_{A/B}}{M_A} \qquad (1-10-4)$$

（三）被测组分的质量分数的计算

对于滴定反应：

$$a A + b B \Longrightarrow y Y + z Z$$

利用被测组分 A 与标准溶液（滴定剂）B 之间的化学计量关系，可计算出被测组分在试样中的质量分数。若称取试样的质量为 $m_{试样}$，测得被测组分 A 的质量为 m_A，被测组分 A 的摩尔质量为 M_A，标准溶液的浓度为 c_B，滴定时消耗标准溶液 B 的体积为 V_B，由质量分数的定义，则被测组分 A 在试样中的质量分数为

$$w_A = \frac{m_A}{m_{试样}} \times 100\% = \frac{n_A \cdot M_A}{m_{试样}} \times 100\% = \frac{\frac{a}{b} n_B \cdot M_A}{m_{试样}} \times 100\% \qquad (1-10-5)$$

式（1-10-5）是计算试样中被测组分 A 的质量分数的通式。

（四）滴定分析计算实例

例 1-10-1　计算用甲基橙作指示剂时 0.1000 mol·L^{-1} HCl 标准溶液对 Na_2CO_3 的滴定度。

解：用甲基橙作指示剂时，滴定反应为

$$Na_2CO_3 + 2HCl \Longrightarrow 2NaCl + CO_2\uparrow + H_2O$$

根据式（10-3），HCl 标准溶液对 Na_2CO_3 的滴定度为

$$T(Na_2CO_3/HCl) = \frac{1}{2} c(HCl) \cdot M(Na_2CO_3)$$
$$= \frac{1}{2} \times 0.1000 \text{ mol·L}^{-1} \times 106.0 \text{ g·mol}^{-1}$$
$$= 5.300 \text{ g·L}^{-1} = 0.005300 \text{ g·mL}^{-1}$$

例 1-10-2　已知 $KMnO_4$ 标准溶液对铁的滴定度为 $T(Fe/KMnO_4) = 0.005000$ g·mL^{-1}，计算此 $KMnO_4$ 标准溶液的浓度。

解：滴定反应为

$$5Fe^{2+} + MnO_4^- + 8H^+ \Longrightarrow 5Fe^{3+} + Mn^{2+} + 4H_2O$$

根据式（10-4），此 $KMnO_4$ 标准溶液的浓度为

$$c(KMnO_4) = \frac{1}{5} \cdot \frac{T(Fe/KMnO_4)}{M(Fe)}$$
$$= \frac{1}{5} \times \frac{0.005000 \text{ g·mL}^{-1}}{55.85 \text{ g·mol}^{-1}}$$
$$= 1.791 \times 10^{-5} \text{ mol·mL}^{-1} = 0.01791 \text{ mol·L}^{-1}$$

例 1-10-3　标定 HCl 溶液时,称取 0.4710 g 硼砂($Na_2B_4O_7 \cdot 10H_2O$),用 HCl 溶液滴定至化学计量点,消耗 25.20 mL。计算此 HCl 溶液的浓度。

解:滴定反应为

$$2HCl + Na_2B_4O_7 \cdot 10H_2O === 4H_3BO_3 + 2NaCl + 5H_2O$$

HCl 与 $Na_2B_4O_7 \cdot 10H_2O$ 的化学计量关系为

$$n(HCl) = 2n(Na_2B_4O_7)$$

HCl 溶液的浓度为

$$
\begin{aligned}
c(HCl) &= \frac{n(HCl)}{V(HCl)} = \frac{2n(Na_2B_4O_7 \cdot 10H_2O)}{V(HCl)} \\
&= \frac{2m(Na_2B_4O_7 \cdot 10H_2O)/M(Na_2B_4O_7 \cdot 10H_2O)}{V(HCl)} \\
&= \frac{2 \times 0.471\,0\ g/381.4\ g \cdot mol^{-1}}{25.20 \times 10^{-3}\ L} = 0.098\,01\ mol \cdot L^{-1}
\end{aligned}
$$

例 1-10-4　称取 0.5000 g 铁矿石试样,溶解后,将 Fe^{3+} 全部还原成 Fe^{2+},用 0.015 00 $mol \cdot L^{-1}$ $K_2Cr_2O_7$ 标准溶液滴定至化学计量点,用去 33.45 mL。计算铁矿石试样中铁的质量分数。

解:滴定反应为

$$6Fe^{2+} + Cr_2O_7^{2-} + 14H^+ === 6Fe^{3+} + 2Cr^{3+} + 7H_2O$$

根据式(10-5),铁矿石试样中铁的质量分数为

$$
\begin{aligned}
w(Fe) &= \frac{a}{b} \cdot \frac{c(K_2Cr_2O_7) \cdot V(K_2Cr_2O_7) \cdot M(Fe^{2+})}{m_{试样}} \times 100\% \\
&= \frac{6}{1} \times \frac{0.015\,00\ mol \cdot L^{-1} \times 33.45 \times 10^{-3}\ L \times 55.85\ g \cdot mol^{-1}}{0.500\,0\ g} \times 100\% \\
&= 33.63\%
\end{aligned}
$$

第二节　误差与有效数字

一、误差的表示方法

(一) 准确度与误差

分析结果的准确度是指测定结果与真值的接近程度。测定结果与真值越接近,准确度就越高。准确度的高低常用误差来衡量。误差是测定值(x)与真值(x_t)的差值,误差越小,准确度就越高。误差分为绝对误差(E)和相对误差(E_r),其定义式分别为

$$E = x - x_t \tag{1-10-6}$$

$$E_r = \frac{x - x_t}{x_t} \times 100\% \tag{1-10-7}$$

绝对误差和相对误差都有正、负值之分,误差为正值时,表示测定值比真值偏高;误差为负值时,表示测定值比真值偏低。

例 1-10-5 实验测得药用过氧化氢溶液试样中 H_2O_2 的质量浓度为 $28.98\ \mathrm{g \cdot L^{-1}}$,若 H_2O_2 的质量浓度的真值为 $29.02\ \mathrm{g \cdot L^{-1}}$,计算测定的绝对误差和相对误差。

解:根据式(1-10-6),测定的绝对误差为

$$E = x - x_t$$
$$= 28.98\ \mathrm{g \cdot L^{-1}} - 29.02\ \mathrm{g \cdot L^{-1}} = -0.04\ \mathrm{g \cdot L^{-1}}$$

根据式(1-10-7),测定的相对误差为

$$E_r = \frac{x - x_t}{x_t} \times 100\%$$
$$= \frac{28.98\ \mathrm{g \cdot L^{-1}} - 29.02\ \mathrm{g \cdot L^{-1}}}{29.02\ \mathrm{g \cdot L^{-1}}} \times 100\%$$
$$= -0.14\%$$

由于相对误差能反映出误差在测定结果中所占的百分率,更能说明测定结果的准确程度,因此通常用相对误差表示分析结果的准确度。

(二)精密度与偏差

在实际测定中,真值是不知道的,因此无法衡量测定结果的准确度。在这种情况下,通常用精密度来判断测定结果的好坏。精密度是指在相同条件下多次测定结果之间相符合的程度,它表明了测定结果的重现性。精密度的高低常用偏差来衡量,偏差是指个别测定值(x_i)与几次测定结果的平均值($\bar{x}$)之差,偏差越小,精密度就越高。偏差可分为绝对偏差(d)和相对偏差(d_r),其定义式分别为

$$d = x_i - \bar{x} \tag{1-10-8}$$

$$d_r = \frac{x_i - \bar{x}}{\bar{x}} \times 100\% \tag{1-10-9}$$

在实际工作中,通常用标准偏差和相对标准偏差表示分析结果的精密度。标准偏差和相对标准偏差的定义式分别为

$$s = \sqrt{\frac{\sum d_i^2}{N-1}} = \sqrt{\frac{\sum (x_i - \bar{x})^2}{N-1}} \tag{1-10-10}$$

$$s_r = \frac{s}{\bar{x}} \times 100\% \tag{1-10-11}$$

式中,N 为测定的次数。

例 1-10-6 测定某铁矿石试样中 Fe_2O_3 的质量分数,5 次测定结果分别为 62.48%,62.37%,62.47%,62.43% 和 62.40%。计算测定结果的算术平均值、标准偏差和相对标准偏差。

解:测定结果的算术平均值为

$$\bar{x} = \frac{\sum x_i}{N}$$
$$= \frac{62.48\% + 62.37\% + 62.47\% + 62.43\% + 62.40\%}{5}$$
$$= 62.43\%$$

测定结果的标准偏差为

$$s = \sqrt{\frac{\sum (x_i - \overline{x})^2}{N-1}}$$

$$= \sqrt{\frac{(0.05\%)^2 + (-0.06\%)^2 + (0.04\%)^2 + 0^2 + (-0.03\%)^2}{5-1}}$$

$$= 0.05\%$$

测定结果的相对标准偏差为

$$s_{\mathrm{r}} = \frac{s}{\overline{x}} \times 100\% = \frac{0.05\%}{62.43\%} \times 100\% = 0.08\%$$

（三）准确度与精密度的关系

准确度表示测定结果与真值的相符合程度。而精密度表示在相同条件下各次测定结果之间相符合程度，与真值无直接关系，它只反映了测定的重现性。 准确度与精密度的关系如图 1-10-1 所示。

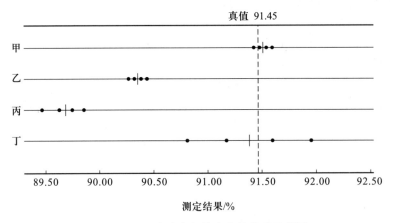

图 1-10-1　准确度与精密度的关系示意图
（·表示单次测定值;|表示测定平均值）

图 1-10-1 表示甲、乙、丙、丁 4 人测定同一种阿司匹林药片中阿司匹林的质量分数时所得的结果。由图 1-10-1 可见，甲的测定结果的精密度和准确度都很高，结果可靠；乙的测定结果的精密度很高，但平均值与真值相差大，准确度低；丙的测定结果的精密度和准确度都很低，结果当然不可靠；丁的测定结果的精密度很低，但平均值却接近真值，但这并不能说明丁的测定结果可靠。丁的测定结果的平均值接近于真值只是由于较大的正、负误差恰好相互抵消的结果，如果丁少做或多做一次测定，平均值就会与真值相差很大，所以丁的测定结果并不可靠。

由此可见，高精密度是获得高准确度的必要条件；准确度高一定要求精密度高，但是精密度高却不一定能保证准确度高。若测定结果的精密度很低，说明结果不可靠，当然就失去了衡量准确度的意义。

二、有效数字及其运算规则

有效数字就是实际上能测定到的数字。在有效数字中，只有最后一位数字是不确定的,它可能有±1的绝对误差,而其余各位数字都是确定无疑的。有效数字是测定结果的大小及精度的真实记录,因此测定结果必须用有效数字来表示。用有效数字表示的测定结果,除最后一位数字是不确定外,其余各位数字必须是确定无疑的。例如,万分之一的分析天平能称准至 ±0.0001 g;托盘天平能称准至 ±0.1 g。若用分析天平和托盘天平分别称量 1 g 物质,则应分别记为 1.0000 g 和 1.0 g。数据 1.0000 除了最后一位的“0”不确定外,其余 4 个数字都是确定无疑的;而数据 1.0 中小数点后第一位数字“0”已不可靠,因此不能在其后面加“0”。可见,按有效数字的表示规则,既不能把分析天平称量的质量 1.0000 g 记为 1.0 g,也不能把托盘天平称量的质量 1.0 g 记为 1.0000 g。有效数字能体现出实际的测定精度及其所使用的测定工具。

在确定有效数字的位数时,数字“0”是否为有效数字取决于它在整个数据中所处的位置,在小数点前面的“0”只起定位作用,不是有效数字;在数据中间和最后一位的“0”都是有效数字。例如,0.0221,10.1 和 1.10 都有 3 位有效数字。

整数末尾的“0”,其意义往往是不明确的,如 1100 的最后两位的“0”究竟是仅仅起定位作用还是同时也反映了测定精度,这是无法确定的,它的有效数字可能是 4 位,也可能是 3 位或 2 位。为了避免混乱,在记录时应根据测定精度将结果写成 $1.100×10^3$(4 位有效数字),$1.10×10^3$(3 位有效数字)或 $1.1×10^3$(2 位有效数字)。

在分析化学中,常遇到 pH 和 $pK_a^{\ominus}$ 等对数值,这些对数值的有效数字的位数取决于小数点后数字的位数,与整数部分无关,整数部分只起定位作用,不是有效数字。如 pH=11.28 只有 2 位有效数字,它实际对应的是 $c(H_3O^+)=5.2×10^{-12}$ mol·L^{-1}。

在计算过程中,还会遇到一些非测定值(如倍数、分数等),它们的有效数字位数可以认为是无限多位的。

在进行有效数字计算时,应按照下列规则合理保留有效数字位数:

(1)各测定值的有效数字位数确定之后,就要将它们后面多余的数字舍弃。舍弃多余数字的过程称为数字修约。数字修约规则与极限数值表示和判定参见国家标准 GB/T 8170—2019。通常采用“四舍六入五成双”的原则进行数字修约。当被修约的数小于或等于 4 时,则舍去;大于或等于 6 时,则进位;等于 5 且后面没有数字或有数字“0”时,如 5 前面的数字是偶数则舍去,如 5 前面的数字是奇数则进位。例如,将 3.16,1.349,1.35,2.45 和 1.851 修约成 2 位有效数字时,其结果分别为 3.2,1.3,1.4,2.4 和 1.9。

(2)几个数相加或相减时,和或差的小数点后位数应与参加运算的数字中小数点后位数最少的数字相同。例如:

$$2.1+0.5243+3.15=5.8$$

上述参加运算的 3 个数字中,2.1 的小数点后位数最少,只有 1 位,因此这 3 个数字之和的小数点后位数也应为 1 位。

(3)几个数相乘或相除时,积或商的有效数字的位数应与参加运算的数字中有效数字的位数最少的数字相同。例如:

$$0.0325×2.1×5.103=0.35$$

上述参加运算的 3 个数字中,有效数字的位数最少的是 2.1,只有 2 位有效数字,因此这 3 个数字之积计算结果的有效数字的位数也应为 2 位。

使用计算器进行计算时,不必对每一步计算结果都进行数字修约,只要对最后结果的有效数字位数进行数字修约即可。

第三节　酸碱滴定法

酸碱滴定法又称中和滴定法,它是以酸碱中和反应为基础的滴定分析方法。酸碱滴定法应用广泛,一般的酸、碱及能与酸、碱直接或间接进行质子转移反应的物质,如胃液、尿液、食品和水的酸度、空气中的二氧化碳、蛋白质的含氮量及酸碱性药物的含量等,都可利用酸碱滴定法进行测定。

酸碱滴定法一般利用酸碱指示剂确定化学计量点,选择合适的酸碱指示剂确定化学计量点是酸碱滴定法的关键。

一、酸碱指示剂

酸碱指示剂是一类在不同 pH 溶液中能发生自身结构变化而显示出不同颜色的有机化合物。常用的酸碱指示剂是有机弱酸或有机弱碱,当溶液 pH 发生变化时,指示剂失去质子由酸色型转化为碱色型,或得到质子由碱色型转化为酸色型,从而引起溶液颜色的变化。例如,酚酞是一种有机弱酸,在溶液中存在下列解离平衡:

E-10-01
知识扩展:
酚酞

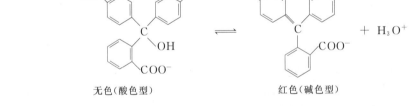

无色(酸色型)　　　　　　　　　　　红色(碱色型)

当溶液中 H_3O^+ 浓度增大时,上述平衡逆向移动,酚酞主要以酸色型存在,溶液为无色。当溶液中 OH^- 浓度增大时,上述解离平衡正向移动,酚酞主要以碱色型存在,溶液呈红色。当溶液的 pH 等于酚酞的 $pK_a^\ominus$ 时,弱酸与其共轭碱的浓度相等,溶液呈浅红色,此 pH 称为指示剂的理论变色点。从理论上讲,一般酸碱指示剂发生颜色转变的 pH 范围大约是 $pK_a^\ominus \pm 1$,此 pH 范围称为指示剂的理论变色范围。

附录七列出了一些常用酸碱指示剂的实际变色范围。

二、酸碱滴定曲线与指示剂的选择

酸碱滴定的化学计量点通常是利用酸碱指示剂颜色的变化来判断的。由于酸碱指示剂只能在一定的 pH 范围内发生颜色的变化,因此只有了解滴定过程中溶液 pH 的变化规律,才能选择到合适的指示剂来确定化学计量点。

（一）强碱滴定强酸

强碱滴定强酸的反应式为

$$OH^- + H_3O^+ \rightleftharpoons 2H_2O$$

E-10-02
视频：酸
碱滴定

现以 0.1000 mol·L^{-1} NaOH 溶液滴定 20.00 mL 0.1000 mol·L^{-1} HCl 溶液为例，讨论滴定过程中溶液 pH 的变化情况。为了方便讨论，将滴定过程中溶液 pH 分为以下 4 个阶段分别进行计算。

（1）滴定前　滴定开始以前，溶液 pH 取决于 HCl 溶液的初始浓度。溶液中 H_3O^+ 浓度和 pH 分别为

$$c(H_3O^+) = c(HCl) = 0.1000 \text{ mol·L}^{-1}$$
$$pH = 1.00$$

（2）滴定开始至化学计量点前　在化学计量点前，HCl 溶液过量，溶液的 H_3O^+ 浓度取决于剩余的 HCl 的物质的量和溶液的体积。溶液中 H_3O^+ 浓度的计算公式为

$$c(H_3O^+) = \frac{c(HCl) \cdot V(HCl) - c(NaOH) \cdot V(NaOH)}{V(HCl) + V(NaOH)}$$

例如，当加入 19.98 mL NaOH 溶液（相对误差为 -0.1%）时，溶液中 H_3O^+ 浓度和 pH 分别为

$$c(H_3O^+) = \frac{0.1000 \text{ mol·L}^{-1} \times 20.00 \text{ mL} - 0.1000 \text{ mol·L}^{-1} \times 19.98 \text{ mL}}{20.00 \text{ mL} + 19.98 \text{ mL}}$$
$$= 5.00 \times 10^{-5} \text{ mol·L}^{-1}$$
$$pH = -\lg 5.00 \times 10^{-5} = 4.30$$

（3）化学计量点时　当加入 20.00 mL NaOH 溶液时，NaOH 与 HCl 恰好完全反应，溶液呈中性，pH 为 7.00。

（4）化学计量点后　在化学计量点后，NaOH 溶液过量，溶液的 OH^- 浓度取决于过量的 NaOH。溶液中 OH^- 浓度的计算公式为

$$c(OH^-) = \frac{c(NaOH) \cdot V(NaOH) - c(HCl) \cdot V(HCl)}{V(NaOH) + V(HCl)}$$

例如，当加入 20.02 mL NaOH 溶液（相对误差为 $+0.1\%$）时，溶液中 OH^- 浓度和 pH 分别为

$$c(OH^-) = \frac{0.1000 \text{ mol·L}^{-1} \times 20.02 \text{ mL} - 0.1000 \text{ mol·L}^{-1} \times 20.00 \text{ mL}}{20.02 \text{ mL} + 20.00 \text{ mL}}$$
$$= 5.00 \times 10^{-5} \text{ mol·L}^{-1}$$
$$pH = 14.00 + \lg 5.00 \times 10^{-5} = 9.70$$

按照上述方法逐一计算，并将计算结果列于表 1-10-1 中。

根据表 1-10-1 中的数据，以加入的 0.1000 mol·L^{-1} NaOH 标准溶液的体积为横坐标，对应的溶液 pH 为纵坐标作图，得到如图 1-10-2 所示的滴定曲线。

E-10-03
知识扩展:
强酸和强
碱的滴定
曲线

表 1-10-1 0.100 0 mol·L⁻¹ NaOH 溶液滴定 20.00 mL
0.100 0 mol·L⁻¹ HCl 溶液的 pH

$V(NaOH)_{加入}$/mL	$V(HCl)_{剩余}$/mL	$V(NaOH)_{过量}$/mL	pH
0.00	20.00		1.00
18.00	2.00		2.28
19.80	0.20		3.30
19.98	0.02		4.30
20.00	0.00	0.00	7.00
20.02		0.02	9.70
22.20		0.20	10.70
22.00		2.00	11.70
40.00		20.00	12.50

根据表 1-10-1 和图 1-10-2 可以看出,从滴定开始到加入 19.98 mL NaOH 溶液时,溶液 pH 增大十分缓慢,仅仅增大了 3.30;但从加入 19.98 mLNaOH 溶液到加入 20.02 mL NaOH 溶液(相对误差为 −0.1%~+0.1%),只滴加了 1 滴 NaOH 溶液,溶液 pH 却从 4.30 急剧增大到 9.70,增大了 5.40;此后过量的 NaOH 溶液所引起 pH 的增大越来越小。

在分析化学中,把化学计量点前后相对误差在 −0.1%~+0.1% 范围内溶液 pH 的变化范围称为酸碱滴定的 pH 突跃范围。酸碱滴定的 pH 突跃范围是选择酸碱指示剂的依据,所选用的指示剂的变色范围必须全部或部分落在滴定的 pH 突跃范围之内。在上面所讨论的例子中,滴定的 pH 突跃范围为 4.30~9.70,查附录七可知甲基橙和酚酞都可用作此滴定的指示剂。

如果改用 0.100 0 mol·L⁻¹ HCl 溶液滴定 0.100 0 mol·L⁻¹ NaOH 溶液,滴定曲线的形状与图 1-10-2 类似,但位置相反,如图 1-10-3 所示。滴定的 pH 突跃范围为 9.70~4.30,可选择酚酞和甲基橙作指示剂。

E-10-04
视频:酸
碱滴定法
测定氢氧
化钠溶液
浓度

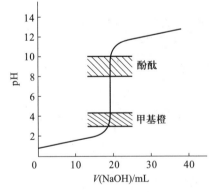

图 1-10-2 0.100 0 mol·L⁻¹ NaOH
溶液滴定 20.00 mL 0.100 0 mol·L⁻¹
HCl 溶液的滴定曲线

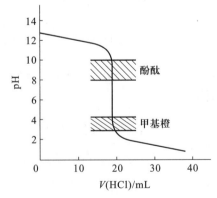

图 1-10-3 0.100 0 mol·L⁻¹ HCl
溶液滴定 20.00 mL 0.100 0 mol·L⁻¹
NaOH 溶液的滴定曲线

强酸滴定强碱或强碱滴定强酸的 pH 突跃范围与强酸、强碱溶液的浓度有关,强酸、强碱溶液的浓度越大,滴定的 pH 突跃范围就越大;强酸、强碱溶液的浓度越小,滴定的 pH 突跃范围就越小。如果强酸和强碱的浓度相同,当它们的浓度都减小到原浓度的 1/10 时,则滴定的 pH 突跃范围缩小 2;当它们的浓度都增大到原浓度的 10 倍时,则滴定的 pH 突跃范围增大 2。例如,用 $0.010\,00\ \text{mol·L}^{-1}$ NaOH 溶液滴定 $0.010\,00\ \text{mol·L}^{-1}$ HCl 溶液,滴定的 pH 突跃范围为 $5.30\sim8.70$;而用 $1.000\ \text{mol·L}^{-1}$ NaOH 溶液滴定 $1.000\ \text{mol·L}^{-1}$ HCl 溶液,滴定的 pH 突跃范围为 $3.30\sim10.70$。

(二) 强碱滴定一元弱酸

强碱滴定一元弱酸的反应式为

$$NaOH + HB \Longrightarrow NaB + H_2O$$

现以 $0.100\,0\ \text{mol·L}^{-1}$ NaOH 溶液滴定 $20.00\ \text{mL}$ $0.100\,0\ \text{mol·L}^{-1}$ HAc 溶液为例,讨论滴定过程中溶液 pH 的变化情况。与强碱滴定强酸相似,滴定过程也可分为以下四个阶段。

(1) 滴定前　滴定前溶液的 H_3O^+ 主要来自 HAc 的解离, HAc 是一元弱酸, $K_a^\ominus(\text{HAc}) = 1.8\times10^{-5}$($pK_a^\ominus = 4.74$), 由于 $c/K_a^\ominus > 400$,可用最简公式进行计算,溶液中 H_3O^+ 浓度和 pH 分别为

$$c_{eq}(H_3O^+) = \sqrt{c(\text{HAc})\cdot K_a^\ominus(\text{HAc})}$$
$$= \sqrt{0.100\,0\times1.8\times10^{-5}}\ \text{mol·L}^{-1} = 1.3\times10^{-3}\ \text{mol·L}^{-1}$$
$$pH = -\lg 1.3\times10^{-3} = 2.89$$

(2) 滴定开始至化学计量点前　在化学计量点前,HAc 溶液过量,滴加的 NaOH 与 HAc 反应生成 NaAc 和 H_2O。溶液中剩余的 HAc 与生成物 NaAc 组成缓冲溶液,溶液 pH 可用下式进行计算:

$$pH = pK_a^\ominus(\text{HAc}) + \lg\frac{c(\text{NaOH})\cdot V(\text{NaOH})}{c(\text{HAc})V(\text{HAc}) - c(\text{NaOH})V(\text{NaOH})}$$

例如,加入 $19.98\ \text{mL}$ NaOH 溶液时,溶液 pH 为

$$pH = 4.74 + \lg\frac{0.100\,0\ \text{mol·L}^{-1}\times19.98\ \text{mL}}{0.100\,0\ \text{mol·L}^{-1}\times(20.00\ \text{mL} - 19.98\ \text{mL})} = 7.74$$

(3) 化学计量点时　在化学计量点时,溶液中的 HAc 与滴加的 NaOH 完全反应生成 NaAc,其浓度为 $0.050\,00\ \text{mol·L}^{-1}$,溶液 pH 由生成的 Ac^- 决定。Ac^- 是一元弱碱,$K_b^\ominus(\text{Ac}^-) = 5.6\times10^{-10}$, 由于 $c/K_b^\ominus > 400$,可利用最简公式进行计算,溶液中 OH^- 浓度和 pH 分别为

$$c(OH^-) = \sqrt{c(\text{Ac}^-)\cdot K_b^\ominus(\text{Ac}^-)}$$
$$= \sqrt{0.050\,00\times5.6\times10^{-10}} = 5.3\times10^{-6}\ (\text{mol·L}^{-1})$$
$$pH = 14.00 + \lg 5.3\times10^{-6} = 8.72$$

（4）化学计量点后　在化学计量点后，NaOH 溶液过量，溶液的 pH 主要取决于过量的 NaOH。溶液中 OH^- 浓度的计算公式为

$$c(OH^-) = \frac{c(NaOH) \cdot V(NaOH) - c(HAc) \cdot V(HAc)}{V(NaOH) + V(HAc)}$$

例如，加入 20.02 mL NaOH 溶液时，溶液中 OH^- 浓度和 pH 分别为

$$c(OH^-) = \frac{0.1000 \text{ mol} \cdot L^{-1} \times 20.02 \text{ mL} - 0.1000 \text{ mol} \cdot L^{-1} \times 20.00 \text{ mL}}{20.02 \text{ mL} + 20.00 \text{ mL}}$$

$$= 5.0 \times 10^{-5} \text{ mol} \cdot L^{-1}$$

$$pH = 14.00 + \lg 5.0 \times 10^{-5} = 9.70$$

按照上述方法逐一计算，并将计算结果列于表 1-10-2 中。

表 1-10-2　用 $0.1000 \text{ mol} \cdot L^{-1}$ NaOH 溶液滴定 20.00 mL
$0.1000 \text{ mol} \cdot L^{-1}$ HAc 溶液的 pH

$V(NaOH)_{加入}$/mL	$V(HAc)_{剩余}$/mL	$V(NaOH)_{过量}$/mL	pH
0.00	20.00		2.89
18.00	2.00		5.69
19.98	0.02		7.74
20.00	0.00	0.00	8.72
20.02		0.02	9.70
20.20		0.20	10.70
40.00		20.00	12.50

根据表 1-10-2 中的数据，以加入的 $0.1000 \text{ mol} \cdot L^{-1}$ NaOH 标准溶液的体积为横坐标，对应的溶液 pH 为纵坐标作图，得到如图 1-10-4 所示的滴定曲线。

由表 1-10-2 和图 1-10-4 可以看出，滴定前 $0.1000 \text{ mol} \cdot L^{-1}$ HAc 溶液的 pH 为 2.89，比 $0.1000 \text{ mol} \cdot L^{-1}$ HCl 溶液的 pH 增大了 1.89。这是因为 HAc 是一元弱酸，其解离度较小，溶液中 H_3O^+ 浓度较低。滴定开始后，由于滴定生成的 Ac^- 抑制了 HAc 的解离，溶液 pH 增大程度较大。但继续加入 NaOH 溶液，HAc 的浓度不断降低，而 NaAc 的浓度不断增大，形成了 $HAc-Ac^-$ 缓冲溶液，溶液 pH 的增大程度又逐渐减小，使这一段曲线较为平坦。当滴定接近化学计量点时，由于溶液中剩余的 HAc 已经很少，溶液的缓冲能力很弱，所以溶液 pH 的增大程度又增大。最后，在化学计量点附近，溶液 pH 急剧增大产生滴定突跃。滴定的 pH 突跃范围为 7.74～9.70，可选

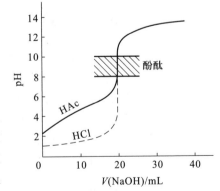

图 1-10-4　$0.1000 \text{ mol} \cdot L^{-1}$ NaOH
溶液滴定 20.00 mL $0.1000 \text{ mol} \cdot L^{-1}$
HAc 溶液的滴定曲线

用酚酞为指示剂,而不能选用甲基橙为指示剂。

　　强碱滴定一元弱酸的 pH 突跃范围不仅与酸、碱的浓度有关,还取决于一元弱酸的标准解离常数。当酸、碱浓度较大且弱酸的标准解离常数较大时,滴定的 pH 突跃范围就较大;反之,pH 突跃范围则较小。一般说来,当 $c_a K_a^{\ominus} \geqslant 10^{-8}$ 时,才能用酸碱指示剂指示滴定终点,因此以此作为强碱能够直接准确滴定一元弱酸的判据。

　　同理,对于一元弱碱溶液,只有当 $c_b K_b^{\ominus} \geqslant 10^{-8}$ 时,才能用强酸溶液直接准确进行滴定。

三、酸、碱标准溶液的配制和标定

　　在滴定分析中,最常用的酸、碱标准溶液是 HCl 溶液和 NaOH 溶液,常用浓度约为 0.1 mol·L^{-1}。如果标准溶液的浓度过高,滴定消耗的标准溶液体积较小,读数时引入的相对误差就较大;另一方面,化学计量点后过量的滴定剂容易过多导致滴定误差较大;而浓度过低,滴定的 pH 突跃范围较小,难以选择合适的指示剂来确定化学计量点。

(一)酸标准溶液

　　由于盐酸具有挥发性,因此盐酸标准溶液的配制不能用直接配制法,而只能采用间接配制法。先把盐酸配成接近所需浓度的溶液,然后再用基准物质进行标定,标定盐酸常用的基准物质是无水碳酸钠和硼砂。

　　无水碳酸钠容易制备纯品,价格便宜,但具有比较强的吸湿性,因此使用前必须在 220～300 ℃ 电炉内加热 1 h,然后置于干燥器内备用。用 Na_2CO_3 标定 HCl 溶液时,选用甲基红为指示剂,滴定接近终点时应将溶液煮沸,以排除 CO_2 的影响。标定的反应方程式为

$$Na_2CO_3 + 2HCl \Longrightarrow 2NaCl + CO_2\uparrow + H_2O$$

按式(1-10-12)计算出 HCl 标准溶液的准确浓度:

$$c(\text{HCl}) = \frac{2m(Na_2CO_3)}{M(Na_2CO_3) \cdot V(\text{HCl})} \qquad (1-10-12)$$

　　硼砂($Na_2B_4O_7 \cdot 10H_2O$)易制备纯品,但当空气的相对湿度小于 39% 时,容易发生风化失去部分结晶水,因此常保存在相对湿度为 60% 的恒湿器中备用。用硼砂标定 HCl 溶液的反应方程式为

$$Na_2B_4O_7 \cdot 10H_2O + 2HCl \Longrightarrow 4H_3BO_3 + 2NaCl + 5H_2O$$

化学计量点的 pH 为 5.1,可选择甲基红为指示剂。HCl 溶液的准确浓度为

$$c(\text{HCl}) = \frac{2m(Na_2B_4O_7 \cdot 10H_2O)}{M(Na_2B_4O_7 \cdot 10H_2O) \cdot V(\text{HCl})} \qquad (1-10-13)$$

(二)碱标准溶液

　　NaOH 晶体易吸收空气中的水分和二氧化碳,而且还含有少量的硫酸盐、硅酸盐和氯化物等杂质,因此只能用间接配制法配制 NaOH 标准溶液。先将 NaOH 配制成

接近所需浓度的溶液,然后用基准物质邻苯二甲酸氢钾进行标定,可选择酚酞为指示剂,终点时颜色变化非常敏锐。邻苯二甲酸氢钾比较稳定,易于保存,且摩尔质量较大,是常用的基准物质。标定时所发生的反应方程式为

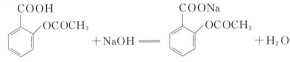

按下式计算出 NaOH 溶液的准确浓度:

$$c(NaOH) = \frac{m(C_8H_5O_4K)}{M(C_8H_5O_4K) \cdot V(NaOH)} \qquad (1-10-14)$$

式中:$m(C_8H_5O_4K)$ 为邻苯二甲酸氢钾的质量;$M(C_8H_5O_4K)$ 为邻苯二甲酸氢钾的摩尔质量。

四、酸碱滴定法的应用

强酸、强碱、$cK_a^{\ominus} \geqslant 10^{-8}$ 的弱酸和 $cK_b^{\ominus} \geqslant 10^{-8}$ 的弱碱,都可以用碱标准溶液或酸标准溶液直接进行滴定,测定出质量分数或浓度。因此,酸碱滴定法在生产和科学实验中广泛应用。下面以阿司匹林药片中阿司匹林的质量分数的测定为例,说明酸碱滴定法的应用。

阿司匹林(乙酰水杨酸)是一种解热镇痛药,分子中含有羧基,可用 NaOH 标准溶液直接滴定。滴定反应为

准确称取一定质量的阿司匹林试样,用中性乙醇溶解后,加入 3 滴酚酞指示剂,用 NaOH 标准溶液进行滴定。当滴定至溶液由无色变成粉红色,且 30 s 不褪色,即为终点。根据称取试样的质量及 NaOH 标准溶液的浓度和滴定所消耗 NaOH 标准溶液的体积,按下式计算出试样中阿司匹林的质量分数:

$$w(C_9H_8O_4) = \frac{c(NaOH) \cdot V(NaOH) \cdot M(C_9H_8O_4)}{m_{试样}} \times 100\% \qquad (1-10-15)$$

式中:$M(C_9H_8O_4)$ 为阿司匹林的摩尔质量;$m_{试样}$ 为试样的质量。

由于阿司匹林分子中含有酯键,在水溶液中易发生如下水解反应:

为了防止阿司匹林在滴定时发生水解而使测定结果偏高,因此滴定要在乙醇溶液中进行。

例 1-10-7　称取 0.4122 g 阿司匹林($C_9H_8O_4$)试样,加 20 mL 中性乙醇溶解后,加 3 滴酚酞指

示剂，在室温下用 $0.1032\ mol \cdot L^{-1}$ NaOH 标准溶液进行滴定，消耗 $21.08\ mL$ NaOH 标准溶液。计算阿司匹林试样中阿司匹林的质量分数。

解：滴定反应的化学方程式为

$$COOH \quad OCOCH_3 \quad +NaOH \Longrightarrow COONa \quad OCOCH_3 \quad +H_2O$$

NaOH 与阿司匹林的计量关系为

$$n(C_9H_8O_4) = n(NaOH) = c(NaOH) \cdot V(NaOH)$$

阿司匹林试样中阿司匹林的质量分数为

$$w(C_9H_8O_4) = \frac{c(NaOH) \cdot V(NaOH) \cdot M(C_9H_8O_4)}{m_{试样}} \times 100\%$$

$$= \frac{0.1032\ mol \cdot L^{-1} \times 0.02108\ L \times 180.16\ g \cdot mol^{-1}}{0.4122\ g} \times 100\%$$

$$= 95.08\%$$

第四节　氧化还原滴定法

氧化还原滴定法是以氧化还原反应为基础的滴定分析方法。利用氧化还原滴定法不仅可以直接测定具有氧化性或还原性的物质的含量，还可以间接测定一些本身没有氧化性或还原性但能与氧化剂或还原剂定量反应的物质的含量，因此氧化还原滴定法的应用很广泛。

氧化还原滴定法根据所用的氧化剂或还原剂的不同，可分为高锰酸钾法、碘量法、重铬酸钾法、溴酸钾法等。本书介绍高锰酸钾法和碘量法。

一、高锰酸钾法

（一）高锰酸钾法概述

高锰酸钾法是一种以 $KMnO_4$ 标准溶液为滴定剂的氧化还原滴定法。

$KMnO_4$ 是重要和常用的氧化剂之一，它的氧化能力和还原后的生成物因溶液的酸度不同而异，$KMnO_4$ 溶液的酸度越大，$KMnO_4$ 的氧化能力越强。在酸性溶液中，MnO_4^- 是很强的氧化剂，与还原剂作用时本身被还原为几乎无色的 Mn^{2+}：

$$MnO_4^- + 8H^+ + 5e^- \Longrightarrow Mn^{2+} + 4H_2O；E^\ominus(MnO_4^-/Mn^{2+}) = 1.512\ V$$

在弱酸性、中性或弱碱性溶液中，MnO_4^- 的氧化能力比较弱，与强还原剂作用时本身被还原为褐色的 MnO_2 沉淀：

$$MnO_4^- + 2H_2O + 3e^- \Longrightarrow MnO_2 \downarrow + 4OH^-；E^\ominus(MnO_4^-/MnO_2) = 0.5965\ V$$

在强碱性溶液中，MnO_4^- 的氧化能力更弱，与强还原剂作用时本身被还原为绿色的 MnO_4^{2-}：

$$MnO_4^- + e^- \rightleftharpoons MnO_4^{2-}; E^{\ominus}(MnO_4^-/MnO_4^{2-}) = 0.554\ 5\ V$$

利用 $KMnO_4$ 标准溶液进行滴定时,一般是在强酸性溶液中进行,所用的强酸通常是硫酸,不能使用硝酸或盐酸。这是由于硝酸也具有氧化性,它也能氧化被测定的还原性物质,使测定结果偏低;而盐酸中的 Cl^- 具有较弱的还原性,它也能被 $KMnO_4$ 氧化,使测定结果偏高。$KMnO_4$ 溶液显紫红色,而还原后的生成物 Mn^{2+} 几乎无色,因此用 $KMnO_4$ 标准溶液滴定时,不需另加指示剂,$KMnO_4$ 为自身指示剂。

高锰酸钾法的优点是,$KMnO_4$ 的氧化能力强,应用广泛。高锰酸钾法的主要缺点是,$KMnO_4$ 能与很多具有还原性的物质发生反应,干扰比较严重。

(二) $KMnO_4$ 标准溶液的配制和标定

$KMnO_4$ 试剂中常含有少量杂质,蒸馏水中也常含有少量还原性物质,因此 $KMnO_4$ 标准溶液的配制不能采用直接配制法。配制 $KMnO_4$ 溶液时,可称取稍多于理论量的 $KMnO_4$ 晶体,配制成近似浓度的溶液,然后再用基准物质进行标定。

标定 $KMnO_4$ 溶液常用的基准物质是 $Na_2C_2O_4$,标定反应方程式为

$$2KMnO_4 + 5Na_2C_2O_4 + 8H_2SO_4 \Longrightarrow$$
$$K_2SO_4 + 5Na_2SO_4 + 2MnSO_4 + 10CO_2\uparrow + 8H_2O$$

在室温下,该反应的反应速率比较慢,故常将溶液加热至 $70\sim85\ ℃$,但温度不能过高,否则会引起 $H_2C_2O_4$ 发生分解,使标定结果偏高。

利用 $KMnO_4$ 标准溶液进行滴定时,为使滴定反应正常进行,溶液应保持足够的酸度,一般开始滴定时,H_3O^+ 浓度为 $0.5\sim1\ mol \cdot L^{-1}$。当溶液的酸度不足时,易生成 MnO_2 沉淀;而当溶液的酸度过高时,又会促使 $H_2C_2O_4$ 发生分解。滴定开始时,反应速率较慢,此时滴定速率不宜太快,否则加入的 $KMnO_4$ 来不及与 $Na_2C_2O_4$ 反应,即在热的酸性溶液中发生分解,使标定结果偏低。但是,随着溶液中 Mn^{2+} 的增加,反应速率逐渐加快,滴定速率也可以随之加快。当滴定至溶液中出现粉红色,且 30 s 不褪色,即为滴定终点。根据称取 $Na_2C_2O_4$ 晶体的质量和滴定消耗 $KMnO_4$ 标准溶液的体积,按式(1-10-16)计算出 $KMnO_4$ 标准溶液的准确浓度:

$$c(KMnO_4) = \frac{\frac{2}{5} \times m(Na_2C_2O_4)}{M(Na_2C_2O_4) \cdot V(KMnO_4)} \qquad (1-10-16)$$

(三) 高锰酸钾法的应用

利用高锰酸钾法可以直接测定许多还原性物质,如 H_2O_2、亚铁盐、草酸盐、亚硝酸盐等。一些氧化性物质虽然不能直接用 $KMnO_4$ 标准溶液进行滴定,但可用返滴定法进行滴定,即在含有氧化性物质的溶液中加入过量还原剂 $Na_2C_2O_4$,待氧化性物质与 $Na_2C_2O_4$ 反应完全后,再用 $KMnO_4$ 标准溶液滴定剩余的 $Na_2C_2O_4$,从而测定出氧化性物质的含量。此外,含有 Ca^{2+},Ba^{2+},Zn^{2+} 等离子的盐溶液,可加入 $Na_2C_2O_4$ 溶液形成草酸盐沉淀,将沉淀溶于 H_2SO_4 溶液,再用 $KMnO_4$ 标准溶液滴定 $C_2O_4^{2-}$,从而可以间接地测出这些盐类的质量分数。

H_2O_2 可用 $KMnO_4$ 标准溶液在酸性条件下直接滴定,反应方程式为

$$2KMnO_4 + 5H_2O_2 + 3H_2SO_4 = K_2SO_4 + 2MnSO_4 + 5O_2\uparrow + 8H_2O$$

此滴定反应在室温时可在 H_2SO_4 溶液中顺利进行,滴定开始时反应速率比较慢,待 Mn^{2+} 生成后,由于 Mn^{2+} 的催化作用,使反应速率加快。当滴定至溶液呈现粉红色且在 30 s 内不褪色,即为终点。按式(1-10-17)计算出 H_2O_2 的质量浓度:

$$\rho(H_2O_2) = \frac{\dfrac{5}{2} \times c(KMnO_4) \cdot V(KMnO_4) \cdot M(H_2O_2)}{V_{试样}} \quad (1-10-17)$$

式中,$V_{试样}$ 为待测 H_2O_2 溶液的体积。

例 1-10-8　准确量取 2.00 mL 药用过氧化氢溶液,加 H_2SO_4 溶液酸化,用 0.027 32 $mol \cdot L^{-1}$ $KMnO_4$ 溶液滴定,消耗 25.86 mL。计算药用过氧化氢溶液中 H_2O_2 的质量浓度。

解:滴定反应式为

$$2KMnO_4 + 5H_2O_2 + 3H_2SO_4 = K_2SO_4 + 2MnSO_4 + 5O_2\uparrow + 8H_2O$$

H_2O_2 与 $KMnO_4$ 的计量关系为

$$n(H_2O_2) = \frac{5}{2}n(KMnO_4) = \frac{5}{2}c(KMnO_4) \cdot V(KMnO_4)$$

药用过氧化氢溶液中 H_2O_2 的质量浓度为

$$\begin{aligned}
\rho(H_2O_2) &= \frac{\dfrac{5}{2} \times c(KMnO_4) \cdot V(KMnO_4) \cdot M(H_2O_2)}{V_{试样}} \\
&= \frac{\dfrac{5}{2} \times 0.027\,32\ mol \cdot L^{-1} \times 0.025\,86\ L \times 34.02\ g \cdot mol^{-1}}{2.00 \times 10^{-3}\ L} = 30.0\ g \cdot L^{-1}
\end{aligned}$$

二、碘量法

(一)碘量法概述

碘量法是利用 I_2 的氧化性和 I^- 的还原性进行滴定分析的氧化还原滴定法。

I_2 晶体在水中的溶解度很小,且 I_2 易挥发,因此通常把 I_2 晶体溶解在 KI 溶液中,此时 I_2 以 I_3^- 的形式存在,其电极反应为

$$I_3^-(aq) + 2e^- \rightleftharpoons 3I^-(aq);\ E^{\ominus}(I_3^-/I^-) = 0.534\,5\ V$$

为简便起见,并强调化学计量关系,常将 I_3^- 简写成 I_2。

由 I_2/I^- 电对的标准电极电势,可知 I_2 是比较弱的氧化剂,而 I^- 则是中等强度的还原剂。因此可以用 I_2 标准溶液滴定具有强还原性的物质(如 $Na_2S_2O_3$ 和维生素 C 等),这种滴定方法称为直接碘量法。又可以利用 I^- 的还原性,使它与氧化性较强的物质(如 $K_2Cr_2O_7$ 和 $KMnO_4$ 等)反应,定量析出 I_2,然后再用 $Na_2S_2O_3$ 标准溶液滴定生成的 I_2,从而间接地测定这些氧化性物质的含量,这种滴定方法称为间接碘量法。

由于 I_2 的氧化能力不强,能被 I_2 氧化的物质不多,而且反应受溶液 pH 影响较大,

因此直接碘量法的应用受到一定的限制。而 I^- 的还原性比较强,凡能与 KI 反应定量析出 I_2 的氧化性物质,都可以用间接碘量法进行测定,因此间接碘量法的应用比较广泛。

碘量法用淀粉溶液作指示剂,根据蓝色的出现或消失指示滴定终点。在直接碘量法中,淀粉溶液可在滴定开始时加入,滴定刚过化学计量点时,稍过量的 I_2 与淀粉生成深蓝色的化合物。在间接碘量法中,淀粉溶液必须在滴定接近化学计量点时再加入,如果过早加入淀粉溶液,则在化学计量点后仍有少量 I_2 与淀粉结合,使滴定误差增大。

（二）标准溶液的配制与标定

碘量法中使用的标准溶液主要有 I_2 溶液和 $Na_2S_2O_3$ 溶液。

1. I_2 标准溶液的配制与标定

用升华法可以制得纯碘,但由于 I_2 的挥发性及其对天平的腐蚀,不宜在分析天平上称量,因此通常先配制成接近所需浓度的溶液,然后再用基准物质或另一种标准溶液进行标定。由于 I_2 晶体难溶于水,常将 I_2 晶体溶于 KI 溶液中,配制成的 I_2 溶液可用 $Na_2S_2O_3$ 标准溶液标定,也可用 As_2O_3 基准物质标定。As_2O_3 晶体难溶于水,易溶于 NaOH 溶液中:

$$As_2O_3 + 6NaOH = 2Na_3AsO_3 + 3H_2O$$

亚砷酸盐与 I_2 的反应是可逆反应:

$$Na_3AsO_3 + I_2 + H_2O \rightleftharpoons Na_3AsO_4 + 2HI$$

在中性或微碱性溶液中,反应能定量正向进行。

2. $Na_2S_2O_3$ 标准溶液的配制与标定

$Na_2S_2O_3 \cdot 5H_2O$ 晶体易风化,且常含有少量杂质,如 S, Na_2CO_3, Na_2SO_3 和 Na_2SO_4 等,而且水中的细菌、CO_2 和 O_2 能分解或氧化 $Na_2S_2O_3$,因此 $Na_2S_2O_3$ 标准溶液必须用间接法配制。用新煮沸过的冷蒸馏水配制成接近所需浓度的 $Na_2S_2O_3$ 溶液,并在溶液中加入少量 Na_2CO_3 作稳定剂,使 pH 保持在 9~10 范围内,抑制细菌生长,放置 7~10 d,待浓度稳定后,用 I_2 标准溶液或其他基准物质进行标定。标定 $Na_2S_2O_3$ 溶液常用的基准物质是 $K_2Cr_2O_7$,在酸性溶液中 $K_2Cr_2O_7$ 与 KI 作用定量生成 I_2,然后以淀粉溶液为指示剂,用 $Na_2S_2O_3$ 溶液滴定生成的 I_2。滴定反应为

$$K_2Cr_2O_7 + 6KI + 14HCl = 2CrCl_3 + 8KCl + 3I_2\downarrow + 7H_2O$$
$$I_2 + 2Na_2S_2O_3 = 2NaI + Na_2S_4O_6$$

（三）碘量法应用示例

1. 维生素 C 含量的测定（直接碘量法）

维生素 $C(C_6H_8O_6)$ 俗称抗坏血酸,是预防和治疗坏血病及促进身体健康、抵抗疾病传染的药物。维生素 C 分子中含有烯醇基,具有较强的还原性,能被 I_2 定量地氧化为脱氢抗坏血酸 $(C_6H_6O_6)$。反应方程式为

维生素 C 在碱性溶液中极易被空气中的氧气氧化,因此采用直接碘量法测定其含量时,滴定应在 HAc 溶液中进行。

2. 葡萄糖含量的测定(间接碘量法)

I_2 在 NaOH 溶液中发生如下歧化反应:

$$I_2 + 2NaOH \Longrightarrow NaI + NaIO + H_2O$$

葡萄糖($C_6H_{12}O_6$)分子中含有醛基,在碱性介质中能定量地被 NaIO 氧化:

$$C_6H_{12}O_6 + NaIO \Longrightarrow C_6H_{12}O_7 + NaI$$

在酸性介质中,过量 NaIO 与 NaI 作用又析出 I_2:

$$NaIO + NaI + 2HCl \Longrightarrow 2NaCl + I_2\downarrow + H_2O$$

最后用 $Na_2S_2O_3$ 标准溶液滴定析出的 I_2:

$$2Na_2S_2O_3 + I_2 \Longrightarrow Na_2S_4O_6 + 2NaI$$

根据 I_2 和 $Na_2S_2O_3$ 标准溶液的浓度和体积,可计算出葡萄糖的质量分数。本法可用于测定葡萄糖注射液中葡萄糖的质量浓度。

第五节　配位滴定法

配位滴定法是以配位反应为基础的滴定分析方法。用于配位滴定的配位剂可分为无机配位剂和有机配位剂两大类。无机配位剂与金属离子所形成的配合物虽然很多,但大多数配合物的稳定性不高,并存在逐级配位现象,所以很少能用于滴定分析。

有机配位剂大多数是多齿配体,能与金属离子形成具有环状结构的螯合物。所生成的螯合物不仅稳定性高,而且很少存在逐级配位现象,克服了无机配位剂的缺点,因此有机配位剂在配位滴定分析中得到了日益广泛的应用。目前应用最广泛的有机配位剂是乙二胺四乙酸(EDTA),几乎 95% 以上的配位滴定使用 EDTA 作滴定剂。以 EDTA 为滴定剂的配位滴定法称为 EDTA 滴定法,本节只讨论 EDTA 滴定法。

一、EDTA 滴定法概述

EDTA 是四元酸,通常用 H_4Y 表示其分子式。由于 H_4Y 在水中的溶解度比较小,因此通常使用的是其二钠盐 $Na_2H_2Y \cdot 2H_2O$ 晶体。

EDTA 与金属离子的配位作用具有以下一些特点:

(1) EDTA 的配位能力很强,几乎能与所有的金属离子形成易溶于水的螯合物,所形成的螯合物具有比较高的稳定性,而且反应速率快。

(2) EDTA 与大多数金属离子形成的螯合物的配位比简单,几乎均为 1:1,不存在逐级配位现象,便于定量计算。

(3) EDTA 与无色的离子生成无色螯合物,有利于用指示剂确定滴定终点。

EDTA 与有色离子生成的螯合物的颜色更深,当测定有色离子时,应控制溶液浓度不宜过大,以免干扰指示剂确定滴定终点。

在配位滴定中利用金属指示剂确定滴定终点。金属指示剂也是一种有机配位剂,它能与金属离子生成与其本身颜色明显不同的配合物。下面以铬黑 T 为例,讨论金属指示剂的作用原理。

在 pH 为 10 的条件下,用 EDTA 标准溶液滴定 Mg^{2+} 时,在待测溶液中滴加少量铬黑 T 指示剂,它与溶液中的 Mg^{2+} 生成 $MgIn^-$ 使溶液呈红色:

$$Mg^{2+} + HIn^{2-} \Longrightarrow MgIn^- + H^+$$

加入 EDTA 标准溶液,溶液中游离的 Mg^{2+} 与 EDTA 生成 MgY^{2-}。在接近化学计量点时,继续加入的 EDTA 夺取 $MgIn^-$ 中的 Mg^{2+},将铬黑 T 指示剂游离出来,溶液的颜色由红色转变为蓝色:

$$MgIn^- + H_2Y^{2-} \Longrightarrow MgY^{2-} + HIn^{2-} + H^+$$

二、EDTA 标准溶液的配制和标定

EDTA 标准溶液一般采用间接配制法进行配制,先配制成近似浓度的溶液,然后用基准物质进行标定。EDTA 标准溶液的常用浓度为 $0.01 \sim 0.05$ $mol \cdot L^{-1}$。

标定 EDTA 标准溶液的基准物质有 Zn,ZnO,CaO,$CaCO_3$ 和 $MgSO_4 \cdot 7H_2O$ 晶体等。准确称取一定质量的基准物质,在 pH 为 10 的 $NH_3 - NH_4Cl$ 缓冲溶液中以铬黑 T 为指示剂用 EDTA 溶液进行滴定,当滴定至溶液由红色转变为纯蓝色,即为终点。根据滴定消耗的 EDTA 标准溶液的体积和称取基准物质的质量,计算出 EDTA 标准溶液的准确浓度。

三、EDTA 滴定法的应用

用 EDTA 标准溶液可以直接滴定许多种金属离子,在医药分析中广泛用于钙盐、镁盐、铝盐、锌盐和铋盐等药物的质量分数的测定。

含钙的药物比较多,如氯化钙、乳酸钙和葡萄糖酸钙等,药典多采用 EDTA 标准溶液测量其质量分数。用 EDTA 标准溶液滴定葡萄糖酸钙时,是在 pH 约为 10 的 $NH_3 - NH_4Cl$ 缓冲溶液中进行,用铬黑 T 为指示剂。在滴定开始前,铬黑 T 与 Ca^{2+} 生成红色螯合物,当滴定到接近化学计量点时,游离出铬黑 T 指示剂,溶液由红色转变为纯蓝色。根据称取葡萄糖酸钙试样的质量、EDTA 标准溶液的准确浓度及滴定消耗的 EDTA 标准溶液的体积,就可以计算出葡萄糖酸钙的质量分数。

例 1-10-9　称取 0.550 0 g 葡萄糖酸钙($C_{12}H_{22}O_{14}Ca \cdot H_2O$)试样溶于水,用 0.049 85 $mol \cdot L^{-1}$ EDTA 标准溶液滴定,消耗 24.50 mL。计算该试样中葡萄糖酸钙的质量分数。

解：EDTA 与葡萄糖酸钙之间的计量关系为

$$n(C_{12}H_{22}O_{14}Ca \cdot H_2O) = n(EDTA)$$

试样中葡萄糖酸钙的质量分数为

$$w(C_{12}H_{22}O_{14}Ca \cdot H_2O) = \frac{c(\text{EDTA}) \cdot V(\text{EDTA}) \cdot M(C_{12}H_{22}O_{14}Ca \cdot H_2O)}{m_{\text{试样}}} \times 100\%$$

$$= \frac{0.049\,85\ \text{mol} \cdot L^{-1} \times 0.024\,50\ L \times 448.4\ \text{g} \cdot \text{mol}^{-1}}{0.550\,0\ \text{g}} \times 100\%$$

$$= 99.57\%$$

思考题和习题

1. 什么是滴定分析法? 滴定分析法的主要方法有哪些?

2. 滴定分析法的特点是什么?

3. 什么是标准溶液? 配制标准溶液的方法有几种?

4. 什么是基准物质? 基准物质应具备哪些条件?

5. 滴定反应必须满足哪些条件?

6. 什么是化学计量点? 什么是滴定终点?

7. 在定量分析中,表示标准溶液组成的方法有哪几种? 各有何优缺点?

8. 基准物质所具备的条件之一是具有较大的摩尔质量,对这个条件如何理解?

9. 什么是滴定度? 滴定度与物质的量浓度如何换算?

10. 简述酸碱指示剂的变色原理和酸碱指示剂的变色范围。

11. 什么是酸碱滴定的突跃范围? 影响强碱滴定一元弱酸溶液的突跃范围的因素有哪些?

12. 在酸碱滴定中,选择酸碱指示剂的依据是什么?

13. 下列酸或碱能否用强碱或强酸溶液直接进行滴定?

(1) $0.1\ \text{mol} \cdot L^{-1}$ HF 溶液　　　　(2) $0.1\ \text{mol} \cdot L^{-1}$ HCN 溶液

(3) $0.1\ \text{mol} \cdot L^{-1}$ NH_4Cl 溶液　　(4) $0.1\ \text{mol} \cdot L^{-1}$ NaAc 溶液

14. 在酸碱滴定中,为什么一般都用强酸或强碱作标准溶液? 为什么酸碱标准溶液的浓度不宜太高或太低?

15. 碘量法的主要误差来源有哪些? 为什么碘量法不宜在强酸或强碱条件下进行?

16. Cu^{2+} 和 Zn^{2+} 均能与 NH_3 形成配离子,为什么不能用氨水作滴定剂利用配位滴定法测定 Cu^{2+} 和 Zn^{2+} 的含量?

17. 用 EDTA 滴定法进行测定时,为什么要加入缓冲溶液控制适当的酸度?

18. EDTA 与金属离子形成的螯合物具有哪些特点?

19. 甲、乙两人同时分析一矿物中硫的质量分数。甲、乙两人每次称取试样的质量均为 3.5 g,测定结果分别报告为

甲:0.042%,0.041%

乙:0.041 99%,0.042 01%

在上述两份报告中,哪一份报告是合理的? 为什么?

20. 采用万分之一的分析天平进行递减法称量,每称量一次有 ±0.2 mg 的绝对误差。实际情况是否如此? 为什么要这样考虑?

21. 什么是有效数字？

22. 下列数据中包括几位有效数字？

(1) 0.024 9　　(2) 0.417 0　　(3) 1.8×10^{-10}　　(4) pH=2.50

23. 将下列数字修约到小数点后第三位：

(1) 3.141 56　　　　　　　　(2) 1.716 6

(3) 0.501 50　　　　　　　　(4) 1.214 50

(5) 25.321 5　　　　　　　　(6) 0.112 501

(7) 4.293 499　　　　　　　　(8) 2.512 5

24. 根据有效数字的计算规则，计算下列各式：

(1) $8.563 \div 2.1 - 1.025 =$

(2) $1.0 \times 10^{-3} \times 2.635 + 0.053 =$

(3) $pK_a^{\ominus} = 10.00$，$K_a^{\ominus} =$

(4) $c(H_3O^+) = 1.00 \times 10^{-5}$ mol·L^{-1}，pH=

(5) $0.525 \times 3.124 \div 2.0 \times 25.28 =$

25. 某学生用滴定分析法测量某药物中主成分的质量分数，称取 0.250 g 此药物，最后计算出主成分的质量分数为 0.962 4，此结果是否合理？应如何表示？

26. 如果分析天平的称量误差为 ±0.000 2 g，分别称取 0.1 g 和 1 g 左右的试样，称量的相对误差各为多少？这些结果说明了什么问题？

27. 滴定管的读数误差为 ±0.02 mL，如果滴定中分别消耗标准溶液 2 mL 和 20 mL 左右，读数的相对误差各是多少？相对误差的大小说明了什么问题？

28. 已知分析天平能称准至 ±0.1 mg，如果要使试样的称量误差不超过 ±0.1%，则至少需要称取试样多少克？

29. 测定试样中蛋白质的质量分数，5 次测定结果分别为 35.10%，34.86%，34.92%，35.36%，35.11%。计算测定结果的平均值、标准偏差和相对标准偏差。

30. 用基准物质 $H_2C_2O_4 \cdot 2H_2O$ 标定 0.1 mol·L^{-1} NaOH 溶液，欲消耗 25 mL NaOH 溶液，应称取基准物质的质量约为多少？能否将称量的相对误差控制在 ±0.1% 范围之内？若改用邻苯二甲酸氢钾（KHP）作基准物质，结果又如何？

31. 对某一试样进行测定，A 的测定结果的平均值为 6.96%，标准偏差为 0.03%；B 的测定结果的平均值为 7.10%，标准偏差为 0.05%。已知其真值为 7.02%，请比较 A 和 B 两人的测定结果的准确度和精密度。

32. 某一 $K_2Cr_2O_7$ 标准溶液对 Fe 的滴定度 $T(Fe/K_2Cr_2O_7) = 0.011\ 17$ g·mL^{-1}，测定 0.500 0 g 含铁试样时消耗此 $K_2Cr_2O_7$ 标准溶液 24.64 mL。计算此 $K_2Cr_2O_7$ 标准溶液对 Fe_2O_3 的滴定度 $T(Fe_2O_3/K_2Cr_2O_7)$ 和试样中 Fe_2O_3 的质量分数。

33. 在 1.00 mL 0.200 0 mol·L^{-1} HCl 溶液中加入多少毫升纯水才能使稀释后的 HCl 溶液对 CaO 的滴定度 $T(CaO/HCl) = 0.005\ 000$ g·mL^{-1}？

34. 计算用 0.010 00 mol·L^{-1} HCl 溶液滴定 20.00 mL 0.010 00 mol·L^{-1} NaOH 溶液时的滴定突跃范围。

35. 用 0.100 0 mol·L^{-1} HCl 标准溶液滴定 20.00 mL 0.100 0 mol·L^{-1} NH$_3$（$K_b^{\ominus} =$

1.8×10^{-5})溶液,化学计量点时溶液 pH 为多少？化学计量点前后相对误差为 $\pm 0.1\%$ 的滴定突跃范围为多少？应选择哪种指示剂确定滴定终点？

36. 标定 HCl 溶液时,以甲基橙为指示剂,用 Na_2CO_3 固体作基准物质,称取 0.613 5 g Na_2CO_3 固体,消耗 24.96 mL HCl 溶液。计算此 HCl 溶液的浓度。

37. 以甲基红为指示剂,用硼砂为基准物质标定 HCl 溶液。称取 0.985 4 g 硼砂,消耗 23.76 mL HCl 溶液。计算此 HCl 溶液的浓度。

38. 称取 0.5125 g 基准物质邻苯二甲酸氢钾(KHP),标定 0.1 mol·L^{-1} NaOH 溶液,消耗 25.00 mL NaOH 溶液,计算此 NaOH 标准溶液的准确浓度。

39. 用移液管量取 10.00 mL 食醋试液,用 0.302 4 mol·L^{-1} NaOH 标准溶液滴定,消耗 20.17 mL,计算该食醋试液中醋酸的质量浓度。

40. 称取 1.528 g $H_2C_2O_4 \cdot 2H_2O$ 晶体,溶解后于 250 mL 容量瓶中定容,移取 25.00 mL $H_2C_2O_4$ 溶液于锥形瓶中,用 $KMnO_4$ 溶液进行滴定,消耗 22.84 mL。计算此 $KMnO_4$ 溶液的准确浓度。

41. 用 EDTA 滴定法测定奶粉中钙的质量分数时,将 1.500 g 奶粉试样经灰化处理后制备成试液,然后用 8.950×10^{-3} mol·L^{-1} EDTA 标准溶液滴定,消耗 13.10 mL,计算这种奶粉中钙的质量分数。

42. EDTA 的配位能力很强,几乎能与所有的金属离子形成稳定的螯合物。在医学临床上常用 EDTA 标准溶液测定体液中某些金属离子的含量,用于诊断是否患有某种疾病。测定某尿样中 Ca^{2+} 和 Mg^{2+} 的质量浓度时,吸取 10.00 mL 尿样,加入 pH 为 10 的 NH_4Cl-NH_3 缓冲溶液,以铬黑 T 为指示剂,用 0.010 00 mol·L^{-1} EDTA 标准溶液滴定,消耗 25.00 mL;另取 10.00 mL 尿样,加入 NaOH 溶液调节 pH 为 12,选用钙指示剂,用 0.010 00 mol·L^{-1} EDTA 标准溶液滴定,消耗 11.00 mL。已知人体尿液中 Ca^{2+} 和 Mg^{2+} 的质量浓度的正常范围为 0.1~0.8 g·L^{-1} 和 0.03~0.6 g·L^{-1},通过计算判断所测尿样中 Ca^{2+} 和 Mg^{2+} 的质量浓度是否正常。

43. 取 100.0 mL 水样,在 pH 为 10 时以铬黑 T 作指示剂,用 0.025 00 mol·L^{-1} EDTA 标准溶液滴定至终点,消耗 12.20 mL,计算此水样中 Ca^{2+} 和 Mg^{2+} 的总浓度。

第十一章　分光光度法

分光光度法是利用物质对光的选择性吸收而建立起来的分析方法。根据测定时所用光源的波长的不同，分光光度法可分为可见分光光度法、紫外分光光度法和红外分光光度法等。本章重点讨论可见分光光度法。

第一节　分光光度法概述

许多物质的溶液是有颜色的，如 $KMnO_4$ 溶液呈紫红色，$CuSO_4$ 溶液呈蓝色。这些有色溶液颜色的深浅与溶液的浓度有关，有色溶液的浓度越大，溶液的颜色就越深。因此，可以通过比较有色溶液颜色的深浅来确定这些有色溶液的浓度，这种方法称为比色分析法。随着测试仪器的发展，目前的比色分析已发展成为用仪器进行测定的仪器分析方法。利用分光光度计测定出待测溶液在某一波长下的吸光度，以确定溶液中待测物质含量的分析方法称为分光光度法。

一、分光光度法的特点

分光光度法的主要特点有：

（1）测定的灵敏度高。测定试液的浓度下限可低至 $10^{-6} \sim 10^{-5}$ mol·L^{-1}，适用于微量组分的测定。

（2）测定的准确度较高。测定的相对误差为 $2\% \sim 5\%$，可满足微量组分测定对准确度的要求。

（3）操作简便，快速，选择性好，仪器设备简单。由于新的显色剂和掩蔽剂的不断发现，提高了选择性，一般不需分离干扰物质就能直接进行测定。

（4）应用广泛。几乎所有的无机离子和具有共轭双键的有机化合物都可以直接地或间接地利用分光光度法进行测定。

二、有色溶液对光的选择性吸收

人的眼睛能感觉到的光称为可见光，其波长在 $400 \sim 760$ nm 范围内。单一波长的可见光称为单色光,由不同波长的单色光组合得到的光称为复合光。白光是一种复合光,它是由红、橙、黄、绿、青、蓝、紫光等单色光按一定比例混合而成的。有色溶液之所以呈现出不同的颜色,是由于有色溶液对不同波长的单色光选择吸收而产生的。当一束白光通过某一有色溶液时,白光中的某种波长的单色光被溶液吸收,而其他波长的单色光透过溶液,溶液呈现的颜色取决于透过光的颜色,如 $CuSO_4$ 溶液吸收白光中的黄色光而呈现蓝色,$KMnO_4$ 溶液吸收白光中的黄绿色光而呈现紫红色。如果将两种单色光按适当的比例混合后得到白光,则这两种单色光称为互补色光。显然,透过光和吸收光是互补色光。光的互补色如图 1-11-1 所示。

如果将不同波长的光通过一定浓度、一定厚度的某一有色溶液,分别测定出该有色溶液对各种波长的光的吸收程度(称为吸光度,用 A 表示),以入射光的波长(λ)为横坐标,相应的溶液的吸光度(A)为纵坐标作图,可得到一条曲线,称为吸收曲线或吸收光谱。吸收曲线能更清楚地反映出有色溶液对不同波长的光的吸收程度,$KMnO_4$ 溶液的吸收曲线如图 1-11-2 所示。

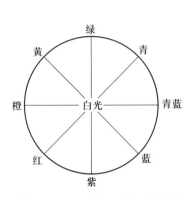

图 1-11-1 光的互补色示意图

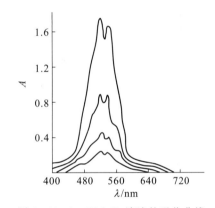

图 1-11-2 $KMnO_4$ 溶液的吸收曲线

从图 1-11-2 可以看出,$KMnO_4$ 溶液对可见光区中波长为 525 nm 附近的绿色光吸收程度最大,而对波长为 400 nm 附近的紫色光和波长为 700 nm 附近的红色光吸收程度最小,所以 $KMnO_4$ 溶液呈现紫红色。吸收曲线中吸光度最大时所对应的光的波长称为最大吸收波长,用 λ_{max} 表示,$KMnO_4$ 溶液的最大吸收波长 $\lambda_{max}=525$ nm。从图 1-11-2 中还可以看出,$KMnO_4$ 溶液的浓度不同时,光吸收曲线的形状相似,最大吸收波长不变,但吸光度不同。

显然,在溶液最大吸收波长处测定溶液的吸光度,测定的灵敏度最高。吸收曲线是分光光度法选择测定波长的重要依据。

第二节 光的吸收定律

一、溶液的透光率与吸光度

分光光度法的定量依据是朗伯-比尔定律。如图 $1-11-3$ 所示,当一束平行单色光通过液层厚度为 d 的有色溶液时,一部分可见光被有色溶液吸收,一部分可见光透过溶液。

如果入射光强度为 I_0,吸收光强度为 I_a,透射光强度为 I_t,则有

$$I_0 = I_a + I_t \qquad (1-11-1)$$

在分光光度法中,将透射光强度与入射光强度之比称为透光率,用符号 T 表示:

$$T = \frac{I_t}{I_0} \times 100\% \qquad (1-11-2)$$

将入射光强度与透射光强度之比的常用对数称为吸光度,用符号 A 表示:

$$A = \lg \frac{I_0}{I_t} \qquad (1-11-3)$$

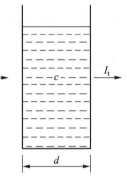

图 $1-11-3$ 单色光通过
溶液示意图

显然,吸光度与透光率之间的关系为

$$A = -\lg T \qquad (1-11-4)$$

由式(1-11-2)和式(1-11-3)可以看出,有色溶液的透光率越大,其吸光度就越小,表明该有色溶液对入射光的吸收程度越小;有色溶液的透光率越小,其吸光度就越大,表明该有色溶液对入射光的吸收程度越大。

二、朗伯-比尔定律

有色溶液对入射光的吸收程度,与溶液浓度、液层厚度及入射光波长等因素有关。如果保持入射光波长不变,则有色溶液对光的吸收程度与溶液浓度和液层厚度有关。

1760 年,朗伯(Lambert)指出,一束平行单色光通过有色溶液后,溶液的吸光度与溶液液层的厚度成正比。这种表明有色溶液的吸光度与液层的厚度之间的定量关系称为朗伯定律,可表示为

$$A = k_1 \cdot d \qquad (1-11-5)$$

式中:A 为有色溶液的吸光度,其单位为 1;k_1 为比例常数;d 为液层厚度。

1852 年,比尔(Beer)指出,一束平行单色光通过厚度一定的有色溶液后,溶液的

吸光度与溶液的浓度成正比。这种表明有色溶液的吸光度与溶液的浓度之间定量关系称为比尔定律,可表示为

$$A = k_2 \cdot c_B \tag{1-11-6}$$

式中:k_2为比例常数;c_B为有色溶液的浓度。

将朗伯定律和比尔定律合并起来,就得到朗伯–比尔定律,其数学表达式为

$$A = \kappa \cdot d \cdot c_B \tag{1-11-7}$$

式中:κ 称为摩尔吸收系数,常用单位为 $L \cdot mol^{-1} \cdot cm^{-1}$。

摩尔吸收系数是吸光物质在一定波长和溶剂中的特征常数,是吸光物质吸光能力的量度,它在数值上等于 1 cm 厚的 $1\ mol \cdot L^{-1}$ 吸光物质溶液的吸光度。摩尔吸收系数是定性鉴定的重要参数之一,也可用于估量定量方法的灵敏度,摩尔吸收系数越大,测定的灵敏度越高。

显然,不能直接配制 $1\ mol \cdot L^{-1}$ 这样高浓度的有色溶液来测定摩尔吸收系数,通常是在适宜的低浓度下测定溶液的吸光度,然后通过计算求得摩尔吸收系数。

例 1-11-1 已知摩尔质量为 $397\ g \cdot mol^{-1}$ 的某有色物质在最大吸收波长处摩尔吸收系数 $\kappa = 1.82 \times 10^4\ L \cdot mol^{-1} \cdot cm^{-1}$。称取 0.102 g 含该有色物质的试样配成 1000 mL 溶液,在最大吸收波长处用 1 cm 厚吸收池测得溶液的吸光度 $A = 0.456$。计算试样中该有色物质的质量分数。

解:根据朗伯–比尔定律,试样溶液中该有色物质的浓度为

$$c_B = \frac{A}{\kappa \cdot d}$$

$$= \frac{0.456}{1.82 \times 10^4\ L \cdot mol^{-1} \cdot cm^{-1} \times 1.00\ cm}$$

$$= 2.51 \times 10^{-5}\ mol \cdot L^{-1}$$

试样中该有色物质的质量分数为

$$w_B = \frac{m_B}{m_{试样}} \times 100\% = \frac{n_B \cdot M_B}{m_{试样}} \times 100\% = \frac{c_B \cdot V_{试样} \cdot M_B}{m_{试样}} \times 100\%$$

$$= \frac{2.51 \times 10^{-5}\ mol \cdot L^{-1} \times 1.00\ L \times 397\ g \cdot mol^{-1}}{0.102\ g} \times 100\%$$

$$= 9.77\%$$

例 1-11-2 利用邻二氮菲法测定铁,已知 Fe^{2+} 的质量浓度为 $1.0 \times 10^{-3}\ g \cdot L^{-1}$。用 2 cm 吸收池,在波长 508 nm 处测得吸光度 A 为 0.38,计算铁(Ⅱ)–邻二氮菲配离子的摩尔吸收系数。

解:溶液中 Fe^{2+} 的浓度为

$$c(Fe^{2+}) = \frac{\rho(Fe^{2+})}{M(Fe^{2+})}$$

$$= \frac{1.0 \times 10^{-3}\ g \cdot L^{-1}}{55.85\ g \cdot mol^{-1}} = 1.8 \times 10^{-5}\ mol \cdot L^{-1}$$

由于 1 mol Fe^{2+} 能生成 1 mol Fe(Ⅱ)–邻二氮菲配离子,故配离子浓度也为 $1.8 \times 10^{-5}\ mol \cdot L^{-1}$。配离子的摩尔吸收系数为

$$\kappa = \frac{A}{c \cdot d}$$

$$= \frac{0.38}{1.8 \times 10^{-5} \text{ mol} \cdot \text{L}^{-1} \times 2.0 \text{ cm}} = 1.1 \times 10^{4} \text{ L} \cdot \text{mol}^{-1} \cdot \text{cm}^{-1}$$

有色溶液的组成除用浓度(c)表示以外,也常用质量浓度(ρ)表示,此时朗伯-比尔定律也可表示为

$$A = a \cdot d \cdot \rho_{B} \qquad\qquad (1-11-8)$$

式中,a 为质量吸收系数,其常用单位为 L·g^{-1}·cm^{-1};ρ_{B} 为溶液的质量浓度。

根据式(1-11-7)和式(1-11-8),可推导出摩尔吸收系数与质量吸收系数之间的关系为

$$\kappa = a \cdot M_{B} \qquad\qquad (1-11-9)$$

式中,M_{B} 为吸光物质的摩尔质量。

第三节　可见分光光度法

一、可见分光光度法概述

用眼睛比较溶液颜色的深浅以确定有色物质含量的方法称为目视比色法。在目视比色中,使用最广泛的是标准系列法。先配制一系列已知准确浓度的标准溶液,分别加入相同量的显色剂配成标准色阶,然后将被测有色溶液用同样方法处理后,与标准色阶的颜色进行比较。若被测溶液与某一标准溶液颜色一致,说明两种溶液的浓度相等;若被测溶液的颜色介于两标准溶液之间,则其浓度为两溶液浓度的平均值。目视比色法的主要缺点是准确度不高,且许多有色溶液不够稳定,标准色阶久置易变色,常需测定时临时配制。但这种方法所需设备简单,操作方便,不要求有色溶液严格服从朗伯-比尔定律,因而适用于准确度要求不高的比色分析中。

使用光电比色计测定有色溶液的吸光度进行定量分析的方法称为光电比色法。光电比色法用光电比色计代替人的眼睛进行测定,消除了主观误差,使分析结果的准确度有较大的提高。光电比色计利用滤光片来获得单色光,单色光的纯度不高,只能得到一定波长范围内的混合光。由于单色光的纯度不高,测定结果常偏离朗伯-比尔定律,所以光电比色法的准确度也不高。

分光光度法是用分光光度计进行测定的分析方法。分光光度法的单色光纯度较高,普通分光光度计的单色光波长范围为 5～10 nm,性能更好的仪器的单色光波长范围可达 2 nm,甚至更小。因而分光光度法的灵敏度、选择性和准确度都比光电比色法好。另外,用光电比色计和分光光度计测定吸光度时,都不是直接测定透过吸收池的光强度,而是将光转换成电流进行测定,这种光电转换装置称为检测器。光电比色计的检测器中常使用硒光电池,当照射到光电池的光强度较弱时就不能进行测定。而分光光度计用灵敏度较高的光电管代替光电池,检测的灵敏度大为提高。因此,分光光

度法是目前普遍使用的分析方法。

二、定量分析方法

利用分光光度法测定时，通常选择波长为 $\lambda_{\max}$ 的单色光作入射光，在分光光度计上测出试样溶液的吸光度，再根据朗伯－比尔定律求出试样溶液的浓度。在测定有色溶液的吸光度时，为了消除溶剂或其他有色物质的影响，必须采用空白溶液（又称参比溶液）做对照实验。先将空白溶液置于光路中，调节仪器使 $A=0(T=100\%)$，然后再将被测溶液置于光路中，即可读出被测溶液的吸光度。

分光光度法常用的定量分析方法有标准比较法和标准曲线法。

（一）标准比较法

当被测定溶液能严格遵守朗伯－比尔定律时，可选用标准比较法进行定量分析。具体方法是先配制一个与被测溶液浓度相近的标准溶液（浓度为 c_s），显色后测得吸光度为 A_s，然后在相同条件下测得被测溶液的吸光度 A_x。根据朗伯－比尔定律计算试样溶液的浓度 c_x 为

$$c_x = \frac{c_s \cdot A_x}{A_s} \tag{1-11-10}$$

标准比较法简单方便，但标准溶液与被测试样的浓度必须相近，否则将产生比较大的误差。

例 1-11-3　取 1.00 mL 2.25×10^{-3} mol·L^{-1} Fe^{3+} 标准溶液，在酸性溶液中用 KCNS 显色后稀释至 50.0 mL，在波长 480 nm 处测得溶液的吸光度为 0.30。另取 1.00 mL 含 Fe^{3+} 的试样溶液，在完全相同的实验条件下测得试样溶液的吸光度为 0.41。计算试样溶液中 Fe^{3+} 的浓度。

解：根据式（1-11-10），试样溶液中 Fe^{3+} 的浓度为

$$c(Fe^{3+}) = \frac{\dfrac{2.25\times10^{-3}\ mol\cdot L^{-1}\times 1.00\ mL}{50.0\ mL}\times 0.41}{0.30}\times\frac{50.0\ mL}{1.00\ mL}$$
$$= 3.08\times10^{-3}\ mol\cdot L^{-1}$$

试样溶液中 Fe^{3+} 的浓度为 3.08×10^{-3} mol·L^{-1}。

（二）标准曲线法

首先配制一系列浓度不同的标准溶液，在选定波长处（通常为有色溶液的最大吸收波长），用相同厚度的吸收池分别测定标准溶液的吸光度。以标准溶液的浓度为横坐标，相应的溶液的吸光度为纵坐标作图，所得的曲线称为标准曲线或工作曲线，如图 1-11-4 所示。然后在相同条件下测定出待测溶液的吸光度，就可以从标准曲线上查得待测溶液的浓度，这种分析方法称为标准曲线法。

标准曲线应根据几次实验测定的平均值进行绘制，在仪器和方法固定的条件下，标准曲线可多次使用，必要时定期进行核对。

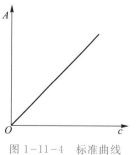

图 1-11-4　标准曲线

思考题和习题

1. 分光光度法的主要特点是什么？

2. 什么是单色光、复合光、可见光和互补色光？

3. 什么是吸收曲线？如何绘制吸收曲线？

4. 什么是摩尔吸收系数和质量吸收系数？它们之间的关系如何？

5. 什么是溶液的透光率和吸光度？两者存在怎样的定量关系？

6. 什么是标准曲线？如何绘制标准曲线？

7. 朗伯-比尔定律的物理意义是什么？

8. 影响摩尔吸收系数的主要因素有哪些？在分析化学中摩尔吸收系数有何意义？

9. 有色物质的摩尔吸收系数与吸收池厚度、有色物质浓度、吸收池材料和入射光波长4个因素中的哪个因素有关？

10. 某有色溶液在 1 cm 吸收池测定吸光度 A_1 为 0.400，将此溶液稀释至原浓度的 1/2 后，转移到 3 cm 吸收池中，计算在相同波长下溶液的吸光度 A_2 和透光率 T_2。

11. 若将某波长的单色光通过液层厚度为 1.0 cm 的溶液，则透射光强度为入射光强度的 1/4。当该溶液液层厚度为 2.0 cm 时，溶液的透光率和吸光度的变化如何？

12. 已知某化合物的摩尔质量为 251 $g \cdot mol^{-1}$，将此化合物用乙醇配制成 0.150 $mmol \cdot L^{-1}$ 的溶液，在波长为 480 nm 处用 2 cm 吸收池测得透光率 T 为 39.8%。计算该化合物在上述条件下的摩尔吸收系数 κ 和质量吸收系数 a。

13. 尿中磷可用钼酸铵处理，再与氨基萘酚磺酸形成钼蓝，然后在波长为 690 nm 处用分光光度计测定。某患者 24 h 排尿 1 270 mL，尿液 pH 为 6.50。取 1.00 mL 尿样，用上述方法显色后稀释至 50.00 mL。另外，分别取一系列磷（以 P 计）标准溶液 1.00 mL 代替尿样进行同样处理，在波长为 690 nm 处测得的吸光度如下表：

$\rho(P)/(mg \cdot L^{-1})$	A	$\rho(P)/(mg \cdot L^{-1})$	A
1.00	0.205	4.00	0.820
2.00	0.410	尿样	0.625
3.00	0.615		

(1) 计算该患者每天排出的磷（以 P 计）的质量；

(2) 计算该患者尿中 P 的浓度。

14. 已知某有色溶液在最大吸收波长处 $\kappa = 1.40 \times 10^4$ $L \cdot mol^{-1} \cdot cm^{-1}$，现用 1 cm 厚吸收池测得该有色溶液的吸光度为 0.70，计算该有色溶液的浓度。

15. 已知某化合物的摩尔质量是 125 $g \cdot mol^{-1}$，其摩尔吸收系数为 2.5×10^4 $L \cdot mol^{-1} \cdot cm^{-1}$。现欲配制 1.0 L 该化合物溶液，使其在加水稀释至浓度为原来的 1/200 后，放在 1 cm 厚吸收池中测得的吸光度为 0.60。计算应称取该化合物的质量。

第二篇　有机化学

第十二章　有机化学概论

有机化学是化学的一个分支,是研究有机化合物的组成、结构、性质及其变化规律的一门科学。

第一节　有机化合物

自然界中存在的物质虽然已经超过一亿种,但从化学组成上可以将它们分为无机化合物和有机化合物两大类。无机化合物是指除碳元素外,其他 100 多种元素形成的化合物,但通常把一氧化碳、二氧化碳、碳酸盐及金属氰化物等含碳化合物也看作无机化合物。有机化合物就是含碳元素的化合物,绝大多数有机化合物中还含有氢元素,有些有机化合物中除含碳和氢两种元素外,还含有氧、氮、卤素、硫、磷等元素。若把碳氢化合物看作有机化合物的母体,把碳氢化合物中的氢原子被其他原子或基团取代后生成的化合物看作碳氢化合物的衍生物,那么有机化合物可定义为碳氢化合物及其衍生物。

一、有机化合物的特点

有机化合物分子中原子之间的化学键是共价键,有机化合物分子之间的相互作用力是比较弱的范德华力,因此有机化合物在性质上与无机化合物有比较大的区别。有机化合物的一般特点如下:

(1) 热稳定性比较差,且容易燃烧。有机化合物的热稳定性比较差,受热容易分解,此外绝大多数有机化合物(如乙醇、乙醚等)容易燃烧。

(2) 熔点和沸点比较低。有机化合物在固态时为分子晶体,分子之间的作用力是较弱的范德华力,因此它们的熔点和沸点比较低,大多数在 400 ℃ 以下。

(3) 难溶于水。大多数有机化合物难溶于水,而较易溶于非极性或弱极性的有机溶剂中。

(4) 反应速率慢。大多数有机化合物参与的化学反应的反应速率比较慢,通常需要加热及催化剂存在下或在光照下才能发生反应,而且除主反应外常发生副反应,反应后的生成物通常是混合物。

二、有机化合物的分类方法

有机化合物的数目繁多,性质各异,为了便于系统的学习和研究,必须对有机化合物进行分类。有机化合物通常按分子的碳架结构和官能团进行分类。

(一) 按碳架分类

根据分子中的碳架进行分类,有机化合物可分为开链化合物、碳环化合物和杂环化合物三种类型。

1. 开链化合物

分子中的碳原子连接成链状的化合物,称为开链化合物。例如:

$$CH_3CH_2CH_3 \qquad CH_3CH{=\!=}CH_2 \qquad CH_3C{\equiv}CH \qquad CH_3CH_2COOH$$

由于开链化合物最初是从动物脂肪中发现的,所以开链化合物又称脂肪族化合物。

2. 碳环化合物

分子中含有由碳原子互相连接成的环状结构的有机化合物,称为碳环化合物。碳环化合物又可分为脂环族化合物和芳香族化合物。

(1) 脂环族化合物 分子中的碳原子连接成环状,其性质与脂肪族化合物相似的有机化合物,称为脂环族化合物。例如:

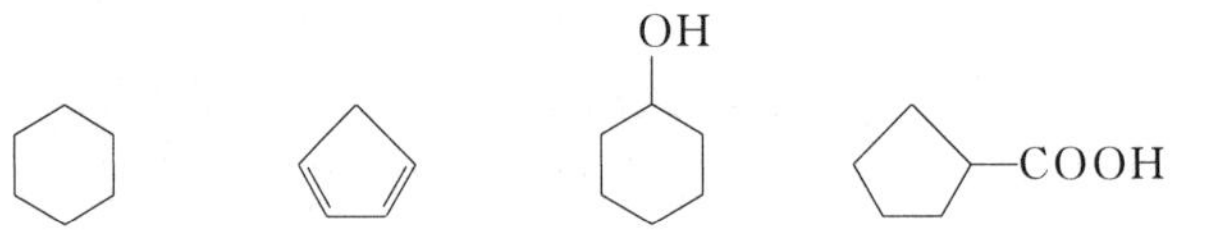

(2) 芳香族化合物 通常情况下,分子中至少含有 1 个苯环结构的化合物,称为芳香族化合物。例如:

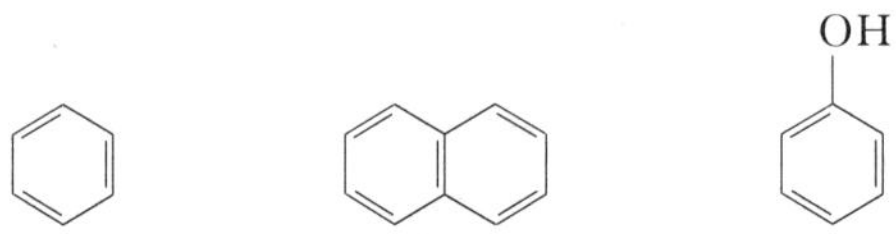

3. 杂环化合物

由碳原子与杂原子(如 N,O,S 原子等)连接成环状的有机化合物,称为杂环化合物。例如:

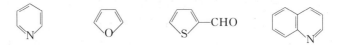

(二) 按官能团分类

官能团是有机化合物分子中比较活泼、容易发生化学反应的原子或原子团,它们决定了有机化合物的主要化学性质。含有相同官能团的有机化合物具有相似的化学性质,因此按官能团将有机化合物进行分类,有利于对有机化合物进行学习和研究。一些常见官能团及其相应化合物如表 2-12-1 所示。

表 2-12-1　一些常见官能团及其相应化合物

官能团结构	官能团名称	化合物类别	化合物实例	化合物名称
$\diagdown C=C \diagup$	碳-碳双键	烯烃	$H_2C=CH_2$	乙烯
$-C\equiv C-$	碳-碳三键	炔烃	$HC\equiv CH$	乙炔
$-X(F,Cl,Br,I)$	卤原子	卤代烃	CH_3CH_2Cl	氯乙烷
$-OH$	醇羟基	醇	C_2H_5OH	乙醇
$-OH$	酚羟基	酚	C_6H_5OH	苯酚
$-C-O-C-$	醚键	醚	$C_2H_5OC_2H_5$	乙醚
$-C\diagup\!\!\!\!\!\searrow^O_H$	醛基	醛	CH_3CHO	乙醛
$\diagup C=O$	酮基	酮	CH_3COCH_3	丙酮
$-COOH$	羧基	羧酸	CH_3COOH	乙酸
$-\overset{}{C}-O-$ (O下)	酯键	酯	$CH_3-\overset{}{C}-O-C_2H_5$	乙酸乙酯
$-C-O-C-$ (O O下)	酐键	酸酐	$CH_3-C-O-C-CH_3$	乙酐
$-C-N-$ (O H下)	酰胺键	酰胺	$C_6H_5NHCOCH_3$	乙酰苯胺
$-NO_2$	硝基	硝基化合物	$C_6H_5NO_2$	硝基苯
$-NH_2$	氨基	胺	$C_6H_5NH_2$	苯胺
$-SH$	巯基	硫醇	C_2H_5SH	乙硫醇
$-SH$	巯基	硫酚	C_6H_5SH	苯硫酚
$-SO_3H$	磺酸基	磺酸	$C_6H_5SO_3H$	苯磺酸

第二节　有机化合物构造式的表示方法

　　表示分子中原子之间的连接次序键合性质的化学式称为构造式。有机化合物的构造式的常用表示方法有路易斯构造式、短线构造式、结构简式和键线构造式。

　　用组成分子的各原子的价电子表示的构造式称为路易斯构造式。书写路易斯构造式时,用小黑点表示电子,只属于 1 个原子的 1 对电子称为孤对电子,2 个原子之间的 1 对电子表示共价单键,2 个原子之间的 2 对电子或 3 对电子分别表示共价双键或共价三键。例如:

$$
\begin{array}{ccc}
\text{H H H} & \text{H} & \text{H H} \\
\text{H:C::C:C:::C:C:H} & & \text{H:C:C:O:H} \\
\text{H} & \text{H} & \text{H H}
\end{array}
$$

如果将路易斯构造式中的 1 对成键电子用 1 条短线表示,且省略孤对电子,就得到了短线构造式。例如:

$$
\begin{array}{cc}
\text{H} \quad \text{H} \quad \text{H} \qquad \text{H} & \text{H} \\
\text{H—C=C—C≡C—C—H} & \text{H—C—C—O—H} \\
\text{H} \qquad \text{H} & \text{H} \quad \text{H}
\end{array}
$$

为了简化短线构造式,常将碳原子(或其他原子)与氢原子之间的短线省略,或者将所有原子之间横向单个短线都省略,用这两种方式表示的构造式统称为结构简式。例如:

$$
\text{CH}_3\text{—CH}_2\text{—OH} \qquad\qquad \text{CH}_3\text{CH}_2\text{OH}
$$

如果只用短线来表示碳架,2 个共价单键之间或 1 个共价单键与 1 个共价双键之间的夹角为 120°,1 个共价单键与 1 个共价三键之间的夹角为 180°,将分子中的碳氢键、碳原子和与碳原子相连的氢原子均省略,而保留其他原子和与该原子相连的氢原子,用这种方式表示的构造式称为键线构造式。例如:

在上述 4 种构造式的表示方法中,结构简式和键线构造式应用比较广泛,而且键线构造式最为简便。

第三节　有机化学中的电子效应

一、诱导效应

当电负性比较大的非金属元素的原子与电负性比较小的非金属元素的原子形成共价键时,共用电子对偏向于电负性比较大的元素的原子,电负性比较大的元素的原子带有部分负电荷,电负性比较小的元素的原子带有部分正电荷,从而使共价键产生极性。共价键的极性不仅存在于两个直接连接的原子之间,也影响着分子中不直接连接的其他原子,使其他原子之间所形成的共价键的共用电子对或多或少地向电负性比较大的元素的原子偏移,导致不与电负性比较大的元素的原子直接连接的原子也带有较少的部分正电荷。例如,在 1-氯丁烷分子中,由于氯元素的电负性比较大,不仅 C_1—Cl σ 键的共用电子对偏向于 Cl 原子,而且带部分正电荷的 C_1 原子吸引 C_1—C_2 σ

键的共用电子对(当然也吸引 C_1—Hσ 键的共用电子对)也或多或少偏向于 C_1 原子。同理,带较少部分正电荷的 C_2 原子又使 C_2—$C_3\sigma$ 键的共用电子对偏向于 C_2 原子,使 C_3 原子也或多或少带有部分正电荷。1-氯丁烷分子中的电荷分布情况为

$$\overset{\delta\delta\delta+}{CH_3}—\overset{\delta\delta+}{CH_2}—\overset{\delta+}{CH_2}—\overset{\delta-}{CH_2}—Cl$$

这种原子或基团对共用电子对的影响沿着分子中的共价键传递,引起分子中共用电子对向一定方向偏移的效应,称为诱导效应。诱导效应沿共价键传递,距离越远影响越小,一般经过 3 个原子后可以忽略不计。

诱导效应的大小和方向一般以乙酸的 α-氢原子为比较标准。若某原子或基团取代 α-氢原子后使取代乙酸的酸性增强,则该原子或基团具有吸电子诱导效应,用 $-I$ 表示;若某原子或基团取代 α-氢原子后使取代乙酸的酸性减弱,则该原子或基团具有给电子诱导效应,用 $+I$ 表示。实验测得常见原子或基团的吸电子能力由强到弱的顺序为

$$—NH_3^+ > —NO_2 > —CN > \overset{\diagdown}{C}{=}O > —COOR > —COOH > —F > —Cl >$$

$$—Br > —I > —OCH_3 > —OH > —C_6H_5 > —H > —CH_3 > —CH_2CH_3 >$$

$$—CH(CH_3)_2 > —C(CH_3)_3$$

二、共轭效应

由 2 个或 2 个以上 π 键重叠形成的大 π 键和由 p 轨道与 π 键重叠形成的大 π 键称为共轭 π 键,也称离域 π 键。有机化学中常把含有共轭 π 键的分子、离子和自由基称为共轭体系。在共轭体系中,由于原子之间的相互影响而使 π 电子或 p 电子的分布发生变化的电子效应称为共轭效应。共轭效应使分子的能量降低,分子的稳定性增大,键长趋于平均化。共轭效应通过共轭 π 键进行传递,在共轭链上产生正、负电荷交替分布现象,而且共轭效应的传递不因共轭链的增长而减弱。例如:

$$\overset{\delta+}{CH_2}{=\!=}\overset{\delta-}{CH}—\overset{\delta+}{CH}{=\!=}\overset{\delta-}{O}$$

能减小共轭体系的 π 电子密度的原子或基团可产生吸电子共轭效应,用 $—C$ 表示,如 $—NO_2$,$—C{\equiv}N$,$—COOH$ 和 $—COR$ 均可产生吸电子共轭效应。能增大共轭体系的 π 电子密度的原子或基团可产生给电子共轭效应,用 $+C$ 表示,如 $—NH_2$,$—NR_2$,$—OH$ 和 $—OR$ 均可产生给电子共轭效应。

常见的共轭体系有 π-π 共轭体系和 p-π 共轭体系。

由 2 个或 2 个以上 π 键重叠形成的共轭 π 键称为 π-π 共轭 π 键,含有 π-π 共轭 π 键的体系称为 π-π 共轭体系。形成 π-π 共轭 π 键的双键不限于 2 个,形成双键的原子也不限于碳原子。例如:

$$CH_2{=}CH—CH{=}CH—CH{=}CH_2 \qquad CH_2{=}CH—CH{=}CH—CH{=}O$$

由 p 轨道与 π 键重叠形成的共轭 π 键称为 p-π 共轭 π 键,含有 p-π 共轭 π 键的

体系称为 p-π 共轭体系。最简单的 p-π 共轭体系是由 3 个原子形成的,烯丙基阳离子 $(CH_2\!\!=\!\!CH\!\!-\!\!\overset{+}{C}H_2)$、烯丙基自由基 $(CH_2\!\!=\!\!CH\!\!-\!\!\overset{\cdot}{C}H_2)$ 和氯乙烯分子 $(CH_2\!\!=\!\!CH\!\!-\!\!Cl)$ 中的 p-π 共轭 π 键如图 2-12-1 所示。

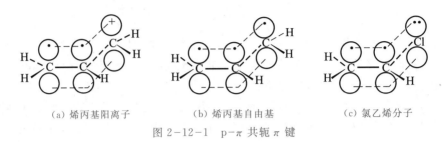

(a) 烯丙基阳离子   (b) 烯丙基自由基   (c) 氯乙烯分子

图 2-12-1   p-π 共轭 π 键

三、超共轭效应

C—Hσ 键与 π 键或 C—Hσ 键与 p 轨道在一定方向上也能产生部分重叠,使 C—Hσ 键电子向 π 键或 p 轨道偏移而产生电子的离域现象。这种 C—Hσ 键电子的离域现象称为超共轭效应。

由 C—Hσ 键与 π 键重叠形成的超共轭体系,称为 σ-π 超共轭体系。例如,丙烯属于超共轭体系,分子内存在超共轭效应,如图 2-12-2 所示。

图 2-12-2   丙烯分子中的超共轭效应

在丙烯分子中,由于甲基碳原子为 sp^3 杂化,因此 C—Hσ 键与形成 π 键的 2 个 p 轨道并不平行,但 C—Hσ 键与 π 键仍能产生一部分重叠,形成超共轭体系。由于在 σ-π 超共轭体系中,σ 键与 π 键的重叠程度比较小,所以超共轭效应要比共轭效应弱得多。由于丙烯分子中的甲基可围绕 C—Cσ 键自由转动,因此 3 个 C—Hσ 键都可能参与形成超共轭体系。

在 σ-π 超共轭体系中,与双键碳原子连接的碳原子上的 C—Hσ 键越多,形成 σ-π 超共轭的机会就越多,超共轭效应就越强。例如丁-2-烯比丁-1-烯稳定,这是因为丁-2-烯的超共轭效应比丁-1-烯强。

由 C—Hσ 键与 p 轨道形成的超共轭体系,称为 σ-p 超共轭体系。例如,烷基碳正离子和烷基自由基都属于 σ-p 超共轭体系,存在 σ-p 超共轭效应,乙基阳离子和乙基自由基中的 σ-p 超共轭效应如图 2-12-3 所示。

在烷基碳正离子中,带正电荷的碳原子为 sp^2 杂化,有 1 个空 p 轨道,C—Hσ 键与空 p 轨道也能产生一定程度的重叠,形成 σ-p 超共轭体系。由于超共轭效应的存在,使正电荷得以分散,从而使碳正离子的稳定性增大。与烷基碳正离子形成的 σ-p 超共轭的 C—Hσ 键越多,碳正离子就越稳定。因此,烷基碳正离子的稳定性大小顺序为

$$(CH_3)_3\overset{+}{C} > (CH_3)_2\overset{+}{C}H > CH_3\overset{+}{C}H_2 > \overset{+}{C}H_3$$

与烷基碳正离子相似,烷基自由基的稳定性也是与 σ-p 超共轭效应有关。显然,烷基自由基中能产生 σ-p 超共轭的 C—Hσ 键越多,超共轭效应就越大,自由基也就越稳定。因此,烷基自由基的稳定性大小顺序为

$$\cdot C(CH_3)_3 > \cdot CH(CH_3)_2 > \cdot CH_2CH_3 > \cdot CH_3$$

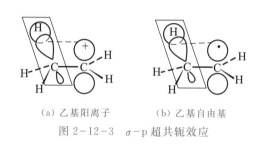

(a) 乙基阳离子　　　(b) 乙基自由基

图 2-12-3　σ-p 超共轭效应

第四节　有机反应的基本类型

有机化学反应是反应物分子中的共价键发生断裂和生成物分子中的共价键生成的过程。根据共价键的断裂方式和生成方式进行分类,有机化学反应可以分为自由基反应、离子型反应和协同反应。

一、自由基反应

有机反应物分子中的共价键断裂时,形成共价键的 2 个电子平均分配给形成共价键的 2 个原子,这种共价键的断裂方式称为均裂:

$$X:Y \longrightarrow \cdot X + \cdot Y$$

均裂生成的带有未成对电子的原子或基团,称为自由基或游离基。自由基是活泼的中间体,能很快发生反应转变为生成物。

按共价键均裂方式进行的有机反应称为自由基反应。自由基反应通常是在高温、光照或过氧化物存在下进行。

二、离子型反应

有机反应物分子中的共价键断裂时,形成共价键的 2 个电子分配给形成共价键的

1 个原子,这种共价键的断裂方式称为共价键的异裂:

$$X:Y \longrightarrow :X^- + Y^+$$
$$X:Y \longrightarrow X^+ + :Y^-$$

异裂生成的正离子或负离子也是活泼的中间体,它们进一步反应转变为生成物。

　　按共价键异裂方式进行的有机反应,称为离子型反应。离子型反应通常是在酸、碱催化下或在极性溶剂中进行。

三、协同反应

　　除自由基反应和离子型反应两种最常见的反应类型外,还有一类有机反应,反应物分子中共价键的断裂和生成物分子中共价键的生成同时进行,反应过程中不生成自由基或正、负离子中间体,这类反应称为协同反应。

第五节　有机化学与医学的关系

　　有机化学与医学的关系非常密切。医学的研究对象是人体的生命过程,人体是以生命物质为基础构成的。而生命物质绝大多数是有机化合物,如糖类、脂肪、蛋白质和核酸等,生命过程本身就是无数有机化学反应的综合表现。

　　糖类分为单糖、低聚糖和多糖。血液中含有 0.1% 的葡萄糖,由血液输送到全身,在组织中发生代谢,提供人体所需要的能量。糖原是由许多葡萄糖聚合而成的有机物,人体能把多余的葡萄糖转变为糖原储存起来,需要时糖原再水解生成葡萄糖,以满足人体的需要。人的肝和肌肉中都储存有大量糖原。

　　脂肪是三脂肪酸甘油酯,人的脂肪中所含脂肪酸为油酸、硬脂酸和软脂酸。在皮下、大细胞和腹膜下都有大量脂肪,在需要时可输送到各组织中代谢而供给能量。

　　人体中的蛋白质由 20 种常见 α-氨基酸组成。由于蛋白质分子很大,在细胞内不会透过细胞膜,在血管内不会透过血管壁,因此具有吸水性,能使细胞或血管内保持水分,而维持蛋白质的胶体渗透压。

　　核酸是人体内一类含有磷酸基团的大分子化合物,它在细胞内常与蛋白质结合以核蛋白的形式存在。一切生物体内均含有核酸。

　　随着医学各学科的研究向分子水平的发展,越来越多的生命现象归结为最基本的化学过程。例如,某些疾病的发生与体内自由基的产生及消除的失衡有关;体内某些大分子的细微空间结构的改变可能是某些致命疾病的诱因。此外,有机化学还是研究药物构效关系的基础。近年来,随着新试剂和新反应的大量出现,对药物的不对称合成反应及外消旋药物的拆分方法研究已成为发展最快的领域之一。对于高等医学院校的学生来说,有机化学不仅是许多后续医学专业课程的理论基础,也对培养学生严谨的科学思维方式和科研动手能力起着非常重要的作用。

思考题和习题

1. 什么是有机化合物？

2. 简述有机化合物的一般特点。

3. 有机化合物分子中的碳原子主要形成共价键，这与碳原子的电子层结构有无关系？

4. 什么是构造式？构造式的表示方法有哪几种？

5. 什么是诱导效应、共轭效应和超共轭效应？

6. 在有机化学反应中，共价键的断裂方式有哪几种？

7. 有机化学反应可以分为哪几种基本类型？

8. 指出下列有机化合物分子中各碳原子的杂化方式：

(1) $CH \equiv C-CH = CH-CH_3$

(2) $CH_2 = C = CH_2$

9. 指出下列分子中用下划线标示的原子的杂化方式：

(1) $CH_3-\underline{C}H = CH_2$ 　　　　(2) $CH_3CH_2\underline{O}CH_2CH_3$

(3) $CH_3-\underline{C}H_2 = NH$ 　　　　(4) $CH_3-\underline{C} \equiv CH$

(5) $CH_3\underline{N}HCH_3$ 　　　　(6) $CH_3CH_2CH_2\underline{O}H$

10. 将下列分子中的碳–碳键按键长由大到小的顺序排列，并简述理由。

$$\overset{7}{C}H_3-\overset{6}{C}H_2-\overset{5}{C} \equiv \overset{4}{C}-\overset{3}{C}H = \overset{2}{C}H-\overset{1}{C}H_3$$

11. 根据碳架和官能团分类，下列有机化合物分别属于哪一类化合物？

(1)

(2) $CH_3-\underset{CH_3}{CH}-\underset{CH_3}{CH}-COOH$

(3) ⟮benzene⟯$-OCH_3$

(4)

12. 指出下列有机化合物中的官能团：

(1) $CH_3-\overset{O}{\overset{\|}{C}}-CH_2CH_3$ 　　　　(2) $CH_3CH_2CH_2Br$

(3) $CH_3CH_2CH_2NH_2$ 　　　　(4) CH_3CH_2COOH

(5) $CH_2 = CH-CN$ 　　　　(6) ⟮benzene⟯$-SO_3H$

(7) $CH_3C \equiv CCH_2CH_3$ 　　　　(8) CH_3CH_2CHO

(9) $CH_3CH_2\underset{OH}{CH}CH_3$ 　　　　(10) $CH_3CH_2OCH_2CH_3$

(11) ⟮benzene⟯$-NO_2$ 　　　　(12) ⟮benzene⟯$-NHCOCH_3$

13. 写出下列有机化合物的路易斯构造式：

(1) CH_3NH_2 　　　　(2) CH_3OCH_3

(3) CH_3CHO (4) CH_3I

14. 将下列有机化合物的短线构造式改写为路易斯构造式：

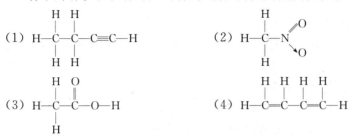

15. 将下列有机化合物的键线构造式改写为结构简式：

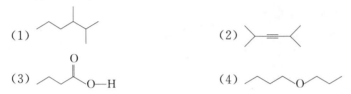

16. 根据元素的电负性，用 $\delta+$ 和 $\delta-$ 标出下列共价键中带部分正电荷和部分负电荷的原子。

(1) $C=O$ (2) $O-H$ (3) $C-Br$ (4) $N-H$

17. 下列分子、离子和自由基中存在哪些类型的共轭体系？

(1) $CH_2=CH-CH=CH-CH_3$

(2) $CH_3-CH=CH-\overset{+}{C}H-CH_3$

(3) $CH_3-CH=CH-\overset{\cdot}{C}H-CH_3$

18. 下列各组化合物或碳正离子中哪一种比较稳定？简述理由。

(1) 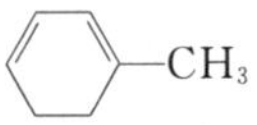 ⬡—CH_3 和 ⬡—CH_3

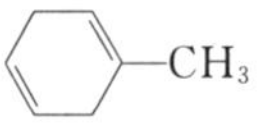

(2) 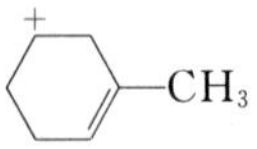 ⬡$^+$—CH_3 和 ⬡$^+$—CH_3

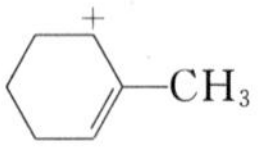

(3) $CH_3CH=CHCH_3$ 和 $CH_3CH_2CH=CH_2$

19. 将下列 3 种戊基自由基按稳定性大小排列，并简单说明原因。

$CH_3\overset{\cdot}{C}HCH(CH_3)_2$ $\overset{\cdot}{C}H_2CH_2CH(CH_3)_2$ $CH_3CH_2\overset{\cdot}{C}(CH_3)_2$

第十三章　烷烃和环烷烃

由碳和氢两种元素组成的化合物称为碳氢化合物,简称烃。烃可以看作一切有机化合物的母体,其他有机化合物则可看作烃分子中的氢原子被其他原子或基团取代后生成的衍生物。

根据分子中碳原子之间连接方式的不同,烃可分为链烃和环烃。链烃是指分子中的碳原子连接成链状(非环状)的烃,也称脂肪烃。环烃是指分子中有碳环存在的烃,也称闭链烃。环烃又可分为脂环烃和芳香烃。

根据碳原子之间形成的化学键的类型的不同,烃又可分为饱和烃和不饱和烃。分子中碳原子之间均以共价单键结合的烃称为饱和烃,也称烷烃。分子中碳原子之间连接成链状结构的烷烃称为链烷烃,简称为烷烃。分子中含有环状结构的烷烃称为环烷烃。

第一节　烷　　烃

一、烷烃的结构

烷烃分子的结构的基本特征是所有碳原子之间都以共价单键相连,现以甲烷和乙烷为例,讨论烷烃的结构。

基态碳原子的价层电子构型为 $2s^2 2p^2$,在形成甲烷分子时,碳原子用 1 个 2s 轨道和 3 个 2p 轨道进行 sp^3 杂化,形成 4 个 sp^3 杂化轨道,每个杂化轨道中有 1 个未成对电子。碳原子用 4 个各有 1 个未成对电子的 sp^3 杂化轨道分别与 4 个氢原子各有 1 个未成对电子的 1s 轨道重叠,形成 4 个 C—H σ 键,由于碳原子提供的杂化轨道的构型为正四面体,因此甲烷分子的空间构型为正四面体。甲烷分子的形成示意图如图 2-13-1 所示。

为了形象地表示有机化合物分子的立体形状,采用立体模型表示其构型,常用的立体模型有球棍模型和比例模型。甲烷分子的球棍模型和比例模型如图 2-13-2 所示。

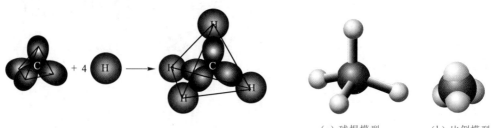

图 2-13-1　甲烷分子的形成示意图

(a) 球棍模型　　(b) 比例模型

图 2-13-2　甲烷分子的模型

　　为了清楚地表示有机化合物分子三维空间的立体形状,常用楔形透视式来表示有机化合物的结构式。用实线表示在纸平面上的共价键,用虚线或虚楔形线表示伸向纸平面后方的共价键,用楔形实线表示伸向纸平面前方的共价键。例如,甲烷分子的楔形透视式为

$$\begin{array}{c} H \\ | \\ H-\!\!\!-C \\ / \ \backslash \\ H \quad H \end{array}$$

　　由于楔形透视式的写法比较麻烦,只在必要时才使用这种表示方法,一般采用平面结构式。甲烷的平面结构式为

$$\begin{array}{c} H \\ | \\ H-C-H \\ | \\ H \end{array}$$

　　在乙烷分子中,2 个碳原子也都采用 sp^3 杂化,每个碳原子的 4 个 sp^3 杂化轨道中各有 1 个未成对电子。2 个碳原子各用 1 个 sp^3 杂化轨道重叠形成 1 个 C—C σ 键,每个碳原子又各用 3 个 sp^3 杂化轨道分别与 3 个氢原子的 1s 轨道重叠形成 3 个 C—Hσ 键。乙烷分子的形成示意图如图 2-13-3 所示。

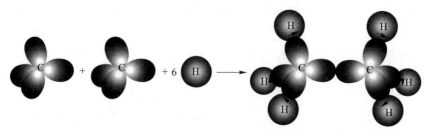

图 2-13-3　乙烷分子的形成示意图

　　其他烷烃分子中的碳原子上所连 4 个原子或基团并不完全相同,因此每个碳原子形成的 4 个 σ 键的键角也不再相等,但都接近 109°28′。由于 C—H 键和 C—C 键都是 σ 键,因此 2 个碳原子都可以围绕 σ 键的键轴旋转。

二、烷烃的同系列和通式

烷烃分子中的碳原子数与氢原子数存在一定的关系,如甲烷、乙烷、丙烷和丁烷的分子式分别为 CH_4,C_2H_6,C_3H_8 和 C_4H_{10}。可以看出,当烷烃分子中的碳原子数为 n 个时,则氢原子数一定为 $2n+2$ 个,因此可用通式 C_nH_{2n+2} 表示烷烃分子的组成。

在有机化合物中,结构相似,具有同一通式的,在组成上相差 1 个或几个 CH_2 原子团的一系列化合物,称为同系列。同系列中的各种化合物互称为同系物。相邻的同系物在组成上相差 1 个 CH_2,这个 CH_2 称为同系列的系差。同系物的结构相似,化学性质也相似,因此只要掌握同系列中少数几种化合物的性质,就能基本上了解这一类化合物的主要性质,这给归类学习和研究有机化合物带来了很大方便。

三、烷烃的同分异构现象

分子的组成相同而分子结构不同的现象,称为同分异构现象,简称异构现象。同分异构可分为以下几种类型:

$$
\text{同分异构}\begin{cases}\text{构造异构}\begin{cases}\text{碳链异构}\\\text{官能团位置异构}\\\text{官能团异构}\end{cases}\\\text{立体异构}\begin{cases}\text{构型异构}\begin{cases}\text{顺反异构}\\\text{对映异构}\end{cases}\\\text{构象异构}\end{cases}\end{cases}
$$

(一) 烷烃的构造异构

构造异构是指分子式相同而分子中原子之间连接的次序或方式不同而产生的异构现象。

甲烷、乙烷和丙烷分子中的原子之间都只有 1 种连接方式,不存在构造异构现象,因此没有构造异构体。但分子式为 C_4H_{10} 的丁烷,碳原子之间的连接方式就有以下 2 种:

$$CH_3-CH_2-CH_2-CH_3 \qquad \underset{\displaystyle CH_3\text{—}CH\text{—}CH_3}{\overset{\displaystyle CH_3}{|}}$$

而分子式为 C_5H_{12} 的戊烷,碳原子之间的连接方式就有以下 3 种:

$$CH_3-CH_2-CH_2-CH_2-CH_3 \qquad \underset{CH_3}{CH_3-CH-CH_2-CH_3} \qquad \underset{CH_3}{\overset{CH_3}{CH_3-C-CH_3}}$$

具有相同分子式,而结构不同的化合物称为同分异构体,简称异构体。若分子式相同,由于碳链结构的不同而产生的异构体称为碳链异构体。碳链异构现象的产生是由于组成分子的原子或基团的连接次序或方式的不同引起的,属于构造异构。烷烃理论上碳链异构体数如表 2-13-1 所示。

表 2-13-1　烷烃理论上碳链异构体数

碳原子数	分子式	异构体数	碳原子数	分子式	异构体数
1	CH_4		7	C_7H_{16}	9
2	C_2H_6		8	C_8H_{18}	18
3	C_3H_8		9	C_9H_{20}	35
4	C_4H_{10}	2	10	$C_{10}H_{22}$	75
5	C_5H_{12}	3	12	$C_{12}H_{26}$	355
6	C_6H_{14}	5	15	$C_{15}H_{32}$	4 347

（二）烷烃的构象异构

在有机化合物分子中,围绕 C—C σ 键旋转而产生的原子或基团的不同空间排列方式称为构象。构象异构属于立体异构。

由于饱和碳原子采取 sp^3 杂化,杂化轨道的空间构型为正四面体,这就决定了烷烃分子中碳原子的排列不会是直线形,而是锯齿状的。通常所说的直链,是指没有支链碳原子存在的碳链,不能误解为直链上的碳原子是处于一条直线上。由于 σ 键可以自由旋转,一个碳原子上的氢原子与相邻碳原子上的氢原子之间的空间相对位置有各种变化,从而形成多种构象,但最稳定的构象是锯齿状链式结构。正癸烷的锯齿状链式结构如图 2-13-4 所示。

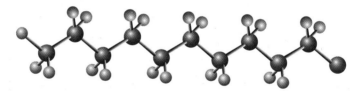

图 2-13-4　正癸烷的锯齿状链式结构示意图

下面以乙烷为例讨论烷烃的构象。乙烷是含有 C—C σ 键的最简单烷烃,如果固定乙烷分子中的一个甲基,使另一个甲基围绕 C—C σ 键旋转,则两个甲基中的氢原子在空间的相对位置逐渐改变,从而产生无数种构象,形成不同构象组成的平衡混合物。在乙烷的这些构象中,有两种典型的构象。一种典型的构象是两个碳原子上的 3 个氢原子分别处于相互重叠位置,称为重叠式构象;另一种典型构象是一个碳原子上的 3 个氢原子与另一个碳原子上的 3 个氢原子处于交叉位置,称为交叉式构象。乙烷的这两种典型构象的模型如图 2 - 13 - 5 所示。

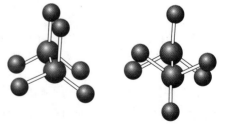

（a）重叠式构象　　　（b）交叉式构象

图 2-13-5　乙烷的两种典型构象的模型

烷烃的构象常用锯架式和纽曼投影式表示。乙烷的两种典型构象分别用锯架式和纽曼投影式表示如下：

交叉式构象　　　　重叠式构象　　　　交叉式构象　　　　重叠式构象

锯架式　　　　　　　　　　　　　　纽曼投影式

　　锯架式是从斜侧面观察分子构象，能直接反映出碳原子和氢原子在空间的排列。纽曼投影式则是从 C—C σ 键延长线上观察分子构象，两个碳原子在投影式中处于重叠位置时，用 ⎩ 表示距离观察者较近的碳原子（3 条直线的交点）及该碳原子上的 3 个 σ 键（3 条直线）；而用 ⊖ 表示距观察者较远的碳原子（圆圈）及该碳原子上的 3 个 σ 键（3 条线），每一个碳原子的 3 个 σ 键在投影式中互为 120° 夹角。在乙烷分子中，若将 1 个甲基围绕 C—C σ 键键轴旋转 60°，则由交叉式构象转为重叠式构象，或由重叠式构象转为交叉式构象。很明显，在交叉式构象和重叠式构象中，前后两个碳原子上的氢原子在空间上的排列位置是不同的。实际上，围绕 C—C σ 键旋转时，介于这两种典型构象之间还有无数种构象存在。这种由单键旋转而引起分子中原子在空间不同排列的一系列分子构型，称为构象异构体。构象异构体可以通过单键的旋转而相互转化，不涉及共价键的断裂和重新形成，这是构象异构体与构型异构体的主要区别。

　　在乙烷分子中，重叠式构象中两个碳原子上的 C—Hσ 键成键电子距离最近（氢原子距离也最近），彼此之间排斥力最大，能量最高，是最不稳定的构象。而在交叉式构象中，两个碳原子上的 C—Hσ 键成键电子相距最远，彼此之间排斥力最小，能量最低，是最稳定的构象，称为优势构象。其他构象的稳定性则介于重叠式构象与交叉式构象之间。

　　在乙烷分子中，重叠式构象比交叉式构象的能量高 12.5 kJ·mol^{-1}，这部分高出的能量称为旋转能。乙烷的交叉式构象吸收 12.5 kJ·mol^{-1} 的能量则转变为重叠式构象；反之，由重叠式构象转变为交叉式构象会放出 12.5 kJ·mol^{-1} 的能量。乙烷分子的这两种构象之间的转化和能量的变化如图 2-13-6 所示。

　　在室温下乙烷分子间碰撞产生的能量为 83.8 kJ·mol^{-1}，足以使 C—C σ 键"自由"旋转。因此，乙烷是一种包括无数种构象的动态平衡混合物，无法将其中的某一构象异构体分离出来。但在室温下，乙烷分子主要是以最稳定的交叉式构象存在。

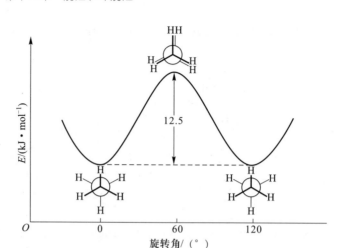

图 2-13-6　乙烷分子的能量曲线

四、碳原子和氢原子的类型

为了表示烷烃分子碳链中不同结构类型的碳原子,常按每个碳原子直接连接的其他碳原子数,分别称为伯碳原子或一级(1°)碳原子、仲碳原子或二级(2°)碳原子、叔碳原子或三级(3°)碳原子和季碳原子或四级(4°)碳原子。把直接与 1 个碳原子连接的碳原子称为伯碳原子,直接与 2 个碳原子连接的碳原子称为仲碳原子,直接与 3 个碳原子连接的碳原子称为叔碳原子,直接与 4 个碳原子连接的碳原子称为季碳原子。4 种类型的碳原子分别标示如下:

$$
\overset{1°}{CH_3} \\
\overset{1°}{CH_3}-\overset{4°}{C}-\overset{2°}{CH_2}-\overset{3°}{CH}-\overset{2°}{CH_2}-\overset{1°}{CH_3} \\
\underset{1°}{CH_3} \quad \underset{1°}{CH_3}
$$

除季碳原子外,其他 3 种类型的碳原子都连接有氢原子。把与伯碳原子、仲碳原子和叔碳原子连接的氢原子,分别称为伯氢原子、仲氢原子和叔氢原子。不同类型的氢原子,其反应活性是有一定差别的。

五、烷烃的命名

有机化合物数目众多,种类繁杂,结构比较复杂,又存在各种异构现象,所以需要科学的命名方法,才不至于造成混乱。烷烃的命名是各类有机化合物命名的基础,烷烃的命名方法有普通命名法和系统命名法。

（一）普通命名法

普通命名法又称习惯命名法,适用于简单烷烃的命名。

分子中碳原子不超过 10 个的烷烃,分别用甲、乙、丙、丁、戊、己、庚、辛、壬、癸十个字代表碳原子数;分子中含 10 个以上的碳原子的烷烃,则用中文数字十一、十二、……

表示;用"正""异""新"等前缀区别同分异构体,然后加上"烷"字。其中,"正"表示直链烷烃;"异"表示在碳链末端具有—$CH(CH_3)_2$结构的烷烃;而"新"表示在碳链末端具有—$C(CH_3)_3$结构的含 5 个或 6 个碳原子的烷烃。例如:

$$CH_3—CH_2—CH_2—CH_3$$
正丁烷

$$CH_3—\underset{\underset{CH_3}{|}}{CH}—CH_3$$
异丁烷

$$CH_3—CH—CH_2—CH_3\\ \quad\underset{|}{\ }\\ \quad CH_3$$
异戊烷

$$CH_3—\underset{\underset{CH_3}{|}}{\overset{\overset{CH_3}{|}}{C}}—CH_3$$
新戊烷

(二) 系统命名法

系统命名法是国际纯粹与应用化学联合会(IUPAC)有机化学命名委员会提出的有机化学命名原则。

1. 直链烷烃的系统命名

直链饱和碳氢化合物(烃)碳数自 C_1 至 C_{10} 按天干"甲、乙、丙、丁、戊、己、庚、辛、壬、癸"加"烷"字命名,C_{11} 及以上用相应的中文数字加"(碳)烷"命名,"碳"字通常省略,一些直链烷烃的名称见表 2-13-2。

表 2-13-2 直链饱和烃的名称

碳数	名称	英文名称	碳数	名称	英文名称
1	甲烷	methane	11	十一烷	undecane
2	乙烷	ethane	12	十二烷	dodecane
3	丙烷	propane	13	十三烷	tridecane
4	丁烷	butane	20	二十烷	icosane
5	戊烷	pentane	21	二十一烷	henicosane
6	己烷	hexane	22	二十二烷	docosane
7	庚烷	heptane	23	二十三烷	tricosane
8	辛烷	octane	30	三十烷	tricontane
9	壬烷	nonane	40	四十烷	tetracotane
10	癸烷	decane	100	百烷	hectane

2. 含支链烷烃的系统命名

带支链的烷烃按支链为取代基的方式命名,主链上的支链作为取代基,名称包括主链的名称和取代基的名称两部分。

烷烃分子中去掉 1 个氢原子后剩余的基团称为烷基,组成通式 C_nH_{2n+1},常用 R—表示,英文将烷烃的词尾 -ane 改为 -yl。一些常见烷基的结构及名称见表 2-13-3。

表 2-13-3   一些常见烷基的结构及名称

烷基	中文名	英文名	中文俗名	英文俗名	缩写
$CH_3—$	甲基	methyl			Me
$CH_3CH_2—$	乙基	ethyl			Et
$CH_3CH_2CH_2—$	丙基	propyl	正丙基	$n-$propyl	$n-$Pr
CH_3CHCH_3 $\vert$	丙-2-基 1-甲基乙基	propan-2-yl 1-methylethyl	异丙基	isopropyl	$i-$Pr
$CH_3CH_2CH_2CH_2—$	丁基	butyl	正丁基	$n-$butyl	$n-$Bu
$CH_3CHCH_2CH_3$ $\vert$	丁-2-基 1-甲基丙基	butan-2-yl 1-methylpropyl			
$(CH_3)_2CHCH_2—$	2-甲基丙基	2-methylpropyl			
$(CH_3)_3C—$	1,1-二甲基乙基	1,1-dimethylethyl	叔丁基	$tert-$butyl	$t-$Bu

带有支链的烷烃,根据下列规则命名:

(1) 选择最长的链为主链,主链上的支链作为取代基,根据主链所含碳原子数称为"某烷"。

(2) 主链上碳原子的位次以阿拉伯数字由一端至另一端依次编号,此时主链的编号应使支链的位次最低。以主链的名称为词根(后缀),以取代基的名称为前缀加在词根前,并标明在主链上的位次。阿拉伯数字与汉字之间加短横线"-"。例如:

$$\overset{1}{CH_3}—\overset{2}{CH_2}—\overset{3}{CH}—\overset{4}{CH_2}—\overset{5}{CH_2}—\overset{6}{CH_3}$$
$$\vert$$
$$CH_3$$

3-甲基己烷

3-methylhexane

(3) 在有多条支链时,则采用"最低(小)位次组"的编号排序。数字位次组按数字由小及大进行排列,不同组相比较时,由首位开始,顺序依次比较至分出大小,小者位次组在前,为低(小)位次组。主链上有 2 个或 2 个以上相同的取代基时,将它们合并,用汉字二、三、四等表示相同取代基数,并逐个标明位次。例如:

$$\overset{1}{CH_3}—\overset{2}{CH}—\overset{3}{CH_2}—\overset{4}{CH}—\overset{5}{CH_2}—\overset{6}{CH_3}$$
$$\vert \qquad\qquad \vert$$
$$CH_3 \qquad\; CH_3$$

2,4-二甲基己烷

(不是 3,5-二甲基己烷)

$$\overset{1}{CH_3}—\overset{2}{CH}—\overset{3}{CH}—\overset{4}{CH_2}—\overset{5}{CH}—\overset{6}{CH_3}$$
$$\vert \quad\; \vert \qquad\qquad \vert$$
$$CH_3\; CH_3 \qquad\; CH_3$$

2,3,5-三甲基己烷

(不是 2,4,5-三甲基己烷)

(4) 若主链上连接不同的支链时,各支链取代基名称按取代基英文名称的字母顺序依次排列。取代基个数复数字头(di、tri、tetra 等)不计入字母顺序。例如：

$$
\begin{array}{ccccccc}
1 & 2 & 3 & 4 & 5 & 6 & 7 \\
CH_3 - CH - CH_2 - CH_2 - CH - CH_2 - CH_3 \\
\quad\quad | & & & & | \\
\quad\quad CH_3 & & & & CH_2-CH_3
\end{array}
$$

5-乙基-2-甲基庚烷

5-ethyl-2-methylheptane

当取代基位次组相同时,从英文字母排列在前的一端编号。

$$
\begin{array}{ccccccc}
7 & 6 & 5 & 4 & 3 & 2 & 1 \\
CH_3 - CH_2 - CH - CH_2 - CH - CH_2 - CH_3 \\
& & | & & | \\
& & CH_3 & & CH_2-CH_3
\end{array}
$$

3-乙基-5-甲基庚烷(不是 3-甲基-5-乙基庚烷)

3-ethyl-5-methylheptane

(5)当有相同长度的碳链可作为主链时,应选择具有较多取代基的碳链作为主链。例如：

$$
\begin{array}{ccccccc}
1 & 2 & 3 & 4 & 5 & 6 & 7 \\
CH_3 - CH - CH - CH - CH - CH_2 - CH_3 \\
& | & | & | & | \\
& CH_3 & CH_3 & CH_2 & CH_3 \\
& & & | \\
& & & CH_2-CH_3
\end{array}
$$

2,3,5-三甲基-4-丙基庚烷

2,3,5-trimethyl-4-propylheptane

六、烷烃的物理性质

有机化合物的物理性质,通常是指沸点、熔点、溶解度、密度、折射率、质量旋光本领等。通过对有机化合物的物理性质的测定,可以对有机化合物进行定性分析和定量分析。

一般说来,烷烃的物理性质随相对分子质量的增加而发生递变。某些直链烷烃的物理性质如表 2-13-4 所示。

表 2-13-4　某些直链烷烃的物理性质

名称	分子式	熔点/℃	沸点/℃	密度/(g·cm^{-3})
甲烷	CH_4	−182.6	−161.7	
乙烷	C_2H_6	−172.0	−88.6	
丙烷	C_3H_8	−187.1	−42.2	
丁烷	C_4H_{10}	−135.0	−0.5	
戊烷	C_5H_{12}	−129.7	36.1	0.626 4
己烷	C_6H_{14}	−94.0	68.7	0.659 4
庚烷	C_7H_{16}	−90.5	98.4	0.683 7

续表

名称	分子式	熔点/℃	沸点/℃	密度/(g·cm⁻³)
辛烷	C_8H_{18}	−56.8	125.6	0.702 8
壬烷	C_9H_{20}	−53.7	150.7	0.717 9
癸烷	$C_{10}H_{22}$	−29.7	174.0	0.729 8
十一烷	$C_{11}H_{24}$	−25.6	195.8	0.740 4
十二烷	$C_{12}H_{26}$	−9.6	216.3	0.749 3
十三烷	$C_{13}H_{28}$	−6.0	(230)	0.756 8
十四烷	$C_{14}H_{30}$	−5.5	251	0.763 6
十五烷	$C_{15}H_{32}$	10	268	0.768 8
十六烷	$C_{16}H_{34}$	−18.1	280	0.774 9
十七烷	$C_{17}H_{36}$	22.0	303	0.776 7
十八烷	$C_{18}H_{38}$	28.0	308	0.776 7
十九烷	$C_{19}H_{40}$	32	330	0.777 6
二十烷	$C_{20}H_{42}$	36.4		0.777 7

在室温和常压下，分子中含 1～4 个碳原子的烷烃为气体；分子中含 5～16 个碳原子的烷烃为液体；分子中含 17 个或 17 个以上碳原子的直链烷烃为固体。

直链烷烃的沸点随分子中碳原子数的增加而呈现有规律地升高。除了很小的烷烃外，碳链上每增加 1 个碳原子，沸点升高 20～30 ℃。碳原子数相同的烷烃异构体中，取代基越多，其沸点就越低。这是由于烷烃沸点的高低取决于分子间作用力的大小，烷烃分子中的碳原子越多，分子间作用力就越大，所以沸点就越高。但在含取代基的烷烃分子中，随着取代基的增加，减少了分子之间有效接触的程度，使分子间作用力减弱，因此沸点降低。例如，正戊烷的沸点是 36 ℃；含有 1 个取代基的异戊烷的沸点是 28 ℃；而含有 2 个取代基的新戊烷的沸点是 9.5 ℃。

直链烷烃的熔点也是随着分子中碳原子数的增多而升高，但规律性比沸点差。在具有相同数目碳原子的烷烃异构体中，取代基对称性较好的烷烃比直链烷烃的熔点高，这是由于对称性较好的烷烃分子排列比较紧密，致使碳链之间的作用力增大而使熔点升高。例如，在戊烷异构体中，正戊烷的熔点是 −130 ℃；对称性最差的异戊烷的熔点为 −160 ℃；而对称性最好的新戊烷的熔点为 −17 ℃。

随着分子中碳原子数的增多，含偶数碳原子的直链烷烃的熔点升高程度比含奇数碳原子的直链烷烃的熔点升高程度大，并形成一条锯齿形的熔点曲线。将含偶数碳原子和奇数碳原子的直链烷烃分别画出熔点曲线，则可得到含偶数碳的直链烷烃在上、含奇数碳的直链烷烃在下的两条平行曲线，如图 2−13−7 所示。这是因为含偶数碳原子的烷烃与含奇数碳原子的烷烃相比，具有较高的对称性，导致其熔点高于与其相邻的两个含奇数碳原子的烷烃。

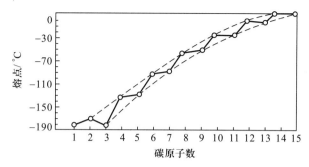

图 2-13-7 直链烷烃的熔点与分子中碳原子数的关系

直链烷烃的密度在有机化合物中是最小的,一般在 $0.6\sim0.8$ g·cm^{-3}。直链烷烃的密度随着分子中碳原子数的增多而增大。

烷烃分子没有极性或极性很弱,因此不溶于水和其他强极性溶剂,而易溶于非极性或极性很小的有机溶剂如苯、氯仿、四氯化碳及其他烃类。

七、烷烃的化学性质

烷烃分子中只含有 C—C σ 键和 C—H σ 键,由于这两种 σ 键的键能都很大,而且 C—H 键的极性较小,因此烷烃在常温下化学性质比较稳定,不与强酸、强碱、氧化剂及还原剂发生反应。但是在一定条件下,如光照、高温或有催化剂存在时,烷烃也能发生某些化学反应。

(一)卤代反应

烷烃分子(或其他有机化合物分子)中的氢原子被其他原子或基团取代的反应,称为取代反应。其中氢原子被卤原子取代的反应,称为卤代反应。

烷烃在日光(或紫外光)照射或高温下,与氯气发生取代反应,烷烃分子中的氢原子逐步被氯原子取代,得到不同氯代烷的混合物。例如,甲烷的卤代反应为

$$CH_4 + Cl_2 \xrightarrow{h\nu} CH_3Cl + HCl$$
一氯甲烷

$$CH_3Cl + Cl_2 \xrightarrow{h\nu} CH_2Cl_2 + HCl$$
二氯甲烷

$$CH_2Cl_2 + Cl_2 \xrightarrow{h\nu} CHCl_3 + HCl$$
三氯甲烷

$$CHCl_3 + Cl_2 \xrightarrow{h\nu} CCl_4 + HCl$$
四氯甲烷

甲烷氯代的生成物通常是上述 4 种氯代烷的混合物,若控制反应条件,也可得到以其中一种氯代烷为主的氯代生成物。随着烷烃分子中碳原子数的增多,其氯代生成物更为复杂,一般不易得到某一种氯代生成物,生成的异构体也较难进行分离。

由于氟代反应非常激烈,难以控制,而碘代反应又难以进行,因此卤代反应通常是

指氯代反应或溴代反应。

（二）燃烧反应

烷烃在空气中燃烧，生成二氧化碳和水：

$$C_nH_{2n+2} + \frac{3n+1}{2}O_2 \longrightarrow nCO_2 + (n+1)H_2O$$

烷烃在燃烧过程中放出大量热，从而使烷烃成为可利用的重要能源。

（三）裂化反应

在没有氧气存在下，烷烃发生的热分解反应称为裂化反应。烷烃的裂化反应是一个复杂的过程，其生成物是多种化合物的混合物。而且烷烃分子中的碳原子越多，其裂化得到的生成物也越多。当反应条件不同时，裂化后得到的生成物也不同。但从反应的实质来看，裂化反应是烷烃分子中的 C—C σ 键和 C—H σ 键断裂分解的反应。例如：

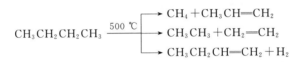

$$CH_3CH_2CH_2CH_3 \xrightarrow{500\ ℃} \begin{cases} CH_4 + CH_3CH=CH_2 \\ CH_3CH_3 + CH_2=CH_2 \\ CH_3CH_2CH=CH_2 + H_2 \end{cases}$$

由于 C—C σ 键的键能小于 C—H σ 键的键能，一般 C—C σ 键比 C—H σ 键更容易断裂。

利用裂化反应，可以提高汽油（$C_7H_{16}\sim C_{12}H_{26}$ 的混合物）的产量和质量。一般由原油经分馏得到的汽油只占原油的 10%～20%，而且质量不高。炼油工业利用裂化反应，可使原油中含碳原子较多的烷烃分解为含碳原子较少的汽油组分。

第二节 环 烷 烃

分子中含有碳环结构的烷烃称为环烷烃。根据分子中所含碳环的数目，环烷烃可分为单环环烷烃、双环环烷烃和多环环烷烃。

分子中只含有 1 个碳环结构的烷烃称为单环环烷烃。将分子中碳原子数相同的单环环烷烃与烷烃进行对比时，可以看出单环环烷烃相当于从烷烃的两端或两个不相邻的碳原子上各去掉 1 个氢原子后将两个碳原子以 σ 键连接而成。单环环烷烃的分子比碳原子数相同的烷烃分子少了 2 个氢原子，因此单环环烷烃的组成通式为 C_nH_{2n}。

一、单环环烷烃的命名

碳环上没有连接烷基的环烷烃的命名与烷烃相似，只需在相应的烷烃名称之前加一个"环"字，称为"环某烷"，其英文名称只需要在相应的英文名称前加"cyclo"。例如：

E-13-01
知识扩展：
可燃冰

E-13-02
科学家小传：陈俊武

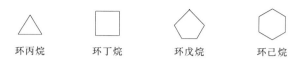

| 环丙烷 | 环丁烷 | 环戊烷 | 环己烷 |

碳环上有 1 个烷基的环烷烃命名时,如果烷基比较简单,通常将环烷烃作为母体,把烷基的名称放在环烷烃名称之前;如果烷基比较复杂,应将烷烃作为母体,将环烷烃作为取代基。例如:

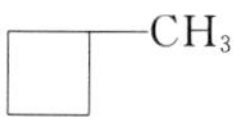

—CH₃
甲基环丁烷

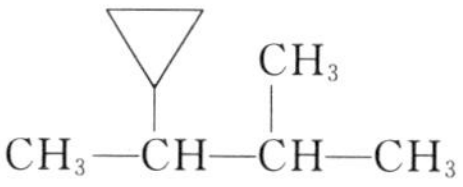

CH₃
CH₃—CH—CH—CH₃
2-环丙基-3-甲基丁烷

碳环上有 2 个或 2 个以上烷基的单环环烷烃命名时,先将成环碳原子进行编号,应使所有与烷基连接的成环碳原子的编号尽可能小,即遵循“最低系列”原则,且按取代基英文名称字母顺序给靠前的取代基以较小的编号。例如:

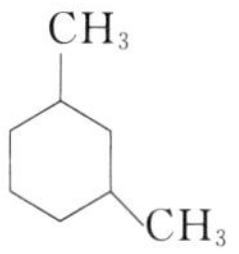

CH₃
CH₃
1,3-二甲基环己烷

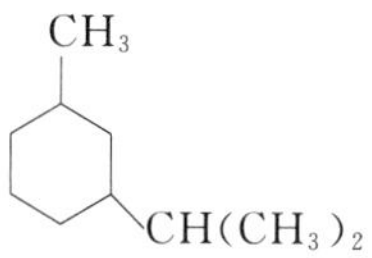

CH₃
CH(CH₃)₂
1-异丙基-3-甲基环己烷

二、单环环烷烃的物理性质

单环环烷烃的沸点、熔点和密度都比含相同数目碳原子的烷烃略高。低级环烷烃为气体,从环戊烷开始为液体,高级环烷烃为固体。环烷烃的密度小于 $1\ g\cdot cm^{-3}$,比水轻,不溶于水。一些单环环烷烃的物理性质如表 2-13-5 所示。

表 2-13-5   一些单环环烷烃的物理性质

名　　称	熔点/℃	沸点/℃	密度/(g·cm⁻³)
环丙烷	−127.6	−32.9	0.720(−79 ℃)
环丁烷	−80	12	0.703(0 ℃)
环戊烷	93	49.3	0.745
甲基环戊烷	−142.4	72	0.779
环己烷	6.5	80.8	0.779
甲基环己烷	−126.5	100.8	0.769
环庚烷	−12	118	0.810
环辛烷	11.5	148	0.836

三、单环环烷烃的化学性质

单环环烷烃的化学性质与烷烃相似,在一定条件下能发生卤代反应。由于三元环和四元环的单环环烷烃分子比较不稳定,因此容易发生开环加成反应。单环环烷烃与一般氧化剂(如 KMnO₄ 溶液)不起反应。

(一)卤代反应

在紫外光照射或高温下,环戊烷和环己烷与氯气或溴发生卤代反应。例如:

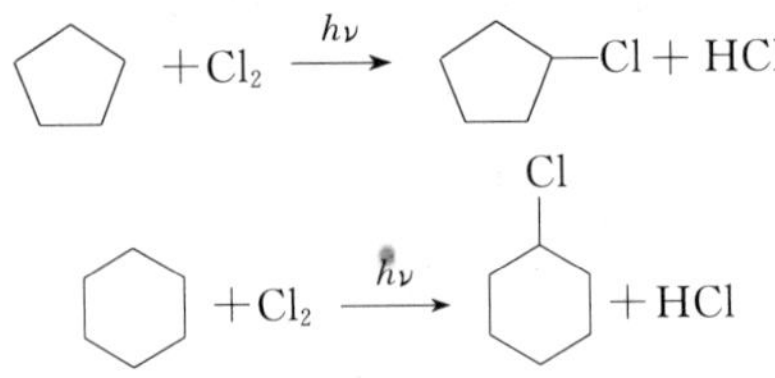

$$\bigcirc +Cl_2 \xrightarrow{h\nu} \bigcirc-Cl + HCl$$

$$\bigcirc +Cl_2 \xrightarrow{h\nu} \bigcirc \overset{Cl}{} + HCl$$

(二)加成反应

1. 催化加氢

在催化剂存在下,环丙烷和环丁烷与氢气发生开环加成反应,生成烷烃:

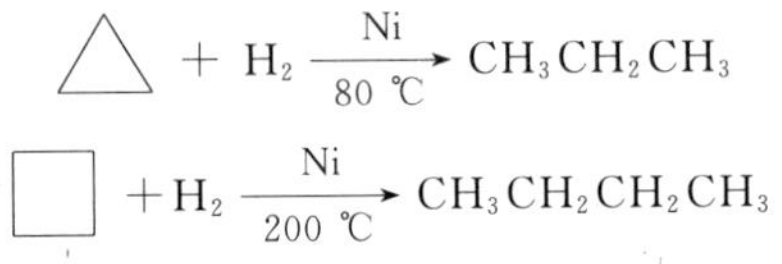

$$\triangle + H_2 \xrightarrow[80\ ℃]{Ni} CH_3CH_2CH_3$$

$$\square + H_2 \xrightarrow[200\ ℃]{Ni} CH_3CH_2CH_2CH_3$$

环戊烷和环己烷则较难发生催化加氢反应。

2. 与卤素加成

环丙烷和环丁烷都能与溴发生开环加成反应,其中环丙烷在室温下即可与溴水进行反应,而环丁烷则需在加热下才能与溴水进行加成反应:

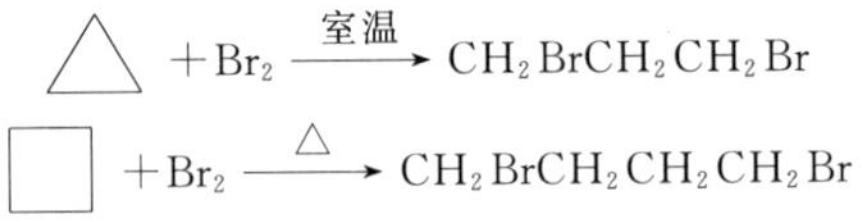

$$\triangle + Br_2 \xrightarrow{室温} CH_2BrCH_2CH_2Br$$

$$\square + Br_2 \xrightarrow{\triangle} CH_2BrCH_2CH_2CH_2Br$$

因此,不能利用溴水区别小环(三元环和四元环)环烷烃与烯烃。

3. 与卤化氢加成

环丙烷及其烷基衍生物与卤化氢发生开环加成反应。例如:

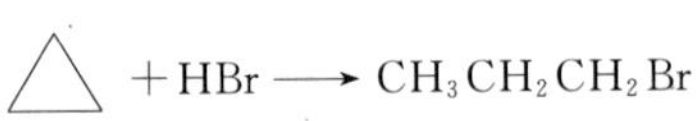

$$\triangle + HBr \longrightarrow CH_3CH_2CH_2Br$$

环丙烷的烷基衍生物与卤化氢发生开环加成反应时,符合马氏规则,氢原子主要加到连接较多氢原子的环碳原子上,而卤原子主要加到连接较少氢原子的环碳原子上,而加成位置发生在连接烷基最多的环碳原子与连接烷基最少的环碳原子之间。例如:

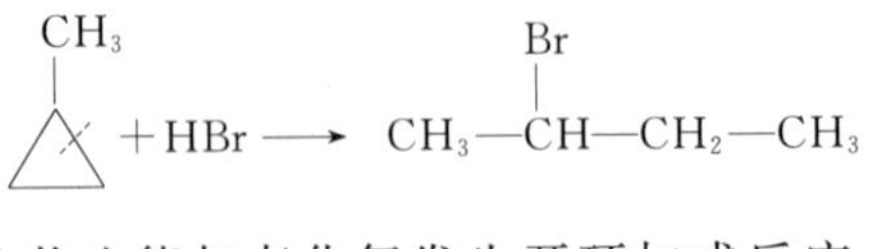

$$\overset{CH_3}{\triangle} + HBr \longrightarrow CH_3-\overset{Br}{\underset{|}{CH}}-CH_2-CH_3$$

环丁烷及其烷基衍生物也能与卤化氢发生开环加成反应。而环戊烷和环己烷及其烷基衍生物很难与卤化氢发生开环加成反应。

四、单环环烷烃的稳定性

E-13-03
知识扩展：
拜耳张力
学说

环丙烷和环丁烷容易发生开环加成反应,而环戊烷和环己烷很难发生开环加成反应。那么,为什么单环环烷烃的稳定性不同呢?

根据杂化轨道理论,在烷烃和环烷烃分子中,碳原子均采用 sp^3 杂化,sp^3 杂化轨道之间的夹角为 $109°28'$。当 1 个碳原子与另外 2 个碳原子形成 2 个 C—C σ 键时,只有当 C—C—C 键角为 $109°28'$ 时 2 个碳原子的 sp^3 杂化轨道在一条直线上,才能达到最大程度的重叠,形成的共价键最稳定,丙烷分子中 C—C σ 键重叠情况如图 2-13-8 所示。

在环丙烷分子中,3 个碳原子在同一平面上,C—C—C 键角为 $105.5°$,如图 2-13-9 所示。这样形成 C—C σ 键的 2 个相邻碳原子的 sp^3 杂化轨道不在同一条直线上,使 2 个相邻碳原子的 sp^3 杂化轨道的重叠程度较小,因此形成的 C—C σ 键的键能较小,容易开环发生加成反应。

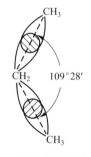

图 2-13-8　丙烷分子中的 C—C σ 键

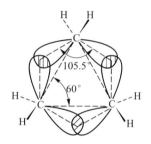

图 2-13-9　环丙烷分子中的 C—C σ 键

在环丁烷分子中,4 个碳原子不在同一平面上,C—C—C 键角虽然也不是 $109°28'$,但比环丙烷分子中 C—C—C 键角大,比较接近 $109°28'$,2 个相邻碳原子的 sp^3 杂化轨道虽然没有达到最大程度的重叠,但重叠程度比环丙烷分子大,使环丁烷分子中 C—C σ 键的键能大于环丙烷分子中的 C—C σ 键的键能,因此环丁烷比环丙烷难于发生开环加成反应。

环戊烷和环己烷分子中的所有碳原子也不在同一平面上,C—C—C 键角接近 $109°28'$,2 个碳原子的 sp^3 杂化轨道基本上达到最大程度重叠,形成的 C—C σ 键的键能很大,因此很难发生开环加成反应。

思考题和习题

1.命名下列化合物:

(1) $(CH_3)_2CHCH_2CH_3$

(2) CH_3—$\overset{\displaystyle CH_3}{\underset{\displaystyle CH_3}{CH}}$—$CH_2$—$\overset{\displaystyle CH_3}{\underset{\displaystyle CH_3}{C}}$—$CH_3$

（3）$CH_3CH_2CHCH_2CH_3$
　　　　　　　$|$
　　　　　CH_2CH_3

（4）$CH_3-CH-CH_2-CH-CH_3$
　　　　　$|$　　　　　$|$
　　　CH_2CH_3　　　CH_3（顶上）

（5）$CH_3-CH-CH_2-CH-CH_3$
　　　　　$|$　　　　　$|$
　　　　（环己基）　　CH_3

（6）▷$-CH_2-CH_2-CH_2-$◁

2. 写出下列化合物的结构简式：

（1）2-甲基戊烷　　　　　（2）3-乙基-4-甲基己烷

（3）3-乙基-2,6-二甲基庚烷　　（4）2,3-二甲基戊烷

3. 指出下列化合物中各碳原子是属于哪一类型（伯、仲、叔、季）碳原子：

$$
\begin{array}{c}
CH_2CH_2CH_3 \\
| \\
CH_3CHCH_2-C-CH_2CH_3 \\
| \qquad\quad | \\
CH_3 \quad CH_2CH_3
\end{array}
$$

4. 完成下列反应：

（1）$CH_3CH_2CH_3 + Br_2 \xrightarrow{h\nu}$

（2）△$+ H_2 \xrightarrow{Ni}$

（3）（三元环带 CH_3、CH_3）$+ Br_2 \longrightarrow$

（4）（三元环带 CH_3、CH_3、CH_3）$+ HBr \longrightarrow$

5. 写出分子式为 C_6H_{14} 的烷烃的全部构造异构体，并用系统命名法命名。

6. 写出分子式为 C_5H_{10} 的环烷烃的所有构造异构体的结构简式，并用系统命名法命名。

7. A,B 和 C 3 种烷烃的相对分子质量均为 72。氯代时，A 只得到 1 种一氯代物；B 得到 3 种一氯代物；C 得到 4 种一氯代物。请写出 A,B 和 C 的结构简式。

8. 写出符合下列条件的烷烃的结构简式，并用系统命名法命名：

（1）分子中含有 1 个甲基侧链，相对分子质量为 86 的烷烃；

（2）分子中只有伯氢原子而无其他氢原子，分子式为 C_5H_{12} 的烷烃；

（3）分子中有 1 个叔氢原子，分子式为 C_6H_{14} 的烷烃。

9. 预测下列反应能否发生，并说明理由。

（1）甲烷和氯气的混合物在室温下放在黑暗处。

（2）氯气先用光照射，然后立即在黑暗中与甲烷混合。

（3）甲烷先用光照射，然后立即在黑暗中与氯气混合。

（4）氯气先用光照射，在黑暗中放置一段时间后再与甲烷混合。

10. 写出 2,2,4-三甲基己烷在光照下氯代反应得到一氯代烷的可能结构简式。

11. 什么是构象异构？用纽曼投影式表示室温下丙烷的优势构象。

12. 用简单化学反应鉴别下列各组化合物：

（1）丙烷和环丙烷

（2）1,2－二甲基环丙烷和环戊烷

13. 在分子式为 C_8H_{18} 的烷烃中，具有哪种结构的烷烃发生氯代反应时只生成 1 种一氯代烷？

14. 烷烃 A 的分子式为 C_6H_{14}，与 Cl_2 发生氯代反应时可以得到 2 种一氯代烷。请推测烷烃 A 和生成的 2 种一氯代烷的结构简式。

第十四章　烯烃、二烯烃和炔烃

第一节　烯　　烃

烯烃是指分子中含有 1 个碳-碳双键的不饱和烃。碳-碳双键是烯烃的官能团。由于烯烃分子中含有 1 个碳-碳双键,比含相同数目碳原子的烷烃分子少了 2 个氢原子,因此烯烃的组成通式为 C_nH_{2n}。

一、烯烃的结构

与烷烃相比较,烯烃在结构上的最大差异是分子中含有碳-碳双键。因此要了解烯烃的结构,就必须了解碳-碳双键的形成。

现以最简单的烯烃——乙烯为例,说明烯烃的结构。在形成乙烯分子时,两个碳原子均各用 2s 轨道、$2p_x$ 轨道和 $2p_y$ 轨道进行 sp^2 杂化,形成 3 个 sp^2 杂化轨道,每个碳原子还各有 $2p_z$ 轨道未参与杂化,垂直于 3 个 sp^2 杂化轨道所在的平面。每个碳原子的 3 个 sp^2 杂化轨道和 $2p_z$ 轨道中各有 1 个未成对电子,两个碳原子各用 1 个 sp^2 杂化轨道"头碰头"重叠,形成 1 个 C—C σ 键,每个碳原子又各用两个 sp^2 杂化轨道分别与两个氢原子的 1 s 轨道重叠形成 4 个 C—H σ 键,所形成的 4 个 C—H σ 键和 1 个 C—C σ 键位于同一平面上。两个碳原子的未参与杂化的 $2p_z$ 轨道垂直于 5 个 σ 键所在的平面,以"肩并肩"的方式重叠,形成 1 个 π 键。乙烯分子的结构如图 2-14-1 所示。

E-14-01
结构图:
乙烯的结
构

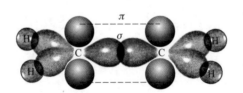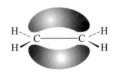

图 2-14-1　乙烯分子的结构

碳-碳双键由 1 个 σ 键和 1 个 π 键组成,键能为 611 kJ·mol^{-1},比碳-碳单键的键能 (347 kJ·mol^{-1})大,但比碳-碳单键的键能的 2 倍小,因此 π 键的键能小于 σ 键的键能。这是由于形成 π 键时,原子轨道的重叠程度比较小,因此 π 键不如 σ 键稳定。

由于烯烃分子中的 π 键是由两个碳原子的 $2p_z$ 轨道垂直于键轴以"肩并肩"方式重叠形成的,因此以碳-碳双键连接的两个碳原子不能绕键轴旋转。

二、烯烃的同分异构现象

(一)烯烃的构造异构

由于烯烃分子中存在碳-碳双键,因此它们的同分异构现象比烷烃复杂,不仅存在碳链异构,还存在碳-碳双键的位置异构。例如,含 4 个碳原子的烷烃只有丁烷和 2-甲基丙烷 2 种同分异构体,而含 4 个碳原子的烯烃则有 3 种同分异构体:

$$\underset{(\text{I})}{\overset{\overset{\displaystyle CH_3}{|}}{CH_3-C=CH_2}} \qquad \underset{(\text{II})}{CH_2=CH-CH_2-CH_3} \qquad \underset{(\text{III})}{CH_3-CH=CH-CH_3}$$

其中,(Ⅰ)和(Ⅱ)为碳链异构,而(Ⅱ)和(Ⅲ)为双键位置异构。

(二)烯烃的顺反异构

由于碳-碳双键不能自由旋转,因此当两个双键碳原子分别连接两个不同的原子或基团时,两个双键碳原子上连接的 4 个原子或基团可以有两种不同的空间排列方式,即有两种不同的构型。例如,2-丁烯就有下列两种异构体:

$$\underset{\text{顺式}}{\overset{H_3C \qquad CH_3}{\underset{H \qquad H}{C=C}}} \qquad\qquad \underset{\text{反式}}{\overset{H_3C \qquad H}{\underset{H \qquad CH_3}{C=C}}}$$

两个相同的原子或基团在碳-碳双键同侧的称为顺式,而在碳-碳双键异侧的称为反式,这种异构现象称为顺反异构。顺反异构属于立体异构。

产生顺反异构必须具备以下两个条件:

(1)分子中存在着限制碳原子自由旋转的因素,如烯烃中的碳-碳双键或碳环等。

(2)碳-碳双键的每一个碳原子连接两个不同的原子或基团。例如,具有下列结构的烯烃具有顺反异构体:

$$\overset{a \qquad a}{\underset{b \qquad b}{C=C}} \qquad\qquad \overset{a \qquad a}{\underset{b \qquad d}{C=C}} \qquad\qquad \overset{a \qquad d}{\underset{b \qquad e}{C=C}}$$

顺反异构体不仅物理性质不同,而且在生理活性或药理作用上也往往表现出较大差异。例如,反式己烯雌酚的生理活性大,而顺式己烯雌酚的生理活性则很小;维生素 A 分子中的 4 个双键全部为反式构型;而具有降血脂作用的亚油酸和花生四烯酸则全部为顺式构型。

造成顺反异构体性质差异的原因,是由于在顺反异构体中相应基团的距离不同,使顺反异构体分子中原子或基团之间的相互作用力不同。

三、烯烃的命名

烯烃的系统命名法基本上与烷烃相似,命名时选择包含碳-碳双键在内的最长碳链为主链,按主链中所含碳原子数称为"某烯"。如主链的碳原子超过 10 个时,应在烯字前加一"碳"字。从靠近碳-碳双键的一端开始,依次给主链的碳原子编号,碳-碳双键的位置用双键碳原子中编号较小的表示,把它写在烯烃名称之前,在位次符号和名词之间加半字线"-"。把取代基的位次、数目、名称分别写在烯烃名称之前。例如:

$$CH_3CH{=}CHCH_2CH_3$$
戊-2-烯

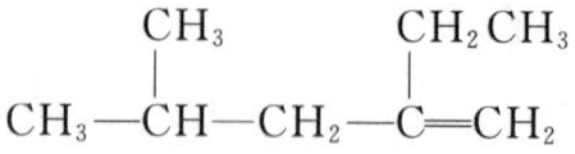

$$CH_3{-}\overset{\overset{\displaystyle CH_3}{|}}{CH}{-}CH_2{-}\overset{\overset{\displaystyle CH_2CH_3}{|}}{C}{=}CH_2$$
2-乙基-4-甲基戊-1-烯

烯烃分子中去掉 1 个氢原子剩余的基团称为烯基,组成通式为 C_nH_{2n-1}。常见的烯基有:

$$CH_2{=}CH{-}$$
乙烯基

$$CH_3CH{=}CH{-}$$
丙烯基

$$CH_2{=}CHCH_2{-}$$
烯丙基

四、顺反异构体的命名

(一) 顺反命名法

命名时,只需在顺反异构体名称之前分别加"顺"或"反"即可。例如:

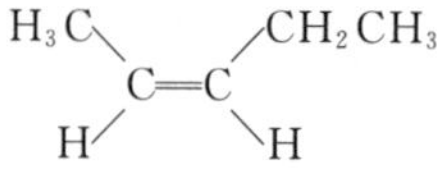

顺戊-2-烯

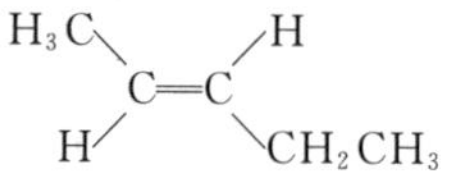

反戊-2-烯

(二) Z,E 命名法

如果两个双键碳原子上连接的 4 个原子或基团都不相同时,则不能用顺反命名法命名。对于这类异构体,在系统命名法中采用 Z,E 标记法来表示其构型。命名时,根据"次序规则"确定出每个双键碳原子连接的两个原子或基团中的较优基团,较优基团在双键同侧的为 Z 构型,较优基团在双键异侧的为 E 构型。

用 Z,E 标记法命名顺反异构体时,把 Z 或 E 写在小括号内,放在烯烃名称之前。例如:

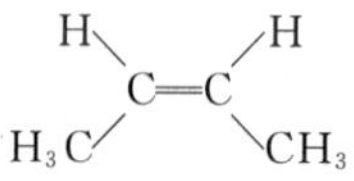

(Z)-丁-2-烯

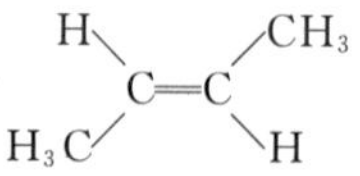

(E)-丁-2-烯

对于顺反异构体,顺反命名法与 Z,E 命名法不一定是一致的。例如:

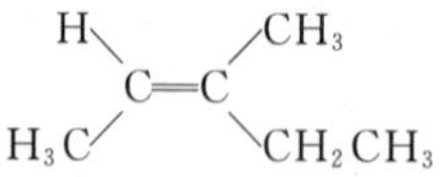

(Z)-3-甲基戊-2-烯
(反-3-甲基戊-2-烯)

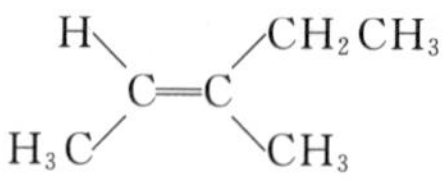

(E)-3-甲基戊-2-烯
(顺-3-甲基戊-2-烯)

五、烯烃的物理性质

在常温常压下,分子中含 2~4 个碳原子的烯烃为气体,分子中含 5~15 个碳原子的烯烃为液体,高级烯烃为固体。烯烃的沸点、熔点和密度均随分子中碳原子数的增多而升高。直链烯烃的沸点比支链烯烃异构体高;顺式异构体的沸点一般高于反式异构体,而顺式异构体的熔点则比反式异构体低。烯烃的密度均小于 1 g·cm^{-3},不溶于水,易溶于苯、乙醚和氯仿等有机溶剂。

一些烯烃的物理性质如表 2-14-1 所示。

表 2-14-1 一些烯烃的物理性质

名 称	结构简式	熔点/℃	沸点/℃	密度/(g·cm^{-3})
乙烯	$CH_2{=}CH_2$	-169.2	-103.7	—
丙烯	$CH_3CH{=}CH_2$	-185.2	-47.7	—
丁-1-烯	$CH_3CH_2CH{=}CH_2$	-183.4	-6.5	—
2-甲基丙烯	$(CH_3)_2C{=}CH_2$	-140.4	-6.9	0.590
顺丁-2-烯	$\begin{smallmatrix}H_3C & CH_3\\ C{=}C\\ H & H\end{smallmatrix}$	-139.5	-3.5	0.621
反丁-2-烯	$\begin{smallmatrix}H & CH_3\\ C{=}C\\ H_3C & H\end{smallmatrix}$	-105.5	0.9	0.622
戊-1-烯	$CH_3(CH_2)_2CH{=}CH_2$	-166.2	30.1	0.643
己-1-烯	$CH_3(CH_2)_3CH{=}CH_2$	-139	63.5	0.673
庚-1-烯	$CH_3(CH_2)_4CH{=}CH_2$	-119	93.6	0.697

六、烯烃的化学性质

碳-碳双键是烯烃的官能团,由 1 个 σ 键和 1 个 π 键组成。由于 π 键的键能比较小,因此比较容易断裂,1 个 π 键转变为两个 σ 键,因此烯烃较易发生加成反应。另外,由于受碳-碳双键的影响,与双键碳原子相连的 C—H 键上的氢原子(α-氢原子)容易被其他原子或基团取代。

(一) 加成反应

烯烃分子碳-碳双键中的 π 键断开,试剂中的两个原子或基团分别加到每个双键碳原子上形成两个 σ 键,生成饱和化合物,这类反应称为烯烃的加成反应。烯烃的加成反应可用通式表示如下:

$$\mathrm{\underset{}{C}{=}\underset{}{C} + X{-}Y \longrightarrow -\underset{X}{\overset{|}{C}}-\underset{Y}{\overset{|}{C}}-}$$

1. 催化加氢

在镍、铂、钯等催化剂催化下,烯烃与氢气发生加成反应生成烷烃:

$$R{-}CH{=}CH_2 + H_2 \xrightarrow{\text{Ni}} R{-}CH_2{-}CH_3$$

氢气和烯烃都被吸附在催化剂的表面上,氢分子中的化学键断裂生成氢原子,与吸附后活化的烯烃在催化剂表面发生加成反应。这种在催化剂存在下烯烃与氢气发生的加成反应,称为催化加氢。

2. 与卤素加成

烯烃容易与氯气或溴发生加成反应,生成邻二卤代烷。例如,在室温下将乙烯通入溴的四氯化碳溶液中,溴的红棕色褪去,生成无色的1,2-二溴乙烷:

$$CH_2\!=\!CH_2 + Br_2 \xrightarrow{\ CCl_4\ } Br\!-\!CH_2\!-\!CH_2\!-\!Br$$

在实验室中,常利用上述反应鉴别烯烃。

碘的活性很差,一般不与烯烃发生加成反应;而氟非常活泼,与烯烃反应太剧烈,难以控制。因此,常用氯气和溴与烯烃发生加成反应。

3. 与卤化氢加成

烯烃与卤化氢发生加成反应,生成卤代烷。例如:

$$CH_2\!=\!CH_2 + HCl \xrightarrow[130\sim250\ ℃]{\ AlCl_3\ } CH_3CH_2Cl$$

对称烯烃(如乙烯)与卤化氢加成时,只生成一种生成物。而不对称烯烃与卤化氢加成时,则可能生成两种异构体,但常以一种异构体为主。例如,丙烯与氯化氢的加成反应为

$$CH_3\!-\!CH\!=\!CH_2 + HCl \longrightarrow
\begin{cases}
CH_3\!-\!\underset{\underset{Cl}{|}}{CH}\!-\!CH_3\ (主要生成物)\\[1.5em]
CH_3\!-\!CH_2\!-\!CH_2\!-\!Cl\ (次要生成物)
\end{cases}$$

大量实验表明,当不对称烯烃与卤化氢等不对称试剂进行加成时,试剂中的氢原子主要加到连接较多氢原子的双键碳原子上,而卤原子则主要加到连接较少氢原子的双键碳原子上。上述不对称烯烃与不对称试剂加成反应的经验规律称为马尔科夫尼科夫规则,简称马氏规则。

马氏规则可以从诱导效应和中间体碳正离子的稳定性两个方面来加以理解。

以丙烯与氯化氢的加成反应为例,在丙烯分子中,双键碳原子连接的甲基具有吸电子的诱导效应和给电子的$\sigma-\pi$超共轭效应,由于超共轭效应大于诱导效应,因此甲基与氢原子相比是给电子基团。由于甲基给电子效应的影响,使得双键的共用电子对发生偏移,离甲基较远的双键碳原子带部分负电荷,离甲基较近的双键碳原子带部分正电荷。当丙烯与卤化氢加成时,H—Cl σ 键发生异裂,生成氢离子和氯离子,氢离子首先加到带部分负电荷的双键碳原子上,形成碳正离子,然后碳正离子再与氯离子结合生成加成生成物。

$$H\!-\!\underset{\underset{H}{|}}{\overset{\overset{H}{|}}{C}}\!\!\!\!\curvearrowright\!CH\overset{\delta+}{=}\overset{\delta-}{CH_2} + \overset{\delta+}{H}\!-\!\overset{\delta-}{Cl} \longrightarrow CH_3\!-\!\underset{\underset{Cl}{|}}{CH}\!-\!\underset{\underset{H}{|}}{CH_2}$$

另外,也可以利用加成反应生成的中间体碳正离子的稳定性进行解释。丙烯与氯化氢的加成反应,首先形成两种碳正离子:

$$CH_3—CH=CH_2+H—Cl \longrightarrow \underset{\underset{H}{|}}{CH_3—\overset{+}{CH}—CH_2} + \underset{\underset{H}{|}}{CH_3—\overset{+}{CH}—CH_2} + Cl^-$$

$$（\text{Ⅰ}）\qquad\qquad （\text{Ⅱ}）$$

碳正离子(Ⅰ)为仲碳正离子,有 6 个 C—Hσ 键可参与形成 σ-p 超共轭体系,其超共轭效应较强,使正电荷比较分散,因此比较稳定。而碳正离子(Ⅱ)为伯碳正离子,只有 2 个 C—Hσ 键可参与形成 σ-p 超共轭体系,其超共轭效应较弱,其稳定性小于仲碳正离子(Ⅰ)。因此,仲碳正离子(Ⅰ)比伯碳正离子(Ⅱ)容易生成,是主要的反应中间体,仲碳正离子(Ⅰ)再与氯离子结合生成 2-氯丙烷。

　　其他不对称烯烃与卤化氢等不对称试剂的加成反应也遵守马氏规则,其原因与丙烯和氯化氢加成反应相同。

　　需要指出的是,当有过氧化物存在时,不对称烯烃与溴化氢的加成反应不遵守马氏规则,主要得到反马氏加成的生成物。例如:

$$CH_3—CH_2—CH=CH_2+HBr \xrightarrow{\text{过氧化物}} CH_3—CH_2—CH_2—CH_2Br$$

　　这种由于过氧化物的存在而改变烯烃与溴化氢加成方向的作用,称为过氧化物效应。烯烃与卤化氢的加成反应,只有溴化氢存在过氧化物效应。这是因为 H—Cl 键的键能(431 kJ·mol^{-1})比 H—Br 键(364 kJ·mol^{-1})的大,产生自由基·Cl 比较困难,而 H—I 键虽然键能小(297 kJ·mol^{-1}),较易产生自由基·I,但因其活性较差,较难与烯烃迅速加成,却容易结合生成 I$_2$。

　　不对称烯烃与溴化氢的加成反应,在有过氧化物存在时是按自由基反应机理进行的,反应的主要生成物是由生成的中间体自由基的稳定性决定的。

　　过氧化物中的过氧键(—O—O—)的键能较小,过氧键容易发生均裂生成自由基:

$$R—O—O—R \xrightarrow{h\nu} 2\ RO·$$

生成的自由基从溴化氢分子中夺取氢原子,生成溴原子:

$$RO·+HBr \longrightarrow ROH+Br·$$

溴原子再与不对称烯烃的碳-碳双键加成,生成烷基自由基:

$$Br·+CH_3CH_2CH=CH_2 \longrightarrow CH_3CH_2\overset{·}{C}HCH_2 + \underset{\underset{Br}{|}}{CH_3CH_2\overset{·}{C}HCH_2Br}$$

　　在烷基自由基中,参与形成 σ-p 超共轭体系的 C—Hσ 键越多,σ-p 超共轭效应就越大,烷基自由基就越稳定。因此,烷基自由基的稳定性顺序是

$$\text{叔烷基自由基} > \text{仲烷基自由基} > \text{伯烷基自由基}$$

越稳定的烷基自由基,就越容易生成。因此反应过程中主要生成仲烷基自由基 $CH_3CH_2\overset{\cdot}{C}HCH_2Br$,仲烷基自由基再与溴化氢分子中的氢原子结合,生成反马氏加成的生成物。

$$CH_3CH_2\overset{\cdot}{C}HCH_2Br + HBr \longrightarrow CH_3CH_2CH_2CH_2Br + Br\cdot$$

4. 与硫酸加成

烯烃容易与浓硫酸发生加成反应,生成硫酸氢烷基酯。例如:

$$CH_2{=}CH_2 + HOSO_2OH \xrightarrow{0\sim15\ ℃} CH_3{-}CH_2{-}OSO_2OH$$
$$\text{硫酸氢乙酯}$$

加成得到的生成物硫酸氢烷基酯和水一起加热,则发生水解生成醇:

$$CH_3{-}CH_2{-}OSO_2OH + H_2O \xrightarrow{\triangle} CH_3{-}CH_2{-}OH + H_2SO_4$$

上述反应称为烯烃的间接水合法,是制备醇的一种方法。

不对称烯烃与浓硫酸加成时,反应取向符合马氏规则。例如:

$$CH_3CH{=}CH_2 \xrightarrow{\text{浓}\ H_2SO_4} \underset{\underset{OSO_2OH}{|}}{CH_3CHCH_3} \xrightarrow[\triangle]{H_2O} \underset{\underset{OH}{|}}{CH_3CHCH_3}$$

利用烯烃能与浓硫酸发生加成反应,可以除去某些不与浓硫酸作用且不溶于浓硫酸的有机物(如烷烃、卤代烃等)中所含的烯烃。例如,将含有少量烯烃的烷烃与适量浓硫酸一起振荡,烯烃与浓硫酸生成硫酸氢烷基酯而溶于浓硫酸中,这样就可将烯烃除去。

5. 与水加成

烯烃在磷酸催化下,在高温、高压下也能与水蒸气直接加成生成醇:

$$CH_2{=}CH_2 + H_2O \xrightarrow[300\ ℃,\ 7\ MPa]{H_3PO_4} CH_3CH_2OH$$

不对称烯烃与水加成时,也遵守马氏规则。

6. 与次卤酸加成

烯烃能与次卤酸(卤素单质的水溶液)发生加成反应,生成邻卤代醇。例如:

$$CH_2{=}CH_2 + HOCl \longrightarrow ClCH_2{-}CH_2OH$$

不对称烯烃与次卤酸加成时,卤原子主要加到连接较多氢原子的双键碳原子上,而羟基主要加到连接较少的双键碳原子上。例如:

$$CH_3CH{=}CH_2 + HOCl \longrightarrow \underset{\underset{OH}{|}}{CH_3CHCH_2Cl}$$

7. 硼氢化－氧化反应

烯烃与乙硼烷(B_2H_6)在四氢呋喃(THF)中发生加成反应,生成三烷基硼:

$$RCH\!=\!CH_2 + \frac{1}{2}B_2H_6 \xrightarrow{\text{THF}} RCH_2CH_2BH_2 \xrightarrow[\text{THF}]{RCH\!=\!CH_2}$$

$$(RCH_2CH_2)_2BH \xrightarrow[\text{THF}]{RCH\!=\!CH_2} (RCH_2CH_2)_3B$$

上述烯烃与乙硼烷的加成反应称为烯烃的硼氢化反应。不对称烯烃与乙硼烷发生加成反应时,带部分正电荷的硼原子主要加在连接较多氢原子因而空间位阻较小的带部分负电荷的双键碳原子上,带部分负电荷的氢原子则同时加在连接较少氢原子的带部分负电荷的双键碳原子上。

烯烃的硼氢化反应生成的三烷基硼是一种重要的有机合成中间体,利用它可以制备很多不同类型的有机化合物。三烷基硼与过氧化氢的氢氧化钠溶液反应,被氧化后生成相应的醇。

$$(RCH_2CH_2)_3B + 3H_2O_2 + NaOH \longrightarrow 3RCH_2CH_2OH + Na[B(OH)_4]$$

这一个反应称为三烷基硼的氧化反应。

通常将烯烃的硼氢化反应和三烷基硼的氧化反应合称为烯烃的硼氢化-氧化反应。

在烯烃的硼氢化反应中,电子效应和空间位阻是影响加成生成物的主要因素,硼原子较易加到位阻较小的带部分负电荷的双键碳原子上。烯烃的硼氢化-氧化反应的总结果是在烯烃分子中加入一分子水,羟基加在连接较多氢原子的双键碳原子上,而氢原子则加在连接较少氢原子的双键碳原子上。烯烃的硼氢化-氧化反应生成的醇从表面上看是反马氏规则的生成物,这是制备伯醇的一种方法。

(二) 氧化反应

1. 环氧化反应

在催化剂存在下,烯烃被氧气、过氧酸氧化生成环氧化物的反应称为烯烃的环氧化反应。

乙烯在银催化下,可被空气中的氧气氧化生成环氧乙烷:

$$CH_2\!=\!CH_2 + O_2 \xrightarrow[250\,^\circ\!C]{Ag} H_2C \underset{O}{\diagdown\diagup} CH_2$$

环氧乙烷

环氧乙烷是有机合成中的非常重要的一种化合物,利用它可制备许多种类的有机化合物。

烯烃用有机过氧酸氧化,生成环氧化物,常用的有机过氧酸有过氧甲酸、过氧乙酸、过氧三氟乙酸、过氧苯甲酸等。例如:

$$CH_3CH\!=\!CH_2 + CF_3\!-\!\underset{\underset{O}{\|}}{C}\!-\!O\!-\!OH \longrightarrow CH_3\!-\!CH\underset{O}{\diagdown\diagup}CH_2 + CF_3COOH$$

2. 与高锰酸钾反应

烯烃用稀、冷的高锰酸钾中性溶液或碱性溶液氧化时,生成邻二醇:

$$R\!-\!CH\!=\!CH\!-\!R' \xrightarrow[\text{NaOH}]{KMnO_4} R\!-\!\underset{\underset{OH}{|}}{CH}\!-\!\underset{\underset{OH}{|}}{CH}\!-\!R' + MnO_2\downarrow + KOH$$

高锰酸钾溶液的紫色褪去,同时生成棕色的二氧化锰沉淀。

烯烃用酸性高锰酸钾溶液氧化时,碳–碳双键和与双键碳原子连接的 C—H σ 键均发生断裂:

$$
\underset{R}{\overset{H}{}}C=C\underset{R''}{\overset{R'}{}} \xrightarrow[\text{H}_2\text{SO}_4]{\text{KMnO}_4} \underset{R}{\overset{HO}{}}C=O + O=C\underset{R''}{\overset{R'}{}}
$$

烯烃与酸性高锰酸钾溶液反应时,其生成物取决于烯烃的结构,烯烃分子中的双键碳原子与两个氢原子连接时,$=CH_2$ 基被氧化为 CO_2 和 H_2O;双键碳原子与 1 个烷基和 1 个氢原子连接时,$RCH=$ 基被氧化为 RCOOH(羧酸);双键碳原子与两个烷基连接时,$=C\overset{R}{\underset{R'}{}}$ 基被氧化为 $O=C\overset{R}{\underset{R'}{}}$(酮)。因此,可根据氧化后的生成物推测烯烃的结构。

3. 与臭氧反应

烯烃在低温下容易与臭氧定量反应生成臭氧化物,这个反应称为烯烃的臭氧化反应。反应生成的臭氧化物不稳定,可以不经分离直接在溶液中水解,生成醛或酮和 H_2O_2。为了防止水解生成的醛被 H_2O_2 氧化成羧酸,通常加入还原剂(如 Zn)进行保护。例如:

$$
CH_3CH=CHCH_3 \xrightarrow{O_3} CH_3CH\underset{O-O}{\overset{O}{\underset{}{\big|}}}CHCH_3 \xrightarrow[\text{锌粉}]{\text{H}_2\text{O}} 2CH_3CHO
$$

烯烃经臭氧化还原水解反应后,烯烃中的 $=CH_2$ 基转化为 HCHO(甲醛),$RCH=$ 基转化为 RCHO(醛),$R'RC=$ 基转化为 $R'RC=O$(酮)。因此,根据臭氧化物的还原水解生成物,可以推测出烯烃的结构。

(三)复分解反应

在催化剂[Ru(=CHPh)Cl$_2$(PR$_3$)](Ph 为苯基,R 为苯基或环己基)催化下烯烃分子中的碳–碳双键被切断并重新结合的反应称为烯烃的复分解反应。烯烃的复分解反应可以在烯烃分子之间或烯烃分子内进行,具有很好的选择性。例如:

$$
R'RC=CRR' + R'''R''C=CR''R''' \xrightarrow{\text{催化剂}} 2\, R'RC=CR''R'''
$$

$$
CH_2=CHR + CH_2=CHR' \xrightarrow{\text{催化剂}} CHR=CHR' + CH_2=CH_2
$$

从烯烃的复分解反应的结果来看,两种烯烃在催化剂作用下双键连接的两部分发生了交换,进而生成了两种新的烯烃。因此,烯烃的复分解反应被形象地比喻成"交换舞伴的舞蹈"。

烯烃的复分解反应之所以非常重要,是因为它代表着有机合成方法中一种形成碳–碳骨架的新颖、有效的方法。它已被广泛应用于包括基础研究、药物及其他具有生物活性的分子合成、聚合物材料及工业合成等各个领域中。

2005 年 10 月 5 日,瑞典皇家科学院宣布将 2005 年诺贝尔化学奖授予法国石油研究院的肖万(Chauvin)博士、美国加州理工学院的格拉布(Grubbs)博士和麻省理工学院的施罗克(Schrock)博士,以表彰他们在烯烃复分解反应的研究方面所做出的贡献。

(四)聚合反应

在催化剂存在下,烯烃分子中的 π 键断裂,通过加成的方式结合,生成相对分子质量很大的高分子化合物。这种由许多个小分子互相加成生成高分子化合物的反应称为聚合反应。参加聚合反应的小分子化合物称为单体。

乙烯和丙烯等在一定条件下发生聚合反应,分别生成聚乙烯和聚丙烯:

$$n\ CH_2{=}CH_2 \xrightarrow[0.1\sim1\ \text{MPa},60\sim75\ ℃]{\text{TiCl}_4-\text{Al}(\text{C}_2\text{H}_5)_3} \underset{\text{聚乙烯}}{\text{--}\!\!\left[CH_2{-}CH_2\right]\!\!_n}$$

$$n\ CH_3{-}CH{=}CH_2 \xrightarrow[0.1\sim1\ \text{MPa},50\ ℃]{\text{TiCl}_4-\text{Al}(\text{C}_2\text{H}_5)_3} \underset{\substack{|\\ \text{CH}_3\\ \text{聚丙烯}}}{\text{--}\!\!\left[CH{-}CH_2\right]\!\!_n}$$

聚乙烯无毒,耐酸、耐碱、耐腐蚀,具有优良的电绝缘性能和防辐射性能,易于加工,可用于制作食品袋、塑料桶、塑料杯等生活日常用品等,在工业上可用于制作绝缘材料、防辐射保护衣等。

聚丙烯的透明度比聚乙烯好,并具有耐热性和耐磨性,可用于制作日用品,还可用于制作汽车部件、纤维等。

(五)α-氢原子的卤代反应

在烯烃分子中,与碳-碳双键碳原子连接的碳原子称为 α-碳原子,与 α-碳原子连接的氢原子称为 α-氢原子。

含有 α-氢原子的烯烃,在高温条件下 α-氢原子可以被卤素(Cl_2 和 Br_2)原子取代,生成 α-卤代烯烃。例如,丙烯与氯气在 $500\sim600\ ℃$ 时主要发生 α-氢原子被取代的反应:

$$CH_3{-}CH{=}CH_2 + Cl_2 \xrightarrow{500\sim600\ ℃} ClCH_2{-}CH{=}CH_2 + HCl$$

如果采用 N-溴代丁二酰亚胺(NBS)为溴化剂,则 α-氢原子可在光照或过氧化物存在下被溴原子取代。例如:

$$CH_3{-}CH{=}CH_2 + O{=}\!\!\left\langle\!\!\underset{\text{Br}}{\text{N}}\!\!\right\rangle\!\!{=}O \xrightarrow[\text{CCl}_4]{h\nu} BrCH_2{-}CH{=}CH_2 + O{=}\!\!\left\langle\!\!\underset{\text{H}}{\text{N}}\!\!\right\rangle\!\!{=}O$$

第二节 二 烯 烃

分子中含有两个碳-碳双键的不饱和烃称为二烯烃。二烯烃比分子中碳原子数相同的单烯烃少 2 个氢原子,因此二烯烃的组成通式为 $C_nH_{2n-2}(n\geqslant3)$。

一、二烯烃的分类

根据二烯烃分子中两个碳–碳双键的相对位置不同,可以将二烯烃分为累积二烯烃、隔离二烯烃和共轭二烯烃 3 种类型。

(1)累积(聚集)二烯烃　累积二烯烃分子中的两个碳–碳双键共用 1 个碳原子,如 $CH_2{=}C{=}CH_2$。累积二烯烃不稳定,容易重排为炔烃。

(2)隔离(孤立)二烯烃　隔离二烯烃分子中的两个碳–碳双键被两个或两个以上的碳–碳单键隔开,如 $CH_2{=}CH{-}CH_2{-}CH{=}CH_2$。由于隔离二烯烃分子中两个碳–碳双键距离较远,相互之间影响较小,其性质与单烯烃相似。

(3)共轭二烯烃　共轭二烯烃分子中的两个碳–碳双键被 1 个碳–碳单键隔开,如 $CH_2{=}CH{-}CH{=}CH_2$。共轭二烯烃由于分子中形成了 4 个原子 4 个电子的共轭 π 键而具有特殊的化学性质。

二、二烯烃的命名

二烯烃的命名与烯烃相同,只是在"烯"前面加一个"二"字,并分别注明两个双键的位置。例如:

$$CH_2{=}CH{-}CH{=}CH{-}CH_3$$
戊–1,3–二烯

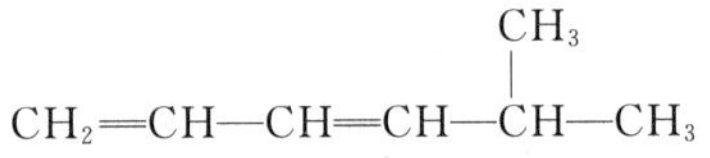

$$CH_2{=}CH{-}CH{=}CH{-}\underset{\underset{CH_3}{|}}{CH}{-}CH_3$$
5–甲基己–1,3–二烯

二烯烃分子中含有两个碳–碳双键,当双键碳原子上连接两个不同的原子或基团时,也有顺反异构体。命名二烯烃的顺反异构体时,每个双键的构型均需用顺、反或 Z,E 标明。例如:

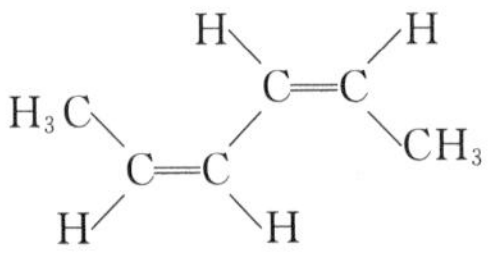

顺,顺己–2,4–二烯
(Z,Z)己–2,4–二烯

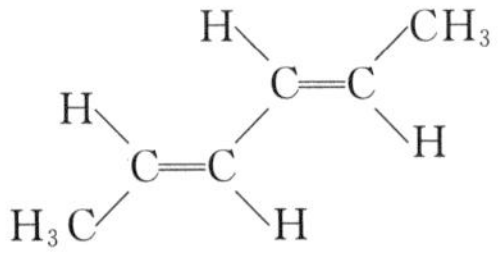

反,反己–2,4–二烯
(E,E)己–2,4–二烯

三、丁–1,3–二烯的结构

在丁–1,3–二烯分子中,4 个碳原子均采用 sp^2 杂化,每个碳原子都用 3 个 sp^2 杂化轨道分别与其他碳原子的 sp^2 杂化轨道或氢原子的 1s 轨道重叠,形成 3 个 C—C σ 键和 6 个 C—H σ 键。这些 σ 键及 4 个碳原子和 6 个氢原子都处在同一平面上,所有键角都接近 120°。每个碳原子未参与杂化的 $2p_z$ 轨道上都有 1 个未成对电子,这 4 个 $2p_z$ 轨道互相平行且垂直于 σ 键所在的平面,它们以"肩并肩"的方式重叠,形成了 1 个 4 原子 4 电子的共轭 π 键,如图 2–14–2 所示。

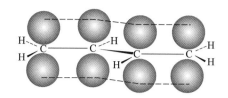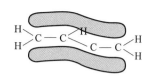

E-14-02
结构图：
丁-1,3-
二烯的结
构

图 2-14-2　丁-1,3-二烯分子中的 σ 键和共轭 π 键

四、共轭二烯烃的加成反应

（一）丁-1,3-二烯的 1,2-加成反应与 1,4-加成反应

1 mol 丁-1,3-二烯与 1 mol 卤素单质加成时，可得到两种生成物。例如：

$$
CH_2=CH-CH=CH_2+Br_2 \longrightarrow
\begin{cases}
\xrightarrow{1,2-\text{加成}} \quad \underset{\underset{Br}{|}}{CH_2}-\underset{\underset{Br}{|}}{CH}-CH=CH_2 \\
\xrightarrow{1,4-\text{加成}} \quad \underset{\underset{Br}{|}}{CH_2}-CH=CH-\underset{\underset{Br}{|}}{CH_2}
\end{cases}
$$

当 Br_2 加到丁-1,3-二烯分子中的同一双键上的两个碳原子时，发生 1,2-加成；而 Br_2 加到共轭双键两端的两个双键碳原子上则发生 1,4-加成。反应生成的 1,2-加成生成物和 1,4-加成生成物的比例取决于反应条件，在较低温度下有利于 1,2-加成，而在较高温度或催化剂存在下则以 1,4-加成为主。

（二）双烯合成

共轭二烯烃及其衍生物能与某些具有碳-碳双键或碳-碳三键的不饱和化合物进行 1,4-加成，生成具有六元环的环状化合物。例如：

$$
\underset{CH=CH_2}{\overset{CH=CH_2}{|}} + \underset{CH_2}{\overset{CH_2}{\|}} \xrightarrow[9\ MPa]{200\ ℃} \bigcirc
$$

环己烯

此反应称为双烯合成反应或第尔斯-阿尔德（Diels-Alder）反应。

双烯合成反应是共轭二烯烃的特征反应，共轭二烯烃及其衍生物称为双烯体，与共轭二烯烃发生加成反应的不饱和化合物称为亲双烯体。当亲双烯体上连接 —CHO，—COOH，—CN 等吸电子基团时，加成反应更容易进行。例如：

$$
\underset{CH=CH_2}{\overset{CH=CH_2}{|}} + \underset{CH_2}{\overset{CH-CHO}{\|}} \xrightarrow[100\ ℃]{苯} \bigcirc\!\!-CHO
$$

许多双烯合成反应非常容易进行，将两种反应物混合后就立即发生反应。双烯合成反应为合成六元环化合物提供了简单的途径，而且产率高，是有机合成中的一个重要反应。因此，第尔斯和阿尔德分享了 1950 年的诺贝尔化学奖。

五、与医学有关的共轭烯烃

共轭烯烃及其衍生物在医药中有着广泛的用途，其中比较重要的是维生素 A 和

E-14-03
知识扩展：
第尔斯-
阿尔德反
应

β-胡萝卜素。

（一）维生素 A

维生素 A 的结构简式为

维生素 A 存在于鱼肝油、蛋黄和牛奶中,为黄色晶体,熔点为 62~64 ℃,不溶于水和甘油,溶于无水乙醇、甲醇、氯仿、乙醚和油脂等,在空气中易氧化,受紫外光照射后失效,其油溶液则很稳定。维生素 A 常用于防治儿童发育不良、干眼症、夜盲症、皮肤干燥及眼部、呼吸道、泌尿道和肠道的免疫力降低等。

（二）β-胡萝卜素

胡萝卜素最初是从胡萝卜中得到的,它广泛存在于植物的花、叶、果实、蛋黄和奶油中。胡萝卜素有 α-胡萝卜素、β-胡萝卜素和 γ-胡萝卜素 3 种异构体,其中 β-胡萝卜素最为重要,其结构简式为

β-胡萝卜素是深橘红色带有金属光属的晶体,熔点为 183~184 ℃,不溶于水,溶于有机溶剂。β-胡萝卜素在医药上的作用与维生素 A 相同,但使用时剂量要加倍。对于肝疾病患者,会妨碍 β-胡萝卜素转变为维生素 A,因此临床上直接给患者补充维生素 A。

第三节　炔　　烃

分子中含有碳-碳三键（C≡C）的链烃称为炔烃,其组成通式为 C_nH_{2n-2}。碳-碳三键是炔烃的官能团。

一、乙炔的结构

在形成乙炔分子时,两个碳原子均用 1 个 2s 轨道和 1 个 $2p_x$ 轨道进行 sp 杂化,形成的两个 sp 杂化轨道在一条直线上。每个碳原子的两个没有参与杂化的 $2p_y$ 轨道和 $2p_z$ 轨道互相垂直,也分别垂直于两个 sp 杂化轨道,每个碳原子的两个 sp 杂化轨道、$2p_y$ 轨道和 $2p_z$ 轨道中各有 1 个未成对电子。两个碳原子各用 1 个 sp 杂化轨道沿键轴以"头碰头"方式重叠,形成 1 个 C—C σ 键,又各用 1 个 sp 杂化轨道分别与

两个氢原子的 1s 轨道重叠,形成两个 C—Hσ 键。两个碳原子的 $2p_y$ 轨道与 $2p_y$ 轨道及 $2p_z$ 轨道与 $2p_z$ 轨道分别垂直于键轴,以"肩并肩"方式重叠形成两个互相垂直的 π 键。

乙炔分子中的碳-碳三键是由 1 个 σ 键和 2 个 π 键组成,乙炔分子的结构如图 2-14-3 所示。

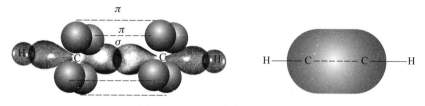

E-14-04
结构图:
乙炔的结
构

图 2-14-3　乙炔分子的结构

乙炔分子中的碳-碳三键的键长为 120 pm,键能为 835 $kJ \cdot mol^{-1}$,比碳-碳双键和碳-碳单键的键能大。

二、炔烃的命名

炔烃的系统命名方法与烯烃相似,只需把"烯"字改成"炔"字即可。例如:

$$CH_3—CH—C\equiv C—CH_3$$
$$|$$
$$CH_2CH_3$$

4-甲基己-2-炔

分子中同时含有碳-碳双键和碳-碳三键的链烃称为烯炔。烯炔命名时,首先选择包括碳-碳双键和碳-碳三键的最长碳链为母体,称为"某烯炔",编号时应使双键或三键处于最小的位次。当碳-碳双键和碳-碳三键的位次相同时,则优先给碳-碳双键以较小编号。例如:

$$CH_3—CH=CH—C\equiv CH \qquad\qquad HC\equiv C—\overset{\displaystyle CH_3}{\overset{\displaystyle |}{C}}H—CH—CH=CH_2$$

戊-3-烯-1-炔 　　　　　　　　　3-甲基戊-1-烯-4-炔

三、炔烃的物理性质

在室温下,分子中含 2~4 个碳原子的炔烃为气体,分子中含 5~18 个碳原子的炔烃为液体。炔烃的沸点、熔点和密度都是随相对分子质量的增大而升高。碳-碳三键在碳链末端的炔烃的沸点和熔点都低于碳-碳三键在碳链中的炔烃。炔烃的密度都小于 1 $g \cdot cm^{-3}$,难溶于水,易溶于石油醚、四氯化碳、苯等有机溶剂。

一些炔烃的物理性质如表 2-14-2 所示。

表 2-14-2 一些炔烃的物理性质

名　　称	结构简式	熔点/℃	沸点/℃	密度/(g·cm⁻³)
乙炔	HC≡CH	−82	−75	
丙炔	HC≡CCH₃	−101.5	−23	
丁-1-炔	HC≡CCH₂CH₂	−122	9	
戊-1-炔	HC≡C(CH₂)₂CH₃	−98	40	0.695
己-1-炔	HC≡C(CH₂)₃CH₃	−124	72	0.791
庚-1-炔	HC≡C(CH₂)₄CH₃	−80	100	0.733
丁-2-炔	CH₃C≡CCH₃	−24	27	0.694
戊-2-炔	CH₃C≡CCH₂CH₃	−101	55	0.714
3-甲基丁-1-炔	HC≡CCH(CH₃)₂		29	0.665
己-2-炔	CH₃C≡C(CH₂)₂CH₃	−92	84	0.730
己-3-炔	CH₃CH₂C≡CCH₂CH₃	−51	81	0.725
3,3-二甲基丁-1-炔	HC≡CC(CH₃)₃	−81	38	0.669

四、炔烃的化学性质

炔烃与烯烃相似,也能与 X_2 和 HX 等试剂发生加成反应。碳-碳三键中有两个 π 键,因此炔烃既能与一分子试剂加成,也能与两分子试剂加成。由于碳-碳三键中的 π 键的键能大于碳-碳双键中的 π 键的键能,因此碳-碳三键比碳-碳双键较难发生加成反应。炔烃的加成反应活性比烯烃低,若分子中同时存在碳-碳双键和碳-碳三键时,则加成反应优先发生在碳-碳双键上。

(一) 加成反应

1. 催化加氢

在镍、钯、铂等催化剂催化下,炔烃与氢气加成生成烯烃或烷烃。例如:

$$CH\equiv CH \xrightarrow[Ni]{H_2} CH_2=CH_2 \xrightarrow[Ni]{H_2} CH_3-CH_3$$

2. 与卤素加成

炔烃也能与氯气和溴发生加成反应,生成卤代烯烃或卤代烷烃。例如:

$$R-C\equiv CH \xrightarrow[CCl_4]{Br_2} R-\underset{Br}{\overset{}{C}}=\underset{Br}{\overset{}{C}}H \xrightarrow[CCl_4]{Br_2} R-\underset{Br}{\overset{Br}{C}}-\underset{Br}{\overset{Br}{C}}H$$

炔烃与溴发生加成反应,可使溴的四氯化碳溶液或溴水褪色,因此也常用此反应检验炔键的存在。

3. 与卤化氢加成

炔烃与卤化氢发生加成反应,既可与一分子卤化氢加成,也可与两分子卤化氢加成。不对称炔烃与卤化氢的加成反应也遵守马氏规则。例如：

$$R-C\equiv CH \xrightarrow{HBr} \underset{}{R-\overset{Br}{\underset{|}{C}}=CH_2} \xrightarrow{HBr} R-\overset{Br}{\underset{\underset{Br}{|}}{\overset{|}{C}}}-CH_3$$

4. 与水加成

在硫酸汞和硫酸的催化下，炔烃能与水发生加成反应，先生成极不稳定的烯醇，它很快转变为稳定的羰基化合物。例如，将乙炔和水蒸气的混合气体通入含硫酸汞的硫酸水溶液中，在 100 ℃ 下生成乙醛。

$$HC\equiv CH + H_2O \xrightarrow[100\ ℃]{HgSO_4,H_2SO_4} [H_2C=CH-OH] \longrightarrow CH_3CHO$$

除乙炔外，其他炔烃与水加成时都生成酮。不对称炔烃与水的加成反应遵守马氏规则，因此三键碳原子连接一个氢原子的端基炔烃可转化为甲基酮。例如：

$$CH_3C\equiv CH + H_2O \xrightarrow[H_2SO_4]{HgSO_4} CH_3-\underset{\underset{O}{\|}}{C}-CH_3$$

（二）氧化反应

炔烃也能被高锰酸钾等强氧化剂氧化，使高锰酸钾酸性溶液的紫色褪去，炔键断裂生成羧酸或二氧化碳：

$$RC\equiv CH \xrightarrow[H_2SO_4]{KMnO_4} RCOOH + CO_2\uparrow$$

利用上述反应可以鉴定炔烃的存在和确定碳-碳三键的位置。

（三）炔氢的反应

炔烃中与三键碳原子连接的氢原子称为炔氢，它具有一定的酸性。含有炔氢的炔烃在液氨中能与氨基钠反应生成炔化钠：

$$RC\equiv CH + NaNH_2 \xrightarrow{液氨} RC\equiv CNa + NH_3$$

炔化钠可以用于合成炔烃的同系物。例如：

$$RC\equiv CNa + R'X \xrightarrow{液氨} RC\equiv CR' + NaX$$

炔氢还可以被重金属离子（如 Ag^+ 和 Cu^+）取代，生成金属炔化物。例如：

$$RC\equiv CH + [Ag(NH_3)_2]NO_3 \longrightarrow RC\equiv CAg\downarrow + NH_4NO_3 + NH_3$$

$$RC\equiv CH + [Cu(NH_3)_2]Cl \longrightarrow RC\equiv CCu\downarrow + NH_4Cl + NH_3$$

炔化银为白色沉淀，炔化亚铜为红棕色沉淀，因此可分别利用上述反应鉴别含有炔氢的炔烃。

（四）聚合反应

与烯烃相似，炔烃也能发生聚合反应，生成链状化合物或环状化合物。例如：

$$CH \equiv CH + CH \equiv CH \xrightarrow{CuCl-NH_4Cl} CH_2=CH-C\equiv CH \xrightarrow[CuCl-NH_4Cl]{CH\equiv CH}$$

乙烯基乙炔

$$CH_2=CH-C\equiv C-CH=CH_2$$

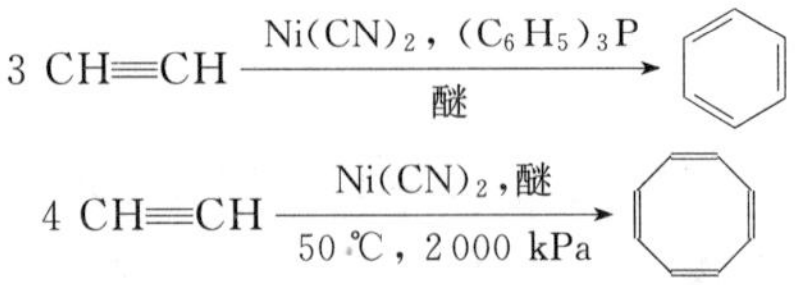

二乙烯基乙炔

$$3\ CH\equiv CH \xrightarrow[醚]{Ni(CN)_2,\ (C_6H_5)_3P} \bigcirc$$

$$4\ CH\equiv CH \xrightarrow[50\ ℃,\ 2\ 000\ kPa]{Ni(CN)_2,醚} \bigcirc$$

在齐格勒-纳塔催化剂[如 $TiCl_4-Al(C_2H_5)_3$]的作用下,乙炔可发生聚合,生成聚乙炔:

$$n\ CH\equiv CH \xrightarrow{TiCl_4-Al(C_2H_5)_3} \left[CH=CH\right]_n$$

20 世纪 70 年代白川英树(Shirakawa)等人首次合成出聚乙炔薄膜,后又通过掺杂杂质发现得到的高聚物也具有导电性。导电高聚物既具有金属的高电导率,又具有高聚物的可塑性,质量又轻,是一类具有广阔应用前景的新导体。高聚物的导电性拓宽了人类对导体材料的认识及应用领域。白川英树、麦克迪尔米德和黑格 3 人因发现高聚物的导电性而获得 2000 年诺贝尔化学奖。

思考题和习题

1. 命名下列化合物:

(1) $CH_2=CHCH_2C(CH_3)_3$

(2) $CH_3CH_2CH_2CH_2CH_2CH_3$ 中间 $C(CH_3)_2$

(3) 略

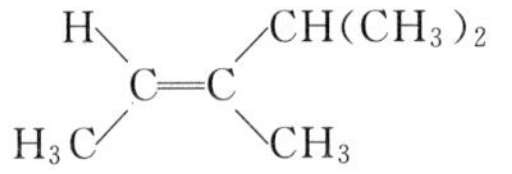

(4) 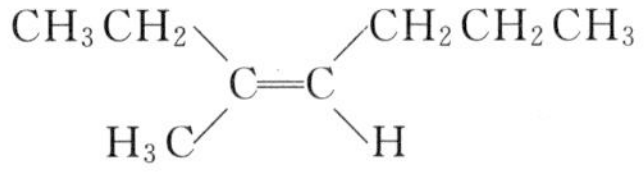 略

(5) $CH_2=CH—CH=C(CH_3)_2$

(6) 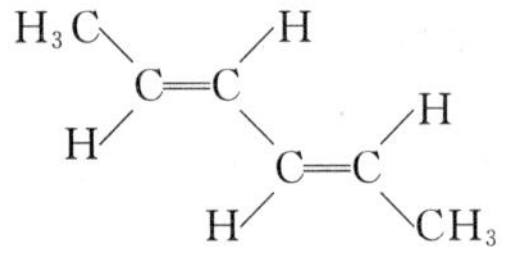 略

(7) $(CH_3)_2C=CCH_2C\equiv CH$ 下 CH_3

(8) $CH_3C\equiv CCH_2CH_2C\equiv CH$

2. 写出下列化合物的结构简式:

(1) 反-4-甲基己-2-烯

(2) 3,3-二甲基戊-1-烯

(3) 3-溴丙-1-烯

(4) 3-乙基戊-1-烯-4-炔

(5) 2,3-二甲基戊-1,3-二烯

(6) 3,4-二甲基己-4-烯-1-炔

3. 写出分子式为 C_5H_{10} 的单烯烃的各种构造异构体和顺反异构体的结构简式和名称。

4. 写出分子式为 C_5H_8 的所有开链烃的构造异构体的结构简式,并用系统命名法命名。

5. 写出下列反应的主要生成物：

(1) $CH_3CH_2CH{=}CH_2 + Br_2 \xrightarrow{\text{CCl}_4}$

(2) $CH_3CH_2CH{=}CH_2 + HBr \longrightarrow$

(3) $CH_3CH_2CH{=}CH_2 + Cl_2 \xrightarrow{500\sim600\ ℃}$

(4) $CH_3C{\equiv}CH + HBr \longrightarrow \xrightarrow{\text{HBr}}$

(5) $CH_3CH{=}CH_2 + H_2SO_4\,(浓) \longrightarrow \xrightarrow[\triangle]{\text{H}_2\text{O}}$

(6) $CH_3{-}\underset{\underset{CH_3}{|}}{C}{=}CH_2 \xrightarrow[\text{H}_2\text{SO}_4]{\text{KMnO}_4}$

(7) $CH_3CH_2C{\equiv}CH + [Ag(NH_3)_2]NO_3 \longrightarrow$

(8) $CH_3CH_2C{\equiv}CH + H_2O \xrightarrow[\text{H}_2\text{SO}_4]{\text{HgSO}_4}$

(9) $CH_3{-}\underset{\underset{CH_3}{|}}{C}{=}CH_2 \xrightarrow[\text{② H}_2\text{O, Zn}]{\text{① O}_3}$

(10) $CH_2{=}CH{-}CH{=}CH_2 + CH_3{-}CH{=}CH{-}CH_3 \xrightarrow{150\ ℃}$

6. 写出戊-1,3-二烯顺反异构体的结构简式，并用顺反命名法和 Z,E 命名法命名。

7. 采用乙炔为原料合成下列化合物（其他试剂任选）：

(1) 氯乙烯　　　　　　 (2) 1,1-二溴乙烷
(3) 1,2-二氯乙烷　　　 (4) 乙醛

8. 采用丙炔为原料合成下列化合物（其他试剂任选）：

(1) $CH_3\underset{\underset{Br}{|}}{C}HCH_3$　　　　 (2) $CH_3CH_2CH_2Br$

(3) CH_3COCH_3　　　　 (4) 2,2-二溴丙烷

9. 采用指定的原料制备下列化合物：

(1) $CH_3CH{=}CH_2 \longrightarrow CH_3CH_2CH_2OH$

(2) $CH_3CH{=}CH_2 \longrightarrow CH_3\underset{\underset{OH}{|}}{C}HCH_3$

(3) $CH_3CH{=}CH_2 \longrightarrow ClCH_2\underset{\underset{OH}{|}}{C}HCH_2OH$

(4) $CH_3CH_2C{\equiv}CH \longrightarrow CH_3CH_2{-}\underset{\underset{Br}{\overset{Br}{|}}}{C}{-}CH_3$

10. 采用化学方法鉴别乙烷、乙烯和乙炔。

11. 采用化学方法鉴别下列化合物：

(1) 2-甲基丁烷、3-甲基丁-1-炔和3-甲基丁-1-烯

(2) 己-1-烯、己-1,3-二烯和 2-甲基己烷

12. 用化学方法除去下列化合物中的少量杂质：

(1) 己-1-烯中少量的己-1-炔

(2) 庚烷中少量的庚烯

13. 某单烯烃用酸性 $KMnO_4$ 溶液氧化后得到下列各组生成物,写出原烯烃的结构简式。

(1) CO_2 和 CH_3COOH

(2) CH_3COOH 和 $\underset{\underset{CH_3}{|}}{CH_3CHCOOH}$

(3) $\underset{\underset{CH_3}{|}}{CH_3CHCOOH}$

14. A 和 B 两种化合物的分子式均为 C_4H_8,与 HBr 作用生成相同的卤代烷。与酸性 $KMnO_4$ 溶液反应时,A 生成丙酸和二氧化碳,B 只生成乙酸一种产物。请推测 A 和 B 的结构简式。

15. 烯烃 A 的分子式为 C_6H_{12},经臭氧化和锌粉还原水解反应后生成丙酮和丙醛。请推测 A 的结构简式。

16. 烯烃 A 的分子式为 C_5H_{10},与 $KMnO_4$ 酸性溶液作用,生成分子中含 4 个碳原子的羧酸。但 A 经臭氧化和锌粉还原水解后,生成两种不同的醛。请推测 A 的可能结构简式,该烯烃有没有顺反异构体?

17. 烯烃 A 的分子式为 $C_{10}H_{20}$,经臭氧化和锌粉还原分解后生成羰基化合物 $CH_3COCH_2CH_2CH_3$.推导 A 的结构简式和可能的构型。

18. 有机化合物 A 的分子式为 C_6H_{12},能使溴水褪色,催化加氢生成己烷,用过量的酸性高锰酸钾溶液氧化,可得到两种不同的羧酸。写出 A 的结构简式及各步反应式。

19. 链烃 A 的分子式为 C_5H_8,能使酸性高锰酸钾溶液和溴的四氯化碳溶液褪色,A 与硝酸银的氨溶液反应生成白色沉淀。请写出 A 的所有可能的结构简式。

20. 不饱和烃 A 的分子式为 C_6H_{10},1 mol A 可与 2 mol 溴加成,但 A 不能与硝酸银的氨溶液作用,A 与酸性高锰酸钾溶液反应生成乙酸、丙二酸和二氧化碳。请推测 A 的可能结构简式。

第十五章 芳 香 烃

通常把含有苯环结构的烃称为芳香烃。而把不含苯环结构,又具有芳香烃特性的烃称为非苯芳香烃。

第一节　芳香烃的分类、命名和构造异构

一、芳香烃的分类

根据芳香烃分子中所含苯环的数目,可将芳香烃分为单环芳香烃和多环芳香烃。

(一) 单环芳香烃

分子中只含有 1 个苯环的芳香烃称为单环芳香烃。单环芳香烃包括苯、苯的同系物和苯基取代的不饱和烃。例如:

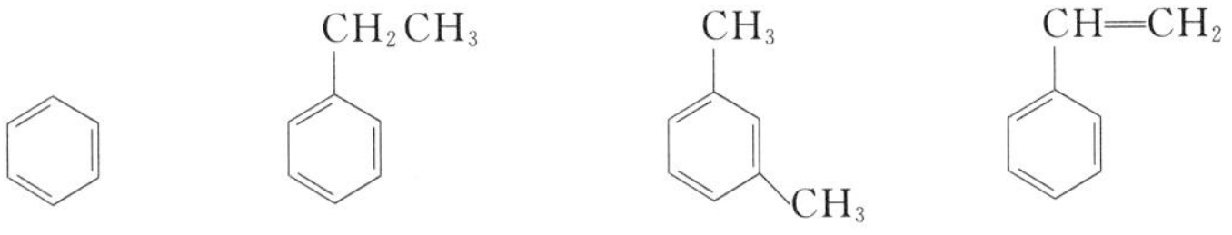

(二) 多环芳香烃

分子中含有两个或两个以上苯环的芳香烃称为多环芳香烃。多环芳香烃根据苯环的连接方式的不同,又分为多苯代脂肪烃、联苯类多环芳香烃和稠环芳香烃。

(1) 多苯代脂肪烃　多苯代脂肪烃可看作脂肪烃分子中的氢原子被苯基取代生成的芳香烃。例如:

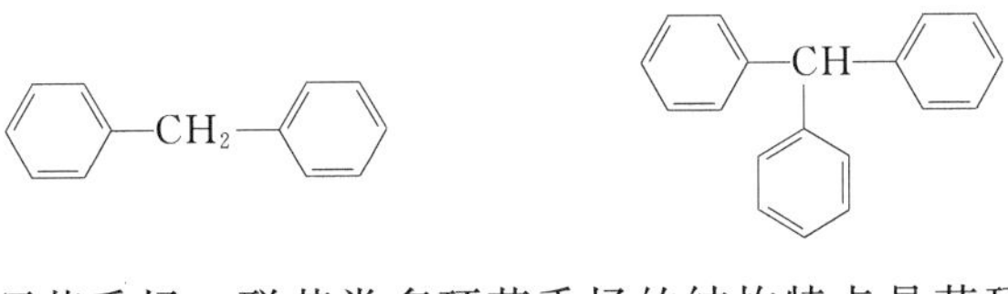

(2) 联苯类多环芳香烃　联苯类多环芳香烃的结构特点是苯环之间以单键连接。例如:

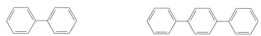

(3) 稠环芳香烃　稠环芳香烃是两个或两个以上苯环共用两个相邻碳原子生成的多环芳香烃。例如：

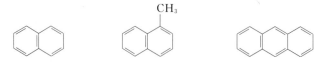

二、单环芳香烃的命名

单环芳香烃的命名方法有以下两种：

(1) 以苯环为母体，以烃基为取代基，称为"某烃基苯"（"基"字常省略）。当苯环上有两个或两个以上取代基时，要用阿拉伯数字标明其位次。例如：

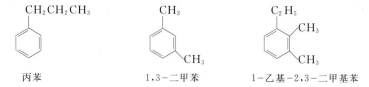

丙苯　　　　　　　1,3-二甲苯　　　　　1-乙基-2,3-二甲基苯

(2) 当苯环上连接复杂烃基或不饱和烃基时，通常以苯基为取代基命名。例如：

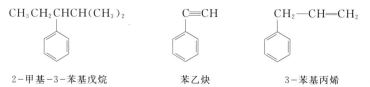

2-甲基-3-苯基戊烷　　　　　苯乙炔　　　　　3-苯基丙烯

芳香烃分子中去掉1个氢原子后剩余的基团称为芳香基。常见的芳香基有苯基和苄基：

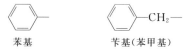

苯基　　　　　　苄基(苯甲基)

三、单环芳香烃的构造异构

苯及其同系物的组成通式为 $C_nH_{2n-6}(n \geqslant 6)$。由于苯分子中的6个碳原子和6个氢原子是等同的，因此苯及一取代苯没有构造异构体。

当一取代苯的苯环上的取代基含有3个或3个以上碳原子时，由于碳链异构，也产生构造异构体。例如：

当苯环上有两个或两个以上取代基时，由于取代基在苯环上的相对位置的不同，也产生异构现象。例如：

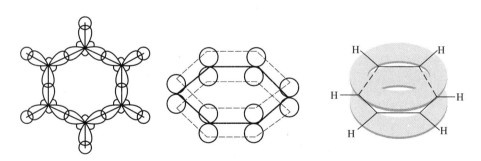

第二节　单环芳香烃的结构和性质

一、苯的结构

苯是最简单的芳香烃,要了解芳香烃的化学性质,必须首先了解苯的结构。

苯的分子式为 C_6H_6,1 个苯分子是由 6 个碳原子和 6 个氢原子组成的。测定结果表明,苯分子中的 6 个碳原子和 6 个氢原子都在同一个平面上,6 个碳原子组成一个正六边形的碳环,6 个碳-碳键的键长相等,所有的键角均为 120°。

轨道杂化理论认为,在形成苯分子时,碳原子用 2s 轨道、$2p_x$ 轨道和 $2p_y$ 轨道进行 sp^2 杂化,形成的 3 个 sp^2 杂化轨道在同一平面上,杂化轨道之间的夹角为 120°,碳原子的 3 个 sp^2 杂化轨道上各有 1 个未成对电子,未参加杂化的 $2p_z$ 轨道上也有 1 个未成对电子,$2p_z$ 轨道垂直于 3 个 sp^2 杂化轨道所在的平面。6 个碳原子各分别用两个 sp^2 杂化轨道与两个相邻的碳原子的 sp^2 杂化轨道重叠,形成 6 个 C—C σ 键,每个碳原子又各用 1 个 sp^2 杂化轨道分别与 6 个氢原子的 1s 轨道重叠,形成 6 个 C—H σ 键,6 个碳原子和 6 个氢原子在同一平面上。6 个碳原子的未参与杂化的 $2p_z$ 轨道互相平行,且垂直于 6 个碳原子和 6 个氢原子所在平面,它们以"肩并肩"方式重叠,形成了 1 个 6 原子 6 电子的共轭 π 键,如图 2-15-1 所示。

E-15-01
知识扩展:
德国化学
家凯库勒
与苯环结
构

图 2-15-1　苯分子中的 σ 键和共轭 π 键

通过以上讨论可知,苯分子中的碳-碳键完全等长,并没有碳-碳单键和碳-碳双键之分。因此,应该采用结构式 ⬡ 表示苯的这种特殊结构,但通常仍习惯采用经典的凯库勒式 ⬡ 表示苯的结构。

二、单环芳香烃的物理性质

　　苯及其同系物多数为液体,具有特殊的香味,它们的蒸气具有毒性,能引起肝损伤及损坏造血器官和神经系统,并能导致白血病。苯及其同系物都比水轻,不溶于水,而溶于石油醚、醇、醚等有机溶剂。苯及其常见烃基衍生物的物理性质如表 2-15-1 所示。

表 2-15-1　苯及其常见烃基衍生物的物理性质

名　称	熔点/℃	沸点/℃	密度/(g·cm⁻³)
苯	5.5	80	0.879
甲苯	-95	111	0.866
乙苯	-95	136	0.867
丙苯	-99	159	0.862
异丙苯	-96	152	0.862
邻二甲苯	-25	144	0.880
间二甲苯	-48	139	0.864
对二甲苯	13	138	0.861
苯乙烯	-31	145	0.906
苯乙炔	-45	142	0.930

三、单环芳香烃的化学性质

　　苯环非常稳定,不易被氧化,不易进行加成反应,而容易发生取代反应。这些性质是芳香族化合物共有的特性,通常称为"芳香性"。单环芳香烃除了发生苯环上的取代反应外,与苯环直接相连的碳原子上的氢原子(称为 α-氢原子)也容易进行取代反应和氧化反应。

　　(一)苯环上的取代反应

　　单环芳香烃最重要的反应是苯环上的取代反应,其中包括卤代、硝化、磺化、烷基化等。

　　1. 卤代反应

　　苯在三卤化铁催化下,与氯气或溴反应,苯分子中的氢原子被氯原子或溴原子取代,生成氯苯或溴苯:

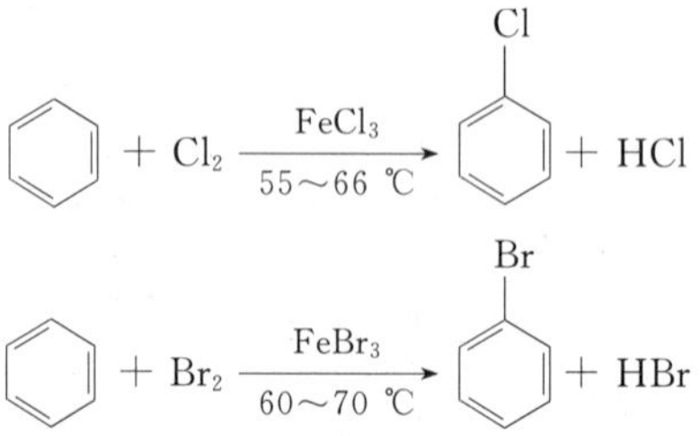

$$\text{苯} + Cl_2 \xrightarrow[55\sim66\ ℃]{FeCl_3} \text{氯苯} + HCl$$

$$\text{苯} + Br_2 \xrightarrow[60\sim70\ ℃]{FeBr_3} \text{溴苯} + HBr$$

　　在催化剂催化下,烷基苯也能与卤素发生苯环上的取代反应,而且反应比苯容易

进行,主要生成物是邻位取代物和对位取代物。例如:

$$\text{CH}_3\text{—C}_6\text{H}_5 + \text{Br}_2 \xrightarrow[25\ ℃]{\text{FeBr}_3} \text{邻溴甲苯} + \text{对溴甲苯}$$

2. 硝化反应

苯与浓硝酸和浓硫酸的混合物作用,苯环上的氢原子被硝基(—NO$_2$)取代,生成硝基苯,这类反应称为硝化反应。例如:

$$\text{C}_6\text{H}_6 + \text{HNO}_3(浓) \xrightarrow[50\sim60\ ℃]{浓\ \text{H}_2\text{SO}_4} \text{C}_6\text{H}_5\text{NO}_2 + \text{H}_2\text{O}$$

硝基苯在更高的温度下与发烟硝酸和浓硫酸作用,主要生成间二硝基苯:

$$\text{C}_6\text{H}_5\text{NO}_2 + \text{HNO}_3(发烟) \xrightarrow[95\ ℃]{浓\ \text{H}_2\text{SO}_4} \text{间二硝基苯} + \text{H}_2\text{O}$$

烷基苯与浓硝酸和浓硫酸的混合物作用,也发生苯环上的硝化反应,反应比苯容易进行,主要生成物是邻位取代物和对位取代物。例如:

$$\text{CH}_3\text{—C}_6\text{H}_5 + \text{HNO}_3(浓) \xrightarrow[30\ ℃]{浓\ \text{H}_2\text{SO}_4} \text{邻硝基甲苯} + \text{对硝基甲苯}$$

3. 磺化反应

苯与浓硫酸或发烟硫酸作用,苯环上的氢原子被磺酸基(—SO$_3$H)取代,生成苯磺酸,这类反应称为磺化反应。例如:

$$\text{C}_6\text{H}_6 + \text{HOSO}_3\text{H}(浓) \underset{70\sim80\ ℃}{\rightleftharpoons} \text{C}_6\text{H}_5\text{SO}_3\text{H} + \text{H}_2\text{O}$$

烷基苯比苯容易发生磺化反应,它与浓硫酸在常温下就可发生反应,主要生成物是邻位取代物;而在100 ℃时主要生成物为对位取代物。

4. 傅瑞德尔–克拉夫茨反应

傅瑞德尔–克拉夫茨(Friedel–Crafts)反应是制备烷基苯和芳香酮的反应,常简称为傅–克反应。其中,苯环上的氢原子被烷基取代的反应称为傅–克烷基化反应,苯环上的氢原子被酰基取代的反应称为傅–克酰基化反应。

(1) 傅–克烷基化反应　在路易斯酸无水三氯化铝的催化下,苯与卤代烷反应生成烷基苯。例如:

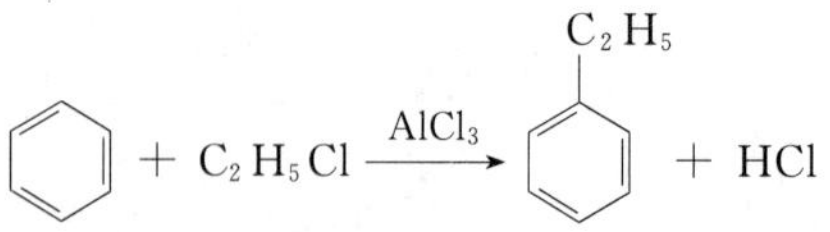

$$\text{（苯）} + C_2H_5Cl \xrightarrow{AlCl_3} \text{（}C_2H_5\text{苯）} + HCl$$

卤代烷、烯烃、醇、环氧乙烷等在适当催化剂的作用下都能发生傅-克烷基化反应,卤代烷、烯烃和醇是常用的烷基化试剂。质子酸也能作催化剂,常用的质子酸有 H_2SO_4、H_3PO_4 等。在有机合成中,常利用傅-克烷基化反应在苯环上引入烷基。

烷基化反应是可逆反应,反应中往往容易产生多烷基取代苯,而且当烷基中含两个以上碳原子时,常发生烷基的异构化。例如,苯与1-氯丙烷发生烷基化反应,主要生成物是异丙苯:

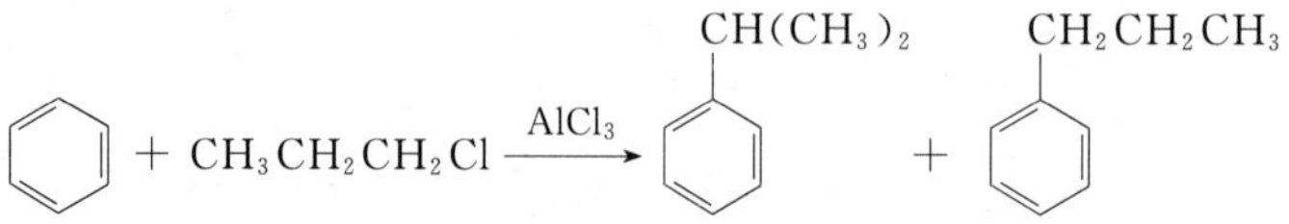

$$\text{（苯）} + CH_3CH_2CH_2Cl \xrightarrow{AlCl_3} \underset{\text{异丙苯（70\%）}}{\text{（}CH(CH_3)_2\text{苯）}} + \underset{\text{丙苯（30\%）}}{\text{（}CH_2CH_2CH_3\text{苯）}}$$

（2）傅-克酰基化反应　在路易斯酸无水三氯化铝的催化下,苯与酰氯或酸酐等反应,生成芳香酮。例如:

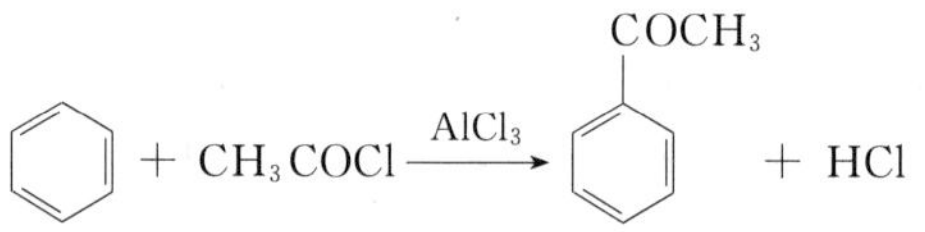

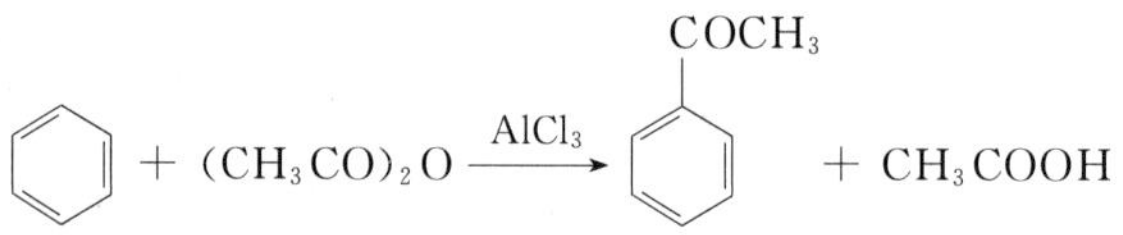

$$\text{（苯）} + CH_3COCl \xrightarrow{AlCl_3} \text{（}COCH_3\text{苯）} + HCl$$

$$\text{（苯）} + (CH_3CO)_2O \xrightarrow{AlCl_3} \text{（}COCH_3\text{苯）} + CH_3COOH$$

当苯环上连接强吸电子基团(如—NO_2,—COOH,—SO_3H 等)时,不能发生傅-克反应。

在有机合成中,常利用傅-克酰基化反应制备芳香酮。与傅-克烷基化反应不同,傅-克酰基化反应不生成多元取代物,也不发生异构化。

5. 氯甲基化反应

在无水氯化锌存在下,单环芳香烃与甲醛和浓盐酸反应,苯环上的氢原子被氯甲基(—CH_2Cl)取代,生成苄氯。例如:

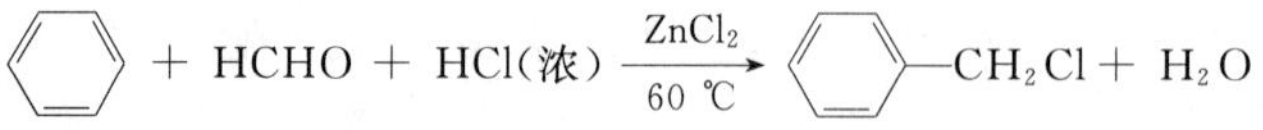

$$\text{（苯）} + HCHO + HCl\text{（浓）} \xrightarrow[60\,℃]{ZnCl_2} \text{（苯）}-CH_2Cl + H_2O$$

苯和烷基苯都容易发生氯甲基化反应,但当苯环上有强吸电子基团时,氯甲基化反应很难进行。

（二）苯环的加成反应

1. 催化加氢

苯环具有特殊的稳定性,不易进行加成反应。但在一定条件下,苯及其同系物也可以发生催化加氢反应。例如:

$$\text{（苯）} + 3\ H_2 \xrightarrow[200\ ℃]{\text{Ni}} \text{（环己烷）}$$

2. 与氯气加成

在紫外光照射下,苯与氯气发生加成反应,生成六氯化苯:

$$\text{（苯）} + 3\ Cl_2 \xrightarrow[50\ ℃]{h\nu} \text{（六氯化苯）}$$

（三）苯环侧链的反应

1. 卤代反应

在高温、紫外光照射或过氧化物存在下,烷基苯与卤素单质发生取代反应,苯环侧链上的 α-氢原子被卤原子取代。例如:

$$\text{（苯基）}-CH_2CH_3 + Cl_2 \xrightarrow{h\nu} \text{（苯基）}-\underset{\underset{Cl}{|}}{CH}CH_3 + HCl$$

N-溴代丁二酰亚胺（NBS）常用于烷基苯的 α-氢原子的溴代反应。例如:

$$\text{（甲苯）} + \text{（NBS）} \xrightarrow[\text{或}\ 125\ ℃]{h\nu} \text{（苄溴）} + \text{（丁二酰亚胺）}$$

2. 氧化反应

苯环比较稳定,很难被氧化,但含有侧链的烷基苯则容易被氧化。烷基苯的侧链不论长短,只要含有 α-氢原子,均可被高锰酸钾等强氧化剂氧化为苯甲酸。没有 α-氢原子的烷基苯,则很难被氧化。例如:

$$\text{（甲苯）} \xrightarrow[H_2SO_4]{KMnO_4} \text{（苯甲酸）}$$

$$\text{（间异丙基乙苯）} \xrightarrow[H_2SO_4]{KMnO_4} \text{（间苯二甲酸）}$$

$$\text{（间叔丁基甲苯）} \xrightarrow[H_2SO_4]{KMnO_4} \text{（间叔丁基苯甲酸）}$$

四、苯环的取代定位规则

（一）两类定位基

苯环上原有的取代基对苯环在取代反应中的活性影响很大，如甲苯比苯容易进行硝化反应，而硝基苯比苯难进行硝化反应，表明甲基对苯环有"活化"作用，而硝基对苯环有"钝化"作用。通常将能苯环上的取代反应易于进行的基团称为活化基团，使苯环上的取代反应难于进行的基团称为钝化基团。

苯环上原有的取代基也对新导入的取代基进入苯环的位置产生较大影响。例如，甲苯硝化时主要生成邻硝基甲苯和对硝基甲苯；而硝基苯硝化时，主要生成间二硝基苯。由此可见，苯环上原有的取代基将决定新导入的取代基进入苯环的位置，通常把苯环上原有的取代基称为定位基。

根据定位基使新导入的取代基进入苯环的位置不同，将定位基分为邻对位定位基和间位定位基两大类。使新导入的取代基主要进入它的邻位和对位的定位基称为邻对位定位基，使新导入的取代基主要进入它的间位的定位基称为间位定位基。一些常见定位基如表 2-15-2 所示。

表 2-15-2　一些常见定位基的分类

邻对位定位基	间位定位基
$-NH_2$，$-NHR$，$-NR_2$	$-COR$
$-OH$	$-COOR$
$-OR$	$-SO_3H$
$-NHCOR$	$-CHO$
$-OCOCH_3$	$-COOH$
$-C_6H_5$（$Ar-$）	$-CN$
$-R$	$-NO_2$
$-X$	$-NR_3^+$

（1）邻对位定位基　在邻对位定位基中，除卤素原子为钝化基团外，其他定位基都是活化基团。邻对位定位基使第二个取代基主要进入它的邻位和对位，其定位能力由强到弱的顺序为

$$-N(CH_3)_2，-NH_2，-OH，-OCH_3，-NHCOCH_3，-X，-R$$

（2）间位定位基　间位定位基都是钝化基团，它们使第二个取代基进入其间位，定位能力由强到弱的顺序为

$$-NR_3^+，-NO_2，-CN，-SO_3H，-CHO，-COOH，-COOR，-COR$$

从结构特点上看，邻对位定位基中与苯环直接连接的原子带有负电荷或含有孤对

电子或为烃基；间位定位基中与苯环直接连接的原子带有正电荷或以不饱和键与电负性更大的原子连接或连接多个吸电子基(如—CF_3)等。

（二）取代定位规则的理论解释

1. 邻对位定位基对苯环的影响

除卤原子外，邻对位定位基都是给电子基团，可使苯环上的电子密度增大，有利于取代反应的进行，且使定位基的邻位和对位的电子密度比间位增加得较大些，使第二个取代基进入定位基的邻位和对位。邻对位定位基对苯环的影响有下面三种类型，现通过实例说明如下。

（1）甲苯　甲基具有吸电子的诱导效应和给电子的 σ-π 超共轭效应，由于超共轭效应大于诱导效应，因此甲基是给电子基团。甲基的 C—H σ 键与苯环的大 π 键形成了 σ-π 超共轭体系，使得甲基的 C—H 键的 σ 电子向苯环的大 π 键偏移，使苯环上的电子密度增大：

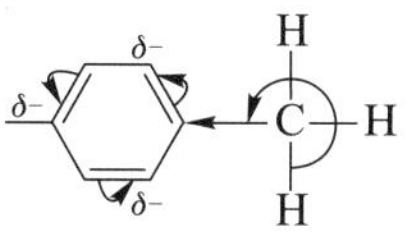

甲基的给电子效应使苯环的电子密度增大，而且使甲基的邻位碳原子和对位碳原子的电子密度比间位碳原子增大更多，因此甲苯的取代反应不仅比苯容易进行，而且主要发生在甲基的邻位和对位。

（2）苯酚　在苯酚分子中，羟基直接与苯环连接，由于氧元素的电负性大于碳元素，羟基表现出吸电子的诱导效应，使苯环上的电子密度减小。同时，氧原子含孤对电子的 $2p_z$ 轨道又与苯环上的大 π 键形成 p-π 共轭体系，使氧原子的孤对电子向苯环上的大 π 键偏移，又使苯环上的电子密度增大，产生给电子的共轭效应：

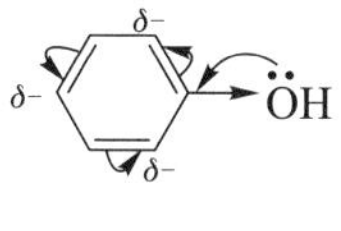

在苯酚分子中羟基既存在吸电子的诱导效应，又存在给电子的共轭效应，由于共轭效应大于诱导效应，羟基仍使苯环上的电子密度增大，而且使邻位碳原子和对位碳原子的电子密度大于间位碳原子。因此，苯酚的取代反应比苯容易进行，取代基主要进入羟基的邻位和对位。

（3）氯苯　在氯苯分子中，氯原子与苯环直接连接，由于氯元素的电负性大于碳元素，氯原子表现出吸电子的诱导效应，使苯环上的电子密度减小。同时，氯原子含孤对电子的 $3p_z$ 轨道又与苯环大 π 键形成 p-π 共轭体系，使氯原子的孤对电子向苯环上的大 π 键偏移，又使苯环上的电子密度增大，表现出给电子的共轭效应：

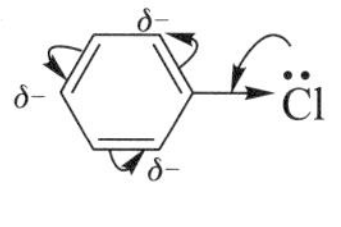

由于氯原子的吸电子的诱导效应大于给电子的共轭效应,因此氯原子使苯环的电子密度减小,尤其是使氯原子的间位碳原子的电子密度更小。因此,氯苯比苯较难发生取代反应,而且取代基主要进入氯原子的邻位和对位。

2. 间位定位基对苯环的影响

间位定位基都是钝化基团,使苯环上的电子密度减小,不利于取代反应的进行。一般来说,间位定位基中直接与苯环连接的原子的电负性大,且含有不饱和键,产生吸电子的诱导效应和吸电子的共轭效应,使苯环上间位定位基的邻位和对位的电子密度降低得较多一些,而间位降低得较少一些。因此,新导入苯环的取代基主要进入间位定位基的间位。

现以硝基苯为例,讨论间位定位基的定位效应。组成硝基($-NO_2$)的氮原子和氧原子的电负性都比碳原子大,当硝基与苯环连接时表现出吸电子的诱导效应。此外,硝基中的 3 原子 4 电子的大 π 键与苯环的 6 原子 6 电子大 π 键形成 π–π 共轭体系,使苯环上的 π 电子向硝基偏移,产生吸电子的共轭效应:

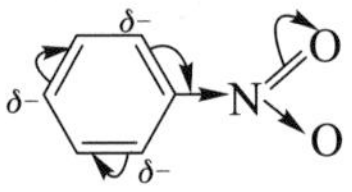

硝基的诱导效应和共轭效应的方向是一致的,都使苯环上电子密度减小,尤其使硝基的邻位碳原子和对位碳原子上的电子密度减小得更多,使得间位碳原子上的电子密度比邻位碳原子和对位碳原子上大。所以,硝基苯发生取代反应比苯困难,且取代基主要进入硝基的间位。

此外,当苯环上有邻对位定位基时,新导入的取代基进入苯环的位置还受空间效应的影响。邻对位定位基的体积越大,其邻位的取代产物越少;新进入取代基的体积越大,其邻位的取代产物也越少;邻对位定位基和新进入取代基的体积都很大时,邻位的取代产物就更少。例如,叔丁苯、氯苯和溴苯进行磺化时,几乎都生成对位取代产物。

(三) 二取代苯的定位规则

当苯环上已有两个取代基时,第三个取代基进入苯环的位置取决于原有两个取代基的位置和定位作用。

(1) 如果原有两个取代基属于同一类定位基时,第三个取代基进入苯环的位置主要由定位作用较强的定位基决定。例如:

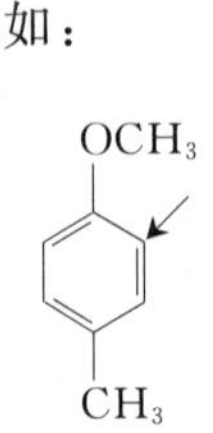

箭头所指的位置为第三个取代基进入的位置。

(2) 如果苯环上原有两个取代基属于不同类定位基时,第三个取代基进入苯环的位置通常由邻对位定位基决定。例如:

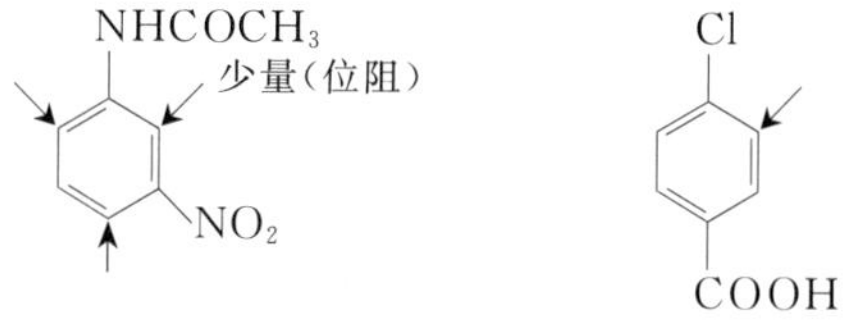

NHCOCH$_3$　少量（位阻）

NO$_2$

Cl

COOH

（四）定位规则的应用

利用定位规则，可以选择合理的路线来进行多官能团取代苯的合成。例如，以甲苯为原料合成对硝基苯甲酸和间硝基苯甲酸。合成对硝基苯甲酸时，先进行硝化反应，分离出邻位异构体后再进行氧化反应；而合成间硝基苯甲酸时，先进行氧化反应，然后进行硝化反应。

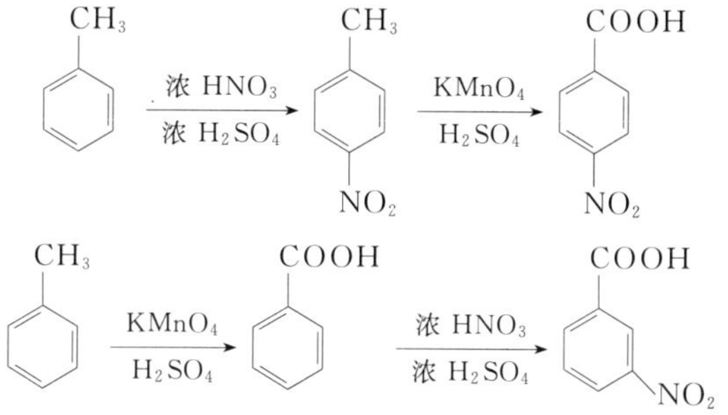

CH$_3$ $\xrightarrow[\text{浓 H}_2\text{SO}_4]{\text{浓 HNO}_3}$ CH$_3$ / NO$_2$ $\xrightarrow[\text{H}_2\text{SO}_4]{\text{KMnO}_4}$ COOH / NO$_2$

CH$_3$ $\xrightarrow[\text{H}_2\text{SO}_4]{\text{KMnO}_4}$ COOH $\xrightarrow[\text{浓 H}_2\text{SO}_4]{\text{浓 HNO}_3}$ COOH / NO$_2$

又如，采用甲苯为原料合成 2-氯-4-硝基苯甲酸，应采取先硝化再氯代，最后氧化的合成路线。

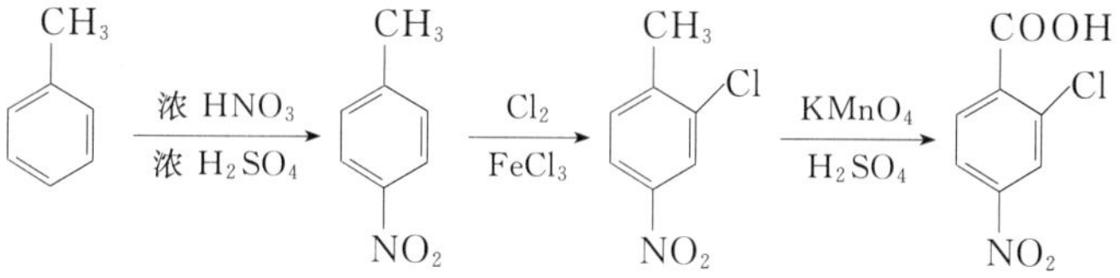

CH$_3$ $\xrightarrow[\text{浓 H}_2\text{SO}_4]{\text{浓 HNO}_3}$ CH$_3$ / NO$_2$ $\xrightarrow[\text{FeCl}_3]{\text{Cl}_2}$ CH$_3$ / Cl / NO$_2$ $\xrightarrow[\text{H}_2\text{SO}_4]{\text{KMnO}_4}$ COOH / Cl / NO$_2$

第三节　非苯芳香烃

芳香族化合物的芳香性，是指较难发生加成反应，也不易被氧化，而容易发生亲电取代反应的性质。

芳香烃是一类含有苯环结构的化合物，具有不同程度的芳香性。除了芳香烃以外，有许多其他环状共轭烯烃也具有芳香性，它们称为非苯芳香烃。

一、休克尔规则

德国化学家休克尔（Hückel）于 1931 年指出，对于单环共轭多烯烃分子，当成环碳原子处在同一平面，且 π 电子数为 $4n+2(n=0,1,2,3,\cdots)$ 时，该化合物就具有芳香性。这个规则就称为休克尔规则。

苯分子中成环碳原子处在同一平面，且 π 电子数为 6，符合休克尔规则（$n=1$），因此苯具有芳香性。对于稠环芳香烃萘、蒽和菲,成环碳原子均处于同一平面上,π电子数分别为 10,14 和 14,也符合休克尔规则,因此也具有芳香性。

二、非苯芳香烃的特点

某些环烃虽然没有芳香性,但其转变成阳离子或阴离子后则具有芳香性。例如,环戊二烯没有芳香性,但环戊二烯阴离子成环的 5 个碳原子处于同一平面,且含有 6个 π 电子,符合休克尔规则($n=1$)规则,因此具有芳香性。此外,环丙烯阳离子、环庚三烯阳离子和环辛四烯阴离子等也都具有芳香性。

当稠环化合物的成环碳原子均在同一平面上,且都处在最外层环上时,就可以利用休克尔规则判断其是否具有芳香性。例如,薁是由 1 个五元环和 1 个七元环稠合而成的:

其周边成环原子的 π 电子有 10 个,符合休克尔规则($n=2$),因此它具有芳香性。

第四节　一些常见的芳香烃

一、苯

苯为无色液体,密度为 0.879 g·cm^{-3},熔点为 5.5 ℃,沸点为 80.1 ℃,易挥发,具有芳香气味,有毒。苯不溶于水,易溶于乙醇、乙醚等有机溶剂,易燃烧。

苯是染料、塑料、合成橡胶、合成树脂、合成纤维、合成药物和农药等的重要原料,也可用作涂料、胶水、橡胶等的溶剂。

二、二甲苯

二甲苯有邻二甲苯、间二甲苯和对二甲苯 3 种异构体,它们的沸点非常接近,仅相差 1~6 ℃,很难用蒸馏方法把它们分开。二甲苯混合物为无色液体,易挥发,有芳香气味,有毒,易燃烧,不溶于水,易溶于乙醇和乙醚等有机溶剂。

二甲苯在医学上制作组织学、病理学标本时用于脱醇和脱脂,也用作显微镜头的清洗剂。

三、萘

萘的结构简式为

萘为有光亮的片状晶体,熔点为 80.2 ℃,沸点为 218 ℃,易升华,具有特殊气味。萘不溶于水,溶于乙醇、乙醚、苯等有机溶剂。

萘广泛用作制备染料、树脂等的原料,也用作驱虫剂(如卫生球或樟脑丸)。

四、菲

菲的结构简式为

菲是具有光泽的无色晶体,25 ℃时密度为 1.179 g·cm^{-3},熔点为 101 ℃,沸点为 340 ℃。菲不溶于水,微溶于乙醇,溶于乙醚、冰醋酸、苯、四氯化碳和二硫化碳,所得溶液有蓝色荧光。

菲用于制造染料和药物等,并用作高效低毒农药及无烟火药等炸药的稳定剂。

五、蒽

蒽的结构简式为

蒽为带有淡蓝色荧光的白色片状晶体,27 ℃时密度为 1.25 g·cm^{-3},熔点为 217 ℃,沸点为 342 ℃。蒽不溶于水,难溶于乙醇和乙醚,较易溶于热苯。

蒽用于制取蒽醌和染料等。

思考题和习题

1. 命名下列化合物:

(1)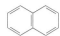

(2)

(3)

(4)

2. 写出下列化合物的结构简式:

(1) 2,3-二甲基-1-苯基戊-1-烯　　　　(2) 3-苯基戊烷

(3) (E)-1-苯基丁-2-烯　　　　　　　　(4) 邻甲基苯乙炔

(5) 环己基苯　　　　　　　　　　　　(6) 1,2,3,5-四甲苯

3. 写出分子式为 C_9H_{12} 的芳香烃的构造异构体的结构简式,并命名。

4. 完成下列反应式：

(1) 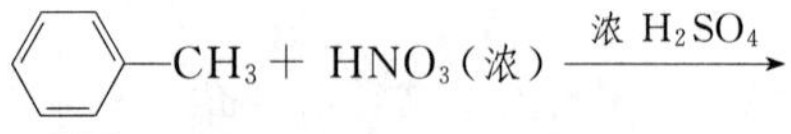 $C_6H_5{-}CH_3 + HNO_3(浓) \xrightarrow{浓\ H_2SO_4}$

(2) $C_6H_5{-}CH_3 + Cl_2 \xrightarrow{h\nu}$

(3) $C_6H_5{-}CH(CH_3)_2 \xrightarrow[H_2SO_4]{KMnO_4}$

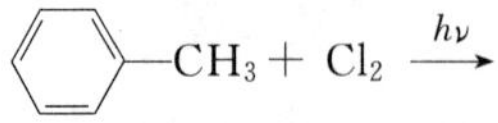

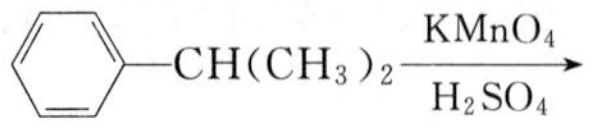

(4) $C_6H_5{-}CH_3 + Br_2 \xrightarrow{FeBr_3}$

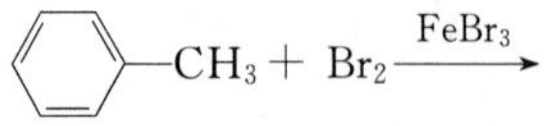

5. 采用苯为主要原料合成下列化合物（其他试剂任选）：

(1) 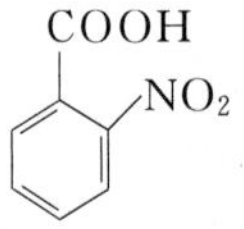 邻位 COOH、NO₂ 取代苯

(2) 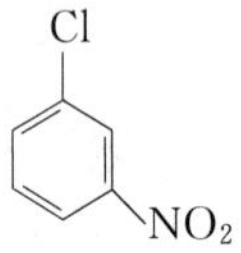 间位 Cl、NO₂ 取代苯

(3) 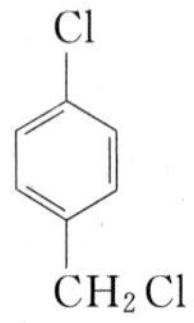 对位 Cl、CH₂Cl 取代苯

6. 采用甲苯为原料合成下列化合物，请选择合理的合成路线。

(1) 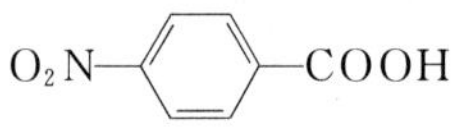 $O_2N{-}C_6H_4{-}COOH$（对位）

(2) $CH_3{-}C_6H_4{-}CH(CH_3)_2$（对位）

(3) $Br{-}C_6H_4{-}CH_2Cl$（对位）

(4) 间位 Cl、COOH 取代苯

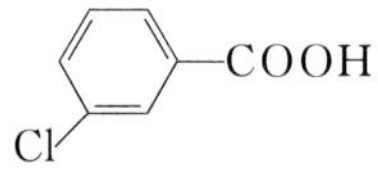

7. 完成下列转化：

(1) 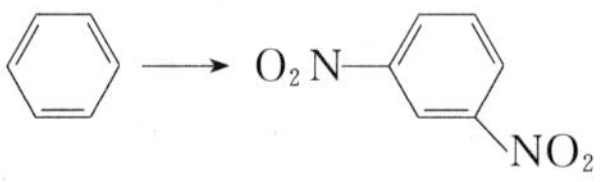 苯 $\longrightarrow$ 间位 O_2N、NO_2 取代苯

(2) 甲苯 $\longrightarrow$ 间位 O_2N、COOH 取代苯

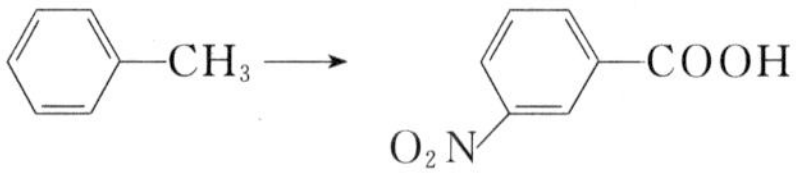

(3) 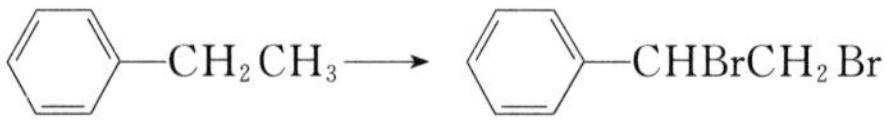 $C_6H_5{-}CH_2CH_3 \longrightarrow C_6H_5{-}CHBrCH_2Br$

(4) 苯 $\longrightarrow$ $O_2N{-}$、CH_3、Cl 取代苯

(5) $C_6H_5{-}CH(CH_3)_2 \longrightarrow HOOC{-}C_6H_4{-}SO_3H$（对位）

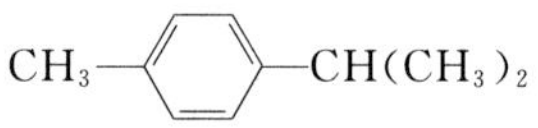

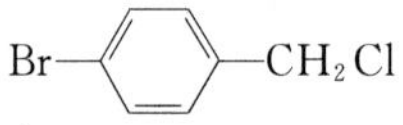

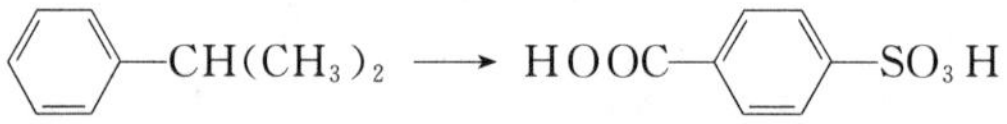

8. 请指出下列各步合成中的错误：

(1) 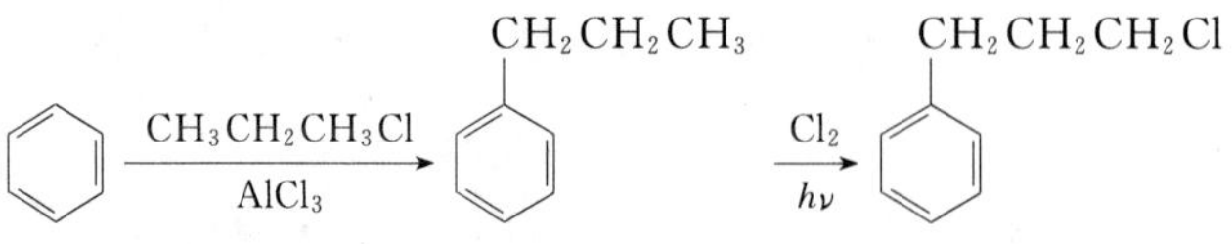 苯 $\xrightarrow[AlCl_3]{CH_3CH_2CH_2Cl}$ $C_6H_5{-}CH_2CH_2CH_3$ $\xrightarrow[h\nu]{Cl_2}$ $C_6H_5{-}CH_2CH_2CH_2Cl$

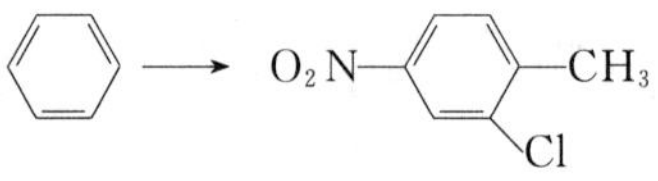

(2) 硝基苯 $\xrightarrow[AlCl_3]{CH_3CH_2Cl}$ 间位 NO_2、CH_2CH_3 取代苯 $\xrightarrow[H_2SO_4]{KMnO_4}$ 间位 NO_2、CH_2COOH 取代苯

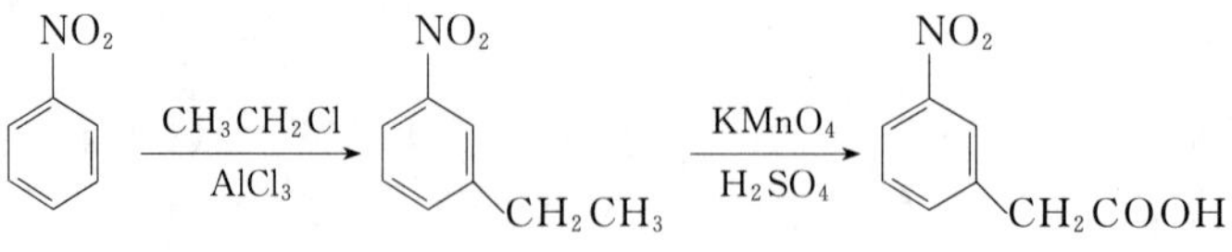

9. 判断下列化合物是否有芳香性:

(1) 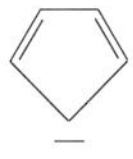 　　　　(2) 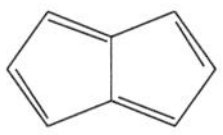 　　　　(3)

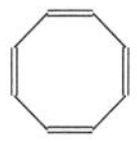

(4) 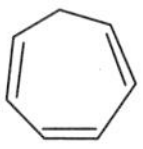 　　　　　　　　(5)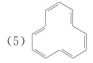

10. 叔丁苯溴代时只生成少量邻溴叔丁苯,而主要生成对溴叔丁苯。这是为什么?

11. 用箭头标示下列化合物进行硝化反应时硝基进入苯环的位置:

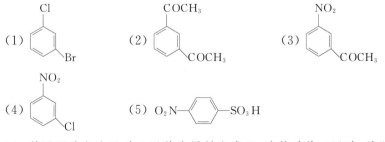

（此处应为第11题与第12、13题的化学结构式）

(1) [2-甲基苯甲酸, CH_3, $COOH$]　　(2) [正丙苯, $CH_2CH_2CH_3$]　　(3) [间硝基苯磺酸, NO_2, SO_3H]

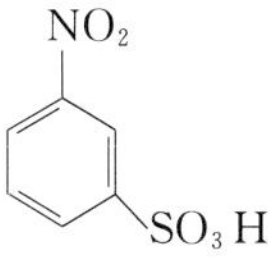

(4) 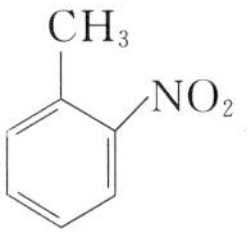 [2-硝基甲苯, CH_3, NO_2]　　(5) 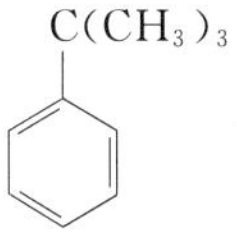 [叔丁苯, $C(CH_3)_3$]　　(6) 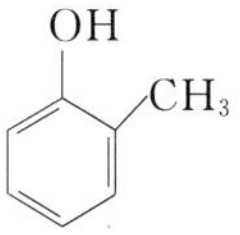 [2-甲基苯酚, OH, CH_3]

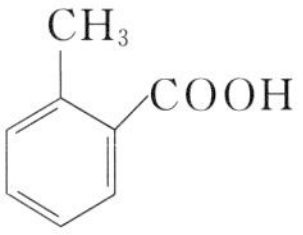

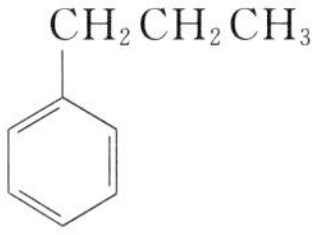

12. 将下列各组化合物按苯环上发生亲电取代反应的活性大小排列次序:

(1) 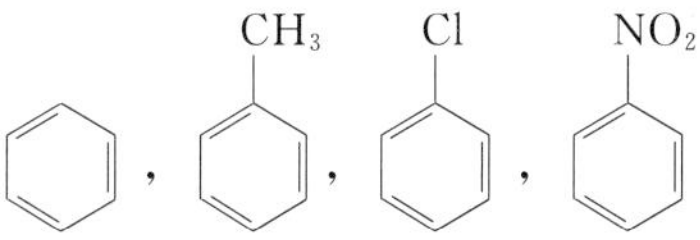 [苯], [甲苯 CH_3], [氯苯 Cl], [硝基苯 NO_2]

(2) [苯], [苯胺 NH_2], [苯乙酮 $COCH_3$], [乙酰苯胺 $NHCOCH_3$]

(3) [苯甲酸 $COOH$], [对苯二甲酸 $COOH$/$COOH$], [4-乙基苯甲酸 $COOH$/CH_2CH_3], [对氨基苯甲酸 $COOH$/NH_2]

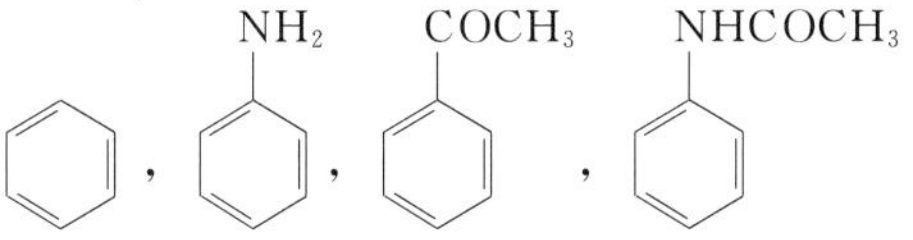

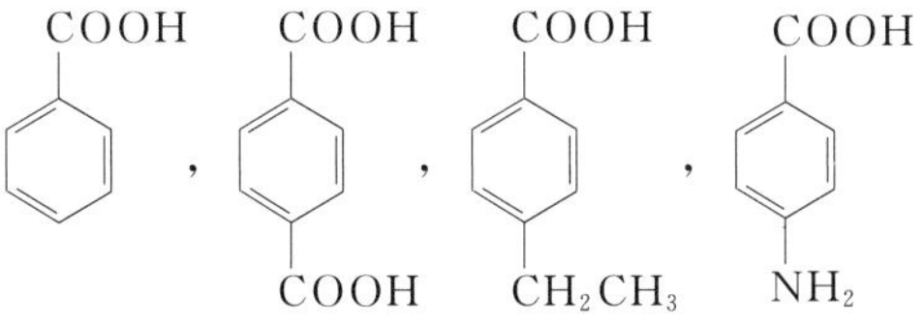

13. 采用苯为原料通过两步亲电取代反应,能否制得下列化合物? 如果能制备,请写出反应式。

(1) 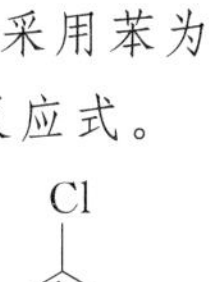 [间溴氯苯 Cl/Br]　　(2) 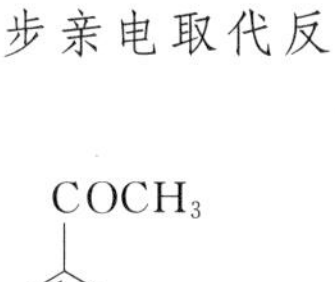 [$COCH_3$/$COCH_3$]　　(3) [NO_2/$COCH_3$]

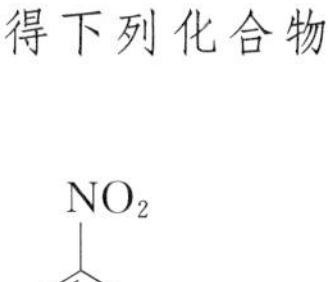

(4) 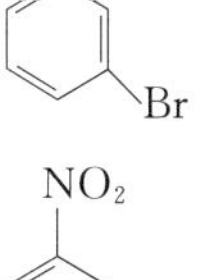 [NO_2/Cl]　　(5) O_2N—〈 〉—SO_3H

14. 利用两种方法以对二甲苯为原料合成 2-硝基对苯二甲酸,并说明采用哪种合成方法较好。

15. 二甲苯的 3 种异构体在进行一溴代反应时,各能生成几种一溴代物? 写出它们的结构简式。

16. 芳香烃 A 的分子式为 C_9H_{12},用高锰酸钾的硫酸溶液氧化后得到 1 种二元羧酸;将 A 进行硝化得到两种一硝基化合物。请写出 A 的结构简式,并写出各步反应式。

17. 有 3 种芳香烃 A,B 和 C,分子式均为 C_9H_{12}。用酸性高锰酸钾溶液氧化,A 的氧化产物为一元羧酸,B 的氧化产物为二元羧酸,C 的氧化产物为三元羧酸。分别将 A,B 和 C 用浓硝酸硝化后,A 主要生成 2 种一硝基化合物,B 主要生成 2 种一硝基化合物,C 只生成 1 种一硝基化合物。请写出 A,B 和 C 可能的结构简式及有关反应式。

18. 烃类化合物 A 的分子式为 C_9H_{10},能使 Br_2 的 CCl_4 溶液褪色,在温和条件下能与 1 mol H_2 加成生成 B(分子式为 C_9H_{12});在高温高压下,A 能与 4 mol H_2 加成;用酸性 $KMnO_4$ 溶液氧化 A,生成邻位的二元芳香羧酸。请推测 A 的可能结构简式。

第十六章　对映异构

同分异构包括构造异构和立体异构。构造异构是指分子式相同,而分子中原子连接的次序和方式不同的一种异构现象,包括碳链异构、官能团位置异构和官能团异构。分子式和构造式均相同,但分子中的原子在空间的排列方式不同引起的异构现象称为立体异构。分子中的原子在空间的不同排列方式形成不同的构型或构象,因此立体异构又分为构型异构和构象异构。构型异构包括顺反异构和对映异构,对映异构体的分子式相同,构造式也相同,只是分子的构型不同。

第一节　物质的旋光性

一、偏振光

光波是一种电磁波,它的振动方向与其前进的方向是垂直的,如图 2-16-1 所示。

普通光是由各种波长的垂直于前进方向在各个平面内振动的光波所组成,如图 2-16-2 所示。图 2-16-2 中的圆圈表示一束朝着我们眼睛直射过来的光的横截面,光波的振动平面可以是 $A,B,C,\cdots$ 无数垂直于前进方向的平面。

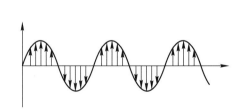
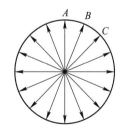

图 2-16-1　光波的振动方向与传播方向示意图　　图 2-16-2　普通光示意图

如果将普通光通过尼科尔棱镜时,则只有在与棱镜晶轴互相平行的平面上振动的光才能通过,而在其他平面上振动的光被阻挡不能通过。只在一个平面上振动的光称为平面偏振光,简称偏振光或偏光,偏振光所在平面称为偏振光平面或偏振面。图 2-16-3 是普通光变为偏振光的示意图。

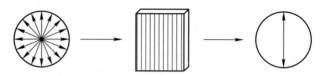

图 2-16-3   偏振光的产生示意图

二、旋光物质

当偏振光通过一些液体物质或物质的溶液(如乳酸、葡萄糖等)后,能使偏振光的振动平面旋转一定的角度,即偏振光通过后将在另一个平面上振动,如图2-16-4(a)所示,这些能使偏振光旋转一定角度的物质称为旋光物质或光学活性物质。有些旋光物质能使偏振光振动平面向右旋转,称为右旋体,常用"+"表示;有些旋光物质能使偏振光振动平面向左旋转,称为左旋体,常用"-"表示。

如果偏振光通过某些液体物质或物质的溶液(如水、酒精、丙酮等)后,偏振光仍保持原来的振动平面,如图 2-16-4(b)所示,这些不能使偏振光的振动平面发生改变的物质称为非旋光物质,它们没有旋光性。

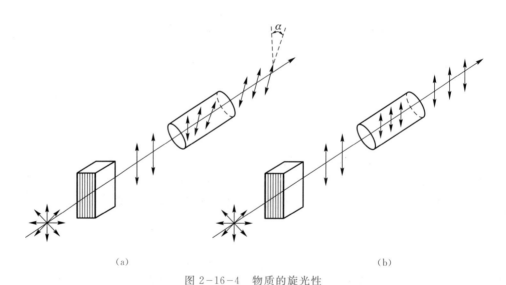

(a)   (b)

图 2-16-4   物质的旋光性

三、旋光角和质量旋光本领

旋光物质使偏振光振动平面旋转的角度称为旋光角,用符号 α 表示。旋光物质的旋光角不仅取决于旋光物质本身的结构和配制溶液时所用的溶剂,而且也取决于溶液的质量浓度(或纯液体的密度)、试样管的长度、测定温度和光的波长。在溶剂、温度和光的波长(通常用钠光灯,波长为 589 nm,用 D 表示)一定的条件下,旋光物质的旋光角与溶液的质量浓度(或纯液体的密度)(ρ)和液层厚度(d)(即试样管的长度)的乘积成正比：

$$\alpha = \alpha_m \cdot \rho \cdot d$$

式中，α_m称为比旋光度，其常用单位为$(°) \cdot dm^2 \cdot g^{-1}$。

　　旋光物质的比旋光度只与旋光物质的结构有关，是旋光物质的特征常数。由于比旋光度在数值上等于单位质量浓度(如 $1\ g \cdot L^{-1}$)的溶液在单位长度(如 $1\ dm$)的试样管中的旋光角，因此也常用它来表示旋光物质的旋光性。

　　测定旋光物质的旋光角的仪器称为旋光仪，其工作原理如图 2-16-5 所示。从光源发出的一定波长的光，通过一个固定的尼科尔棱镜(起偏振器)后变成偏振光，偏振光通过盛有旋光物质的试样管后振动平面旋转了一定的角度 α，要将另一个可转动的尼科尔棱镜(检偏振器)旋转相应角度后，偏振光才能完全通过，由装在检偏振器上的刻度盘读出 α，就是所测旋光物质的旋光角。

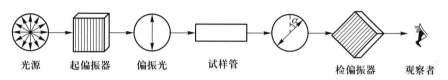

光源　　起偏振器　　偏振光　　　试样管　　　　　检偏振器　　观察者

图 2-16-5　旋光仪的工作原理示意图

第二节　手性分子和对称因素

一、手性分子和对映异构体

　　人的左手和右手虽然很相像，但不能同向重叠在一起，如图 2-16-6 所示。如果我们将左手对着镜子，所得的镜像恰好与右手相同，如图 2-16-7 所示。像这种左手与右手互为实物与镜像的关系，并且彼此又不能重叠的性质，称为手性。手性是自然界中普遍存在的现象，除人的左手和右手之外，还有人的耳朵、脚及鸟的翅膀等，也都存在手性关系。

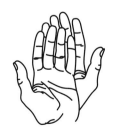

图 2-16-6　左手和右手不能重叠

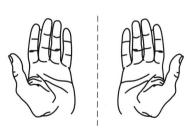

图 2-16-7　左手与右手互为镜像

如果分子与其镜像不能重叠,这样的分子称为手性分子。2-氯丁烷分子就是一种手性分子,其结构特点是 α-碳原子(与 Cl 连接的碳原子)位于四面体的中心,连接着 4 个不同的原子或基团(—H,—Cl,—CH_3,—C_2H_5),它们在空间有两种不同的排列方式,即有两种构型。这两种互为镜像但不能重叠的分子互称对映异构体或对映体,如图 2-16-8 所示。

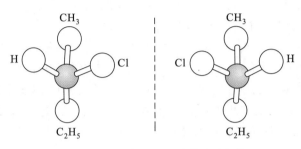

图 2-16-8　2-氯丁烷对映体的球棍模型

2-氯丁烷分子具有手性,是与分子中存在着连接 4 个不同原子或基团的碳原子有关,这个碳原子称为手性碳原子或不对称碳原子,常表示为 C*。手性是物质具有旋光性和产生对映异构现象的必要条件。

如果分子与其镜像重叠,则分子不具有手性,称为非手性分子。非手性分子没有旋光性,也不存在对映异构体。

二、对称因素

是否具有镜像的分子都是手性分子呢? 回答是否定的。任何一种分子都能对着镜子而得到它的镜像,只有当分子与其镜像不能重叠时,其分子才是手性分子。例如,一氯乙烷分子与其镜像可以重叠,所以是非手性分子。

如何判断一个分子是否具有手性? 手性分子在结构上具有什么特点? 手性碳原子是否是分子具有手性的决定因素? 这些问题都与分子的对称性有关,而分子的对称性又与对称因素密不可分。常见的对称因素有对称面和对称中心。

(1)对称面　设想分子中有一平面,它可以把分子分成互为镜像的两个部分,这个平面称为分子的对称面(图 2-16-9)。

(2)对称中心　设想分子中有一个点,从分子中任何一个原子或基团出发,向该点引一直线并延长等距离而遇到相同原子或相同基团,这个点就称为分子的对称中心(图 2-16-10)。

三、判断手性分子的依据

不能利用分子中是否含有手性碳原子作为判断手性分子的依据。如果分子中只有 1 个手性碳原子,则该分子是手性分子。例如,在 $CH_3CH_2CHBrCH_3$ 和 $CH_2(OH)CH(OH)CHO$ 分子中都只有 1 个手性碳原子,因此这两种分子都是手性分子。如果

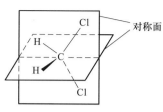

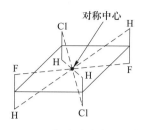

图 2-16-9　分子对称面示意图　　　图 2-16-10　分子对称中心示意图

分子中有两个或两个以上手性碳原子时,该分子可能是手性分子,也可能不是手性分子。因此分子中是否存在手性碳原子,不能作为判定分子是否具有手性的根本依据。

判断分子是否具有手性的根本依据是分子中有无对称面或对称中心等对称因素。凡是不存在对称面或对称中心的分子,都不能与其镜像重叠,都是手性分子。而具有对称面或对称中心等任何一种对称因素的分子,都能与其镜像重叠,都不是手性分子。

第三节　含有 1 个手性碳原子的化合物的对映异构

含有 1 个手性碳原子的化合物分子都是手性分子,具有旋光性,有 1 对对映体。例如,乳酸分子只有 1 个手性碳原子,有 1 对对映体。常用球棍模型表示对映体的立体构型,但由于这种表示不方便,一般多采用费歇尔平面投影式,将立体模型投影在平面上。投影时,按系统命名法选择主链竖向排列,把编号小的或氧化值较高的碳原子放在上方,使竖键上所连接的原子或基团伸向纸平面后方,横键所连接的原子或基团伸向纸平面前方进行投影,即得费歇尔平面投影式。乳酸对映体的球棍模型用上述"横前竖后"的原则投影,可得到两个乳酸分子的费歇尔投影式,如图 2-16-11 所示。

图 2-16-11 中十字的交点为手性碳原子,竖键上的羧基和甲基伸向纸面后,横键上的氢原子和羟基伸向纸面前。要注意这种表示在纸面上的平面投影式,实际所代表的是三维的立体分子构型。因此在书写费歇尔投影式时,不能在纸面上任意的转动、翻出纸面或互换基团。如果在纸面上旋转 90° 的奇数倍,或离开纸面翻转 180° 时,都将改变原来的构型而成为它的对映体。如果旋转 90° 的偶数倍时,其构型不变,是同一化合物。

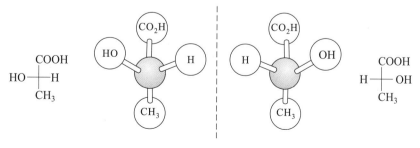

图 2-16-11　两种乳酸分子的费歇尔投影式

除用费歇尔投影式表示构型外,还可用楔形透视式表示构型。乳酸的对映体可用楔形透视式表示如下:

$$\begin{array}{cc} \underset{\underset{H}{\diagup}\ \text{COOH}}{C}\diagdown \underset{CH_3}{OH} & \quad \underset{\underset{H_3C}{\diagup}\ \text{COOH}}{HO}\diagdown \underset{H}{} \end{array}$$

球棍模型、楔形透视式和费歇尔投影式都是表示分子空间构型的常用方法。

第四节　构型的标记法

对映异构属于立体异构中的构型异构。对映异构的构型是指手性碳原子所连的 4 个不同基团在空间排列的顺序。对映异构可用 D,L 构型标记法或 R,S 构型标记法进行标记。

一、D,L 构型标记法

最初,人们并不知道两种旋光性不同的对映异构体的真实空间构型。为了使旋光性物质的旋光性与其构型对应起来,便选择了一种简单的旋光性化合物——甘油醛,作为构型标准来确定旋光异构体的构型。规定(+)-甘油醛分子中的手性碳原子上的 —OH 投影在右边者为 D 构型异构体;它的对映体(—OH投影在左边者)为 L 构型异构体。

$$\begin{array}{cc} \text{CHO} & \text{CHO}\\ \text{H}\!-\!\!\!-\!\!\!-\!\text{OH} & \text{HO}\!-\!\!\!-\!\!\!-\!\text{H}\\ \text{CH}_2\text{OH} & \text{CH}_2\text{OH}\\ \text{D-(+)-甘油醛} & \text{L-(-)-甘油醛} \end{array}$$

其他有机化合物的构型,可以通过化学反应与甘油醛联系起来加以确定。应该指出,D,L 构型标记法只表示化合物的构型,并不表示其旋光方向,而旋光方向则需通过旋光仪测定。光学活性物质的构型与旋光方向之间没有固定关系,一种 D 构型的化合物,可以是右旋的,也可以是左旋的。例如:

$$\begin{array}{cccc} \text{COOH} & \text{COOH} & \text{COOH} & \text{COOH}\\ \text{H}\!-\!\!\!-\!\!\!-\!\text{OH} & \text{HO}\!-\!\!\!-\!\!\!-\!\text{H} & \text{H}\!-\!\!\!-\!\!\!-\!\text{OH} & \text{HO}\!-\!\!\!-\!\!\!-\!\text{H}\\ \text{CH}_2\text{OH} & \text{CH}_2\text{OH} & \text{CH}_3 & \text{CH}_3\\ \text{D-(-)-甘油酸} & \text{L-(+)-甘油酸} & \text{D-(-)-乳酸} & \text{L-(+)-乳酸} \end{array}$$

这种以甘油醛为标准来确定的化合物的构型,具有相对意义,称为相对构型。这种确定化合物构型的方法有一定局限性,常由于手性碳原子增多,选择不同的手性碳原子而得出相互矛盾的结果。

D,L 构型标记法在糖类和氨基酸类化合物中使用较多,它们往往都具有俗名。而其他具有旋光性的化合物,一般多采用 R,S 构型标记法。

E-16-02
知识扩展：
反应停事
件与化合
物构型

二、R,S 构型标记法

R,S 构型标记法是 1970 年根据 IUPAC 的建议所采用的标记法。这种标记法是根据化合物实际构型（即绝对构型）或费歇尔投影式确定的。

R,S 构型标记方法如下：首先利用"次序规则"将手性碳原子所连的 4 个原子或基团 a,b,c,d 按优先顺序由大到小排列，若 4 个基团的优先排列顺序是 a>b>c>d，把顺序中最小的基团 d 放在离眼睛最远的位置，由于手性碳原子为四面体结构，其余的 3 个基团便伸向眼前，然后以 a→b→c 进行观察，若 a→b→c 是顺时针方向排列，其手性碳原子的构型为 R 构型；若 a→b→c 是逆时针方向排列，其手性碳原子的构型为 S 构型，如图 2-16-12 所示。

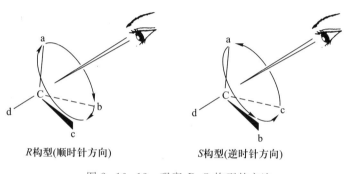

R构型(顺时针方向)　　　S构型(逆时针方向)

图 2-16-12　观察 R,S 构型的方法

R,S 构型标记法也可直接用于费歇尔投影式。若手性碳原子上的 4 个原子或基团按"次序规则"排列，顺序为 a>b>c>d，则其构型可用下列规则来确定：

（1）当最小基团 d 位于竖键上时，a→b→c 顺时针方向排列的为 R 构型，逆时针方向排列的为 S 构型：

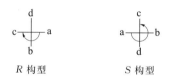

R 构型　　　　　S 构型

（2）当最小基团 d 位于横键上时，a→b→c 顺时针方向排列的为 S 构型，逆时针方向排列的为 R 构型：

S 构型　　　　　R 构型

R,S 构型标记法是按照原子或基团在空间的实际排列方式而确定的，它不需要与其他化合物进行比较，称为绝对构型。用费歇尔投影式表示的乳酸分子，可用 R,S

构型标记法直接标记如下：

$$
\begin{array}{ccc}
 & \text{COOH} & \\
\text{H} & \!\!-\!\! & \text{OH} \\
 & \text{CH}_3 &
\end{array}
\qquad
\begin{array}{ccc}
 & \text{COOH} & \\
\text{HO} & \!\!-\!\! & \text{H} \\
 & \text{CH}_3 &
\end{array}
$$

$R-(-)-$乳酸　　　　　　$S-(+)-$乳酸

第五节　含有 2 个手性碳原子的化合物的对映异构

含有 2 个手性碳原子的化合物，可根据 2 个手性碳原子连接的 4 个原子或基团是否完全相同分为两种类型。

一、含有 2 个不同手性碳原子的化合物的对映异构

2 个不同手性碳原子是指 2 个手性碳原子连接的 4 个原子或基团不完全相同。例如，2-氯-3-溴丁烷分子有 2 个手性碳原子，其中 1 个手性碳原子与—H，—CH$_3$，—Cl，—CHBrCH$_3$连接；而另外 1 个手性碳原子与—H，—CH$_3$，—Br，—CHClCH$_3$连接，这 2 个手性碳原子连接的 4 个原子或基团不完全相同，即分子中含有 2 个不同手性碳原子。由于每 1 个手性碳原子都有 R，S 2 种构型，因此 2-氯-3-溴丁烷有 4 种不同构型，可以用费歇尔投影式表示如下：

$$
\begin{array}{cccc}
\mathrm{I}\,(2S,3S) & \mathrm{II}\,(2R,3R) & \mathrm{III}\,(2S,3R) & \mathrm{IV}\,(2R,3S)
\end{array}
$$

上述 4 种异构体不能相互重叠，其中 I 与 II 为实物与镜像的关系，是 1 对对映体；同样，III 与 IV 也是 1 对对映体。I 与 II 或 III 与 IV 的等物质的量的混合物称为外消旋体，外消旋体没有旋光性，用符号"±"表示。而 I 与 III、I 与 IV、II 与 III 及 II 与 IV 不是实物与镜像的关系，不是对映体，称为非对映体。

如果有机化合物分子中含有 N 个不同手性碳原子，则有 2^N 种对映异构体。

二、含有 2 个相同手性碳原子的化合物的对映异构

分子中的 2 个手性碳原子各连接的 4 个原子或基团都完全相同时，称分子中含有 2 个相同手性碳原子。2,3-二溴丁烷分子中的 2 个手性碳原子所连接的 4 个原子或基团完全相同，都是 —H，—CH$_3$，—Br 和 —CHBrCH$_3$，即分子中含有 2 个相同手性碳原子。2,3-二溴丁烷分子有 3 种不同的构型，费歇尔投影式如下：

$$
\begin{array}{cccc}
\mathrm{I}\,(2R,3R) & \mathrm{II}\,(2S,3S) & \mathrm{III}\,(2R,3S) & \mathrm{IV}\,(2S,3R)
\end{array}
$$

　　2,3-二溴丁烷分子似乎应有 4 种不同构型,但实际只有 3 种不同构型。Ⅰ与Ⅱ是 1 对对映体;Ⅲ与Ⅳ似乎也是 1 对对映体,但它们可以重叠,如果将Ⅳ在纸面上旋转 180°(其构型不变)即得Ⅲ,所以Ⅲ和Ⅳ是同一种构型。在Ⅲ式或Ⅳ式中的 C_2^* 与 C_3^* 之间有一对称面(用虚线表示),可将分子分成两部分,呈实物与镜像关系,这 2 个手性碳原子的旋光方向相反,旋光角数值相等,旋光性互相抵消,分子没有旋光性,是非手性分子。这种由于分子内部将旋光性互相抵消而不具有旋光性的化合物称为内消旋体。由此可以说明手性碳原子虽然是导致分子具有手性的重要原因,但它不是分子具有手性的必要条件。

　　凡是分子中含有 2 个相同手性碳原子的化合物,其对映异构体应少于 2^2 种。内消旋体与左旋体或右旋体之间的关系是非对映体。虽然内消旋体和外消旋体都没有旋光性,但它们有着本质的区别,内消旋体是一种纯物质,而外消旋体是对映异构体的等物质的量的混合物,可以分离出 1 对有旋光性的异构体。

思考题和习题

1. 下列化合物中有无手性碳原子(用 * 号标示手性碳原子)? 并指出具有手性碳原子的分子的对映异构体的数目。

(1) $CH_3CHClCH_3$ (2) $CH_3CHClCH_2CH_3$

(3) $CH_3CHClCH_2CH_2CH_3$ (4) $CH_3CH_2CHClCH_2CH_3$

(5) $CH_3CHClCHBrCH_3$ (6) $CH_3CHClCHClCH_3$

(7) $(CH_3)_2CHCHBrCH(CH_3)_2$ (8) $CH_3CHClCHClCHBrCH_3$

(9) 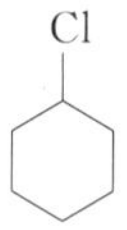 ⬡—Cl   (10) 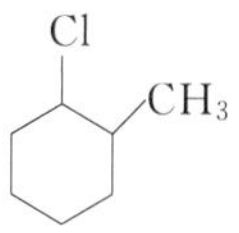 ⬡ Cl, CH₃

2. 下列化合物哪些具有对称中心? 如果有对称中心,请标出对称中心。

(1) 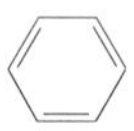 ⬡   (2) 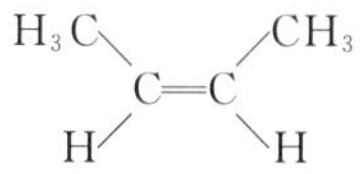 丁烯结构

3. 标示出下列化合物的对称面:

(1) 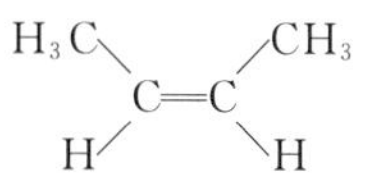 丁烯结构   (2) 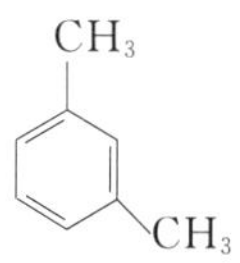 二甲苯结构

4. 写出下列具有 1 个手性碳原子的化合物的费歇尔投影式,其对映体用 R,S 标记法命名。

(1) 相对分子质量最小的烷烃   (2) 相对分子质量最小的烯烃

(3) 分子式为 $C_3H_6Cl_2$ 的氯代烷

5. 写出下列化合物的费歇尔投影式:

(1) (S)-2-溴-1-苯基丁烷   (2) (2S,3R)-2-溴-3-氯戊烷

(3) $C_6H_5CH(CH_3)CH(CH_3)C_6H_5$（内消旋体）

6. 指出下列各对分子中哪些是对映体、非对映体或相同分子？

(1)　　CH₃　　　　CH₃
　　H──Br　与　H──C₂H₅
　　C₂H₅　　　　Br

(2)　　CH₃　　　　Br
　　H──Br　与　H──Cl
　　Cl　　　　CH₃

(3)　　CH₃　　　　Cl
　　H──Br　与　H──CH₃
　　H──Cl　　　H──Br
　　CH₃　　　　CH₃

(4)　　C₂H₅　　　　CH₃
　　Cl──CH₃　与　C
　　Br　　　Cl／＼C₂H₅
　　　　　　　Br

7. 用费歇尔投影式写出 1,3-二溴-2-甲基丁烷的异构体，并用 R,S 表示手性碳原子的构型。

8. 简述外消旋体和内消旋体本质上的区别。

9. 什么是对映体和非对映体？举例加以说明。

10. 标示出吗啡分子中的手性碳原子，并指出其理论上对映异构体的数目。

11. 判断下列说法是否正确？

(1) 含有手性碳原子的分子都是手性分子。

(2) 手性分子都具有旋光性。

(3) 非手性分子都没有旋光性。

(4) 分子中含有 2 个手性碳原子的化合物，对映异构体的数目一定是 4 个。

12. 写出 (2S,3Z)-4-甲基-2-苯基己-3-烯和其对映体的费歇尔投影式，并将对映体命名。

13. 具有旋光性的不饱和烃 A 的分子式为 C_6H_{10}，加氢后生成相应的饱和烃 B。请用费歇尔投影式表示 A 的 R 构型，B 是否具有旋光性？

14. 将质量浓度为 34.2 g·L⁻¹ 的蔗糖水溶液放在一个 2 dm 的试管中，25 ℃ 时以钠光照射溶液，测得旋光角为 +4°33′。计算此蔗糖溶液的比旋光度。

15. 化合物 A 和 B 的分子式均为 C_7H_{14}，都具有旋光性。A 和 B 不是对映异构体，催化加氢后均生成 3-甲基己烷。A 用酸性高锰酸钾溶液氧化生成 2-甲基戊酸，而 B 用酸性高锰酸钾溶液氧化生成 3-甲基戊酸。请推测 A 和 B 的结构。

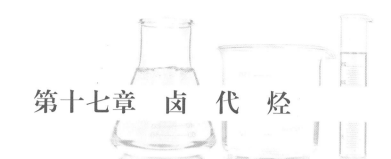

第十七章 卤 代 烃

烃分子中的氢原子被卤原子取代后生成的化合物称为卤代烃,卤原子是卤代烃的官能团。

第一节 卤代烃的分类和命名

一、卤代烃的分类

根据分子中与卤原子连接的烃基的种类的不同,卤代烃分为饱和卤代烃、不饱和卤代烃和卤代芳香烃。例如:

$$CH_3CH_2Cl \qquad CH_3CH\!\!=\!\!CH_2Cl \qquad$$

饱和卤代烃　　　　　不饱和卤代烃　　　　　卤代芳香烃

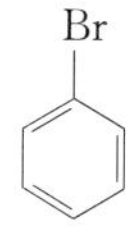

根据分子中所含卤原子数的不同,卤代烃又可分为一卤代烃和多卤代烃。例如:

$$CH_3CH_2Cl \qquad CH_2Cl_2$$

一卤代烃　　　　多卤代烃

根据分子中与卤原子连接的碳原子的类型不同,卤代烃还可以分为伯卤代烃、仲卤代烃和叔卤代烃。例如:

$$CH_3-CH_2-Cl \qquad CH_3-\underset{\underset{Cl}{|}}{CH}-CH_3 \qquad CH_3-\underset{\underset{Cl}{|}}{\overset{\overset{CH_3}{|}}{C}}-CH_3$$

伯卤代烃　　　　　　仲卤代烃 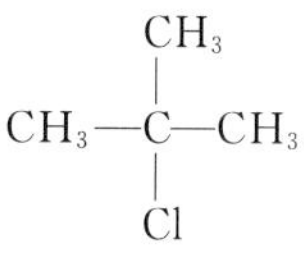　　　　　　　叔卤代烃

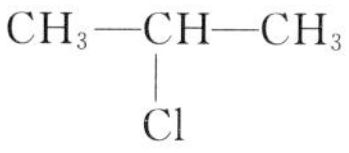

二、卤代烃的命名

简单的卤代烃,可根据烃基的名称称为"卤某烃",也可以用烃基的名称加卤原子的名称来命名。例如:

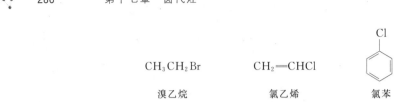

CH_3CH_2Br 溴乙烷

$CH_2{=}CHCl$ 氯乙烯

氯苯

$(CH_3)_3CBr$ 叔丁基溴

$CH_2{=}CH{-}CH_2Br$ 烯丙基溴

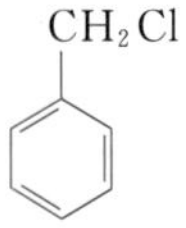

苄基氯

复杂的卤代烃需要采用系统命名法命名。选择包含与卤原子连接的碳原子在内的最长碳链作为主链,根据主链的碳原子数称为"某烷",将卤原子和其他支链作为取代基,编号时使其位次最低。所有取代基按其英文名称字母顺序进行排序。例如:

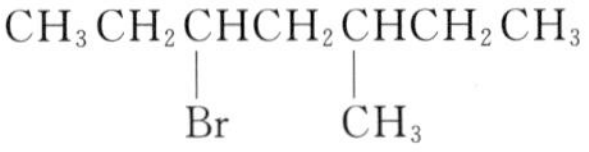

$CH_3CH_2CHCH_2CHCH_2CH_3$
     | |
     Br CH_3

3-溴-5-甲基庚烷

$CH_3CHCH_2CHCHCH_3$
     | | |
     Cl   Br CH_3

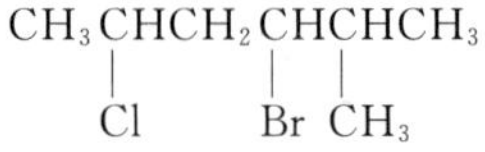

3-溴-5-氯-2-甲基己烷

命名不饱和卤代烃时,将卤原子作为取代基,具体方法与相应不饱和烃命名原则相同。例如:

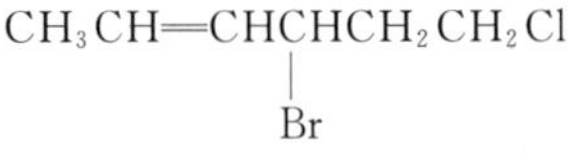

$CH_3CH{=}CHCHCH_2CH_2Cl$
            |
            Br

4-溴-6-氯己-2-烯

$CH_3CHCH_2C{=}CH_2$
     | |
     Cl CH_2CH_3

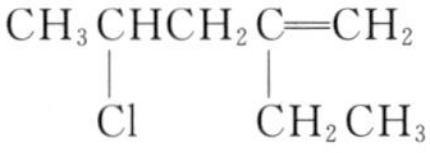

2-氯-4-甲亚基己烷

命名卤代脂环烃和卤代芳香烃时,通常以脂环烃和芳香烃为母体,把卤原子作为取代基。例如:

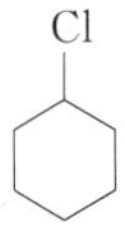

氯代环己烷

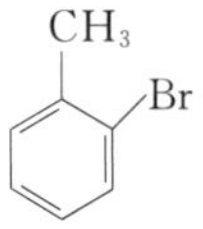

1-溴-2-甲基苯

第二节 卤代烃的性质

一、卤代烃的物理性质

在室温下,少数低级卤代烃为气体。一般的卤代烃多为液体,分子中含 15 个以上碳原子的卤代烃为固体。液体卤代烃的沸点随着烃基中碳原子数的增多及卤原子的相对原子质量的增大而升高。当烃基中碳原子数相同时,支链少的卤代烃的沸点较高,而支链多的卤代烃的沸点较低。一些卤代烃的沸点和密度如表 2-17-1 所示。

表 2-17-1　一些卤代烃的沸点和密度

名　　称	结 构 简 式	沸点/℃	密度/(g·cm⁻³)
氯甲烷	CH_3Cl	−24.2	
溴甲烷	CH_3Br	3.6	
碘甲烷	CH_3I	42.4	2.279
氯乙烷	CH_3CH_2Cl	12.3	
溴乙烷	CH_3CH_2Br	33.4	1.440
碘乙烷	CH_3CH_2I	72.3	1.938
1-氯丙烷	$CH_3CH_2CH_2Cl$	46.8	0.890
1-溴丙烷	$CH_3CH_2CH_2Br$	71.0	1.335
1-碘丙烷	$CH_3CH_2CH_2I$	102.5	1.747
氯乙烯	$CH_2\!=\!CHCl$	−14	
溴乙烯	$CH_2\!=\!CHBr$	15.6	
3-氯丙烯	$CH_2\!=\!CHCH_2Cl$	45.7	0.938
3-溴丙烯	$CH_2\!=\!CHCH_2Br$	70	1.398
3-碘丙烯	$CH_2\!=\!CHCH_2I$	102	1.848
氯苯	C_6H_5Cl	132	1.106
溴苯	C_6H_5Br	155.5	1.495
碘苯	C_6H_5I	188.5	1.832
二氯甲烷	CH_2Cl_2	40	1.336
三氯甲烷	$CHCl_3$	61	1.489
四氯化碳	CCl_4	77	1.595

　　卤代烃都难溶于水,但可溶解许多有机物,是常用的良好溶剂。纯卤代烷都是无色物质,但碘代烷易分解产生游离碘而呈棕色。有些卤代烃具有香味,但其蒸气有毒,可通过皮肤吸收,使用时要注意安全。

二、一卤代烷的化学性质

　　一卤代烷的组成通式为 $C_nH_{2n+1}X$,卤原子是卤代烷的官能团。在一卤代烷分子中,与卤原子连接的烷基碳原子为 sp^3 杂化,4 个 sp^3 杂化轨道中各有 1 个未成对电子,碳原子用 1 个 sp^3 杂化轨道与卤原子最外层有 1 个未成对电子的 p_x 轨道以"头碰头"方式重叠,形成 1 个 C—X σ 键。由于卤元素的电负性比碳元素大,C—X σ 键的电子对偏向卤原子,使碳原子带有部分正电荷,容易受到亲核试剂的进攻;更由于 C—X σ 键的键能都比 C—H σ 键小,因此 C—X σ 键比 C—H σ 键更容易断裂而发生各种化学反应。

　　一卤代烷分子中与卤原子连接的碳原子称为 α-碳原子,与 α-碳原子连接的碳原子称为 β-碳原子。在一卤代烷分子中,由于卤原子的吸电子作用可通过共价键传递,不仅使 α-碳原子带有部分正电荷,也使 β-碳原子带有较少的部分正电荷,从而使与 β-碳原子连接的氢原子具有一定反应活性,容易以正离子的形式离去。

(一)一卤代烷的亲核取代反应

　　一卤代烷分子中,与卤原子连接的碳原子(称为中心碳原子)带部分正电荷,容易受到负离子或含有孤对电子的分子的进攻，使 C—X σ 键发生异裂，卤原子带着 1 对电子以负离子形式离去，发生取代反应。这些负离子或含有孤对电子的分子称为亲核试剂，由亲核试剂的进攻而发生的取代反应称为亲核取代反应。一卤代烷的亲核取代反应可以用通式表示如下：

$$R\overset{\delta+}{-}CH_2\overset{\delta-}{-}X + Nu^- \longrightarrow R-CH_2-Nu + X^-$$

$$\text{一卤代烷}\qquad\text{亲核试剂}\qquad\text{生成物}\qquad\text{离去基团}$$

一卤代烷可以与 OH^-，RO^-，CN^-，NH_3 和 NO_3^- 等亲核试剂发生亲核取代反应，分别生醇、醚、腈、胺和硝酸酯。

1. 被羟基取代

一卤代烷与氢氧化钠或氢氧化钾水溶液共热，卤原子被羟基（—OH）取代生成醇：

$$R-X + NaOH \xrightarrow[\triangle]{H_2O} ROH + NaX$$

上述反应也称卤代烷的水解反应。

2. 被烷氧基取代

一卤代烷与醇钠作用，卤原子被烷氧基（$R'O$—）取代生成醚：

$$R-X + R'-ONa \longrightarrow R-O-R' + NaX$$

这是制备两个不同烷基的混醚的方法，称为威廉森（Williamson）合成法。

3. 被氨基取代

一卤代烷与氨作用，卤原子被氨基（—NH$_2$）取代生成胺：

$$R-X + NH_3 \longrightarrow R-NH_2 + HX$$

由于反应生成的胺是有机碱，它可以与反应中生成的卤化氢成盐，所以生成物为胺的盐 $RNH_3^+ X^-$（或 $RNH_2 \cdot HX$）。

4. 被氰基取代

一卤代烷与氰化钠或氰化钾的醇溶液共热，卤原子被氰基（—CN）取代生成腈：

$$R-X + NaCN \xrightarrow[\triangle]{\text{乙醇}} R-CN + NaX$$

此反应只适用于伯卤代烷。生成的腈比反应物分子中多了 1 个碳原子，这是有机合成中增长碳链的方法之一。腈在酸性条件下水解，生成羧酸：

$$R-CN + H_2O \xrightarrow{H^+} RCOOH$$

5. 与硝酸银的乙醇溶液反应

一卤代烷与硝酸银的乙醇溶液共热，卤原子被取代生成硝酸酯和卤化银沉淀：

$$R-X + AgNO_3 \xrightarrow[\triangle]{C_2H_5OH} \underset{\text{硝酸酯}}{R-ONO_2} + AgX\downarrow$$

由于不同类型的一卤代烷与硝酸银的反应速率不同，因此可根据卤化银沉淀的生成速率的快慢推测一卤代烷的可能结构。碘代烷和叔卤代烷在室温下立即与硝酸银的乙醇溶液生成卤化银沉淀；仲氯代烷和仲溴代烷在室温下几分钟后生成卤化银沉淀；伯氯代烷和伯溴代烷需加热才能生成卤化银沉淀。

（二）一卤代烷的消除反应

从有机物分子中脱去 1 个或几个小分子（如 HX，H_2O 等）生成不饱和有机物的反应称为消除反应。消除反应可以在有机物分子内引入不饱和键，如 C=C 和 C≡C 等。

一卤代烷与氢氧化钠（或氢氧化钾）的乙醇溶液共热时，从分子内脱去卤化氢生成烯烃：

$$\underset{\underset{H\quad X}{\boxed{}}}{R-CH-CH_2} + NaOH \xrightarrow[\triangle]{乙醇} RCH=CH_2 + NaX + H_2O$$

上述反应是制备烯烃常用的一种方法。

伯卤代烷在发生消除反应时，只得到单一结构的烯烃。而仲卤代烷和叔卤代烷发生消除反应时，通常得到两种不同的烯烃。例如：

$$\underset{\underset{Br}{|}}{CH_3CH_2CHCH_3} \xrightarrow[\triangle]{KOH,CH_3CH_2OH} CH_3CH=CHCH_3 + CH_3CH_2CH=CH_2$$

仲卤代烷　　　　　　　　　　　　丁-2-烯（81%）　　丁-1-烯（19%）

$$\underset{\underset{Br}{|}}{\overset{\overset{CH_3}{|}}{CH_2CH_2-C-CH_3}} \xrightarrow[\triangle]{KOH,C_2H_5OH} \overset{\overset{CH_3}{|}}{CH_3CH-C-CH_3} + \overset{\overset{CH_3}{|}}{CH_3CH_2-C=CH_2}$$

叔卤代烷　　　　　　　　　　2-甲基丁-2-烯（70%）　2-甲基丁-1-烯（30%）

札依采夫（Zaitsev）规则指出，仲卤代烷和叔卤代烷发生消除反应时，主要生成物是双键碳原子上连接较多烷基的烯烃。

（三）一卤代烷与金属镁反应

一卤代烷与金属镁在无水乙醚中反应，生成烷基卤化镁：

$$RX + Mg \xrightarrow{无水乙醚} RMgX$$

烷基卤化镁称为格氏试剂，它是一类重要的有机金属化合物，也是有机合成中非常重要的试剂之一。

E-17-01
知识扩展：
格利雅发现"格式试剂"

格氏试剂容易与含活泼氢的化合物（如 H_2O，RCH_2OH，RCH_2NH_2 等）反应生成烃。例如：

$$RMgX + H_2O \longrightarrow R-H + Mg(OH)X$$

格氏试剂也能与空气中的 O_2 或 CO_2 发生反应，因此在制备格氏试剂时，除采用干燥的试剂外，还需要隔绝空气，以免试剂分解。

（四）一卤代烷的还原反应

一卤代烷可以用还原剂还原为烷烃，常用的还原剂是氢化铝锂和硼氢化钠。例如：

$$\text{C}_6\text{H}_5\text{-CHCH}_3 + \text{LiAlH}_4 \xrightarrow{\text{THF}} \text{C}_6\text{H}_5\text{-CH}_2\text{CH}_3 + \text{AlH}_3 + \text{LiCl}$$
$$|$$
$$\text{Cl}$$

　　氢化铝锂是一种很强的还原剂，所有类型的一卤代烷均可被还原。由于氢化铝锂与水猛烈反应生成 LiOH、Al(OH)_3 和 H_2，因此用氢化铝锂作还原剂时必须使用无水溶剂，还原反应一般在无水乙醚或四氢呋喃（THF）等溶剂中进行。硼氢化钠是一种比较温和的还原剂，适用于仲卤代烷和叔卤代烷的还原，而伯卤代烷不采用此还原剂进行还原。

第三节　一卤代烯烃和一卤代芳香烃

一、一卤代烯烃和一卤代芳香烃的分类

　　根据分子中卤原子与双键或苯环的相对位置不同，可以把一卤代烯烃和一卤代芳香烃分为乙烯型和苯型卤代烃、烯丙型和苄型卤代烃、隔离型卤代烃。

　　（1）乙烯型和苯型卤代烃　　这类卤代烃的结构特点是卤原子直接连接在不饱和碳原子或苯环上。例如：

$$\text{CH}_2\text{=CH-Cl}$$
氯乙烯　　　　　　　　氯苯

　　（2）烯丙型和苄型卤代烃　　这类卤代烃的结构特点是卤原子与碳－碳双键或苯环相隔 1 个饱和碳原子。例如：

$$\text{CH}_2\text{=CH-CH}_2\text{-Cl}$$
烯丙基氯　　　　　　　　氯化苄

　　（3）隔离型卤代烃　　这类卤代烃的结构特点是卤原子与碳－碳双键或苯环相隔两个或两个以上饱和碳原子。例如：

$$\text{CH}_2\text{=CH-CH}_2\text{-CH}_2\text{-Cl}$$
4-氯丁-1-烯　　　　　　　　1-氯-2-苯基乙烷

二、一卤代烯烃和一卤代芳香烃中卤原子的反应活性

　　在乙烯型和苯型卤代烃、烯丙型和苄型卤代烃、隔离型卤代烃中，卤原子的相对反应活性大小为

$$-\overset{|}{\underset{|}{C}}=\overset{|}{\underset{|}{C}}-\overset{|}{\underset{|}{C}}-X > -\overset{|}{\underset{|}{C}}=\overset{|}{\underset{|}{C}}-(CH_2)_n-\overset{|}{\underset{|}{C}}-X(n \geqslant 1) > -\overset{|}{\underset{|}{C}}=\overset{|}{\underset{|}{C}}-X$$

（一）乙烯型和苯型卤代烃

在乙烯型和苯型卤代烃分子中,由于卤原子直接连接在双键或苯环碳原子上,卤原子的 1 对孤对电子与双键或苯环形成共轭 π 键,使碳－卤键的键能增大,卤原子很难离去。

氯乙烯和氯苯分子中形成的 p-π 共轭体系如图 2-17-1 所示。

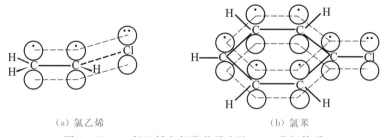

（a）氯乙烯　　　　　　　（b）氯苯

图 2-17-1　氯乙烯和氯苯分子中的 p-π 共轭体系

乙烯型和苯型卤代烃分子中的卤原子很难被其他原子或基团所取代,与硝酸银乙醇溶液共热时也不能生成卤化银沉淀。

（二）烯丙型或苄型卤代烃

烯丙型和苄型卤代烃分子中的卤原子特别活泼,这是由于卤原子离去后生成的烯丙基碳正离子或苄基碳正离子能形成共轭 π 键。在烯丙基碳正离子或苄基碳正离子中,与卤原子连接的碳原子由原来的 sp^3 杂化转变为 sp^2 杂化,该碳原子未参与杂化的空 $2p_z$ 轨道与相邻的 π 键或苯环形成共轭 π 键,使正电荷得以分散,因此比较稳定。

烯丙基碳正离子和苄基碳正离子的 p-π 共轭体系如图 2-17-2 所示。

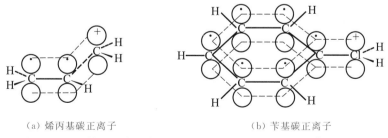

（a）烯丙基碳正离子　　　　　　（b）苄基碳正离子

图 2-17-2　烯丙基碳正离子和苄基碳正离子的 p-π 共轭体系示意图

烯丙型和苄型卤代烃分子中的卤原子很容易被其他原子或基团取代,在室温下就能与硝酸银的乙醇溶液作用,生成卤化银沉淀。

（三）隔离型卤代烃

隔离型卤代烃分子中，由于碳－碳双键或苯环与卤原子相距较远，卤原子对碳－碳双键或苯环的影响较小，其化学性质与一卤代烷相似，与硝酸银的乙醇溶液在加热时才能生成卤化银沉淀。

第四节　卤代烃的重要代表物

一、氯乙烷

氯乙烷为无色气体，易液化，密度为 $0.902\,8\ \mathrm{g\cdot cm^{-3}}$，熔点为 $-138.7\ ℃$，沸点为 $13.1\ ℃$，微溶于水，溶于乙醇和乙醚等。

氯乙烷在医学临床上用作外科手术的局部麻醉剂，在有机合成中用作乙基化剂，主要用于制备四乙基铅、乙基纤维素，还可用作溶剂和杀虫剂等。

二、三氯甲烷

三氯甲烷又称氯仿，为无色透明液体，易挥发，微有甜味，密度为 $1.491\,6\ \mathrm{g\cdot cm^{-3}}$，熔点为 $-63.5\ ℃$，沸点为 $61\ ℃$，微溶于水，不易燃烧，溶于乙醇、乙醚、苯、石油醚等。

三氯甲烷用作脂肪、橡胶、树脂、磷、碘等的溶剂，是实验室和工业上常用的有机溶剂。三氯甲烷还可用作青霉素、香精油、生物碱的萃取剂。三氯甲烷在光照下能被空气中的氧气氧化，生成毒性很大的光气。通常加入体积分数为 $1\%\sim2\%$ 的乙醇溶液，使生成的光气与乙醇作用生成碳酸乙酯，以消除毒性。氯仿在临床上用作麻醉剂。

三、四氯化碳

四氯化碳为无色液体，密度为 $1.60\ \mathrm{g\cdot cm^{-3}}$，熔点为 $-22.8\ ℃$，沸点为 $76.8\ ℃$，微溶于水，与乙醇、乙醚混溶，不燃烧。

四氯化碳用作有机溶剂、灭火剂、分析试剂等，也用于制氯仿和药物等。

四、四氯乙烯

四氯乙烯为无色气体，有类似乙醚的气味，密度为 $1.623\ \mathrm{g\cdot cm^{-3}}$，沸点为 $121\ ℃$，凝固点为 $-22\ ℃$，微溶于水，溶于乙醇、乙醚等有机溶剂。

四氯乙烯的性质稳定，不能燃烧，不能水解。四氯乙烯主要用作有机溶剂、干洗剂和金属表面活性剂，也用作驱肠虫药。

E-17-02
知识扩展：
有机卤化
物与环境
污染

📖 思考题和习题

1. 命名下列化合物：

(1) $(CH_3)_3C{-}Br$

(2) $CH_3CHCH_2CHCH_3$
　　　　　　｜　　　｜
　　　　　 Cl　 CH_2CH_3

(3) 〔间位 Cl 和 Br 取代的苯环〕

(4) 〔含 Cl 取代的环己烯〕

(5) $CH_2{=}CHCH_2Br$

(6) $CH_2{=}\overset{\underset{\textstyle |}{CH_2CH_3}}{C}{-}CH_2{-}CH_2Cl$

2. 写出下列化合物的结构简式：

(1) 2-溴-3-甲基丁烷　　　　(2) 1-碘-2,2-二甲基丙烷

(3) 2-溴-2,3-二甲基丁烷　　(4) 2-氯戊-1,4-二烯

3. 写出分子式为 $C_5H_{11}Br$ 的一溴代烷的所有同分异构体，并用系统命名法命名。

4. 写出分子式为 C_4H_7Cl 的氯代烯烃的所有同分异构体的结构简式和系统命名，并指出各属于哪一类卤代烯烃。

5. 采用化学方法区别下列各组化合物：

(1) 1-氯乙烷、2-氯丁烷、2-氯-2-甲基丙烷

(2) 〔邻溴甲苯 CH_3〕, 〔苄基溴 CH_2Br〕, 〔CH_2CH_2Br 苯〕

(3) $CH_3CH_2CH{=}CHBr$，$CH_3CH{=}CHCH_2Br$，$CH_2{=}CHCH_2CH_2Br$

6. 完成下列反应：

(1) $Cl{-}\langle\text{苯}\rangle{-}CH_2{-}Br + NaOH \xrightarrow[\triangle]{\text{水}}$

(2) $CH_3{-}\underset{\underset{\textstyle CH_3}{|}}{CH}{-}\underset{\underset{\textstyle Cl}{|}}{CH}{-}CH_3 \xrightarrow[\triangle]{KOH,\text{乙醇}}$

(3) $\langle\text{苯}\rangle{-}CH_2Cl + KCN \xrightarrow[\triangle]{\text{乙醇}} \xrightarrow[H^+]{H_2O}$

(4) $CH_3CH{=}CH_2 \xrightarrow{HBr} \xrightarrow[\text{无水乙醚}]{Mg}$

(5) $\langle\text{环戊基}\rangle{-}Br + CH_3CH_2ONa \longrightarrow$

(6) $CH_2{=}CH{-}CH_3 \xrightarrow{HBr} \xrightarrow[C_2H_5OH]{NaCN} \xrightarrow[H^+]{H_2O}$

7. 采用指定原料合成下列化合物（其他试剂任选）：

(1) 采用丙烯为原料合成 1,2,3-三氯丙烷；

(2) 采用甲苯为原料合成 2-氯苄醇〔$\langle\text{邻位 Cl}\rangle{-}CH_2OH$〕；

(3) 采用环己醇为原料合成 2,3-二溴环己醇；

(4) 采用乙烯为原料合成 1,1-二氯乙烷；

(5) 采用异丙醇为原料合成 2,3-二溴丙-1-醇。

8. 完成下列转化：

(1) $CH_3CH_2CH_2CH_2Br \longrightarrow CH_3CH_2CH_2CH_2OH$

(2) $CH_3CH_2CH_2CH_2Br \longrightarrow CH_3CH_2CHCH_3$
　　　　　　　　　　　　　　　　　　　$\underset{OH}{|}$

(3) ⟨苯⟩—CH_3 ⟶ Cl—⟨苯⟩—CH_2Cl

(4) ⟨苯⟩—$CH=CH_2$ ⟶ ⟨苯⟩—$\underset{\underset{CH_3}{|}}{CH}$—$COOH$

9. 采用苯为原料制备下列有机化合物：

(1) ⟨苯⟩—CH_2CN　　　　(2) ⟨苯⟩—$CHClCH_2Cl$

(3) ⟨苯⟩—$CH_2OCH_2CH_3$

10. 写出下列卤代烷发生消除反应时的主要生成物：

(1) 2－溴－2,3－二甲基丁烷　　　　(2) 2－溴－3－乙基戊烷

(3) 2－溴－3－甲基丁烷　　　　(4) 1－碘－2－甲基环己烷

(5) 2－溴己烷

11. 碳氢化合物 A 的分子式为 C_4H_8，加溴后生成化合物 B，B 与 KOH 的乙醇溶液共热，生成分子式为 C_4H_6 的化合物 C，C 能与硝酸银的氨溶液生成白色沉淀。请写出 A，B 和 C 的结构简式。

12. 有机化合物 A 的分子式为 C_3H_6，A 在低温时与氯气作用生成分子式为 $C_3H_6Cl_2$ 的化合物 B；A 在高温时与氯气作用则生成分子式为 C_3H_5Cl 的化合物 C。C 与碘化乙基镁（CH_3CH_2MgI）作用得到分子式为 C_5H_{10} 的化合物 D，D 与 NBS 作用生成分子式为 C_5H_9Br 的化合物 E。将 E 与 KOH 的乙醇溶液共热，主要生成分子式为 C_5H_8 的化合物 F，F 能与顺丁烯二酸酐发生双烯合成反应生成化合物 G。请推测 A，B，C，D，E，F 和 G 的结构简式，并写出各步反应式。

13. 溴代烷 A 分子式为 C_3H_7Br，A 与 KOH 的乙醇溶液作用生成 B（C_3H_6），用酸性高锰酸钾溶液氧化 B 生成 CH_3COOH，CO_2 和 H_2O，B 与 HBr 作用生成 A 的异构体 C。写出 A，B 和 C 的结构简式及各步反应式。

14. 有机化合物 A 具有旋光性，能与溴的四氯化碳溶液反应，生成三溴化物 B，B 也具有旋光性；A 与热 KOH 的乙醇溶液反应生成化合物 C；C 能使溴的四氯化碳溶液褪色，经测定 C 没有旋光性；C 与丙烯醛反应可生成 ⟨环己烯—CHO⟩。请写出 A，B 和 C 的结构简式。

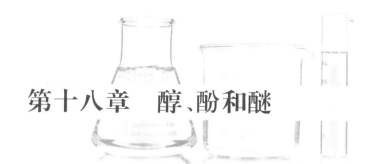

第十八章　醇、酚和醚

醇、酚和醚都属于烃的含氧衍生物。醇可以看作烃分子中与饱和碳原子连接的氢原子被羟基取代后生成的化合物,组成通式为 R—OH。

酚可以看作芳香烃分子中苯环上的氢原子被羟基取代后生成的化合物,组成通式为 Ar—OH。

醚是由两个烃基通过氧原子连接在一起生成的化合物,可以看作醇或酚分子中羟基上的氢原子被烃基取代后的化合物,组成通式为 R—O—R′。

第一节　醇

一、醇的分类与命名

(一) 醇的分类

根据分子中所含羟基的数目的不同,醇可以分为一元醇、二元醇、三元醇等,通常把分子内含两个或两个以上羟基的醇称为多元醇。例如:

$$CH_3OH \qquad\qquad \underset{\substack{|\\OH}}{CH_2}-\underset{\substack{|\\OH}}{CH_2} \qquad\qquad \underset{\substack{|\\OH}}{CH_2}-\underset{\substack{|\\OH}}{CH}-\underset{\substack{|\\OH}}{CH_2}$$

$\qquad$一元醇 $\qquad\qquad\qquad$ 二元醇 $\qquad\qquad\qquad$ 三元醇

一元醇根据分子中羟基所连接的碳原子的类型的不同,可分为伯醇、仲醇和叔醇。例如:

$$CH_3CH_2CH_2CH_2OH \qquad CH_3CH_2\underset{\substack{|\\OH}}{CH}CH_3 \qquad CH_3-\underset{\substack{|\\OH}}{\overset{\substack{CH_3\\|}}{C}}-CH_3$$

$\qquad\qquad$伯醇 $\qquad\qquad\qquad\qquad$ 仲醇 $\qquad\qquad\qquad\qquad$ 叔醇

根据醇分子中烃基的结构不同,醇还可以分为饱和醇、不饱和醇、脂环醇和芳香醇。例如:

$$CH_3CH_2OH \qquad CH_2\!\!=\!\!CHCH_2OH \qquad \text{〈环己基〉}\!\!-\!\!OH \qquad \text{〈苯基〉}\!\!-\!\!CH_2OH$$

　　　饱和醇　　　　　　　　不饱和醇 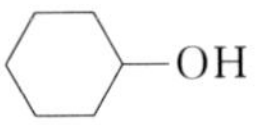　　　　　　　脂环醇 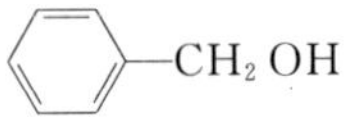　　　　　　　　芳香醇

（二）醇的命名

1. 普通命名法

普通命名法是根据与羟基连接的烃基名称命名，即在烃基名称后面加"醇"字即可。例如：

$$CH_3CH_2OH \qquad\qquad CH_3CH_2CH_2OH \qquad\qquad (CH_3)_2CHOH$$

　　　　乙醇　　　　　　　　　　　正丙醇　　　　　　　　　异丙醇
　　　ethanol　　　　　　　　n-propyl alcohol　　　　isopropyl alcohol

2. 系统命名法

结构比较复杂的醇，通常采用系统命名法。命名时，选择含有连接羟基的碳原子在内的最长碳链为主链。从靠近连接羟基的碳原子一端开始，依次给主链碳原子编号，按取代基英文字母顺序依次标出取代基的位次、数目和名称，以及羟基的位次，羟基的位次列在"醇"字之前。例如：

$$\underset{\substack{OH\\|}}{CH_3CH}CH_2\underset{\substack{CH_3\\|}}{CH_2CH}CH_3 \qquad\qquad CH_3CH\!\!=\!\!CHCH_2OH$$

　　　5-甲基己-2-醇　　　　　　　　　　　　　　丁-2-烯-1-醇
　　　5-methylhex-2-ol　　　　　　　　　　　　butane-2-en-1-ol

$$\underset{\substack{OH\\|}}{CH_3CH}CH_2\,CH_2\underset{\substack{OH\\|}}{CH}CH_2\,CH_3$$

　　　　　　　　　庚-2,5-二醇　　　　　　　　　　　　3-甲基环己醇
　　　　　　　heptane-2,5-diol　　　　　　　　3-methyl cyclohexanol

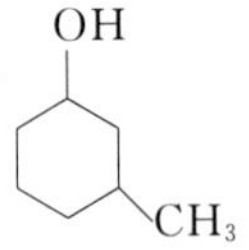

芳香醇命名时，以脂肪醇为母体，芳香烃基为取代基。例如：

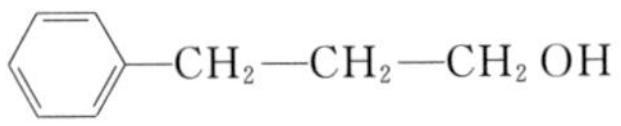

$$\text{〈苯基〉}\!\!-\!\!CH_2\!\!-\!\!CH_2\!\!-\!\!CH_2OH$$

　　　　　　　　　　　　3-苯基丙-1-醇
　　　　　　　　　　　3-phenylprop-1-ol

二、醇的结构

在醇分子中，氧原子用两个各有 1 个未成对电子的 sp^3 杂化轨道分别与氢原子的 1s 轨道和碳原子的 1 个 sp^3 杂化轨道重叠形成两个 σ 键，氧原子另外两个 sp^3 杂化轨道则被两对孤对电子所占据，C—O σ 键与 O—H σ 键之间的键角接近 $109°28'$，因此醇分子是极性分子。由于氧元素的电负性较大，形成的 C—O σ 键和 O—H σ 键都是极性键，这些极性键也是醇发生化学反应的主要部位。

甲醇分子的结构如图 2-18-1 所示。

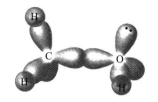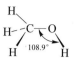

图 2-18-1　甲醇分子的结构

三、醇的物理性质

分子中含 1～4 个碳原子的直链饱和一元醇是无色、有酒香味的液体；分子中含 5～11 个碳原子的直链饱和一元醇是带有不愉快气味的油状液体；分子中含 11 个碳原子以上的醇是无臭蜡状固体。

低级一元醇的沸点比相对分子质量相近的烷烃高得多，这是由于醇能形成分子间氢键。直链饱和一元醇的沸点，随相对分子质量的增加也明显升高。相对分子质量相同的直链醇的沸点比含支链的醇的沸点高。一些醇的物理性质如表 2-18-1 所示。

表 2-18-1　一些醇的物理性质

名　称	结　构　简　式	熔点/℃	沸点/℃	密度 $g \cdot cm^{-3}$	溶解度 $g \cdot (100\ g\ 水)^{-1}$
甲醇	CH_3OH	−97	64.7	0.792	∞
乙醇	CH_3CH_2OH	−117	78.3	0.789	∞
正丙醇	$CH_3CH_2CH_2OH$	−126	97.2	0.804	∞
异丙醇	$CH_3CH(OH)CH_3$	−88	82.3	0.786	∞
正丁醇	$CH_3CH_2CH_2CH_2OH$	−90	117.7	0.810	8.3
异丁醇	$(CH_3)_2CHCH_2OH$	−108	108	0.802	10.0
仲丁醇	$CH_3CH(OH)CH_2CH_3$	−114	99.5	0.808	26.0
叔丁醇	$(CH_3)_3COH$	25	82.5	0.789	∞
正戊醇	$CH_3(CH_2)_4OH$	−78.5	138.0	0.817	2.4
环己醇	⬡—OH	24	161.5	0.962	3.6
烯丙醇	$CH_2{=}CHCH_2OH$	−129	97	0.855	∞
苯甲醇	⬡—CH_2OH	−15	205	1.046	4
乙二醇	$HOCH_2CH_2OH$	−12.6	197	1.113	∞
丁-1,4-二醇	$HOCH_2CH_2CH_2CH_2OH$	20.1	229.2	1.069	∞
丙三醇	$HOCH_2CH(OH)CH_2OH$	18	290(分解)	1.261	∞

甲醇、乙醇和丙醇都能与水混溶，从丁醇开始，随相对分子质量增大，醇在水中的溶解度迅速减小，分子中含 6 个以上碳原子的伯醇在水中的溶解度很小。这是因为低级醇与水可形成分子间氢键，而随着分子中烃基的增大，醇与水形成氢键的能力减弱，所以醇在水中的溶解度逐渐减小。

多元醇分子中含有多个羟基,与水形成氢键的能力增强,因此可与水混溶,甚至具有吸湿性。例如,丙三醇不仅与水混溶,而且吸湿性强,能滋润皮肤,在化妆品工业和烟草工业中用作润湿剂。

四、醇的化学性质

羟基(—OH)是醇的官能团,它决定了醇的主要化学性质。醇的化学反应主要发生在 O—H 键和 C—O 键上。

(一)与活泼金属反应

醇具有弱酸性,醇羟基中的氢原子可被钠、钾等活泼金属取代,生成氢气和醇金属化合物。例如:

$$2\ CH_3CH_2OH + 2\ Na \longrightarrow 2\ CH_3CH_2ONa + H_2\uparrow$$

乙醇与金属钠的反应比水与金属钠的反应要缓和得多,因此实验室常用乙醇处理残留的金属钠。

醇钠遇水极易水解,生成醇和氢氧化钠。例如:

$$CH_3CH_2ONa + H_2O \longrightarrow CH_3CH_2OH + NaOH$$

不同类型的一元醇与金属钠反应时,反应速率由快到慢的顺序为

$$甲醇 > 伯醇 > 仲醇 > 叔醇$$

(二)与氢卤酸反应

醇与氢卤酸反应,羟基被卤原子取代,生成卤代烃和水:

$$R-OH + HX \longrightarrow R-X + H_2O$$

这是实验室制备卤代烃的常用方法。

一元醇与氢卤酸的反应速率,与醇的类型有关。不同类型的醇的反应活性顺序为

$$叔醇 > 仲醇 > 伯醇$$

采用无水氯化锌和浓盐酸配制成的溶液称为卢卡斯(Lucas)试剂,常用于鉴别分子中含 6 个以下碳原子的伯醇、仲醇或叔醇。分子中含 6 个以下碳原子的醇溶于卢卡斯试剂,而反应生成的卤代烃不溶于卢卡斯试剂使溶液浑浊。叔醇与卢卡斯试剂混合后,立即出现浑浊;仲醇一般需要 5～10 min 出现浑浊;伯醇则需加热后才能出现浑浊。

由于分子中含 6 个以上碳原子的一元醇不溶于卢卡斯试剂,因此无论是否发生反应都会出现浑浊,不能利用卢卡斯试剂进行鉴别。

(三)酯化反应

醇与酸反应生成酯,这类反应称为酯化反应。例如:

$$CH_3CH_2OH + CH_3COOH \xrightarrow{\text{浓}\ H_2SO_4} CH_3COOCH_2CH_3 + H_2O$$

$$
\begin{array}{c}
\text{CH}_2\text{OH} \\
| \\
\text{CHOH} \\
| \\
\text{CH}_2\text{OH}
\end{array}
+ 3\,\text{HNO}_3 \longrightarrow
\begin{array}{c}
\text{CH}_2\text{ONO}_2 \\
| \\
\text{CHONO}_2 \\
| \\
\text{CH}_2\text{ONO}_2
\end{array}
+ 3\,\text{H}_2\text{O}
$$

酯化反应所用的酸既可以是无机含氧酸，也可以是有机酸，常用的无机含氧酸有硝酸、硫酸和磷酸。

（四）脱水反应

醇在浓硫酸等脱水剂存在下加热，既可能发生分子内脱水生成烯，也可能发生分子间脱水生成醚。究竟按哪种方式脱水，这与醇的结构及反应温度有关。

1. 分子内脱水

在浓硫酸催化下，醇在较高温度下发生分子内脱水生成烯烃。例如：

$$
\begin{array}{c}
\quad\;\; \text{H}\;\; \text{H} \\
\quad\;\; | \;\;\; | \\
\text{H—C—C—H} \\
\quad\;\; | \;\;\; | \\
\quad\;\; \text{H}\;\;\text{OH}
\end{array}
\xrightarrow[170\ ℃]{\text{浓 H}_2\text{SO}_4}
\text{H}_2\text{C}=\text{CH}_2 + \text{H}_2\text{O}
$$

醇发生分子内脱水时，如果能生成两种烯烃时，则遵守札依采夫规则，主要生成双键碳原子上连接较多烷基的烯烃。例如：

$$
\begin{array}{c}
\quad\quad\quad \text{CH}_3 \\
\quad\quad\quad | \\
\text{CH}_3\text{CH}_2\text{—C—CH}_3 \\
\quad\quad\quad | \\
\quad\quad\quad \text{OH}
\end{array}
\xrightarrow[80\ ℃]{\text{浓 H}_2\text{SO}_4}
\begin{array}{c}
\text{CH}_3\text{CH}=\text{C—CH}_3 \\
\quad\quad\quad | \\
\quad\quad\quad \text{CH}_3 \\
(\text{主要生成物})
\end{array}
+
\begin{array}{c}
\text{CH}_3\text{CH}_2\text{—C}=\text{CH}_2 \\
\quad\quad\quad | \\
\quad\quad\quad \text{CH}_3
\end{array}
$$

在人体的代谢过程中，某些含醇羟基的化合物在酶的催化下，也能发生分子内脱水，生成含有不饱和键的化合物。

2. 分子间脱水

在浓硫酸催化下，两分子醇在较低温度下发生分子间脱水生成醚。例如：

$$
\text{C}_2\text{H}_5\text{—OH} + \text{H—O—C}_2\text{H}_5
\xrightarrow[140\ ℃]{\text{浓 H}_2\text{SO}_4}
\text{C}_2\text{H}_5\text{—O—C}_2\text{H}_5 + \text{H}_2\text{O}
$$

温度对醇的脱水方式影响很大，一般在较低温度时主要发生分子间脱水生成醚，而在较高温度下则主要发生分子内脱水生成烯。但叔醇只发生分子内脱水，生成烯烃。

（五）氧化反应

伯醇和仲醇能被酸性高锰酸钾溶液或酸性重铬酸钾溶液氧化。伯醇被氧化时生成醛，醛很容易继续氧化生成羧酸；而仲醇则被氧化生成酮。例如：

$$
\text{CH}_3\text{CH}_2\text{OH}
\xrightarrow[\text{H}_2\text{SO}_4]{\text{KMnO}_4}
\text{CH}_3\text{CHO}
\xrightarrow[\text{H}_2\text{SO}_4]{\text{KMnO}_4}
\text{CH}_3\text{COOH}
$$

$$
\begin{array}{c}
\text{H}_3\text{C} \\
\quad\quad\; \diagdown \\
\quad\quad\quad \text{CH—OH} \\
\quad\quad\; \diagup \\
\text{H}_3\text{C}
\end{array}
\xrightarrow[\text{H}_2\text{SO}_4]{\text{KMnO}_4}
\begin{array}{c}
\text{H}_3\text{C} \\
\quad\quad\; \diagdown \\
\quad\quad\quad \text{C}=\text{O} \\
\quad\quad\; \diagup \\
\text{H}_3\text{C}
\end{array}
$$

叔醇不易被氧化,但在强烈氧化剂氧化下,则发生碳－碳双键的断裂,生成小分子的生成物。

(六) 多元醇的反应

多元醇除具有醇羟基的一般反应外,由于分子中所含的两个或两个以上羟基之间的相互影响,它们还具有一些不同于一元醇的性质。分子中两个羟基连接在两个相邻的碳原子上的多元醇称为邻多醇,它们能与许多金属离子形成螯合物。例如,在甘油水溶液中加入新制的氢氧化铜沉淀,可生成蓝色的可溶性的甘油铜:

$$CH_2OH \atop CHOH \atop CH_2OH + Cu(OH)_2 \longrightarrow \begin{matrix} H_2C-O \\ HC-O \\ CH_2OH \end{matrix} Cu + 2\,H_2O$$

利用上述反应可区别一元醇和邻多醇。

邻多醇能被高碘酸水溶液氧化,连接羟基的两个相邻碳原子之间的 C—C σ 键断裂,生成醛、酮或羧酸等生成物。

$$R-\underset{OH}{CH}-\underset{OH}{CH}-R' + HIO_4 \longrightarrow R-\underset{O}{C}-H + H-\underset{O}{C}-R' + HIO_3 + H_2O$$

如果多元醇分子中有 3 个或 3 个以上羟基连接在相邻的碳原子上,与高碘酸作用时,则连接羟基的相邻碳原子之间的 C—C σ 键都可以氧化断裂,处于中间的相邻碳原子则被氧化为甲酸。例如:

$$CH_2-\underset{OH}{CH}-CH_2 + 2\,HIO_4 \longrightarrow HCHO + HCOOH + HCHO + 2\,HIO_3 + H_2O$$

两个羟基连接在两个不相邻的碳原子上的多元醇,则不能被高碘酸水溶液氧化。

第二节　酚

一、酚的分类与命名

(一) 酚的分类

根据分子中芳香环上所连接的羟基数目的不同,酚可分为一元酚、二元酚和三元酚等,分子中含两个或两个以上羟基的酚称为多元酚。例如:

一元酚　　　　　多元酚

（二）酚的命名

对酚中的芳香环编号时,给羟基尽可能低的位置。芳香环上没有取代基的酚命名时,在芳香环名称之后加上"酚"字;多元酚根据芳香环上所连羟基的数目,称为二酚、三酚等。例如:

苯酚
phenol

苯-1,3,5-三酚
benzene-1,3,5-triol

二、苯酚的结构

在苯酚分子中,酚羟基上的氧原子采用 sp^2 杂化,氧原子的两个未成对电子分别占据了两个 sp^2 杂化轨道,而氧原子的 1 对孤对电子占据了 1 个 sp^2 杂化轨道,另 1 对孤对电子占据了未参与杂化的 $2p_z$ 轨道。氧原子用 1 个含有未成对电子的 sp^2 杂化轨道与苯环上碳原子的 1 个含有未成对电子的 sp^2 杂化轨道重叠形成 1 个 O—C σ 键,再用 1 个含有未成对电子的 sp^2 杂化轨道与氢原子的 1s 轨道重叠形成 1 个 O—H σ 键,氧原子未参与杂化的 $2p_z$ 轨道与苯环上 6 个碳原子未参与杂化的 $2p_z$ 轨道以"肩并肩"方式重叠,形成了 1 个 7 原子 8 电子的共轭 π 键。苯酚分子的结构如图 2-18-2 所示。

由于形成共轭 π 键时,氧原子提供了 1 对电子,而苯环上的每个碳原子只提供了 1 个电子,因此氧原子的电子云向苯环转移,增大了苯环上碳原子的电子密度,使 O—H σ 键的成键电子向氧原子偏移,导致 O—H σ 键的极性增大,使氢原子较易以阳离子形式离去。

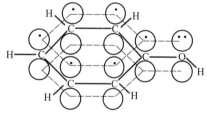

图 2-18-2　苯酚分子的结构

三、酚的物理性质

在室温下,除极少数的烷基酚为液体外,绝大多数酚为无色晶体。由于酚分子中含有羟基,酚分子之间也能形成氢键,因此酚的沸点和熔点都高于相对分子质量相近的烃。由于酚羟基也能与水形成分子间氢键,因此酚在水中有一定的溶解度,而且酚分子中所含羟基数目越多,其溶解度就越大。一些酚的物理性质如表 2-18-2 所示。

表 2-18-2　一些酚的物理性质

名　　称	熔点/℃	沸点/℃	溶解度/[g·(100 g 水)$^{-1}$]
苯酚	40.8	181.8	8
邻甲苯酚	30.5	191	2.5
对氯苯酚	43	220	2.7

名　　称	熔点/℃	沸点/℃	溶解度/[g·(100 g 水)⁻¹]
邻硝基苯酚	44.5	214.6	0.2
对硝基苯酚	114	295	1.3
β-萘酚	123	286	0.1
α-萘酚	94	279	难
对苯二酚	170	285	8
间苯二酚	110	281	123
邻苯二酚	105	295	45
连苯三酚	133	309	62

四、酚的化学性质

(一) 酚的酸性

酚具有弱酸性,它可与氢氧化钠溶液作用生成酚钠。例如:

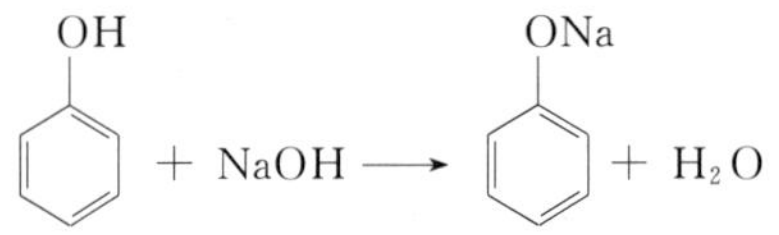

苯酚是一种弱酸,其酸性比碳酸还弱。因此,在苯酚钠溶液中通入二氧化碳,可以析出苯酚:

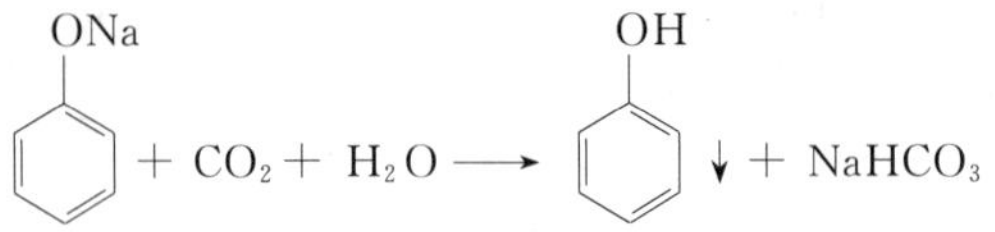

酚溶于碱溶液,而加酸后又能从溶液中析出,常利用酚的这种性质从混合物中分离或提取酚。

(二) 醚的生成

由于酚羟基中氧原子的 $2p_z$ 轨道与苯环形成了共轭 π 键,使碳-氧键较难断裂,因此苯酚很难发生分子间脱水反应,酚羟基也很难被其他原子或基团取代。

在碱性条件下苯酚能与卤代烃或硫酸二甲酯反应,生成芳香醚:

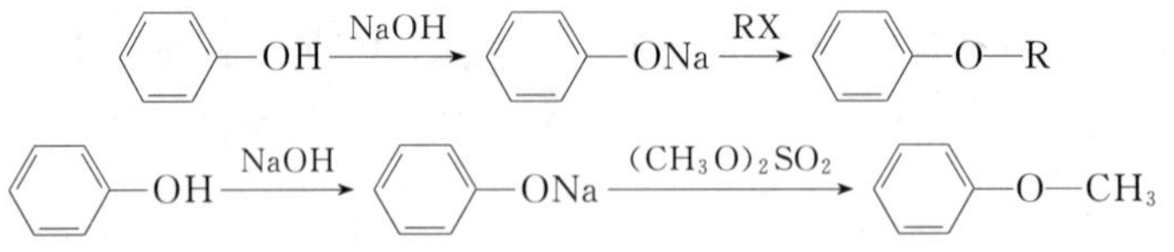

(三) 苯环上的取代反应

酚分子中苯环上的取代反应不仅比苯容易进行,而且主要生成邻位取代物和对位取代物。

1. 卤代反应

酚容易进行卤代反应,在室温下苯酚与溴水作用,立即生成 2,4,6-三溴苯酚白色沉淀：

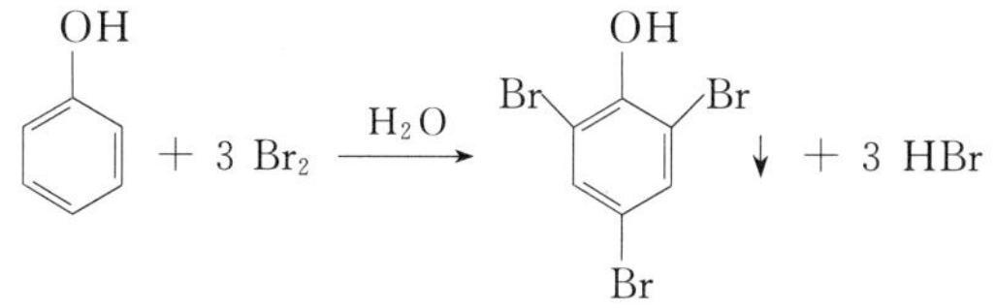

此反应可用于苯酚的定性分析和定量分析。

在非极性溶剂中，溴与苯酚作用，生成一溴代苯酚：

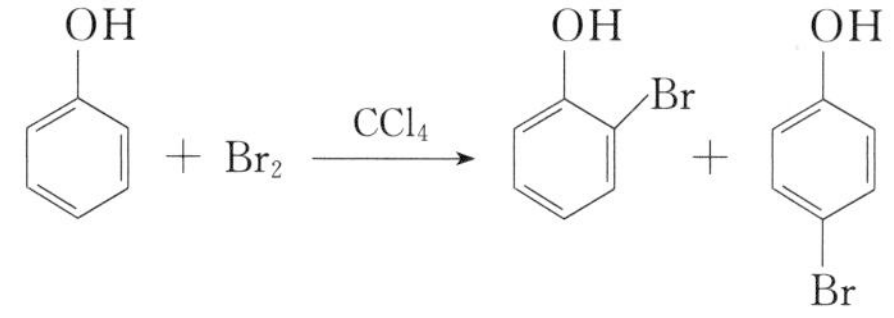

2. 硝化反应

在室温下，稀硝酸就可使苯酚硝化，生成邻硝基苯酚和对硝基苯酚：

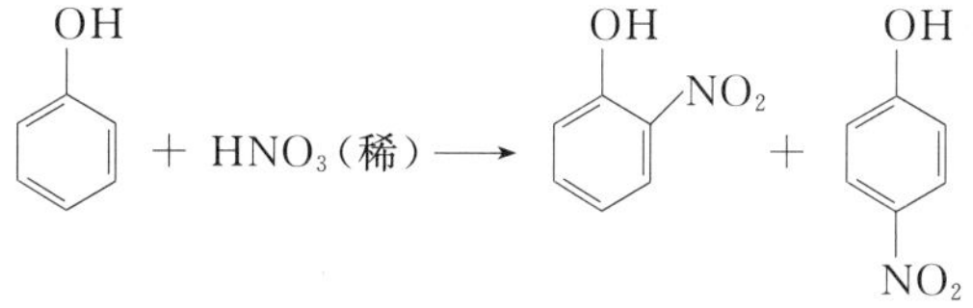

由于邻硝基苯酚能形成分子内氢键，因此邻硝基苯酚的沸点比对硝基苯酚低得多，用水蒸气蒸馏法可以把两种异构体进行分离。

3. 磺化反应

在室温下苯酚与浓硫酸发生磺化反应时，主要生成邻位取代物；而在 100 ℃ 苯酚与浓硫酸发生磺化反应时，则主要生成对位取代物：

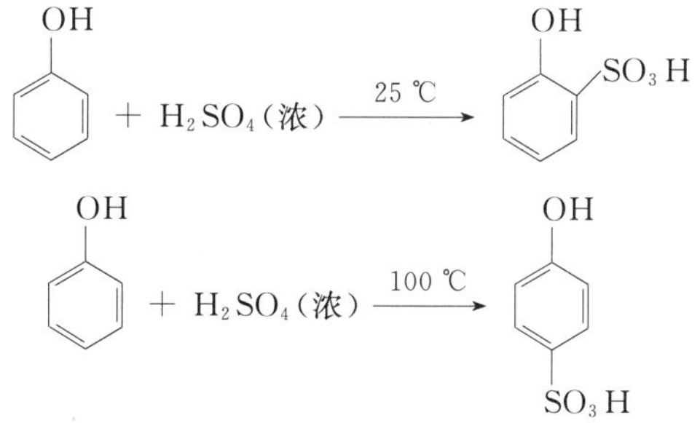

（四）氧化反应

苯酚可被酸性重铬酸钾溶液氧化为对苯醌：

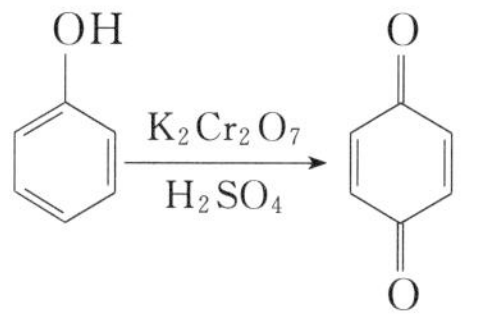

空气中的氧气也能将苯酚氧化,这就是苯酚在空气中久置颜色逐渐加深的原因。

多元酚比苯酚更易被氧化,弱氧化剂 Ag_2O 就能将其氧化为醌:

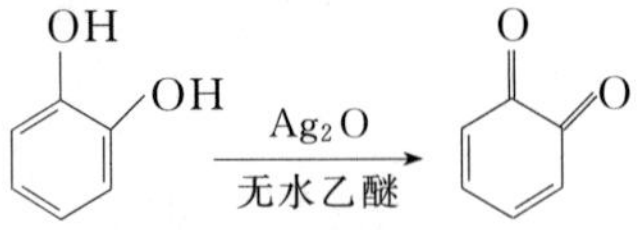

(五) 与 $FeCl_3$ 溶液的显色反应

酚能与 $FeCl_3$ 溶液发生显色反应。不同结构的酚与 $FeCl_3$ 溶液反应时,生成不同颜色的配合物。例如,苯酚与 $FeCl_3$ 溶液作用显蓝紫色;邻苯二酚与 $FeCl_3$ 溶液作用显绿色。由于酚与 $FeCl_3$ 溶液的显色反应现象明显,因此常用于酚的鉴别。

第三节　醚

醚分子中的 C—O—C 键称为醚键,醚键是醚的官能团。醚的组成通式为 R—O—R'。

一、醚的分类与命名

(一) 醚的分类

根据醚分子中的两个烃基是否相同,醚可分为单醚和混醚。两个烃基相同的醚称为单醚,组成通式为 R—O—R 或 Ar—O—Ar。例如:

$$CH_3CH_2—O—CH_2CH_3$$

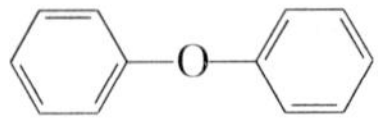

两个烃基不相同的醚称为混醚,组成通式为 R—O—R' 或 Ar—O—R。例如:

$$CH_3—O—CH_2CH_3$$

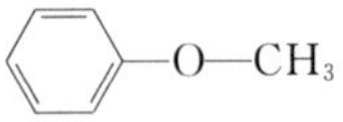

根据分子中醚键是否与芳香烃基相连,醚还可以分为脂肪醚和芳香醚。分子中的两个烃基均为脂肪烃基的醚称为脂肪醚。例如:

$$CH_3—O—CH_2CH_3 \qquad CH_3CH_2—O—CH_2CH_3$$

分子中至少有 1 个烃基为芳香烃基的醚称为芳香醚。例如:

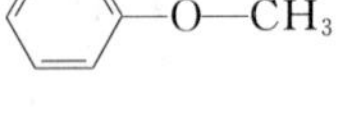

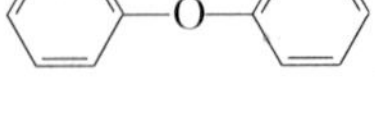

(二) 醚的命名

结构比较简单的醚,一般按烃基的名称命名。单醚命名时,称为“二某烃基醚”,其中“二”和“基”字可以省略。例如:

$$CH_3—O—CH_3 \qquad CH_2=CH—O—CH=CH_2$$

甲醚　　　　　　　　　　　　乙烯醚

dimethyl ether　　　　　　　　divinyl ether

混醚命名时,则按英文首字母顺序将两个烃基依次列出。例如:

$$CH_3-O-CH_2CH_3$$

乙基甲基醚

ethyl methyl ether

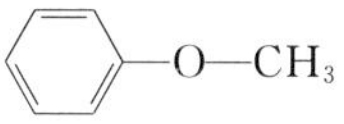

甲基苯基醚

methyl phenyl ether

结构比较复杂的醚命名时,可把烃氧基(RO—)作为取代基进行命名。例如:

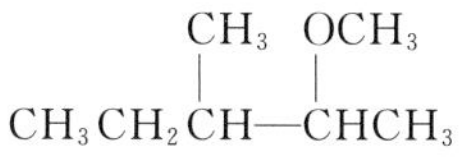

$$\overset{\quad\;CH_3\;\; OCH_3\quad}{CH_3CH_2CH-CHCH_3}$$

2-甲氧基-3-甲基戊烷

2-methoxy-3-methyl pentane

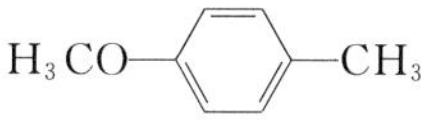

$$H_3CO-\!\!\!\!\!\!\bigcirc\!\!\!\!\!\!-CH_3$$

对甲氧基甲苯

p-methoxy methyl benzene

二、醚的结构

醚也可以看作水分子中的两个氢原子被两个烃基取代后生成的化合物。在醚分子中,氧原子采取 sp^3 杂化,氧原子用两个各有 1 个未成对电子的 sp^3 杂化轨道分别与两个烃基中的碳原子的 1 个 sp^3 杂化轨道重叠,形成两个 C—O σ 键。由于两个烃基之间的排斥作用较大,致使两个 C—O σ 键之间的键角大于 $109°28'$。

实验测得甲醚分子中两个 C—O σ 键的键角约为 $112°$,其分子结构如图2-18-3所示。

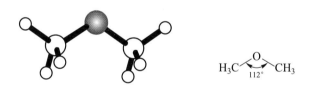

$$H_3C\underset{112°}{\overset{O}{\diagup\!\!\diagdown}}CH_3$$

图 2-18-3 甲醚分子的结构

三、醚的物理性质

由于醚分子中的氧原子与两个碳原子连接,使醚分子之间不能形成氢键,因此醚的沸点比分子中含相同数目碳原子的醇的沸点低得多。一些醚的物理性质如表2-18-3所示。

表 2-18-3 一些醚的物理性质

名 称	结 构 简 式	熔点/℃	沸点/℃	密度/(g·cm⁻³)
甲醚	CH_3-O-CH_3	−138	−24.9	0.661
乙醚	$C_2H_5-O-C_2H_5$	−116	34.6	0.714
正丁醚	$n-C_4H_9-O-C_4H_9-n$	−97.9	141	0.769
二苯醚	$C_6H_5-O-C_6H_5$	28	259	1.072
苯甲醚	$C_6H_5-O-CH_3$	−37.3	158.3	0.994
乙烯基醚	$CH_2=CHOCH=CH_2$	−101	28.4	0.773

由于醚分子中的氧原子有 2 对孤对电子,可与水分子形成分子间氢键,因此醚在水中的溶解度大于相对分子质量相近的烷烃,而与分子中含相同数目碳原子的醇相近。

四、醚的化学性质

醚的化学性质比较稳定,在常温下不易与稀酸、稀碱、氧化剂、还原剂反应。由于醚分子中的氧原子上有 2 对孤对电子,而具有一定的碱性,因此能与强酸发生化学反应。

(一) 锌盐的生成

醚分子中的氧原子上有 2 对孤对电子,可作为路易斯碱与浓强酸(H_2SO_4,HCl,$HClO_4$ 等)溶液形成锌盐。例如:

$$C_2H_5\overset{..}{O}C_2H_5 + H_2SO_4(浓) \longrightarrow \left[C_2H_5\overset{+}{\underset{|}{O}}C_2H_5 \atop H \right] HSO_4^-$$

锌盐不稳定,遇水则分解为原来的醚,常利用醚的这种性质鉴别和从混合物中分离醚。

(二) 醚键的断裂

在较高温度下,浓氢碘酸或浓氢溴酸能使醚键断裂。烷基醚的醚键断裂后生成卤代烷和醇,而生成的醇又与过量的氢卤酸作用生成卤代烷。

$$R-O-R' + HI(浓) \xrightarrow{\triangle} R-I + R'-OH$$

$$R'-OH + HI(浓) \xrightarrow{\triangle} R'-I + H_2O$$

分子中含有 1 个烷基的芳香醚与浓氢碘酸作用时,总是烷基与氧原子之间的 C—O 键发生断裂,生成酚和碘代烷。例如:

$$\bigcirc\!\!\!\!-OCH_2CH_3 + HI \xrightarrow{\triangle} \bigcirc\!\!\!\!-OH + CH_3CH_2I$$

(三) 过氧化物的生成

醚对一般氧化剂是稳定的,但低级醚长期与空气接触也会缓慢发生氧化生成过氧化物。例如:

$$CH_3CH_2-O-CH_2CH_3 + O_2 \longrightarrow CH_3\underset{过氧乙醚}{\overset{\overset{\displaystyle O-OH}{|}}{CH}}-O-CH_2CH_3$$

醚的过氧化物受热易发生爆炸,因此久置的乙醚在使用前要检验是否含有过氧化物。取少量醚、碘化钾溶液和几滴淀粉溶液混合后,若呈现蓝色,则表明醚中含有过氧化物。

第四节　与医学有关的代表物

一、乙醇

乙醇(CH_3CH_2OH)俗称酒精,为无色透明液体,易挥发,易燃烧,有酒的气味和刺激的辛辣滋味,密度为 0.789 3 $g \cdot cm^{-3}$,熔点为 $-117.3\ ℃$,沸点为78.4 ℃,与水混溶。

体积分数为 70%～75% 的乙醇水溶液为临床外用消毒剂,可使细菌蛋白质脱水变性和凝结而死亡。乙醇还是一种良好的溶剂,如碘酊(碘酒)就是碘和碘化钾溶于乙醇而得到的溶液。在中草药研究中,乙醇是一种重要的溶剂,常利用它从中草药中提取有效成分。

二、丙三醇

丙三醇[$CH_2OHCH(OH)CH_2OH$]俗称甘油,为无臭带有甜味的无色黏稠液体,密度为 1.261 3 $g \cdot cm^{-3}$,熔点为 17.9 ℃,沸点为 290 ℃(分解),与水混溶,能降低水的冰点,有很强的吸湿性,稍溶于乙醇和乙醚,不溶于氯仿。

甘油用于制造硝化甘油、醇酸树脂和酯胶等,用作汽车燃料的抗冻剂及化妆品、皮革、烟草、纺织品等的吸湿剂。甘油与硝酸反应生成三硝酸甘油酯,它是治疗心绞痛的急救药物,也是一种炸药。甘油也可用作溶剂,如酚甘油、碘甘油等,甘油栓剂或 50% 的甘油溶液常用于治疗便秘。

三、甘露醇

甘露醇的结构简式为

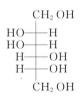

甘露醇为无色无臭结晶性粉末,略有甜味,密度为 1.489 $g \cdot cm^{-3}$,熔点为 166～168 ℃,沸点为 290～295 ℃(0.40 kPa),不吸湿,溶于水。

甘露醇在临床上用作脱水剂及利尿剂,用于降低颅内压、眼内压,利尿及防治早期急性肾功能不全,还用作药片的赋形剂。

四、肌醇

肌醇的结构简式为

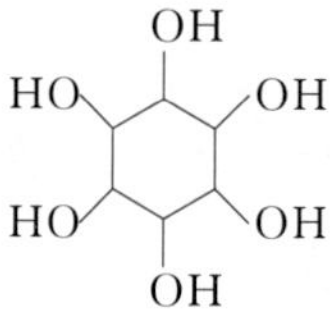

肌醇又称环己六醇,为白色结晶性粉末,无臭,味甜,密度为 $1.752\ g\cdot cm^{-3}$,熔点为 $225\sim227\ ℃$,易溶于水,不溶于无水乙醇、乙醚和氯仿。

肌醇能降低血脂,主要用于治疗肝硬化、肝炎、脂肪肝、血中胆固醇过高等症。

五、苯酚

苯酚(C_6H_5OH)俗称石炭酸,为无色或白色晶体,有特殊气味,有毒,有腐蚀性,密度为 $1.071\ g\cdot cm^{-3}$,熔点为 $43\ ℃$,沸点为 $181\ ℃$,室温下微溶于水,在 $65\ ℃$ 以上时与水混溶。

$30\sim50\ g\cdot L^{-1}$ 苯酚水溶液可用于外科手术器具的消毒。苯酚用于制染料、合成树脂、塑料、合成纤维和农药等。

六、甲酚

甲酚又称煤酚,由煤焦油分馏制得。甲酚是邻甲酚、间甲酚和对甲酚的混合物,由于三者沸点相近,很难分离,所以常使用混合物。

甲酚难溶于水,常配成 $470\sim530\ g\cdot L^{-1}$ 的肥皂溶液,称为煤酚皂溶液或来苏尔。$10\sim50\ g\cdot L^{-1}$ 的煤酚皂溶液用作消毒剂、防腐剂,广泛应用于手、器械和排泄物的消毒。

七、乙醚

乙醚为无色透明液体,有相当爽快的特殊气味,蒸气能使人失去知觉甚至死亡,密度为 $0.713\ 5\ g\cdot cm^{-3}$,沸点为 $34.5\ ℃$,凝固点为 $-116.2\ ℃$,难溶于水,易溶于乙醇和氯仿等,极易燃烧,极易挥发。

乙醚在医学临床上用作麻醉剂,在工业上用于生产无烟炸药、棉胶等。

思考题和习题

1. 用系统命名法命名下列化合物:

(1) CH₃CHCH₂CH₂OH
　　　　|
　　　　CH₃

(2) CH₃CH=CHCH₂CHCH₃
　　　　　　　　　　|
　　　　　　　　　　OH

(3) CH₃—C—CH₂CH₂OH
　　　　|
　　　CH₃ (上) OH (下)

(4) 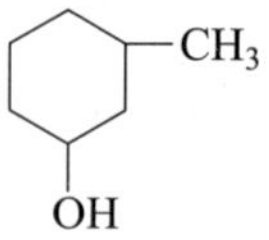 环己烷 CH₃ / OH

(5) （结构式：苯环上CH₃和OH）

(6) C_2H_5—〈苯环〉—OCH_3

(7) $CH_3OCH(CH_3)_2$

(8) $CH_2\!=\!CHCH_2OCH_3$

(9) $\begin{matrix} HOCH_2 \\ H \end{matrix}\!C\!=\!C\!\begin{matrix} CH_3 \\ CH_2CH_2CH_3 \end{matrix}$

(10) $\begin{matrix} CH_3 \\ H\!-\!\!-\!OH \\ H\!-\!\!-\!OH \\ CH_2CH_3 \end{matrix}$

2.写出下列各化合物的结构简式：

(1) 苯甲醇　　　　　　　(2) 3,3-二甲基戊-1-醇

(3) 戊-1,3-二醇　　　　(4) 2-苯基丙-1-醇

(5) 苄基苯基醚　　　　　(6) 间乙基苯酚(3-乙基苯酚)

(7) 对异丁基苯酚　　　　(8) 3-乙氧基-2-甲基己烷

3.写出分子式为 $C_5H_{12}O$ 的所有醇的同分异构体,并用系统命名法命名。

4.写出含有2个甲基侧链的分子式为 $C_6H_{13}OH$ 的醇的所有构造异构体,并用系统命名法命名。

5.写出分子式为 $C_8H_{10}O$ 的所有酚的同分异构体的结构简式,并用系统命名法命名。

6.写出分子式为 $C_5H_{12}O$ 的所有醚的同分异构体的结构简式,并用系统命名法命名。

7.预测下列醇在酸性条件下脱水反应的主要生成物：

(1) 3,3-二甲基丁-2-醇　　　(2) 3-甲基丁-2-醇

(3) 2-甲基丁-2-醇　　　　　(4) 2,3-二甲基丁-2-醇

8.写出下列反应的主要生成物：

(1) $CH_3CH_2CH_2CH_2OH + Na \longrightarrow$

(2) $CH_3CH_2\underset{\underset{OH}{|}}{C}HCH_3 \xrightarrow[H_2SO_4]{KMnO_4}$

(3) $\begin{matrix} CH_2OH \\ | \\ CH_2OH \end{matrix} + HIO_4 \longrightarrow$

(4) $CH_3CH_2\underset{\underset{CH_3}{|}}{C}HCH_2OH + HBr \longrightarrow$

(5) $CH_3\underset{\underset{CH_3}{|}}{C}H\!-\!\underset{\underset{OH}{|}}{C}HCH_3 \xrightarrow[\triangle]{浓\,H_2SO_4}$

(6) HO—〈苯环〉—$CH_2OH + NaOH \longrightarrow$

(7) $CH_3CH_2\underset{\underset{OC_2H_5}{|}}{C}HCH_2CH_3 + HI(浓) \longrightarrow$

(8) $CH_3\!-\!\!\!\!\!\bigcirc\!\!\!\!\!-O\!-\!CH_3 + HI(浓) \longrightarrow$

9. 采用化学方法鉴别下列各组化合物:

(1) 2-甲基环己醇、甲基苯基醚和苯酚

(2) 2-甲基丙-1-醇、丁-2-醇和 2-甲基丁-2-醇

(3) 苯甲醇和邻甲苯酚

(4) 乙二醇和乙醇

10. 采用丁-1-醇为原料,合成下列化合物:

(1) 丁酸   (2) 丁醛   (3) 1,2-二溴丁烷   (4) 2-溴丁烷

(5) 丁酮   (6) 1-氯丁-2-醇

11. 由指定的试剂及必要的无机或有机试剂合成下列化合物:

(1) 由乙醇合成丁-2-醇   (2) 由苯合成 4-乙基苯-1,3-二酚

(3) 由乙烯合成正丁醚

12. 有机化合物 A 的分子式为 $C_5H_{12}O$,与金属钠作用放出氢气,与卢卡斯试剂混合后立即产生浑浊,与浓硫酸共热生成 B。B 用稀冷高锰酸钾水溶液处理生成 C,C 与高碘酸溶液作用生成 $(CH_3)_2C\!\!=\!\!O$ 和 CH_3CHO,B 与稀硫酸作用又生成 A。请推断 A 的结构简式,并写出有关反应式。

13. 有机化合物 A 的分子式为 $C_6H_{10}O$,与卢卡斯试剂混合后产生浑浊;A 能被酸性高锰酸钾溶液氧化,能使 Br_2 的 CCl_4 溶液褪色。A 经催化加氢后生成分子式为 $C_6H_{12}O$ 的 B,B 经氧化生成 C,C 的分子式与 A 相同。B 与浓 H_2SO_4 共热得 D,D 经催化加氢生成环己烷。请推断 A,B,C 和 D 的可能结构简式。

14. 有机化合物 A 的分子式为 C_7H_8O,溶于 NaOH 溶液,不溶于 $NaHCO_3$ 溶液,A 与 $FeCl_3$ 溶液反应生成有色物质;与溴水反应生成分子式为 $C_7H_5OBr_3$ 的化合物 B。请写出 A 和 B 的结构简式。

15. 有机化合物 A 的分子式为 $C_4H_{10}O_2$,没有旋光性,与新制取的氢氧化铜沉淀反应生成深蓝色的物质。请写出 A 的结构简式。

16. 有机化合物 A 的分子式为 C_7H_8O,A 不溶于 NaOH 水溶液,与浓氢碘酸反应生成化合物 B 和 C。B 能与 $FeCl_3$ 水溶液发生颜色反应,C 与 $AgNO_3$ 的乙醇溶液作用生成黄色沉淀。请写出 A,B 和 C 的结构简式,并写出各步反应式。

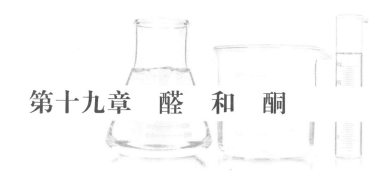

第十九章　醛　和　酮

醛和酮的分子中都含有羰基（$\overset{\diagdown}{\underset{\diagup}{C}}=O$），统称为羰基化合物。

在醛分子中，羰基碳原子分别与 1 个烃基和 1 个氢原子连接（在甲醛分子中，羰基碳原子与两个氢原子连接），通式为 R—CHO。—CHO 称为醛基，是醛的官能团。

在酮分子中，羰基的碳原子分别与两个烃基连接，通式为 $\overset{R'}{\underset{R}{\diagup}}C=O$。酮分子中的羰基也称酮基，是酮的官能团。

E-19-01
知识扩展：
醛、酮简介

第一节　醛和酮的分类、命名和结构

一、醛和酮的分类

根据分子中与羰基连接的烃基是脂肪烃基或芳香烃基，醛和酮可分为脂肪醛、脂肪酮、芳香醛和芳香酮。例如：

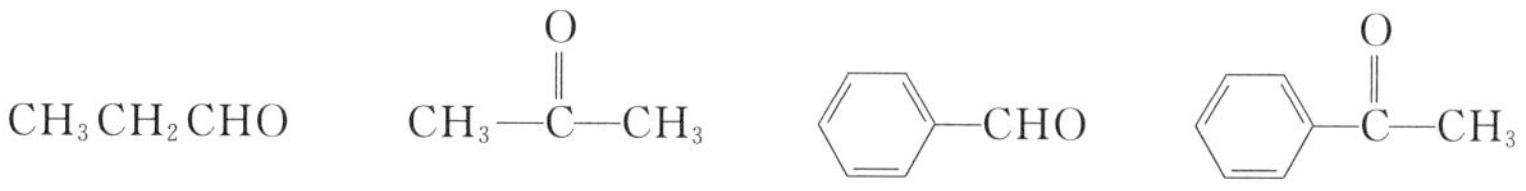

$$CH_3CH_2CHO \qquad CH_3-\overset{O}{\overset{\|}{C}}-CH_3 \qquad \text{⬡}-CHO \qquad \text{⬡}-\overset{O}{\overset{\|}{C}}-CH_3$$

脂肪醛　　　　　　脂肪酮　　　　　　　芳香醛　　　　　　芳香酮

在脂肪醛和脂肪酮中，根据分子中与羰基连接的烃基是否饱和，又可以分为饱和醛、饱和酮、不饱和醛和不饱和酮。例如：

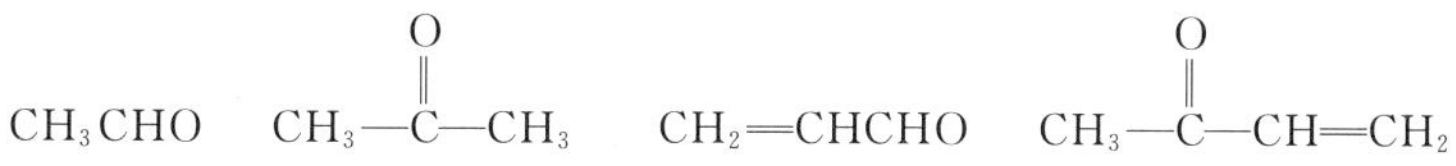

$$CH_3CHO \quad CH_3-\overset{O}{\overset{\|}{C}}-CH_3 \quad CH_2=CHCHO \quad CH_3-\overset{O}{\overset{\|}{C}}-CH=CH_2$$

饱和醛　　　　饱和酮　　　　　不饱和醛　　　　　不饱和酮

根据分子中所含羰基的数目，醛和酮还可以分为一元醛、一元酮、多元醛和多元酮。例如：

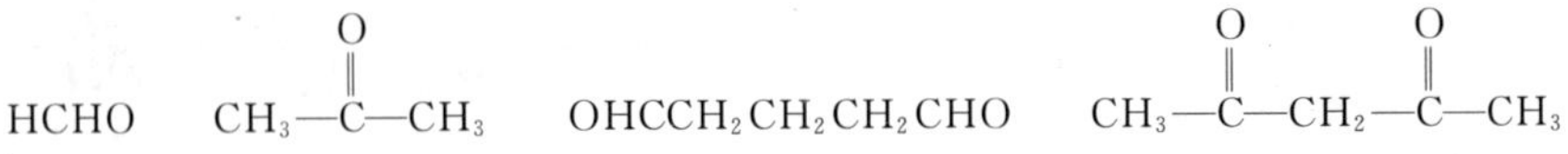

$$HCHO \quad CH_3-\overset{\overset{\displaystyle O}{\|}}{C}-CH_3 \quad OHCCH_2CH_2CH_2CHO \quad CH_3-\overset{\overset{\displaystyle O}{\|}}{C}-CH_2-\overset{\overset{\displaystyle O}{\|}}{C}-CH_3$$

一元醛　　　　一元酮　　　　多元醛（戊二醛）　　　　多元酮（戊二酮）

酮又可以根据分子中与羰基连接的两个烃基是否相同，分为单酮和混酮。羰基与两个相同烃基连接的酮称为单酮，羰基与两个不同烃基连接的酮称为混酮。例如：

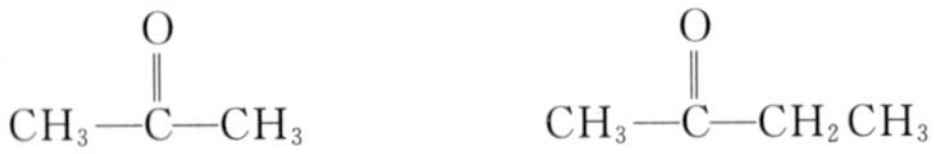

$$CH_3-\overset{\overset{\displaystyle O}{\|}}{C}-CH_3 \qquad CH_3-\overset{\overset{\displaystyle O}{\|}}{C}-CH_2CH_3$$

单酮　　　　　　　　混酮

芳香酮又可分为纯芳香酮和混芳香酮。例如：

纯芳香酮　　　　　　　　混芳香酮

二、醛和酮的命名

（一）普通命名法

简单的醛和酮可用普通命名法命名。脂肪醛的普通命名法是根据烃基的名称命名，称为"某（基）醛"，"基"字常可以省略。 例如：

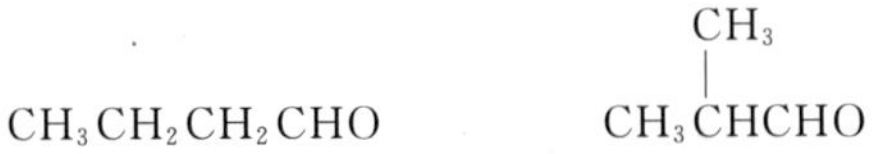

$$CH_3CH_2CH_2CHO \qquad CH_3\overset{\overset{\displaystyle CH_3}{|}}{CH}CHO$$

正丁醛　　　　　　　　异丁醛

酮的普通命名法是按羰基连接的两个烃基的名称命名，称为"某（基）某（基）（甲）酮"。例如：

$$CH_3-\overset{\overset{\displaystyle O}{\|}}{C}-CH_2CH_3 \qquad$$

乙基甲基酮　　　　　　　　二苯酮

芳香醛命名时，常把芳香基作为取代基；芳香酮命名时，也可将芳香基作为取代基。例如：

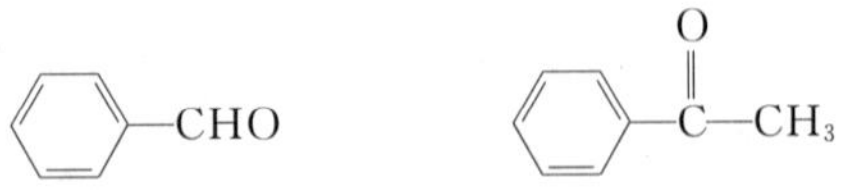

苯甲醛　　　　　　　　苯乙酮

（二）系统命名法

结构比较复杂的醛和酮的命名可采用系统命名法。脂肪醛和脂肪酮命名时，选择含有羰基碳原子在内的最长碳链作为主链，支链作为取代基，根据主链上的碳原子数目称为"某醛"或"某酮"。主链碳原子的编号从靠近羰基碳原子一端开始，取代基的位次和名称放在母体名称之前，醛基和只有 1 种可能位置的酮基不必注明位次。其他酮基的位次写在母体名称的后缀"酮"字之前。例如：

$$CH_3-\overset{\displaystyle CH_3}{\overset{|}{CH}}-CH_2-CHO$$

3-甲基丁醛

$$CH_3-\overset{\displaystyle CH_3}{\overset{|}{CH}}-CH_2-\overset{\displaystyle O}{\overset{\|}{C}}-CH_3$$

4-甲基戊-2-酮

芳香醛和芳香酮命名时，将芳香烃基作为取代基，以脂肪醛或脂肪酮为母体。例如：

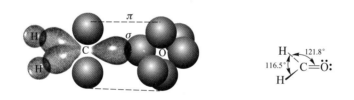

对甲基苯甲醛　　　　　　　1-苯基丙-1-酮

三、醛和酮的结构

醛和酮分子中都含有羰基，羰基碳原子采取 sp^2 杂化，3 个 sp^2 杂化轨道和未参与杂化的 $2p_z$ 轨道中各有 1 个未成对电子，而羰基氧原子的 2 个未成对电子则分占了 $2p_x$ 和 $2p_z$ 两个轨道。羰基碳原子用 1 个 sp^2 杂化轨道与氧原子的 $2p_x$ 轨道重叠形成 1 个 C—O σ 键，再用另外两个 sp^2 杂化轨道分别与氢原子的 1s 轨道和烃基碳原子含有 1 个未成对电子的 sp^3 杂化轨道重叠形成两个 σ 键，这 3 个 σ 键在同一平面上，键角约为 $120°$。羰基碳原子未参加杂化的 $2p_z$ 轨道与氧原子的有 1 个未成对电子的 $2p_z$ 轨道垂直于 3 个 σ 键所在平面，以"肩并肩"方式重叠，形成 1 个 π 键。

甲醛是最简单的羰基化合物，其分子结构如图 2-19-1 所示。

图 2-19-1　甲醛分子的结构

第二节　醛和酮的性质

一、醛和酮的物理性质

在室温下，除甲醛是气体外，分子中含 2~12 个碳原子的醛和酮都是液体，高级脂肪醛、脂肪酮和芳香酮多为固体。由于醛和酮分子之间不能形成氢键，所以醛和酮的沸点比相对分子质量相近的醇低得多。但由于醛和酮为极性分子，因此它们的沸点又比相对分子质量相近的烷烃高。分子中含 1~4 个碳原子的醛和酮易溶于水，随着分子中碳原子的增多，醛和酮在水中的溶解度减小。醛和酮易溶于有机溶剂。某些中级醛和酮及一些芳香醛具有特殊香味，可用于制作化妆品和食品香精。

一些醛和酮的物理性质如表 2-19-1 所示。

表 2-19-1 一些醛和酮的物理性质

名　　　称	熔点/℃	沸点/℃	溶解度/[g·(100 g 水)⁻¹]
甲醛	−92	−21	易溶
乙醛	−121	20	∞
丙醛	−81	49	54
正丁醛	−99	76	7
正戊醛	−91	103	微溶
苯甲醛	−26	178	0.3
苯乙醛	−10	194	微溶
丙酮	−94	56	∞
丁酮	−86	80	29
戊−2−酮	−78	102	4.3
戊−3−酮	−41	101	5
己−2−酮	−57	127	2.0
己−3−酮	−55	125	微溶
环己酮	−45	157	2

二、醛和酮的化学性质

　　羰基中的碳−氧双键与烯烃中的碳−碳双键不同,由于氧元素的电负性比碳元素大,碳−氧双键的成键电子对将偏向于氧原子,使氧原子带有部分负电荷,而碳原子则带部分正电荷:

$$\overset{\delta +}{\underset{}{C}}\!\!=\!\!\overset{\delta -}{O}$$

因此,羰基碳原子易受到带负电荷或含孤对电子的试剂(称为亲核试剂)的进攻而发生亲核加成反应。

　　由于羰基碳原子带有部分正电荷,诱导效应使与羰基碳原子连接的 α−碳原子形成的 C—H σ 键的极性增大,使 α−氢原子具有较强的反应活性。醛和酮的化学反应主要发生在羰基和受羰基影响较大的 α−氢原子上。由于醛和酮分子中都含有羰基,因此它们的化学性质有很多相似之处。但由于醛分子中的羰基碳原子与氢原子连接,使醛基中的氢原子也具有一定的反应活性,因此醛与酮的化学性质又有不同之处。一般说来,醛比酮活泼,有些醛可以发生的化学反应,而酮则不能发生。

(一) 羰基的亲核加成反应
醛和酮分子中含有碳−氧双键,在一定条件下能发生亲核加成反应。

1. 与氢氰酸加成
醛、脂肪族甲基酮和分子中含 8 个以下碳原子的环酮都能与氢氰酸发生加成反应,

E-19-03
动画:醛酮亲核加成机理

HCN 分子中的 CN^- 加到羰基碳原子上,而 H^+ 则加到羰基氧原子上,生成 α-羟基腈:

$$R-\overset{\overset{O}{\|}}{C}-H(CH_3) + HCN \rightleftharpoons R-\overset{\overset{OH}{|}}{\underset{\underset{CN}{|}}{C}}-H(CH_3)$$

α-羟基腈在酸性条件下水解生成 α-羟基酸。

$$R-\overset{\overset{OH}{|}}{\underset{\underset{CN}{|}}{C}}-H(CH_3) \xrightarrow[H^+]{H_2O} R-\overset{\overset{OH}{|}}{\underset{\underset{COOH}{|}}{C}}-H(CH_3)$$

芳香族甲基酮$(Ar-\overset{\overset{}{\underset{\underset{O}{\|}}{C}}}-CH_3)$则较难与氢氰酸发生加成反应。

2. 与格氏试剂加成

醛和酮都能与格氏试剂(RMgX)发生加成反应,再将生成物水解,生成伯醇、仲醇或叔醇,反应通式为

$$R-MgX + \overset{}{\underset{}{C}}=O \xrightarrow{无水乙醚} R-\overset{|}{\underset{|}{C}}-OMgX \xrightarrow{H_2O} R-\overset{|}{\underset{|}{C}}-OH + Mg(OH)X$$

由上述反应通式可以看出,甲醛(羰基与两个氢原子连接)与格氏试剂加成后再经水解得到比格氏试剂多1个碳原子的伯醇;除甲醛以外的其他醛,与格氏试剂反应后水解,所得生成物是仲醇;而酮与格氏试剂反应后水解,所得生成物是叔醇。

$$R-MgX + \overset{H}{\underset{H}{C}}=O \xrightarrow{无水乙醚} R-\overset{\overset{H}{|}}{\underset{\underset{H}{|}}{C}}-OMgX \xrightarrow{H_2O} R-\overset{\overset{H}{|}}{\underset{\underset{H}{|}}{C}}-OH + Mg(OH)X$$

$$R-MgX + \overset{H}{\underset{R'}{C}}=O \xrightarrow{无水乙醚} R-\overset{\overset{H}{|}}{\underset{\underset{R'}{|}}{C}}-OMgX \xrightarrow{H_2O} R-\overset{\overset{H}{|}}{\underset{\underset{R'}{|}}{C}}-OH + Mg(OH)X$$

$$R-MgX + \overset{R'}{\underset{R''}{C}}=O \xrightarrow{无水乙醚} R-\overset{\overset{R'}{|}}{\underset{\underset{R''}{|}}{C}}-OMgX \xrightarrow{H_2O} R-\overset{\overset{R'}{|}}{\underset{\underset{R''}{|}}{C}}-OH + Mg(OH)X$$

格氏试剂与醛或酮的亲核加成反应是制备醇的一种重要方法。

3. 与亚硫酸氢钠加成

醛、脂肪族甲基酮和分子中含8个以下碳原子的环酮都能与亚硫酸氢钠的饱和溶液发生加成反应,生成 α-羟基磺酸钠:

$$R-\overset{\overset{O}{\|}}{C}-H(CH_3) + O\leftarrow\overset{\overset{OH}{|}}{\underset{..}{S}}-ONa \rightleftharpoons R-\overset{\overset{OH}{|}}{\underset{\underset{SO_3H}{|}}{C}}-H(CH_3) \rightleftharpoons R-\overset{\overset{OH}{|}}{\underset{\underset{SO_3Na}{|}}{C}}-H(CH_3)$$

α-羟基磺酸钠不溶于饱和亚硫酸氢钠溶液,容易进行分离。α-羟基磺酸钠与稀酸溶液或稀碱溶液共热时,则分解为原来的醛和甲基酮,因此,此反应可用于醛、脂肪族甲基酮和分子中含 8 个以下碳原子的环酮的鉴别,也常利用此反应从混合物中分离或提纯醛和甲基酮。

4. 与醇加成

在干燥氯化氢的催化下,一分子醛与一分子醇发生亲核加成反应,生成半缩醛:

$$\underset{\text{O}}{\text{R}-\overset{\text{O}}{\underset{}{\text{C}}}-\text{H} + \text{H}-\text{OR}' \underset{}{\overset{\text{干燥 HCl}}{\rightleftharpoons}} \text{R}-\overset{\text{OH}}{\underset{\text{OR}'}{\text{C}}}-\text{H}}$$

半缩醛中的羟基,称为半缩醛羟基,半缩醛中一个碳原子上同时连接一个羟基和一个羟氧基的结构不稳定,在氯化氢催化下,可再与一分子醇反应生成缩醛:

$$\text{R}-\overset{\text{OH}}{\underset{\text{OR}'}{\text{C}}}-\text{H} + \text{H}-\text{OR}' \overset{\text{干燥 HCl}}{\rightleftharpoons} \text{R}-\overset{\text{OR}'}{\underset{\text{OR}'}{\text{C}}}-\text{H} + \text{H}_2\text{O}$$

缩醛具有醚的结构,因此比较稳定。缩醛在稀酸溶液中又能水解为原来的醛,因此在有机合成中常利用生成缩醛保护醛基。

5. 与氨的衍生物加成

醛和酮与羟氨（NH_2—OH）、苯肼（苯环—NH—NH_2）、2,4-二硝基苯肼（O_2N-苯环-NO_2-NHNH$_2$）、氨基脲（H_2N—NH—$\overset{\text{O}}{\text{C}}$—$NH_2$）等氨的衍生物发生加成反应,生成的加成物不稳定,脱去 1 分子水,生成具有"$\underset{}{\overset{}{C}}$=N—"结构的化合物。例如:

$$\text{R}-\overset{\text{R}'(\text{H})}{\underset{}{\text{C}}}=\text{O} + \text{H}_2\text{N}-\text{OH} \longrightarrow \text{R}-\overset{\text{R}'(\text{H})}{\underset{}{\text{C}}}=\text{N}-\text{OH} + \text{H}_2\text{O}$$
肟

$$\text{R}-\overset{\text{R}'(\text{H})}{\underset{}{\text{C}}}=\text{O} + \text{H}_2\text{NNH}-\text{苯环}(O_2N, NO_2) \longrightarrow \text{R}-\overset{\text{R}'(\text{H})}{\underset{}{\text{C}}}=\text{N}-\text{NH}-\text{苯环}(O_2N, NO_2) + \text{H}_2\text{O}$$
2,4-二硝基苯腙

$$\text{R}-\overset{\text{R}'(\text{H})}{\underset{}{\text{C}}}=\text{O} + \text{H}_2\text{NNH}-\overset{\text{O}}{\text{C}}-\text{NH}_2 \longrightarrow \text{R}-\overset{\text{R}'(\text{H})}{\underset{}{\text{C}}}=\text{N}-\text{NH}-\overset{\text{O}}{\text{C}}-\text{NH}_2 + \text{H}_2\text{O}$$
缩氨脲

醛和酮生成的肟、苯腙和缩氨脲都是具有固定的结晶形状和一定熔点的晶体,容易鉴别,在有机分析中这些氨的衍生物被称为"羰基试剂"。尤其是 2,4-二硝基苯肼几乎可以与所有的醛、酮反应,产生黄色、橙色或橙红色的 2,4-二硝基苯腙晶体,因此常用于醛和酮的鉴别。

（二）α-氢原子的反应

在醛和酮分子中，与羰基直接连接的碳原子上的氢原子称为 α-氢原子。含 α-氢原子的醛和酮能发生卤代反应和羟醛（酮）缩合反应。

1. 卤代反应

在强碱作用下，醛和酮分子中的 α-氢原子可被卤原子(Cl,Br 和 I)取代，生成 α-卤代醛和 α-卤代酮。分子中的 α-碳原子连接 3 个氢原子的乙醛和甲基酮与次卤酸钠(X$_2$-NaOH)溶液反应，3 个 α-氢原子均可被卤原子取代生成三卤代物。三卤代物在碱性条件下易发生碳-碳键断裂，生成卤仿和羧酸盐。例如：

$$CH_3-\overset{O}{\overset{||}{C}}-H(R) + NaIO \xrightarrow{\triangle} CHI_3\downarrow + (R)H-\overset{O}{\overset{||}{C}}-ONa$$

上述反应称为碘仿反应。碘仿(CHI$_3$)是一种难溶于水的黄色固体，并具有特殊气味，常用碘仿反应鉴别乙醛和甲基酮。

分子中含有 $CH_3-\overset{OH}{\overset{|}{CH}}-$ 结构的醇能被 NaIO(I$_2$+NaOH)溶液氧化为乙醛或甲基酮，因此也能发生碘仿反应。

2. 羟醛缩合反应

在稀碱溶液中，两分子含有 α-氢原子的脂肪醛相互作用，一个醛分子中的 α-氢原子加到另一个醛分子的醛基氧原子上，而其剩余部分则加到醛基的碳原子上，生成 β-羟基醛，称为羟醛缩合反应。例如：

$$CH_3-\overset{O}{\overset{||}{C}}\overset{}{\underset{H}{}} + CH_3-\overset{O}{\overset{||}{C}}\overset{}{\underset{H}{}} \xrightarrow{稀\ NaOH\ 溶液} CH_3-\overset{OH}{\overset{|}{CH}}-CH_2-\overset{O}{\overset{||}{C}}\overset{}{\underset{H}{}}$$

β-羟基醛不稳定，稍加热即可脱去一分子水，生成 α,β-不饱和醛。例如：

$$CH_3CH-CHCHO \xrightarrow{\triangle} CH_3CH=CHCHO + H_2O$$
$$\boxed{OH\quad H}$$

分子中含有 α-氢原子的酮也可以发生与醛类似的缩合反应，但反应速率比较缓慢。

（三）还原反应

1. 催化加氢

醛和酮在催化剂催化下与氢气发生加成反应，分别生成伯醇和仲醇：

$$RCHO + H_2 \xrightarrow{Ni} R-CH_2-OH$$
$$伯醇$$

$$R-\overset{O}{\overset{||}{C}}-R + H_2 \xrightarrow{Ni} R-\overset{OH}{\overset{|}{CH}}-R$$
$$仲醇$$

用催化加氢的方法还原羰基化合物时，若分子中还存在碳-碳双键或三键等可被还原的基团时,则碳-碳双键或三键等也将同时被还原。

如果要保留不饱和醛、酮分子中的碳-碳不饱和键,而只还原羰基,则应选择金属氢化物作还原剂。

2. 用金属氢化物还原

常用的金属氢化物如硼氢化钠($NaBH_4$)和氢化锂铝($LiAlH_4$)等具有较高的选择性,它们只将不饱和醛、酮分子中的羰基还原为羟基,而不还原分子中的 $C=C$ 和 $C\equiv C$ 不饱和键。例如:

$$CH_3CH=CHCHO \xrightarrow[\text{② } H_2O,H^+]{\text{① } NaBH_4,C_2H_5OH} CH_3CH=CHCH_2OH$$

3. 克莱门森还原法

醛或酮与锌汞齐和浓盐酸一起加热,醛或酮分子中的羰基被还原为亚甲基,称为克莱门森(Clemmensen)还原法。例如:

$$\text{〈苯环〉—COCH}_3 \xrightarrow[\triangle]{Zn-Hg,浓盐酸} \text{〈苯环〉—CH}_2CH_3$$

利用克莱门森还原法还原芳香酮的效果比较好。如果将芳香烃先进行傅-克酰基化反应,然后再将羰基还原成亚甲基,这样就能间接地把直链烷基连接到苯环上,在有机合成中常用于合成直链烷基苯。例如:

$$\text{〈苯环〉} \xrightarrow[AlCl_3]{CH_3CH_2COCl} \text{〈苯环—COCH}_2CH_3\text{〉} \xrightarrow[\triangle]{Zn-Hg,浓盐酸} \text{〈苯环—CH}_2CH_2CH_3\text{〉}$$

克莱门森还原法只适用于对酸稳定的醛和酮的还原。

(四) 氧化反应

醛分子的羰基碳原子上至少连接 1 个氢原子,容易被氧化剂氧化,具有较强的还原性,较弱的氧化剂也可以将醛氧化。例如,托伦试剂(硝酸银的氨溶液)可将脂肪醛或芳香醛氧化成相应的羧酸,银离子被还原成金属银形成银镜:

$$RCHO + 2\left[Ag(NH_3)_2\right]NO_3 + H_2O \xrightarrow{\triangle} RCOONH_4 + 2\,Ag\downarrow + 2\,NH_4NO_3 + NH_3$$

酮则不能被弱氧化剂氧化,利用托伦试剂可以鉴别醛和酮。

弱氧化剂费林试剂(硫酸铜、氢氧化钠和酒石酸钾钠混合溶液)与脂肪醛作用,被还原成砖红色的氧化亚铜沉淀:

$$RCHO + 2\,Cu^{2+} + 5\,OH^- \xrightarrow{\triangle} RCOO^- + Cu_2O\downarrow + 3\,H_2O$$

芳香醛与费林试剂不发生反应,因此可用费林试剂鉴别脂肪醛和芳香醛。

(五) 歧化反应

不含 α-氢原子的醛在浓碱溶液中发生歧化反应,一分子醛被氧化为羧酸,另一分子醛被还原为醇。例如:

$$2 \underset{\text{CHO}}{\bigcirc} \xrightarrow{\text{浓 NaOH 溶液}} \underset{\text{COONa}}{\bigcirc} + \underset{\text{CH}_2\text{OH}}{\bigcirc}$$

上述歧化反应称为坎尼扎罗(Cannizzaro)反应。

甲醛与另一种不含 α-氢原子的醛发生坎尼扎罗反应时，由于甲醛的还原性较强，总是甲醛被氧化为甲酸，而另一种醛被还原为醇。例如：

$$\bigcirc\text{—CHO} + \text{HCHO} \xrightarrow[\triangle]{\text{浓 NaOH 溶液}} \bigcirc\text{—CH}_2\text{OH} + \text{HCOONa}$$

（六）与席夫试剂反应

在红色的品红溶液中通入二氧化硫，直至红色褪去，所得的无色溶液为品红亚硫酸试剂，也称席夫试剂。

席夫试剂与醛作用呈现紫红色，而与酮则不显色。甲醛与席夫试剂作用呈现的紫红色加硫酸后不褪色，而其他醛与席夫试剂作用呈现的紫红色加硫酸后褪色，因此可利用席夫试剂鉴别甲醛。

第三节　与医学有关的代表物

一、甲醛

甲醛为无色气体，具有强烈的刺激性气味，对人的眼睛和鼻子等有刺激作用，熔点为 $-92\ ℃$，沸点为 $-21℃$，易溶于水和乙醇。质量分数为 40% 的甲醛水溶液称为福尔马林，是有刺激性气味的无色液体，它是一种有效的消毒剂和防腐剂，可用于外科器械、手套、污染物等的消毒，也用作保存解剖标本的防腐剂。

甲醛具有使蛋白质凝固的作用，细菌的蛋白质被甲醛凝固后，可使细菌死亡，并使皮肤硬化，起到消毒防腐的作用。甲醛用于制农药、药物、酚醛树脂、脲醛树脂、维纶、染料等。

E-19-05
视频：福尔马林

二、乙醛

乙醛为无色易流动的液体，有辛辣刺激性的气味，密度为 $0.789\ 3\ \text{g}\cdot\text{cm}^{-3}$，熔点为 $-123.5\ ℃$，沸点为 $20.2\ ℃$，与水、乙醇、乙醚、氯仿混溶，易燃，易挥发。

乙醛用于制备乙酸、乙酸酐、乙酸乙酯、正丁醇、季戊四醇、合成树脂等。在乙醛中通入氯气，可得三氯乙醛。临床上用质量分数为 10% 的三氯乙醛水溶液作催眠药，用于治疗失眠、烦躁不安及惊厥等症状。

三、丙酮

丙酮为无色液体，易挥发，易燃，有微香气味，密度为 $0.789\ 8\ \text{g}\cdot\text{cm}^{-3}$，熔点为 $-94.6\ ℃$，沸点为 $56.5\ ℃$，与水、甲醇、乙醇、乙醚、氯仿、吡啶等混溶，被广泛用作溶剂。

E-19-06
知识扩展：丙酮简介

糖尿病患者由于新陈代谢不正常,体内常有过量的丙酮产生并随尿液排出。临床上用滴加亚硝酰铁氰化钠 $Na_2[Fe(CN)_5NO]$ 溶液和氨水的方法检查尿中是否有丙酮,如有丙酮存在,则尿液呈现鲜红色。另外,还可加碘和氢氧化钠溶液于尿液中,如果有丙酮存在,就有黄色碘仿析出。

四、樟脑

樟脑的化学名称为 2-茨酮,其结构简式为

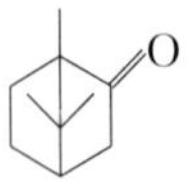

樟脑为无色或白色晶体、颗粒或碎块,密度为 $0.990\ g\cdot cm^{-3}$,熔点为 $178\sim179\ ℃$,沸点为 $209\ ℃$,有强烈的樟木气味和辛辣的味道,在常温下升华,微溶于水,易溶于乙醇、乙醚、氯仿、冰醋酸等。

樟脑在医药上用于配制强心药、十滴水、清凉油等,也用于制无烟火药,并用作防蛀剂、防腐剂等。

思考题和习题

1. 命名下列化合物:

$$(1)\ \underset{(CH_3)_2CH}{CH_3-CH}-\underset{}{\overset{CH_3}{\underset{|}{CH}}}-\underset{CHO}{CH}-CH_2-CH_3$$

$$(2)\ CH_3-\underset{CH_2CH_3}{\overset{|}{CH}}-CH_2-\underset{O}{\overset{\|}{C}}-\underset{CH_3}{\overset{|}{CH}}-CH_3$$

(3) C$_6$H$_5$-CH(CH$_3$)-CHO

(4) C$_6$H$_5$-CH$_2$-CO-CH(CH$_3$)-CH$_3$

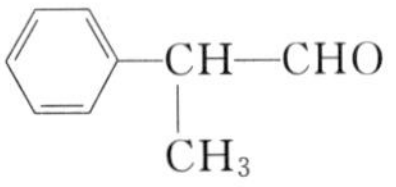

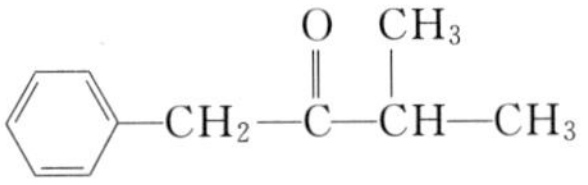

(5) CH$_3$-CH$_2$-CH(CH=CH$_2$)-CH$_2$-CHO

(6) CH$_3$CH$_2$CH$_2$CH(CH$_2$CHO)CH$_2$CH$_2$CHO

2. 写出下列化合物的结构简式:

(1) 异戊醛　　　　　　(2) 乙基环己基甲酮
(3) α-苯基丙酮　　　　(4) 苯乙醛
(5) 丁-2-烯醛　　　　　(6) 4-甲基环己酮

3. 写出分子式为 $C_5H_{10}O$ 的醛和酮的同分异构体,并用系统命名法命名。

4. 写出下列反应的主要生成物:

(1) 六元环-C=O + HCN ⟶

(2) $CH_3-\overset{O}{\overset{\|}{C}}-CH_2CH_3$ + NaHSO₃ ⟶

(3) CH_3CHO + H_2N-NH-苯环,O₂N,NO₂ ⟶

(4) CH_3CHO + CH_3CH_2OH $\xrightarrow{\text{干燥 HCl}}$

(5) CH_3CH_2CHO $\xrightarrow{\text{稀 NaOH 溶液}}$

(6) CH_3CHO $\xrightarrow[NaOH]{I_2}$

(7) $(CH_3)_3CCHO$ + $HCHO$ $\xrightarrow{\text{浓 NaOH}}$

(8) $CH_2{=}CHCHO$ + $NaBH_4$ $\xrightarrow{C_2H_5OH}$

(9) 六元环-CHO + $[Ag(NH_3)_2]NO_3$ $\xrightarrow{\triangle}$

(10) $CH_3\overset{OH}{\overset{|}{C}}HCH_2-\overset{O}{\overset{\|}{C}}-CH_3$ + NaOI $\xrightarrow[\triangle]{\text{NaOH 溶液}}$

(11) <chem>六元环-C=O</chem> + $H_2NNH-\overset{O}{\overset{\|}{C}}-NH_2$ ⟶

(12) <chem>六元环-MgBr</chem> + $HCHO$ $\xrightarrow[\text{② } H_2O,H_2SO_4]{\text{① 乙醚}}$

5. 下列化合物中,哪些化合物既能起碘仿反应,又能与氢氰酸(HCN)发生加成反应?

(1) $C_6H_5COCH_3$ (2) $CH_3CH_2COCH_3$

(3) CH_3CH_2OH (4) $CH_3CH_2COC_6H_5$

(5) $CH_3CH(OH)CH_2CH_3$ (6) CH_3CHO

(7) <chem>六元环-CHO</chem>   (8) 六元环=O

6. 下列化合物中,哪些能发生羟醛缩合反应?哪些能发生坎尼扎罗反应?

(1) 2,2-二甲基丁醛   (2) 2-甲基丙醛

(3) 对羟基苯甲醛   (4) 3-乙基戊醛

7. 采用化学方法鉴别下列各组化合物:

(1) 丙醛、丙酮、丙醇和异丙醇   (2) 丁-2-醇、丁醛和丁酮

(3) 戊醛、戊-2-酮和戊-3-酮   (4) 苯甲醛、1-苯基丙-2-酮和苯乙酮

8. 用化学反应式表示下列反应:

(1) 丙酮与 2,4-二硝基苯肼的反应   (2) 环己酮与羟氨的缩合反应

(3) 丁-2-醇与碘的氢氧化钠溶液反应   (4) 丙烯醛用镍催化加氢

(5) 1-苯基丙-1-酮与锌汞齐和浓盐酸一起回流

9. 完成下列转化：

(1) $\text{环己酮} \longrightarrow \text{环己醇}$

(2) $CH_3CH{=}CHCHO \longrightarrow CH_3CH{-}CHCHO$
          $\underset{OH\ \ OH}{\qquad\qquad\qquad}$

(3) $CH_3CH_2CH_2OH \longrightarrow CH_3CH_2CH_2CH_2OH$

10. 写出由羰基化合物和格氏试剂合成丁-2-醇的两条路线。

11. 分别由苯和甲苯合成 2-苯基乙醇。

12. 选择适当的醛、酮和格氏试剂合成下列化合物：

(1) 3-苯基丙-1-醇　　　　　(2) 1-环己基乙醇

(3) 2-苯基丙-2-醇　　　　　(4) 2,4-二甲基戊-3-醇

(5) 1-甲基环己烯

13. 采用指定原料及必要的有机试剂和无机试剂完成下列合成：

(1) 采用乙醛合成丁-1,3-二烯

(2) 采用环己酮合成己二醛

(3) 采用丙醛合成 2-甲基戊-2-烯酸

(4) 采用乙醛合成 $CH_3CH{=}CHCH_2OH$

14. 有机化合物 A 的分子式为 C_3H_6O，与饱和亚硫酸氢钠溶液作用生成白色结晶，与品红亚硫酸试剂（希夫试剂）产生紫红色。A 加氢还原后得分子式为 C_3H_8O 的化合物 B，B 经浓硫酸脱水后生成分子式为 C_3H_6 的化合物 C，C 可与 HBr 作用生成 2-溴丙烷。写出 A,B 和 C 的结构简式及有关反应式。

15. 有机化合物 A 的分子式为 $C_4H_{10}O$，氧化后生成分子式为 C_4H_8O 的化合物 B，B 能与苯肼反应，与碘的氢氧化钠溶液共热时有黄色碘仿产生。A 与浓硫酸共热生成分子式为 C_4H_8 的化合物 C，C 有两种异构体。请推测 A,B 和 C 的结构简式，并写出有关反应式。

16. 有机化合物 A 的分子式为 $C_5H_{12}O$，氧化后生成分子式为 $C_5H_{10}O$ 的化合物 B，B 能与 2,4-二硝基苯肼反应，B 与碘的氢氧化钠溶液共热时生成黄色沉淀。A 与浓硫酸共热生成分子式为 C_5H_{10} 的化合物 C，C 用酸性高锰酸钾溶液氧化生成丙酮和乙酸。请推测 A 的结构简式，并写出有关反应式。

17. 有机化合物 A 的分子式为 $C_5H_{12}O$，其氧化后的生成物 $C_5H_{10}O$ 不与托伦试剂反应，也不发生碘仿反应，但与苯肼生成苯腙。化合物 B 的分子式为 C_5H_8O，可与羟氨生成肟，B 通过克莱门森还原法被还原成环戊烷。化合物 C 的分子式为 $C_5H_{10}O_2$ 可被酸分解为 $D(C_3H_6O)$ 和 $E(C_2H_6O_2)$，D 可发生碘仿反应，E 可与氢氧化铜沉淀形成深蓝色的溶液。写出化合物 A,B,C,D 和 E 可能的结构简式。

18. 有机化合物 A 的分子式为 $C_6H_{12}O$，不与托伦试剂或饱和亚硫酸氢钠溶液反应，但能与羟氨反应。A 经催化氢化生成分子式为 $C_6H_{14}O$ 的化合物 B。B 与浓硫酸共热生成分子式为 C_6H_{12} 的化合物 C。C 经臭氧氧化再用锌粉还原水解，生成分子式均为 C_3H_6O 的 D 和 E。D 能发生碘仿反应，但不能发生银镜反应；E 能发生银镜反应，但不能发生碘仿反应。推测 A,B,C,D 和 E 的结构简式。

第二十章 羧酸、取代羧酸和羧酸衍生物

分子中含有羧基(—COOH)的有机化合物称为羧酸,饱和一元羧酸的分子组成可用通式 RCOOH 表示。羧基是羧酸的官能团。

羧酸分子中烃基上的氢原子被其他原子或基团取代生成的化合物称为取代羧酸,如卤代酸、羟基酸、酮酸和氨基酸等。

羧酸分子中羧基上的羟基被其他原子或基团取代后生成的化合物,称为羧酸衍生物。最常见的羧酸衍生物有酰卤、酸酐、酯和酰胺。

第一节 羧 酸

一、羧酸的分类与命名

(一)羧酸的分类

根据分子中与羧基连接的烃基种类的不同,羧酸可分为脂肪羧酸、脂环羧酸和芳香羧酸。例如:

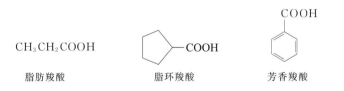

CH_3CH_2COOH —COOH   COOH

脂肪羧酸   脂环羧酸   芳香羧酸

E-20-01
知识扩展:
必需脂肪
酸

脂肪羧酸根据烃基是否饱和,又可分为饱和羧酸和不饱和羧酸。例如:

$$CH_3COOH \qquad CH_2{=}CHCOOH$$

饱和羧酸   不饱和羧酸

根据分子中所含羧基数目的不同,羧酸还可分为一元羧酸和多元羧酸。例如:

$$CH_3CH_2COOH \qquad HOOC{-}COOH$$

一元羧酸   多元羧酸

(二)羧酸的命名

1.俗名

某些羧酸最初是根据其来源命名,称为俗名。例如,甲酸来自蚂蚁,所以称为蚁

酸;乙酸存在于食醋中,所以称为醋酸。许多高级一元羧酸最早从脂肪水解而得,因此又称高级脂肪酸。

　　2. 系统命名法

　　饱和脂肪族一元羧酸命名时,选择包含羧基碳原子在内的最长碳链作为主链,根据主链碳原子数称为"某酸"。从羧基碳原子开始依次用阿拉伯数字给主链上的碳原子编号,或从与羧基相邻的碳原子开始用希腊字母 α,β,γ,… 编号。取代基的名称和位次放在"某酸"之前。例如:

$$CH_3—CH_2—CH_2—COOH$$
丁酸

$$CH_3—CH_2—\overset{\overset{\displaystyle CH_3}{|}}{CH}—COOH$$
2-甲基丁酸(α-甲基丁酸)

　　不饱和一元羧酸命名时,选择含有羧基碳原子和不饱和键碳原子在内的最长碳链作为主链,称为"某烯酸"或"某炔酸",并把不饱和键位置写在名称之前。例如:

$$CH_3—CH=CH—COOH$$
丁-2-烯酸

$$CH_3—CH_2—\overset{\overset{\displaystyle CHCH_3}{||}}{C}—COOH$$
2-乙基丁-2-烯酸

　　脂肪族二元羧酸命名时,选择含两个羧基碳原子在内的最长碳链作为主链,称为"某二酸"。例如:

$$HOOC—CH_2—CH_2—COOH$$
丁二酸(琥珀酸)

$$CH_3—CH_2—\overset{\overset{\displaystyle COOH}{|}}{CH}—COOH$$
2-乙基丙二酸

　　脂环羧酸或芳香羧酸命名时,若羧基直接连在脂环或芳香环上,则在脂环烃或芳环烃的名称后加"甲酸"或"二甲酸"等;若羧基直接连在开链碳原子上,则脂环或芳香环作为取代基。例如:

3-甲基环戊烷甲酸　　　　环己烷-1,3-二甲酸　　　　2-环己基丁酸

苯甲酸　　　　3-苯基丙烯酸　　　　邻苯二甲酸

二、羧酸的结构

　　羧酸的官能团是羧基,从形式上看羧基是由羰基和羟基组成的。在羧基中,碳原子采用 sp^2 杂化,3 个 sp^2 杂化轨道和 1 个未参加杂化的 2p$_z$ 轨道中各有 1 个未成对电子。羧基碳原子用 3 个各有 1 个未成对电子的 sp^2 杂化轨道分别与各有 1 个未成对电

子的 α-碳原子(甲酸为氢原子)的 sp^3 杂化轨道、羰基氧原子的 $2p_x$ 轨道和羟基氧原子的 sp^3 杂化轨道形成 3 个 σ 键,这 4 个原子在同一平面上,3 个 σ 键的键角约为 $120°$。羧基碳原子含有 1 个未成对电子的未参与杂化的 $2p_z$ 轨道与羰基氧原子含有未成对电子的 $2p_z$ 轨道及羟基氧原子含有孤对电子的 $2p_z$ 轨道都垂直于 4 个原子所在平面,且互相平行,它们以"肩并肩"方式重叠,形成了 1 个 3 原子 4 电子的共轭 π 键,如图 2-20-1 所示。

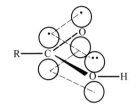

图 2-20-1 羧酸分子的结构

三、羧酸的物理性质

分子中含 1～3 个碳原子的饱和一元羧酸是具有刺激性气味的液体;分子中含 4～9 个碳原子的饱和一元羧酸为具有腐败气味的液体;分子中含 10 个以上碳原子的饱和一元羧酸则为蜡状无味的固体。脂肪族二元羧酸和芳香族羧酸都是固体。

分子中含 1～4 个碳原子的直链羧酸能与水形成分子间氢键,因此它们能与水互溶。分子中含 5 个碳原子以上的羧酸在水中的溶解度随相对分子质量的增大而迅速减小。脂肪族一元羧酸大多数溶于乙醇、乙醚、氯仿等有机溶剂中。多元羧酸可溶于水,芳香族羧酸在水中的溶解度比较小。

羧酸的沸点随相对分子质量增大而升高,支链羧酸的沸点低于碳原子数相同的直链羧酸。羧酸的沸点比相对分子质量相近的醇高得多,这是因为羧酸分子能以环状二聚体形式存在:

$$R-C \begin{matrix} O \cdots\cdots H-O \\ \diagup \qquad\qquad\qquad \diagdown \\ O-H \cdots\cdots O \end{matrix} C-R$$

羧酸汽化时要破坏二聚体中的两个氢键,需要更多的能量,因此其沸点更高。

一些常见直链羧酸的物理性质如表 2-20-1 所示。

表 2-20-1 一些常见直链羧酸的物理性质

名 称	熔点/℃	沸点/℃	密度/(g·cm^{-3})	溶解度/[g·(100 g 水)$^{-1}$]
甲酸	8.4	100.5	1.220	∞
乙酸	16.6	118	1.049	∞
丙酸	−22	141	0.992	∞
丁酸	−4.5	165.5	0.959	∞
戊酸	−34	187	0.939	3.7
己酸	−3	205	0.875	0.968
辛酸	16.5	240	0.862	0.068
癸酸	31.3	269	0.853	0.015
月桂酸(C$_{12}$)	43.6	298.9	0.848	0.005 5
豆蔻酸(C$_{14}$)	54.4	202.4	0.844	0.002 0
软脂酸(C$_{16}$)	62.9	221.5	0.841	0.000 7
硬脂酸(C$_{18}$)	69.9	240.0	0.840	0.000 29

四、羧酸的化学性质

(一) 酸性

羧酸分子中羧基上的羟基氧原子提供了 1 对电子形成了 3 原子 4 电子的共轭 π 键,使羟基氧原子的电子云密度降低,对羧基中 O—H 键的成键电子对的吸引力增大,共用电子对更靠近氧原子,使 O—H 键极性增大,更易于解离出 H^+,表现出明显的酸性。

饱和一元羧酸的 $pK_a^\ominus$ 一般在 $4\sim5$,酸性比 $H_2CO_3(pK_{a1}^\ominus=6.5)$ 的酸性强,但仍然属于弱酸。

羧酸能与碱发生中和反应生成盐和水,也能与碳酸盐或碳酸氢盐反应放出 CO_2:

$$RCOOH + NaOH \longrightarrow RCOONa + H_2O$$

$$RCOOH + NaHCO_3 \longrightarrow RCOONa + CO_2\uparrow + H_2O$$

羧酸的酸性与羧基所连接的基团的性质有关。能使羧基的电子密度降低的基团(吸电子基),将使羧酸的酸性增强;能使羧基的电子密度升高的基团(给电子基),将使羧酸的酸性减弱。例如,酸性强弱顺序为:甲酸>乙酸>丙酸,氟乙酸>氯乙酸>溴乙酸>碘乙酸。

由于羧基为吸电子基,因此多元羧酸的酸性比一元羧酸的酸性强,但随着多元羧酸分子中碳原子数的增多及羧基间距离的增大,多元酸的酸性逐渐减弱。

(二) 羧基中羟基的取代反应

羧酸分子中羧基上的羟基可被卤素原子(—X)、烃氧基(—OR)、酰氧基

$\left(-O-C\begin{smallmatrix}O\\\\R\end{smallmatrix}\right)$、氨基(—NH$_2$)等取代,分别生成酰卤、酯、酸酐、酰胺等羧酸衍生物。

1. 酰卤的生成

羧酸与亚硫酰氯($SOCl_2$)、五氯化磷或三氯化磷作用,分子中的羟基被卤原子取代,生成酰卤。例如:

$$CH_3-\overset{O}{\overset{\|}{C}}-OH + SOCl_2 \longrightarrow CH_3-\overset{O}{\overset{\|}{C}}-Cl + SO_2\uparrow + HCl\uparrow$$

$$CH_3-\overset{O}{\overset{\|}{C}}-OH + PCl_5 \xrightarrow{\triangle} CH_3-\overset{O}{\overset{\|}{C}}-Cl + POCl_3 + HCl\uparrow$$

$$3\,CH_3-\overset{O}{\overset{\|}{C}}-OH + PCl_3 \xrightarrow{\triangle} 3\,CH_3-\overset{O}{\overset{\|}{C}}-Cl + H_3PO_3$$

实验室常用羧酸与亚硫酰氯反应制备酰氯,这是因为反应生成的其他两种生成物都是气体,容易分离。

2. 酯的生成

羧酸与醇作用生成酯和水的反应称为酯化反应。酯化反应的速率比较慢,为了加

快反应速率,常需加入少量强酸作催化剂。酯与水在同样条件下也能发生水解反应生成醇和羧酸,因此酯化反应是一个可逆反应。例如:

$$CH_3COOH + HOCH_2CH_3 \underset{\triangle}{\overset{浓 H_2SO_4}{\rightleftharpoons}} CH_3COOCH_2CH_3 + H_2O$$

E-20-02
视频:乙
酸乙酯的
制备

增加反应物酸或醇的浓度,或移出生成物,都能使上述平衡正向移动,可以得到较高产率的酯。

采用同位素标记的乙醇($CH_3CH_2{}^{18}OH$)与醋酸反应,发现 ^{18}O 存在于酯分子中,而不是在水分子中。

$$CH_3-\overset{\displaystyle O}{\overset{\|}{C}}-\boxed{OH + H}\ {}^{18}O-CH_2CH_3 \underset{}{\overset{H^+}{\rightleftharpoons}} CH_3-\overset{\displaystyle O}{\overset{\|}{C}}-{}^{18}O-CH_2CH_3 + H_2O$$

这表明酯化反应生成的水是由羧酸的羟基与醇分子中羟基上的氢原子形成的。

3. 酸酐的生成

饱和一元羧酸在脱水剂(如 P_2O_5)存在下加热,两分子羧酸之间脱去 1 分子水生成酸酐。例如:

$$2\ CH_3-\overset{\displaystyle O}{\overset{\|}{C}}-OH \underset{\triangle}{\overset{P_2O_5}{\longrightarrow}} \begin{array}{c} CH_3-\overset{\displaystyle O}{\overset{\|}{C}} \\ \quad\quad\quad\searrow \\ \quad\quad\quad\quad O \\ \quad\quad\quad\nearrow \\ CH_3-\overset{\displaystyle O}{\overset{\|}{C}} \end{array} + H_2O$$

4. 酰胺的生成

羧酸与氨反应生成铵盐,铵盐的热稳定性较差,加热后脱水生成酰胺。例如:

$$CH_3-\overset{\displaystyle O}{\overset{\|}{C}}-OH + NH_3 \longrightarrow CH_3-\overset{\displaystyle O}{\overset{\|}{C}}-ONH_4 \overset{\triangle}{\longrightarrow} CH_3-\overset{\displaystyle O}{\overset{\|}{C}}-NH_2 + H_2O$$

(三)还原反应

由于羧酸的羧基中存在 1 个 3 原子 4 电子的共轭 π 键,因此羧酸较难发生还原反应,不能利用催化加氢的方法将其还原。但用氢化铝锂($LiAlH_4$)等强还原剂在乙醚中能将羧酸还原成伯醇:

$$R-COOH \xrightarrow[\text{② } H_2O]{\text{① } LiAlH_4/(CH_3CH_2)_2O} R-CH_2OH$$

用氢化铝锂还原羧酸不仅产率高,而且还原不饱和酸时不会影响碳-碳不饱和键。例如:

$$CH_2=CHCH_2COOH \xrightarrow[\text{② } H_2O]{\text{① } LiAlH_4/(CH_3CH_2)_2O} CH_2=CHCH_2CH_2OH$$

(四)α-氢的卤代反应

羧酸分子的 α-氢原子受羧基吸电子作用的影响,比较活泼,也能被卤原子取代发生卤代反应。例如,醋酸在少量红磷的催化下,α-氢原子被氯原子取代,生成 α-氯代酸:

$$CH_3COOH \xrightarrow[P]{Cl_2} CH_2ClCOOH \xrightarrow[P]{Cl_2} CHCl_2COOH \xrightarrow[P]{Cl_2} CCl_3COOH$$

（五）二元羧酸的热分解反应

二元羧酸受热时，随着两个羧基间距离的不同而发生脱羧反应或脱水反应。

乙二酸和丙二酸受热发生分解时，脱羧生成一元羧酸：

$$HOOC—COOH \xrightarrow{\triangle} HCOOH + CO_2$$

$$HOOC—CH_2—COOH \xrightarrow{\triangle} CH_3COOH + CO_2$$

丁二酸和戊二酸受热时，发生分子内脱水形成环状酸酐：

$$\begin{array}{l} CH_2—COOH \\ | \\ CH_2—COOH \end{array} \xrightarrow{\triangle} \begin{array}{l} CH_2—C \\ | \qquad\quad O \\ CH_2—C \end{array} \overset{O}{\underset{O}{}} + H_2O$$

$$\begin{array}{l} CH_2—COOH \\ CH_2 \\ CH_2—COOH \end{array} \xrightarrow{\triangle} \begin{array}{l} CH_2—C \\ CH_2 \qquad O \\ CH_2—C \end{array} \overset{O}{\underset{O}{}} + H_2O$$

己二酸和庚二酸受热时，既发生分子内脱羧反应，又发生分子内脱水反应，生成环酮：

$$\begin{array}{l} CH_2—CH_2—COOH \\ | \\ CH_2—CH_2—COOH \end{array} \xrightarrow{\triangle} \begin{array}{l} CH_2—CH_2 \\ | \qquad\qquad C=O + CO_2\uparrow + H_2O\uparrow \\ CH_2—CH_2 \end{array}$$

$$\begin{array}{l} CH_2—CH_2—COOH \\ CH_2 \\ CH_2—CH_2—COOH \end{array} \xrightarrow{\triangle} \begin{array}{l} CH_2—CH_2 \\ CH_2 \qquad\qquad C=O + CO_2\uparrow + H_2O\uparrow \\ CH_2—CH_2 \end{array}$$

主链含 7 个碳原子以上的二元羧酸受热时，发生分子间脱水反应，生成高分子链状酸酐。

第二节   取 代 羧 酸

羧酸分子中烃基上的氢原子被其他原子或基团取代生成的衍生物称为取代羧酸，常见的取代羧酸有卤代酸、羟基酸、酮酸和氨基酸等。本节主要讨论羟基酸和酮酸。

取代羧酸是含有多个官能团的化合物，除表现出原来各官能团的某些化学性质外，由于官能团之间的相互影响，取代羧酸还往往表现出一些特殊性质。

一、羟基酸

羟基酸可看作羧酸分子中烃基上的氢原子被羟基取代后生成的羧酸，可分为醇酸和酚酸。羟基连接在饱和碳原子上的取代羧酸称为醇酸,羟基连接在芳环碳原子上的取代羧酸称为酚酸。

(一)羟基酸的命名

醇酸的系统命名法是以羧酸为母体,羟基作为取代基,称为"羟基某酸"。命名时,选择含有羧基碳原子和与羟基连接的碳原子在内的最长碳链作为主链,编号从距离与羟基连接的碳原子最近的羧基碳原子开始,羟基的位置用阿拉伯数字或希腊字母 $\alpha,\beta,\gamma,\cdots$ 表示。由于醇酸广泛存在于自然界,因此也常按其来源而采用俗名。例如:

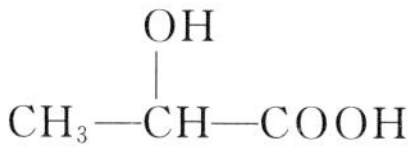

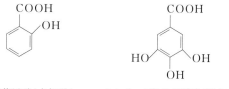

$$CH_3-\overset{\underset{|}{OH}}{CH}-COOH$$

2-羟基丙酸或 α-羟基丙酸(乳酸)

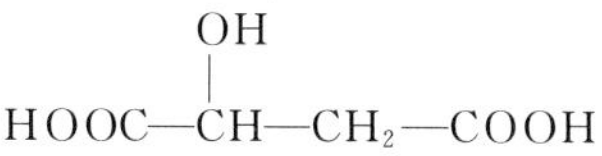

$$HOOC-\overset{\underset{|}{OH}}{CH}-CH_2-COOH$$

羟基丁二酸(苹果酸)

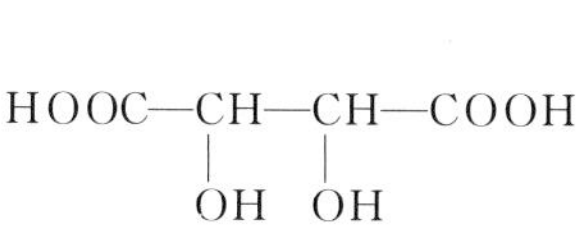

$$HOOC-\overset{\underset{|}{OH}}{CH}-\overset{\underset{|}{OH}}{CH}-COOH$$

2,3-二羟基丁二酸(酒石酸)

$$HOOC-CH_2-\overset{\overset{OH}{|}}{\underset{\underset{COOH}{|}}{C}}-CH_2-COOH$$

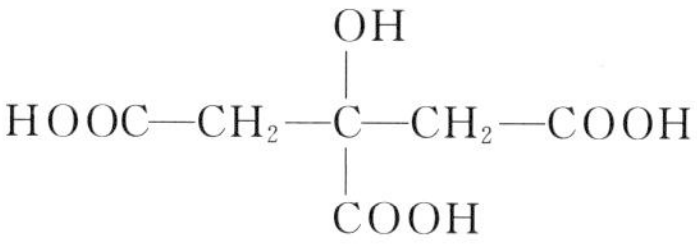

2-羟基丙烷-1,2,3-三甲酸(柠檬酸或枸橼酸)

E-20-03 分子模型:2,3-二羟基丁二酸(酒石酸)

酚酸也是以羧基为主要官能团,并根据羟基在苯环上的位置来命名。例如:

邻羟基苯甲酸(水杨酸)   3,4,5-三羟基苯甲酸(没食子酸)

(二)羟基酸的物理性质

醇酸多为固体或黏稠状液体,由于分子中同时含有羟基和羧基两个极性基团,它们都能与水分子形成分子间氢键,因此在水中的溶解度一般都比较大。许多醇酸具有旋光性。

酚酸都为固体,其熔点比相应的芳香族羧酸高。酚酸的水溶性与酚酸分子中的羟基和羧基的数目有关,羟基和羧基的数目越多,在水中的溶解度就越大,如水杨酸微溶于水,而没食子酸易溶于水。

(三)羟基酸的化学性质

羟基酸具有羟基和羧基的典型反应,此外由于羧基与羟基之间的相互影响,使羟基酸也具有一些特殊的性质,而这些特殊性质又常随羧基和羟基的相对位置的不同而有所差别。

1. 酸性

由于醇羟基是吸电子基,因此醇酸的酸性比碳原子数相同的羧酸强,如乳酸的酸性比丙酸强。醇酸的酸性随羟基与羧基之间的距离增大而减弱,β-羟基酸的酸性比相应的 α-羟基酸弱。

2.氧化反应

醇酸分子中的羟基比醇分子中的羟基容易被氧化,如托伦试剂不能氧化醇,但能把 α-醇酸氧化为 α-酮酸:

$$R{-}\underset{\underset{OH}{|}}{CH}{-}COOH + 2[Ag(NH_3)_2]NO_3 \longrightarrow$$

$$R{-}\underset{\underset{O}{\|}}{C}{-}COONH_4 + 2NH_4NO_3 + 2Ag\downarrow + NH_3$$

在生物体内,羟基酸的氧化是在酶的催化下进行的。

3.脱水反应

醇酸受热后容易发生脱水反应,由于羟基和羧基的相对位置不同,脱水后的生成物也不同。

α-醇酸受热时,发生分子间的羧基和羟基交叉脱水,形成六元环交酯。例如:

$$CH_3{-}CH{-}\boxed{OH \;\; H}{-}O{-}C{=}O \\ \underset{}{O{=}C{-}O\boxed{H \;\; HO}{-}CH{-}CH_3} \xrightarrow{\triangle} CH_3CH\underset{}{\overset{O{-}C\overset{O}{\|}}{\underset{C{-}O}{\|}}}CHCH_3 + 2H_2O$$

β-醇酸受热后,发生分子内脱水,生成 α,β-不饱和酸。例如:

$$CH_3{-}CH{-}CH{-}COOH \xrightarrow{\triangle} CH_3{-}CH{=}CH{-}COOH + H_2O \\ \underset{\boxed{OH \;\; H}}{|}$$

γ-醇酸和 δ-醇酸极易脱水,分子内脱去 1 分子水生成五元环和六元环的内酯。例如:

$$\underset{\underset{O\boxed{H \;\; OH}}{|}}{\overset{CH_2{-}CH_2}{\underset{CH_2 \quad C{=}O}{|}}} \xrightarrow{\triangle} \overset{H_2C{-}CH_2}{\underset{H_2C \quad C{=}O}{\underset{O}{}}} + H_2O$$

因此,很难得到游离的 γ-醇酸,只有加碱开环生成盐后,γ-醇酸盐才成为稳定的化合物。

羟基与羧基相隔 5 个或 5 个以上碳原子的醇酸,受热后在分子间进行酯化,生成链状结构的聚酯。

二、酮酸

分子中同时含有羰基和羧基的化合物称为酮酸。根据羰基和羧基的相对位置不同,酮酸可分为 α-酮酸、β-酮酸、γ-酮酸等。其中,α-酮酸和 β-酮酸与医学关系非常密切,它们是人体内糖类、脂肪和蛋白质等代谢的中间产物。

(一)酮酸的命名

酮酸命名时,选择含有羧基碳原子和羰基碳原子在内的最长碳链为主链,以羧酸作为母体,连在主链上的"＝O"被称作"氧亚基",羧基位于链端时"—CHO"被称作"甲酰基"。氧亚基的位次用阿拉伯数字标明。例如:

$$CH_3-\overset{\overset{\displaystyle O}{\|}}{C}-CH_2-COOH \qquad CH_3-\overset{\overset{\displaystyle O}{\|}}{C}-COOH \qquad HOOC-\overset{\overset{\displaystyle O}{\|}}{C}-CH_2COOH$$

　　3-氧亚基丁酸　　　　　　2-氧亚基丙酸　　　　2-氧亚基丁二酸(草酰乙酸)

$$HOOC-\overset{\overset{\displaystyle O}{\|}}{C}-CH_2CH_2COOH$$

2-氧亚基戊二酸

(二) 酮酸的化学性质

1. α-酮酸的化学性质

　　在 α-酮酸分子中,酮基与羧基直接相连接,由于氧原子具有较强的吸电子能力,使酮基碳原子与羧基碳原子之间的电子云密度降低,易发生碳-碳键的断裂。α-酮酸与稀硫酸加热至 150 ℃,发生脱羧反应生成醛:

$$R-\overset{\overset{\displaystyle O}{\|}}{C}-COOH \xrightarrow[\triangle]{稀\ H_2SO_4} RCHO + CO_2\uparrow$$

　　α-酮酸极易被氧化,弱氧化剂托伦试剂即可把 α-酮酸氧化:

$$R-\overset{\overset{\displaystyle O}{\|}}{C}-COOH + 2[Ag(NH_3)_2]NO_3 + 2H_2O + NH_3 \longrightarrow$$
$$RCOONH_4 + (NH_4)_2CO_3 + 2Ag\downarrow + 2NH_4NO_3$$

2. β-酮酸的化学性质

　　β-酮酸不稳定,受热易脱羧生成酮:

$$R-\overset{\overset{\displaystyle O}{\|}}{C}-CH_2-COOH \xrightarrow{\triangle} R-\overset{\overset{\displaystyle O}{\|}}{C}-CH_3 + CO_2\uparrow$$

此反应称为 β-酮酸的酮式分解。β-酮酸的热稳定性较差,比 α-酮酸更容易发生脱羧反应。在人体内,β-酮酸的脱羧反应是在酶的催化下进行:

$$HOOC-CH_2-\overset{\overset{\displaystyle O}{\|}}{C}-COOH \xrightarrow{脱羧酶} CH_3-\overset{\overset{\displaystyle O}{\|}}{C}-COOH + CO_2\uparrow$$

　　β-酮酸与浓碱溶液共热时,在 α-碳原子和 β-碳原子之间的碳-碳 σ 键发生断裂,生成两分子羧酸盐:

$$R-\overset{\overset{\displaystyle O}{\|}}{C}-CH_2-COOH \xrightarrow[\triangle]{浓\ NaOH} R-COONa + CH_3-COONa$$

此反应称为 β-酮酸的酸式分解。

三、酮式-烯醇式互变异构

　　乙酰乙酸是 β-酮酸的典型代表物,它是机体内脂肪代谢的中间生成物。由于乙

酰乙酸不稳定,因此常使用乙酰乙酸的酯类,其中最常用的是乙酰乙酸乙酯。乙酰乙酸乙酯的结构简式为

$$CH_3-\overset{O}{\overset{\|}{C}}-CH_2-\overset{O}{\overset{\|}{C}}-O-CH_2-CH_3$$

乙酰乙酸乙酯除具有酮的典型反应外,它还能使溴水褪色,与 $FeCl_3$ 溶液显紫色,也能与金属钠作用放出氢气。而这些反应是烯醇的典型反应,是上述结构无法解释的。经物理方法和化学方法证实,乙酰乙酸乙酯在溶液中存在下列动态平衡:

$$CH_3-\overset{O}{\overset{\|}{C}}-CH_2-\overset{O}{\overset{\|}{C}}-O-CH_2CH_3 \rightleftharpoons CH_3-\overset{OH}{\overset{|}{C}}=CH-\overset{O}{\overset{\|}{C}}-OCH_2CH_3$$

酮式(93%)　　　　　　　　　　烯醇式(7%)

乙酰乙酸乙酯实际上并不是一种单一结构的物质,而是由酮式异构体和烯醇式异构体组成的混合物。

这种同分异构体以一定比例存在,并能相互转变的现象称为互变异构现象,酮式－烯醇式互变异构仅是互变异构中的一种。在平衡系统中,呈动态平衡相互转化的两种异构体称为互变异构体。

在通常情况下,乙酰乙酸乙酯可以表现出烯醇和酮的特征反应。在乙酰乙酸乙酯的互变平衡系统中,如果其中一种异构体因发生化学反应而消耗时,另一种异构体将自动发生转化,直至在新的条件下达到新的平衡。

除乙酰乙酸乙酯外,还有许多物质,如 β－二酮 $(R-\overset{\|}{\underset{O}{C}}-CH_2-\overset{\|}{\underset{O}{C}}-R')$、$\beta$－酮酸酯 $(R-\overset{\|}{\underset{O}{C}}-CH_2-\overset{\|}{\underset{O}{C}}-OR')$ 等也能发生酮式－烯醇式互变异构。

第三节　羧酸衍生物

羧酸衍生物是羧酸分子中羧基上的羟基被其他原子或基团取代后生成的化合物,包括酰卤、酸酐、酯和酰胺。

酰卤、酸酐、酯和酰胺的分子中都含有酰基(—COR),通称为酰基化合物。在酰基化合物中,酰基与卤原子连接的化合物称为酰卤;酰基与烷氧基连接的化合物称为酯;酰基与酰氧基连接的化合物称为酸酐;酰基与氨基或取代氨基连接的化合物称为酰胺。

一、羧酸衍生物的命名

酰卤命名时,在酰基名称后加上卤原子的名称,称为"某酰卤"。例如:

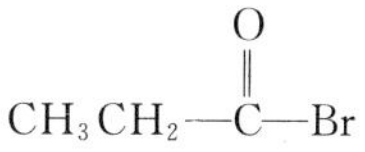

$$CH_3CH_2-\overset{\displaystyle O}{\overset{\|}{C}}-Br$$

丙酰溴

$$\overset{\displaystyle O}{\underset{}{\overset{\|}{C}}}-Cl$$（苯基）

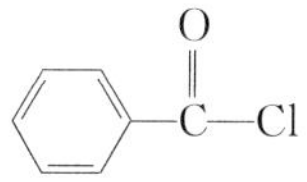

苯甲酰氯

酸酐由羧酸脱水而形成，由同种羧酸形成的酸酐称为单酐，由不同种羧酸形成的酸酐称为混酐，由二元羧酸分子内脱水形成的酸酐称为环酐。单酐命名时只需在相应羧酸名称后加一"酐"字。混酐命名时按英文名称字母顺序写出两种羧酸的名称，并在后面加一"酐"字，"酸"字常可省略。环酐命名时在相应二元酸名称后加一"酐"字。例如：

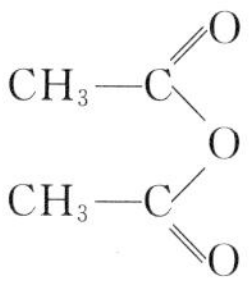

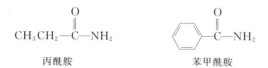

乙酐 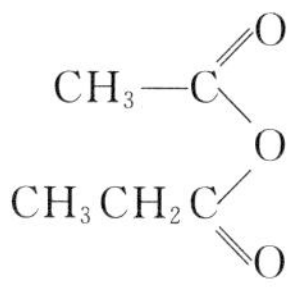　　　　乙丙酐 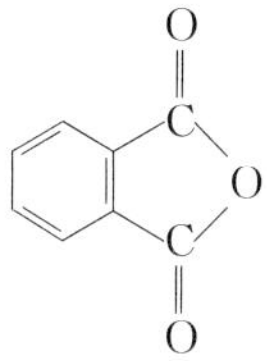　　　邻苯二甲酸酐 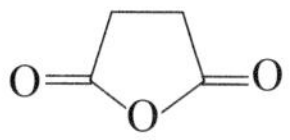　　丁二酸酐

酯命名时，根据生成酯的羧酸和醇的名称，称为"某酸某（醇）酯"。例如：

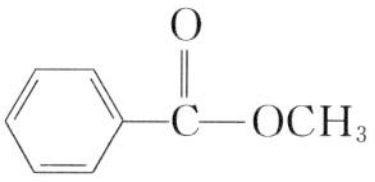

$$\overset{\displaystyle O}{\overset{\|}{C}}-OCH_3$$（苯基）

苯甲酸甲酯

$$CH_3-\overset{\displaystyle O}{\overset{\|}{C}}-O-CH_2CH_3$$

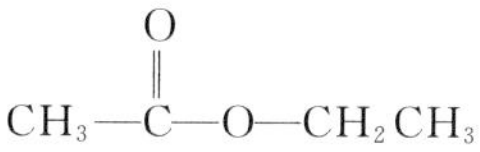

乙酸乙酯

E-20-04
分子模型：
乙酸乙酯

酰胺命名时，在酰基名称后加上"胺"字，称为"某酰胺"。例如：

$$CH_3CH_2-\overset{\displaystyle O}{\overset{\|}{C}}-NH_2$$

丙酰胺

$$\overset{\displaystyle O}{\overset{\|}{C}}-NH_2$$（苯基）

苯甲酰胺

如果酰胺分子中的氮原子上连接取代基，命名时在取代基名称前面加字母"N"，称为"N-某烃基某酰胺"。例如：

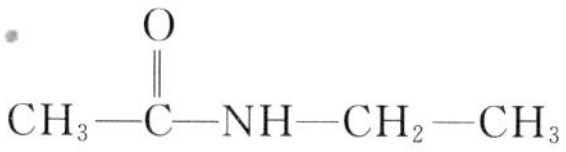

$$CH_3-\overset{\displaystyle O}{\overset{\|}{C}}-NH-CH_2-CH_3$$

N-乙基乙酰胺

$$CH_3-\overset{\displaystyle O}{\overset{\|}{C}}-N\overset{CH_2CH_3}{\underset{CH_2CH_2CH_3}{}}$$

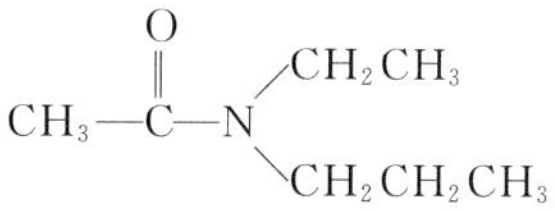

N-乙基-N-丙基乙酰胺

二、羧酸衍生物的物理性质

低级的酰卤和酸酐都是具有刺激性气味的液体。低级的酯常具有水果香味，可用作香料。

酰卤、酸酐和酯的分子之间不能形成氢键，因此它们的沸点比相对分子质量相近的羧酸低。酰胺能形成分子间氢键，其熔点、沸点都比相应的羧酸高。某些羧酸衍生物的物理性质如表2-20-2所示。

表 2-20-2　某些羧酸衍生物的物理性质

名　称	沸点/℃	熔点/℃	名　称	沸点/℃	熔点/℃
乙酰氯	51	-112	苯甲酸乙酯	213	-35
苯甲酰氯	191	-1	乙酰胺	221	82
乙酰溴	76	-96	丙酰胺	213	79
甲酸乙酯	54	-80	丁二酰亚胺	288	126
乙酸甲酯	57.5	-98	乙酸酐	140	-73
乙酸乙酯	77	-84	邻苯二甲酸酐	284	131
乙酸苄酯	214	-51	苯甲酸酐	360	42

羧酸衍生物均可溶于乙醚、氯仿、苯等有机溶剂。低级酰胺(如 N,N-二甲基乙酰胺)能与水混溶,是优良的非质子极性溶剂。

三、羧酸衍生物的化学性质

羧酸衍生物可以发生水解反应、醇解反应和氨解反应。

(一) 水解反应

羧酸衍生物与水作用,分子中的卤原子、酰氧基、烷氧基、氨基(或伯氨基、仲氨基)分别被水分子中的羟基取代,水解反应的生成物都是羧酸,这类反应称为水解反应。羧酸衍生物的水解反应通式为

$$\underset{O}{R-\overset{\displaystyle O}{\overset{\|}{C}}-X} + H_2O \longrightarrow R-\overset{\displaystyle O}{\overset{\|}{C}}-OH + HX$$

$$R-\overset{\displaystyle O}{\overset{\|}{C}}-O-R' + H_2O \longrightarrow R-\overset{\displaystyle O}{\overset{\|}{C}}-OH + R'OH$$

$$R-\overset{\displaystyle O}{\overset{\|}{C}}-O-\overset{\displaystyle O}{\overset{\|}{C}}-R + H_2O \longrightarrow 2R-\overset{\displaystyle O}{\overset{\|}{C}}-OH$$

$$R-\overset{\displaystyle O}{\overset{\|}{C}}-NH_2 + H_2O \longrightarrow R-\overset{\displaystyle O}{\overset{\|}{C}}-OH + NH_3$$

酰卤和酸酐容易发生水解反应,尤其酰氯的水解速率更快。酯和酰胺需酸或碱催化,且加热下才能进行水解反应。

(二) 醇解反应

羧酸衍生物与醇发生的反应称为醇解反应。酰卤、酯、酸酐都能进行醇解反应,主要生成物是酯。酰卤、酯、酸酐醇解反应的通式分别为

$$R-\overset{\displaystyle O}{\overset{\|}{C}}-X + R'OH \longrightarrow R-\overset{\displaystyle O}{\overset{\|}{C}}-OR' + HX$$

$$R-\overset{\displaystyle O}{\overset{\|}{C}}-O-\overset{\displaystyle O}{\overset{\|}{C}}-R + R'OH \longrightarrow R-\overset{\displaystyle O}{\overset{\|}{C}}-O-R' + R-\overset{\displaystyle O}{\overset{\|}{C}}-OH$$

$$R-\overset{\overset{\text{O}}{\|}}{C}-O-R' + R''OH \longrightarrow R-\overset{\overset{\text{O}}{\|}}{C}-O-R'' + R'OH$$

酰胺则很难发生醇解反应。

（三）氨解反应

酰卤、酯、酸酐与氨（或胺）作用，生成酰胺的反应称为氨解反应。酰卤、酯、酸酐氨解反应的通式分别为

$$R-\overset{\overset{\text{O}}{\|}}{C}-X + NH_3 \longrightarrow R-\overset{\overset{\text{O}}{\|}}{C}-NH_2 + HX$$

$$R-\overset{\overset{\text{O}}{\|}}{C}-O-\overset{\overset{\text{O}}{\|}}{C}-R + NH_3 \longrightarrow R-\overset{\overset{\text{O}}{\|}}{C}-NH_2 + R-\overset{\overset{\text{O}}{\|}}{C}-ONH_4$$

$$R-\overset{\overset{\text{O}}{\|}}{C}-O-R' + NH_3 \longrightarrow R-\overset{\overset{\text{O}}{\|}}{C}-NH_2 + R'OH$$

酰卤或酸酐在较低温度下可发生氨解反应。酯的氨解反应比酯的水解反应容易进行，不用酸或碱催化就可进行。而酰胺很难进行氨解反应。

（四）酰胺的降解反应

酰胺与次氯酸钠或次溴酸钠的氢氧化钠溶液作用时，脱去羰基生成伯胺：

$$RCONH_2 + NaXO + 2NaOH \overset{\triangle}{\longrightarrow} RNH_2 + Na_2CO_3 + NaX + H_2O$$

上述反应是霍夫曼（Hofmann）发现的制备伯胺的一种方法，称为霍夫曼降解反应。利用霍夫曼降解反应，由酰胺可以制备少 1 个碳原子的伯胺。

第四节　与医学有关的代表物

一、甲酸

甲酸俗名蚁酸，存在于蜂类、某些蚁类和某些毛虫的分泌物中。甲酸为无色液体，有刺激性气味，密度为 $1.22\ \mathrm{g \cdot cm^{-3}}$，熔点为 $8.6\ ℃$，沸点为 $100.8\ ℃$。甲酸具有腐蚀性，能刺激皮肤起泡，溶于水、乙醚和甘油。

甲酸的酸性较弱，具有较强的还原性，能还原托伦试剂。甲酸用于制造甲酸盐和甲酸酯，也用作消毒剂和防腐剂。

二、苯甲酸

苯甲酸俗名为安息香酸，因最初由安息香胶获得而得名。苯甲酸为白色晶体，密度为 $1.266\ \mathrm{g \cdot cm^{-3}}$，熔点为 $122\ ℃$，沸点为 $249\ ℃$，在 $100\ ℃$ 升华，微溶于水，溶于乙醇、乙醚、氯仿、苯、二硫化碳等。

E-20-05
分子模型：
苯甲酸

苯甲酸具有防腐杀菌作用,其钠盐常用作食品和药剂的防腐剂。

三、丁二酸

丁二酸俗名为琥珀酸,因存在于琥珀中而得名。丁二酸为无色晶体,密度为 $1.572\ g \cdot cm^{-3}$,熔点为 183 ℃,沸点为 235 ℃(分解),溶于水,微溶于乙醇、乙醚、甘油和丙酮。

丁二酸主要用于制备琥珀酸酐等五元杂环化合物,在医药上用作抗痉挛剂、祛痰剂及利尿剂,也用于制备喷漆和染料等。

四、丁烯二酸

丁烯二酸是不饱和二元羧酸,存在顺丁烯二酸和反丁烯二酸两种异构体:

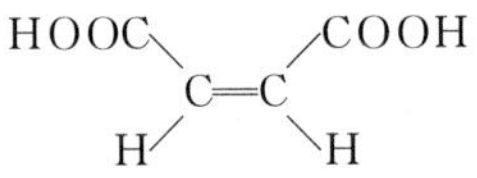

$$HOOC-C=C-COOH \qquad HOOC-C=C-H$$

顺丁烯二酸(马来酸) 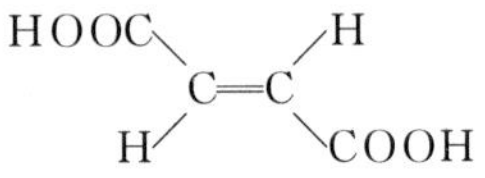　　　　　反丁烯二酸(富马酸)

顺丁烯二酸又称马来酸,为无色晶体,密度为 $1.590\ g \cdot cm^{-3}$,熔点为 $130\sim131$ ℃,易溶于水和乙醇,微溶于醚,不溶于苯。

反丁烯二酸也称富马酸或延胡索酸,为白色结晶性粉末,密度为 $1.590\ g \cdot cm^{-3}$,熔点为 $286\sim287$ ℃,在 200 ℃ 时升华,微溶于冷水,较易溶于热水,溶于乙醇,微溶于乙醚和苯。

顺丁烯二酸用于制备合成树脂和松香脂等,也用作油和脂肪的防腐剂。

反丁烯二酸主要用于制备合成树脂和松香脂等。反丁烯二酸参与人体新陈代谢过程,而顺丁烯二酸没有这种生理作用。

五、亚油酸

亚油酸学名十八碳为 $-9,12-$ 二烯酸,以甘油酯的形式存在于动植物油脂中,以亚麻籽油中含量最高。亚油酸为无色至稻草色液体,密度为 $0.902\ 5\ g \cdot cm^{-3}$,熔点为 -5 ℃,沸点为 228 ℃(1.86 kPa),不溶于水,溶于许多有机溶剂。

亚油酸在工业上用于制肥皂、乳化剂等,医学上用于治疗血脂过高和动脉硬化等症。

六、乳酸

乳酸的化学名称为 $2-$ 羟基丙酸或 $\alpha-$ 羟基丙酸,因最初从酸牛奶中获得而得名,由于分子中含有 1 个手性碳原子,所以有 1 对对映异构体。

乳酸广泛应用于食品、皮革、纺织、医药、塑料等工业。乳酸还是人体内糖代谢的重要中间生成物,具有消毒防腐作用,用于治疗阴道滴虫症。乳酸钙用于补充体内钙质,乳酸钠在临床上用作酸中毒的解毒剂。

E-20-06
分子模型:
R-2-羟基
丙酸(乳
酸)

七、苹果酸

苹果酸的化学名称为 2-羟基丁二酸,因最初由苹果中得到而得名,由于分子中有 1 个手性碳原子,因此有 1 对对映异构体。最常见的是左旋体,存在于未成熟的苹果、山楂和葡萄果实的浆汁中。

苹果酸的钠盐可作为禁盐患者的食盐代用品。苹果酸可用于制作药物、汽水、糖果等。

八、柠檬酸

E-20-07
科学家小
传:克雷
布斯

柠檬酸又称枸橼酸,化学名称为 2-羟基丙烷-1,2,3-三甲酸,存在于柑橘果实中,尤以柠檬中含量最为丰富而得名。柠檬酸为强有机酸,溶于水、乙醇和乙醚。

柠檬酸用于制作药物、汽水、糖果等,也用作金属清洁剂和媒染剂等。

九、水杨酸

E-20-08
分子模型:
邻羟基苯
甲酸(水
杨酸)

水杨酸的化学名称为邻羟基苯甲酸,因存在于水杨树皮中而得名。水杨酸为白色针状晶体,密度为 1.443 g·cm^{-3},熔点为 159 ℃,沸点为 211 ℃(2.66 kPa),在 76 ℃升华,微溶于冷水,易溶于乙醇、乙醚、氯仿和沸水。

水杨酸具有解热镇痛作用,但因其对胃有较强的刺激性,而不宜内服,医药上常使用其钠盐或衍生物。水杨酸具有杀菌作用,常用作消毒剂,其钠盐添加于牙膏中可作口腔清洁剂,水杨酸的酒精溶液常用于治疗因霉菌感染而引起的皮肤病。

十、丙酮酸

丙酮酸是最简单的 α-酮酸,化学名称为 2-氧亚基丙酸,为无色液体,具有刺激性臭味,沸点为 165 ℃(分解),易溶于水。

丙酮酸是人体内糖类、脂肪、蛋白质代谢的中间化合物。丙酮酸在转氨酶的作用下能转变成丙氨酸,它是一种重要的生物活性中间体。

十一、β-丁酮酸

β-丁酮酸又称乙酰乙酸,化学名称为 3-氧亚基丁酸,是生物体内脂肪代谢的中间生成物。β-丁酮酸在体内经脱羧生成丙酮,而在还原酶的作用下被还原成 β-羟基丁酸。

β-丁酮酸、β-羟基丁酸和丙酮三者总称为酮体。酮体是人体内脂肪代谢的中间生成物,在正常情况下能进一步氧化分解,因此血液中通常只有少量酮体存在(8~50 mg·L^{-1})。但是当体内代谢发生障碍时,血液中的丙酮就会增加,并从尿液中排出,此为糖尿病的症状。临床上检验患者是否患糖尿病时,除检查尿中的葡萄糖含量外,还要检查是否有丙酮存在。血液中的酮体增加,会使血液的酸性增强,可引起酸中毒和昏迷等症状。

思考题和习题

1. 命名下列各化合物:

(1) $(CH_3)_3C-COOH$

(2)
$$CH_3CH_2-\overset{\overset{\displaystyle CHCH_3}{\|}}{C}-COOH$$

(3)
$$\bigcirc\!\!-\overset{\overset{\displaystyle O}{\|}}{C}-O-CH_2-CH_3$$

(4)
$$CH_3-\overset{\overset{\displaystyle O}{\|}}{C}-CH_2-\overset{\overset{\displaystyle O}{\|}}{C}-OCH_2CH_3$$

(5)
$$\bigcirc\!\!-CH(COOH)_2$$

(6)
$$CH_3-CH_2-\overset{\overset{\displaystyle O}{\|}}{C}-Br$$

(7)
$$\bigcirc\!\!-CH_2-\overset{\overset{\displaystyle O}{\|}}{C}-Cl$$

(8) $(CH_3CH_2CH_2CO)_2O$

(9)
$$\bigcirc\!\!-NHCOCH_3$$

(10)
$$\bigcirc\!\!-CON(CH_3)_2$$

(11)
$$\underset{CH_3}{CH_3\overset{|}{C}HCH_2}\underset{Cl}{\overset{|}{C}HCOOH}$$

(12)
$$H\overset{\overset{\displaystyle COOH}{|}}{\underset{\displaystyle CH_2COOH}{-OH}}$$

(13)
$$\underset{OH\ \ OH}{HOOC-\overset{|}{C}H-\overset{|}{C}H-COOH}$$

(14)
$$CH_3-\overset{\overset{\displaystyle O}{\|}}{C}-CH_2COOH$$

2. 写出下列化合物的结构简式:

(1) $\alpha,\beta-$二甲基己酸

(2) 对甲基苯甲酸

(3) 邻苯二甲酸酐

(4) $\beta-$羟基丁酸乙酯

(5) 乙酰水杨酸

(6) 草酰乙酸

(7) 对羟基苯甲酸乙酯

(8) 异丁酸异丙酯

(9) 乙甲酸酐

(10) 2-溴丁酰氯

(11) $(E)-4-$羟基己$-2-$烯酸

(12) $(R)-\alpha-$羟基丙酸

(13) 2-羟基丙烷$-1,2,3-$三甲酸

(14) 2-氧亚基戊二酸

3. 写出分子式为 $C_6H_{12}O_2$ 的羧酸的所有异构体的结构简式,并用系统命名法命名。

4. 将下列各组化合物按酸性增强的顺序排列:

(1) 乙酸,甲酸,草酸,碳酸,石炭酸

(2) 丁酸,$\alpha-$羟基丁酸,$\beta-$羟基丁酸,$\gamma-$羟基丁酸

(3) 醋酸,丙二酸,丁二酸

(4) CH_3CH_2COOH, $CH\equiv CCOOH$ 和 $CH_2=CHCOOH$

(5) 苯甲酸、对氯苯甲酸、对甲基苯甲酸和对硝基苯甲酸

5. 写出乙酸与下列试剂的反应式:

(1) 乙醇　　　(2) 溴(微量三溴化磷存在下)　　　(3) 五氯化磷

(4) 氨(加热)　　(5) 碱石灰热熔

6. 完成下列反应式：

(1) $\langle\rangle$—$CH_2COOH + Br_2 \xrightarrow{P}$

(2) $CH_3CH_2COOH + PCl_5 \longrightarrow$

(3) $\langle\rangle\genfrac{}{}{0pt}{}{COOH}{OH} + NaHCO_3 \longrightarrow$

(4) $CH_3\!-\!CH_2\!-\!\overset{\overset{\displaystyle O}{\|}}{C}\!-\!COOH \xrightarrow[\triangle]{稀\ H_2SO_4}$

(5) $CH_3\!-\!\overset{\overset{\displaystyle O}{\|}}{C}\!-\!CH_2\!-\!COOH \xrightarrow[\triangle]{浓\ NaOH}$

(6) $\langle\rangle$—$CH_2COOH + CH_3CH_2OH \xrightarrow[\triangle]{H^+}$

(7) $\genfrac{}{}{0pt}{}{CH_3\!-\!\overset{\overset{\displaystyle O}{\|}}{C}}{CH_3\!-\!\underset{\underset{\displaystyle O}{\|}}{C}}\!\!O + \langle\rangle\genfrac{}{}{0pt}{}{COOH}{OH} \longrightarrow$

(8) $\langle\rangle$—$CH_2COOCH_3 + H_2O \xrightarrow{OH^-}$

(9) $\langle\rangle$—$\overset{\overset{\displaystyle O}{\|}}{C}\!-\!Cl + NH_3 \longrightarrow$

(10) $\langle\rangle$—$\overset{\overset{\displaystyle O}{\|}}{C}\!-\!Cl + CH_3CH_2CH_2OH \longrightarrow$

7. 下列化合物，若能形成烯醇式结构，则写出酮式和烯醇式互变平衡式：

(1) $HOOC\!-\!CH_2\!-\!COOH$

(2) $CH_3\!-\!\overset{\overset{\displaystyle O}{\|}}{C}\!-\!\underset{\underset{\displaystyle COOCH_3}{|}}{\overset{\overset{\displaystyle COOCH_3}{|}}{CH}}$

(3) $\langle\rangle\genfrac{}{}{0pt}{}{=O}{\overset{\overset{\displaystyle O}{\|}}{C}\!-\!O\!-\!CH_3}$

(4) $CH_3\!-\!\overset{\overset{\displaystyle O}{\|}}{C}\!-\!\underset{\underset{\displaystyle CH_3}{|}}{\overset{\overset{\displaystyle CH_3}{|}}{C}}\!-\!\overset{\overset{\displaystyle O}{\|}}{C}\!-\!O\!-\!CH_2\!-\!CH_3$

(5) $CH_3\!-\!CH_2\!-\!\overset{\overset{\displaystyle OH}{|}}{C}\!=\!CH\!-\!\overset{\overset{\displaystyle O}{\|}}{C}\!-\!CH_3$

(6) $CH_3\!-\!\overset{\overset{\displaystyle O}{\|}}{C}\!-\!CH_2\!-\!CH_2OH$

8. 采用化学法鉴别下列各组化合物：

(1) 甲酸，乙酸，丙二酸　　　　　　(2) 苯甲酸，苯酚，苄醇

(3) 丙酸，丙烯酸，β–丁酮酸　　　　(4) 丁酸，乙酰乙酸乙酯，3–丁酮酸

9. 何谓酮体？采用哪些方法可以检查酮体的存在？

10. 完成下列转化：

(1) $CH_3CH_2CH_2Br \longrightarrow CH_3CH_2CH_2COOH$

(2) $(CH_3)_2CHOH \longrightarrow (CH_3)_2\underset{\underset{OH}{|}}{C}COOH$

(3) $(CH_3)_2C{=\!\!=}CH_2 \longrightarrow (CH_3)_3CCOOH$

(4) $CH{\equiv}CH \longrightarrow CH_3COOCH_2CH_3$

(5) $O\underset{O}{\overset{\frown}{\diagdown\!\diagup}}O \longrightarrow \underset{CH_2CONH_2}{\overset{CH_2COONH_4}{|}}$

(6) $CH_3CH_2CH_2COOH \longrightarrow CH_3CH_2CH_2NH_2$

(7) $CH_3CH_2COOH \longrightarrow CH_2{=}CHCOOH$

(8) $CH_3COOH \longrightarrow HOOCCH_2COOH$

11. 有机化合物 A 的分子式为 $C_4H_8O_3$,与 $NaHCO_3$ 溶液反应放出 CO_2,受热时易失去 1 分子水,与碘的氢氧化钠溶液作用则有黄色沉淀生成。请写出化合物 A 的结构简式和有关反应式。

12. 有机化合物 A 的分子式为 $C_4H_6O_4$,它既可在强酸催化下发生酯化反应,又可与碳酸钠溶液反应放出二氧化碳。加热 A 得到分子式为 $C_3H_6O_2$ 的化合物 B,B 也能发生上述两种反应。写出 A 和 B 两种化合物的可能结构简式。

13. 取代羧酸 A 的分子式为 $C_4H_8O_3$,加热 A 可以得到分子式为 $C_4H_6O_2$ 的化合物 B,B 既可与碳酸钠溶液反应放出 CO_2,又可与溴水反应。若用酸性高锰酸钾溶液氧化 A,则可得到分子式为 $C_4H_6O_3$ 的产物 C,将 C 加热则得到酮 D,D 可以发生碘仿反应。请写出 A,B,C 和 D 的可能结构简式。

14. 化合物 A($C_5H_8O_2$)在酸性溶液中加热水解,生成化合物 B($C_5H_{10}O_3$)。B 与碳酸氢钠溶液反应放出一种无色气体,B 与重铬酸钾的酸性溶液反应生成化合物 C($C_5H_8O_3$)。B 和 C 都能发生碘仿反应,且 B 在室温下很不稳定,易失水生成 A。请写出 A,B 和 C 的结构简式。

15. 化合物 A 和 B 的分子式均为 $C_4H_6O_4$。A 和 B 都可与 Na_2CO_3 溶液作用放出 CO_2。A 受热失水生成酸酐 C($C_4H_4O_3$),B 受热发生脱羧反应,生成羧酸 D($C_3H_6O_2$)。请写出 A,B,C 和 D 的结构简式。

16. 旋光性化合物 A($C_5H_{10}O_3$)能溶于碳酸氢钠溶液,A 加热发生脱水反应生成化合物 B($C_5H_8O_2$),B 存在两种构型,均无旋光性。B 用酸性高锰酸钾溶液处理,得到 C($C_2H_4O_2$)和 D($C_3H_4O_3$)。C 和 D 均能与碳酸氢钠溶液作用放出二氧化碳,且 D 还能发生碘仿反应。请推测 A,B,C 和 D 的结构简式。

17. 有机化合物 A 的分子式为 $C_8H_8O_3$,具有香味。A 在酸性条件下水解后得到化合物 B,B 的分子式为 $C_7H_6O_3$,B 溶于 $NaOH$ 溶液和 Na_2CO_3 溶液;B 与 $(CH_3CO)_2O$ 作用生成 C,C 的分子式为 $C_9H_8O_4$。A 和 B 与 $FeCl_3$ 溶液发生颜色反应,而 C 则不发生此颜色反应。A 硝化时主要得到 1 种一硝基化合物。请推测化合物 A,B 和 C 的结构简式,并写出 A 水解及 B 转化为 C 的反应式。

18. 分子式为 $C_4H_6O_2$ 的异构体 A 和 B 都具有水果香味,均不溶于 $NaOH$ 溶液。当 A 和 B 分别与 $NaOH$ 溶液共热后,A 生成一种羧酸盐和乙醛;B 除生成甲醇外,其反应液酸化后蒸馏的馏出液显酸性,并能使溴水褪色。请推测 A 和 B 的结构简式。

第二十一章 含氮有机化合物

含氮有机化合物是指分子中含有碳－氮键的有机化合物,在结构上可看作烃分子中的氢原子被各种含氮基团取代形成的化合物。

根据分子中的含氮官能团的不同,含氮有机化合物可分为硝基化合物、酰胺、胺、重氮化合物、偶氮化合物和腈等。

本章主要讨论芳香族硝基化合物、胺、重氮化合物和偶氮化合物。

第一节 芳香族硝基化合物

硝基化合物从结构上可看作烃分子中的氢原子被硝基取代后生成的化合物,通式为 $R—NO_2$ 或 $Ar—NO_2$。硝基是硝基化合物的官能团。

根据硝基连接的烃基的不同,硝基化合物可分为脂肪族硝基化合物和芳香族硝基化合物。芳香族硝基化合物通常是指芳香烃分子中芳香环上的氢原子被硝基取代后形成的化合物。

芳香族化合物命名时,以硝基为取代基,以芳香烃为母体,称为硝基某烃。例如:

硝基苯　　　　　　间硝基甲苯

一、芳香族硝基化合物的物理性质

常温下,芳香烃的一硝基化合物是无色或浅黄色的高沸点液体或固体,有苦杏仁味;多硝基芳香化合物多为黄色固体,大多具有极强的爆炸性,常用作炸药。芳香族硝基化合物都不溶于水,易溶于乙醚、四氯化碳等有机溶剂。某些多硝基芳香化合物具有类似天然麝香的气味,称为硝基麝香。硝基麝香常用作香水、香皂和化妆品等的定

香剂。其中葵子麝香是硝基麝香中使用最广泛的产品,其结构简式为

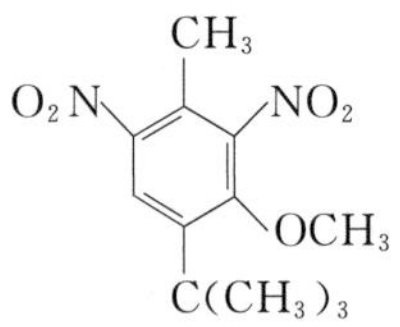

　　芳香族硝基化合物具有一定的毒性,它们能使血液中的血红蛋白变性,较多地吸入它们的蒸气或粉尘,或长期与皮肤接触都能引起中毒。所以,在使用和制备芳香族硝基化合物时必须注意安全。

二、芳香族硝基化合物的化学性质

(一) 还原反应

　　芳香族硝基化合物在不同介质中使用不同还原剂还原时,可以得到不同的生成物。

　　在酸性介质中,用铁粉或锡粒作还原剂,可将芳香族硝基化合物还原成芳香伯胺,这是工业上制备芳香伯胺的方法之一。例如:

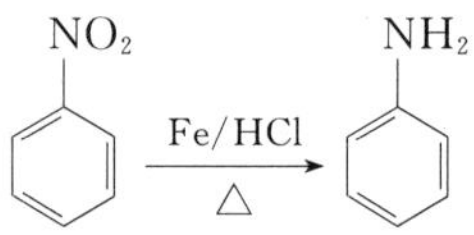

(二) 苯环上的取代反应

　　由于硝基是 1 个强吸电子基,因此它使苯环上的取代反应较难进行。硝基苯的取代反应不仅发生在硝基的间位,而且比苯较难进行。硝基苯不能发生傅-克烷基化反应和傅-克酰基化反应。在比较剧烈条件下,硝基苯也能发生卤化反应、硝化反应和磺化反应等。

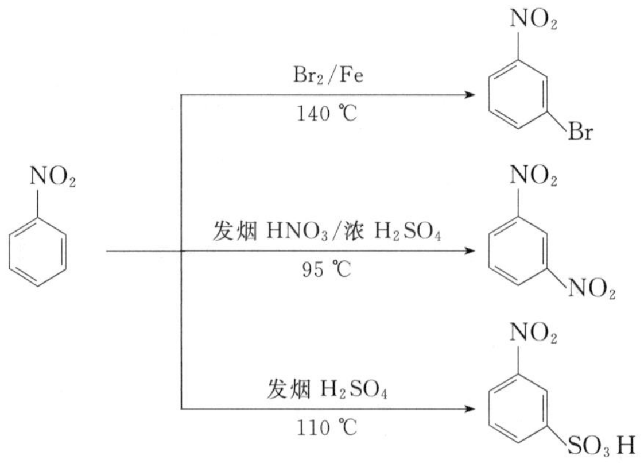

第二节 胺

胺可看作氨分子中的氢原子被烃基取代后形成的化合物。胺类化合物广泛存在于生物体内,具有非常重要的生理作用。

一、胺的分类与命名

(一) 胺的分类

根据氨分子中的氢原子被烃基取代的数目,胺可以分为伯胺、仲胺和叔胺。伯胺是指氮原子连接 1 个烃基的胺;仲胺是指氮原子连接 2 个烃基的胺;叔胺是指氮原子连接 3 个烃基的胺。例如:

$$RNH_2 \qquad R_2NH \qquad R_3N$$
$$\text{伯胺} \qquad \text{仲胺} \qquad \text{叔胺}$$

铵离子(NH_4^+)中的 4 个氢原子全部被烃基取代生成的化合物,称为季铵盐或季铵碱。例如:

$$(CH_3)_4N^+Cl^- \qquad (CH_3)_4N^+OH^-$$
$$\text{季铵盐} \qquad \text{季铵碱}$$

根据分子中氮原子连接的烃基的种类不同,胺可分为脂肪胺和芳香胺。氮原子与脂肪烃基连接的胺称为脂肪胺,氮原子与芳香烃基直接相连的胺称为芳香胺。例如:

$$CH_3CH_2CH_2NH_2 \qquad \text{〔苯环〕}-NH_2$$
$$\text{脂肪胺} \qquad\qquad \text{芳香胺}$$

根据分子中所含氨基的数目,胺又可分为一元胺和多元胺。分子中只含有 1 个氨基的胺称为一元胺;分子中含有 2 个或 2 个以上氨基的胺称为多元胺。例如:

$$CH_3CH_2{-}NH_2 \qquad H_2N{-}CH_2CH_2{-}NH_2$$
$$\text{一元胺} \qquad\qquad \text{多元胺}$$

(二) 胺的命名

简单的胺命名时,在烃基后加"胺"字,称为"某胺"。例如:

$$CH_3{-}NH_2 \qquad CH_3CH_2{-}NH_2 \qquad \text{〔苯环〕}-NH_2$$
$$\text{甲胺} \qquad\qquad \text{乙胺} \qquad\qquad \text{苯胺}$$

胺分子中的氮原子上连接 2 个或 3 个相同烃基时,称为"二某胺"或"三某胺";如果氮原子上连接的烃基不同时,则把简单的烃基写在前面。例如:

$$(CH_3)_2NH \qquad (CH_3)_3N \qquad CH_3{-}NH{-}CH_2CH_3$$
$$\text{二甲胺} \qquad\quad \text{三甲胺} \qquad\quad \text{甲乙胺}$$

芳香仲胺和芳香叔胺的命名时,在烃基前加字母"N",表示烃基连接在氮原子上。例如:

$$\text{—NHCH}_3 \qquad \text{—N(CH}_3)_2 \qquad \text{—N}\overset{\displaystyle CH_3}{\underset{\displaystyle CH_2CH_3}{}}$$

　　　N-甲基苯胺　　　　　N,N-二甲基苯胺　　　N-乙基-N-甲基苯胺

　　比较复杂的胺命名时,以烃基为母体,把氨基看作取代基。例如:

$$\underset{\overset{\displaystyle |}{\displaystyle CH_3}}{CH_3\text{—}CH_2\text{—}CH}\text{—}\underset{\overset{\displaystyle |}{\displaystyle NH_2}}{CH}\text{—}CH_3$$

2-氨基-3-甲基戊烷

　　季铵类化合物的命名与铵盐的命名相似,在阴离子和取代基名称后加"铵"字。例如:

$$(CH_3)_4N^+Cl^- \qquad\qquad (CH_3)_4N^+OH^-$$
　　　　氯化四甲铵　　　　　　　　　氢氧化四甲铵

二、胺的结构

　　胺分子的结构与氨分子相似,氮原子采取 sp^3 杂化。氮原子用 3 个各有 1 个未成对电子的 sp^3 杂化轨道分别与氢原子或碳原子形成 3 个 σ 键,氮原子的 1 对孤对电子则占据 1 个 sp^3 杂化轨道,胺分子的空间构型为棱锥形。甲胺分子的结构如图 2-21-1 所示。

　　在苯胺分子中,氮原子采取 sp^2 杂化,它用 3 个各有 1 个未成对电子的 sp^2 杂化轨道分别与两个氢原子和 1 个苯环上的碳原子形成 3 个 σ 键,两个 N—H 键的键角为 113.9°。氮原子再用含孤对电子的 $2p_z$ 轨道与苯环上的 6 个碳原子中未参与杂化的含 1 个未成对电子的 $2p_z$ 轨道以"肩并肩"方式重叠,形成 1 个 7 原子 8 电子的共轭 π 键。苯胺分子的结构如图 2-21-2 所示。

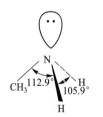

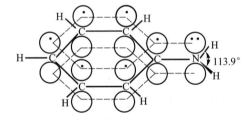

图 2-21-1　甲胺分子的结构　　　　　图 2-21-2　苯胺分子的结构

三、胺的物理性质

　　在常温下,甲胺、二甲胺、三甲胺和乙胺为气体,其他胺均为液体或固体。胺具有不愉快的气味或很难闻的臭味,特别是低级脂肪胺,常有臭鱼的气味。芳香胺也具有特殊的臭味,吸入蒸气或与皮肤接触都可能引起中毒。某些芳香胺还有强致癌作用,如 β-萘胺、联苯胺等。

　　伯胺和仲胺分子中的氮原子都连接氢原子,可生成分子间氢键,因此它们的沸点比相对分子质量相近的烃的沸点高。但由于氮原子形成氢键的能力比氧原子弱,因此

胺分子之间的氢键比醇分子之间的氢键弱,胺的沸点也低于相对分子质量相近的醇。

　　低级胺能与水形成分子间氢键,因此易溶于水,高级胺难溶于水或不溶于水。某些胺的物理性质如表 2-21-1 所示。

表 2-21-1　某些胺的物理性质

名　称	熔点/℃	沸点/℃	溶解度/[g·(100 g 水)$^{-1}$]
甲胺	-92	-7.5	易溶
二甲胺	-96	7.5	易溶
三甲胺	-117	3	91
乙胺	-80	17	∞
乙二胺	8	117	溶
己二胺	42	204~205	溶
苯甲胺	-30	185	∞
苯胺	-6	184	3.7
N-甲基苯胺	-57	196	微溶
N,N-二甲基苯胺	3	194	1.4

四、胺的化学性质

　　氨基(—NH$_2$)是胺的官能团,它决定了胺的化学性质,而烃基受氨基的影响也表现出一些特殊的化学性质。

　　(一)胺的碱性

　　胺分子中的氮原子有 1 对孤对电子,能接受质子,因此胺具有碱性。例如:

$$R—NH_2 + H—OH \rightleftharpoons R—NH_3^+ + OH^-$$

　　脂肪胺的碱性比氨的碱性强,这是因为与氢原子相比,烷基虽然具有吸电子诱导效应,但由于氮原子为 sp^3 杂化,在室温下脂肪胺的构型容易发生快速转化,在构型转化过程中氮原子的杂化方式由 sp^3 杂化转变为 sp^2 杂化,再由 sp^2 杂化转变为 sp^3 杂化。当氮原子处于 sp^2 杂化时,能与烷基的 C—H 键形成 σ-p 超共轭效应,由于烷基的给电子超共轭效应大于其吸电子诱导效应,因此烷基是一个给电子基团,能使氮原子的电子云密度增大,使胺分子结合质子的能力增强。除电子效应外,溶剂化效应和空间效应也对胺的碱性产生影响。例如,在水溶液中三种甲胺的碱性强弱顺序为

$$(CH_3)_2NH > CH_3NH_2 > (CH_3)_3N > NH_3$$

　　在芳香胺分子中,氮原子的孤对电子与苯环上的碳原子形成了共轭 π 键,较难结合质子,因此芳香胺的碱性比氨弱得多。

　　季铵碱具有很强的碱性,其碱性与氢氧化钠相近。

　　(二)胺的酰基化反应

　　利用酰基化试剂把酰基引进有机化合物分子中的反应称为酰基化反应。胺分子中氮原子上的氢原子被酰基取代的反应,称为胺的酰基化反应。伯胺和仲胺与酰氯或

酸酐等酰化剂作用，分别生成相应的 N-取代酰胺和 N,N-二取代酰胺。例如：

$$CH_3CH_2NH_2 + Cl-\overset{O}{\underset{\|}{C}}-CH_3 \longrightarrow CH_3CH_2-NH-\overset{O}{\underset{\|}{C}}-CH_3 + HCl$$
$$N\text{-乙基乙酰胺}$$

$$(CH_3CH_2)_2NH + Cl-\overset{O}{\underset{\|}{C}}-CH_3 \longrightarrow (CH_3CH_2)_2N-\overset{O}{\underset{\|}{C}}-CH_3$$
$$N,N\text{-二乙基乙酰胺}$$

叔胺分子中的氮原子上没有氢原子，不能发生酰基化反应。

（三）胺与亚硝酸反应

不同结构的胺与亚硝酸反应，生成的化合物不同，产生的现象也不同，常用于区别伯胺、仲胺和叔胺。

脂肪伯胺与亚硝酸反应定量放出氮气，同时生成醇和烯烃等混合物。例如：

$$CH_3CH_2NH_2 \xrightarrow[HCl]{NaNO_2} N_2\uparrow + CH_3CH_2OH + CH_2{=}CH_2 + CH_3CH_2Cl$$

此反应可用于伯胺的定性分析和定量分析。

在较低温度（0～5 ℃）下，芳香伯胺在过量强酸溶液中与亚硝酸反应生成重氮盐，此反应称为重氮化反应。例如：

$$\langle\!\rangle\!-NH_2 + NaNO_2 + 2HCl \xrightarrow{0\sim5\ ℃} \langle\!\rangle\!-N_2^+Cl^- + NaCl + 2H_2O$$
$$\text{氯化重氮苯}$$

脂肪仲胺和芳香仲胺与亚硝酸反应，都生成难溶于水的黄色油状物 N-亚硝基胺。例如：

$$(CH_3CH_2)_2NH + NaNO_2 + HCl \longrightarrow (CH_3CH_2)_2N-NO + NaCl + H_2O$$
$$N\text{-亚硝基二乙胺}$$

$$\langle\!\rangle\!-\overset{H}{\underset{CH_3}{N}} + NaNO_2 + HCl \xrightarrow{0\sim10\ ℃} \langle\!\rangle\!-\overset{NO}{\underset{CH_3}{N}} + NaCl + H_2O$$
$$N\text{-甲基}\text{-}N\text{-亚硝基苯胺}$$

脂肪族叔胺的氮原子上没有连接氢原子，一般不与亚硝酸反应。芳香族叔胺与亚硝酸作用，则在苯环上发生取代反应，生成对亚硝基化合物。

（四）芳香胺的取代反应

芳香胺的苯环上很容易发生取代反应。

1. 卤代反应

芳香胺很容易发生卤代反应，并生成多卤代物。例如，把苯胺与溴水混合，立刻生成 2,4,6-三溴苯胺白色沉淀：

$$\langle\!\rangle\!-NH_2 + 3Br_2 \xrightarrow{H_2O} \text{(2,4,6-三溴苯胺)} \downarrow + 3HBr$$

E-21-01
知识扩展：
食物与N-
亚硝基化
合物

如果要制取一溴苯胺,必须先将苯胺乙酰化后,再进行溴化反应,当溴化反应完毕再水解将乙酰基除去,生成邻溴苯胺和对溴苯胺。若在无水乙酸中进行溴代反应,几乎只得到对溴苯胺:

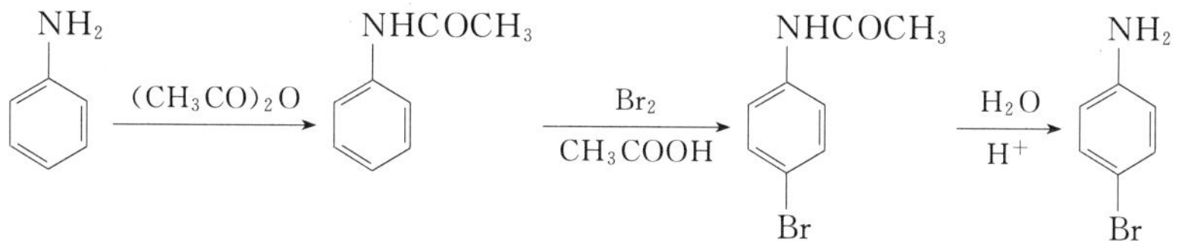

（反应式图）

如果用硫酸或盐酸将氨基变成 —NH_3^+ 后再进行溴代反应,则主要生成物是间溴苯胺:

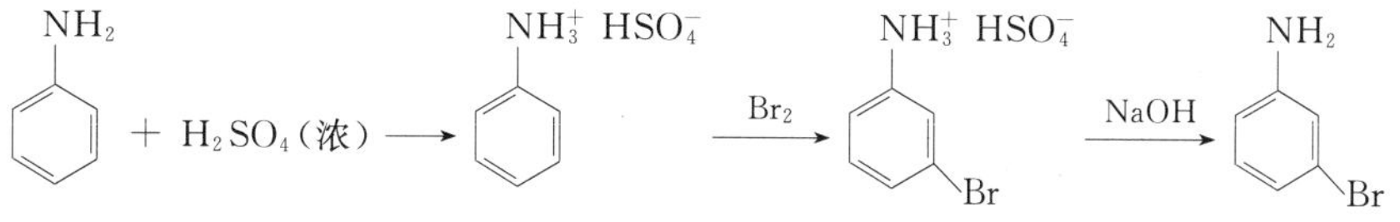

（反应式图）

2. 磺化反应

苯胺与浓硫酸作用,首先生成苯胺的硫酸盐,加热脱水生成 N-磺酸基苯胺,再加热至 $180 \sim 190\ ℃$,则生成对氨基苯磺酸:

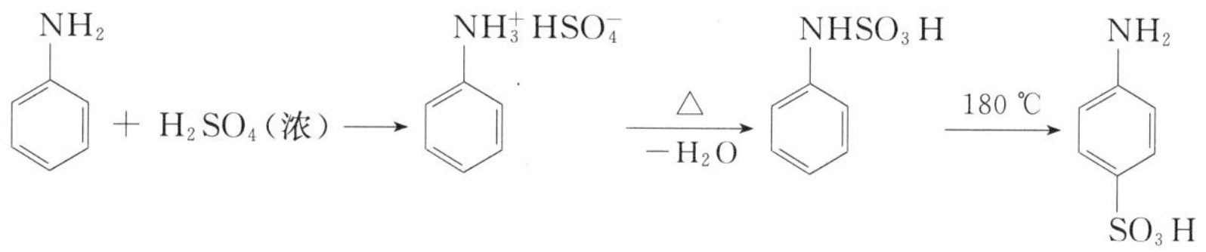

（反应式图）

3. 硝化反应

由于芳香伯胺很容易被氧化,直接用硝酸硝化,则主要发生氧化反应,所以必须先把氨基保护后（如乙酰化或成盐）,然后再进行硝化。例如:

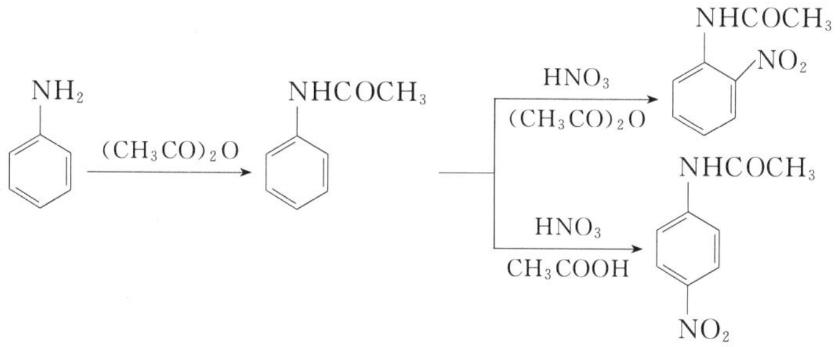

（反应式图）

硝基乙酰苯胺在稀碱溶液中很容易水解为硝基苯胺。

如果用浓硝酸和浓硫酸的混酸进行硝化,则主要生成物是间硝基苯胺:

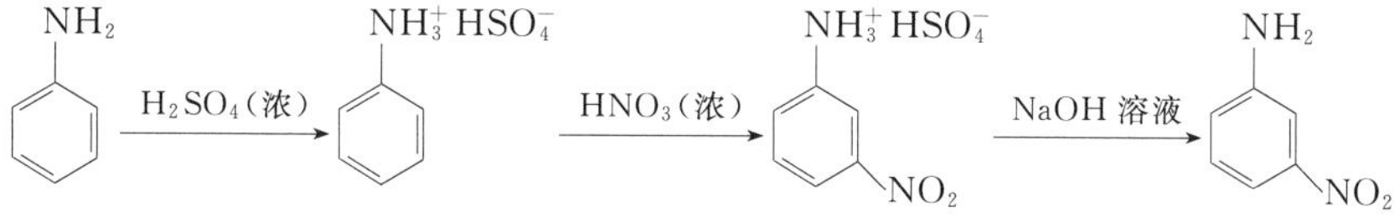

（反应式图）

五、与医学有关的代表物

(一) 苯胺

苯胺为无色油状液体,有强烈刺激性气味,密度为 1.021 6 g·cm^{-3},熔点为 −6.2 ℃,沸点为 184.4 ℃,暴露于空气中或日光下变成棕色,稍溶于水,与乙醇、乙醚、苯混溶。

苯胺用于制备染料、药物、橡胶硫化促进剂等。苯胺有毒,可透过皮肤或通过呼吸进入体内,影响血红蛋白的生理活性,并引起溶血性贫血及肝肾损害等。

(二) 多巴胺

多巴胺的结构简式为

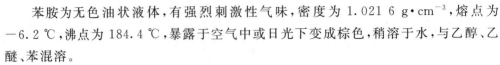

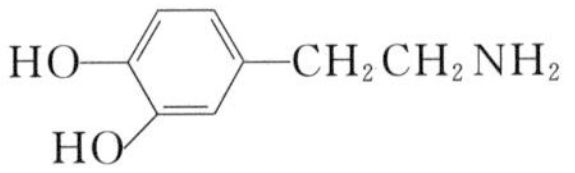

多巴胺在体内是去甲肾上腺素或肾上腺素生物合成的前体,与异丙基肾上腺素有相似的作用,能兴奋心脏,增强心肌收缩率,加快心率,用于治疗休克,能使血压升高,改善微循环,对休克伴有心收缩力减弱或尿少者,尤为适宜。多巴胺不易透过血脑屏障,几乎对中枢神经没有副作用,其他不良反应也少见,偶见恶心、呕吐等。

(三) 胆碱

胆碱的结构简式为

$$HOCH_2CH_2\overset{+}{N}(CH_3)_3\ OH^-$$

胆碱是一种季铵碱,是 B 族维生素之一,是生物体组织中乙酰胆碱、卵磷脂和神经磷脂的组成部分,为无色黏稠液体,易溶于水或乙醇,不溶于乙醚。胆碱是生物代谢的中间生成物,有抗脂肪肝的作用。

胆碱的衍生物氯化胆碱 $[HOCH_2CH_2\overset{+}{N}(CH_3)_3Cl^-]$ 用于治疗脂肪肝和肝硬化。

(四) 新洁尔灭

新洁尔灭的化学名称为溴化二甲基十二烷基苄铵,简称溴化苄烷铵,属于季铵盐类。新洁尔灭的结构简式为

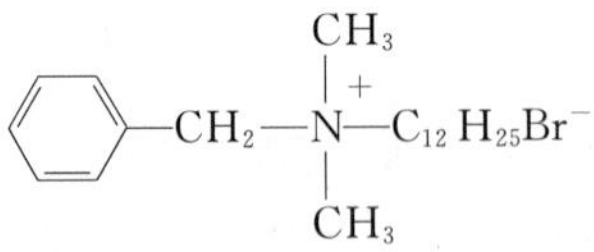

$$\text{《苯环》}-CH_2-\overset{\overset{CH_3}{|}}{\underset{\underset{CH_3}{|}}{\overset{+}{N}}}-C_{12}H_{25}Br^-$$

新洁尔灭为微黄色的黏稠液体,吸湿性强,易溶于水和醇,水溶液呈碱性,振摇时产生大量泡沫。新洁尔灭是一种表面活性剂,具有较强的杀菌和去垢能力,临床上用于皮肤黏膜表面和手术器械的消毒。

第三节　重氮化合物和偶氮化合物

重氮化合物和偶氮化合物都含有 —N_2— 基团。重氮化合物中 —N_2— 基团的一端与碳原子连接，另一端与其他非碳原子或基团连接。例如：

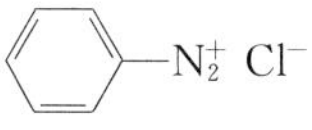

氯化重氮苯 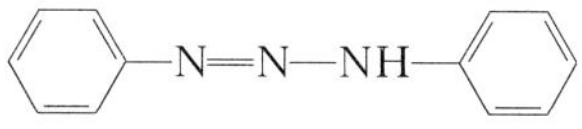　　　　　　　　　　　苯重氮氨基苯

偶氮化合物中，—N_2— 基团的两端都与碳原子连接。例如：

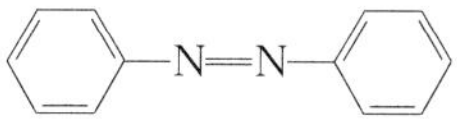

偶氮苯

一、重氮盐的化学性质

（一）重氮盐的取代反应

在一定条件下，重氮盐的重氮基可被氢原子、卤原子、羟基、氰基等原子或基团取代，同时放出氮气。

1. 被氢原子取代

重氮盐与次磷酸（H_3PO_2）等还原剂反应，重氮基被氢原子取代。例如：

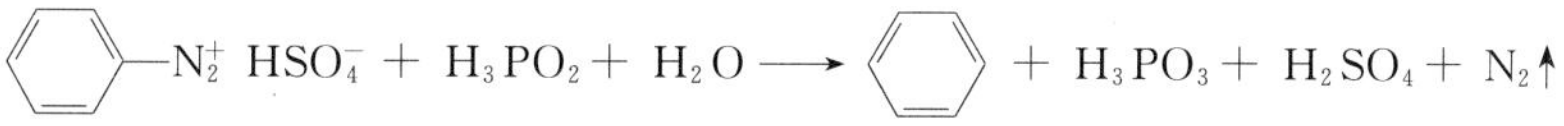

$$\text{—}N_2^+ \ HSO_4^- + H_3PO_2 + H_2O \longrightarrow \bigcirc + H_3PO_3 + H_2SO_4 + N_2\uparrow$$

在有机合成中常利用上述反应从苯环上脱去氨基。

2. 被羟基取代

重氮盐在强酸溶液中加热，重氮基被羟基取代生成酚。例如：

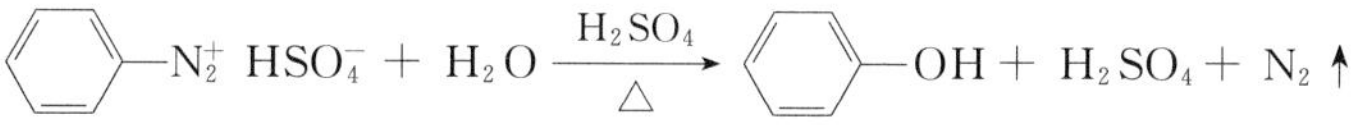

$$\text{—}N_2^+ \ HSO_4^- + H_2O \xrightarrow[\triangle]{H_2SO_4} \text{—}OH + H_2SO_4 + N_2\uparrow$$

3. 被卤原子取代

在氯化亚铜或溴化亚铜催化下，重氮盐与盐酸或氢溴酸溶液共热，重氮基可以被氯原子或溴原子取代。例如：

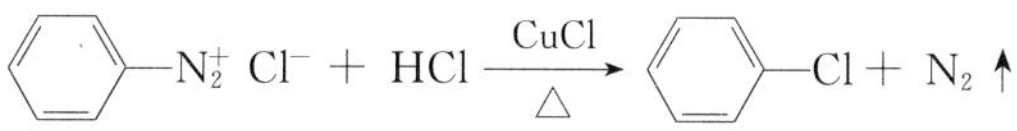

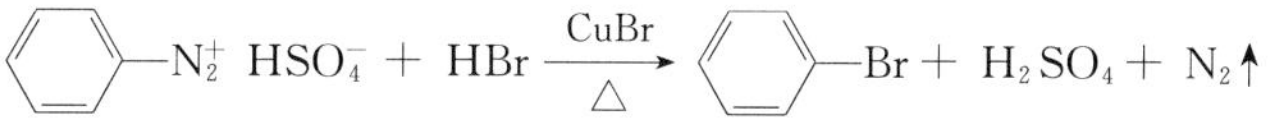

$$\text{—}N_2^+ \ Cl^- + HCl \xrightarrow[\triangle]{CuCl} \text{—}Cl + N_2\uparrow$$

$$\text{—}N_2^+ \ HSO_4^- + HBr \xrightarrow[\triangle]{CuBr} \text{—}Br + H_2SO_4 + N_2\uparrow$$

4. 被氰基取代

重氮盐与氰化亚铜的氰化钾溶液共热时，重氮基被氰基取代生成苯腈。例如：

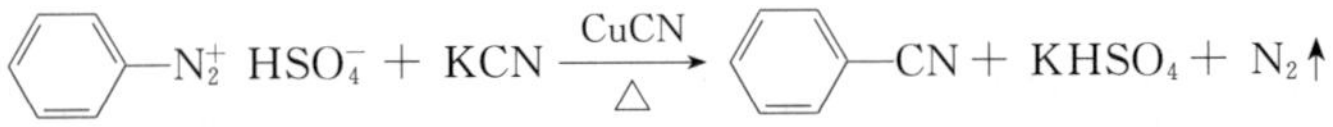

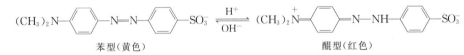

氰基水解后可转化为羧基,这是通过重氮盐在苯环上引入羧基的一种方法。

(二) 重氮盐的偶联反应

在一定条件下,重氮盐与酚或芳香胺作用生成偶氮化合物的反应,称为偶联反应。例如:

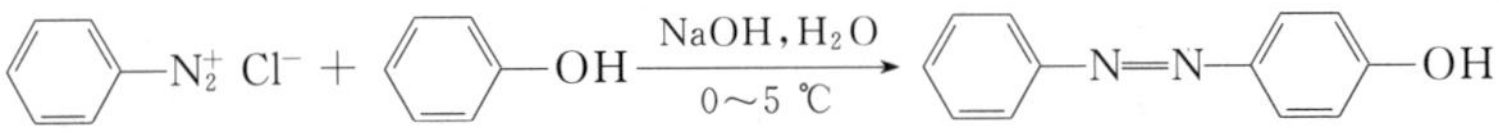

对羟基偶氮苯(橘红色)

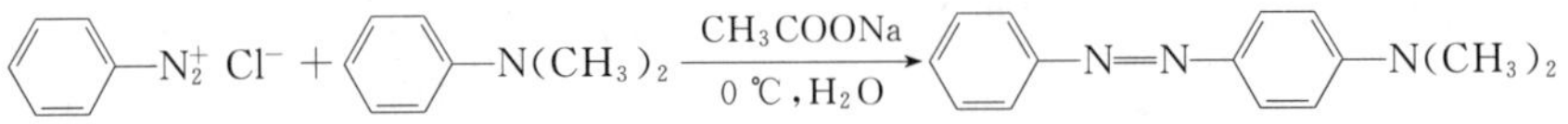

对二甲氨基偶氮苯(黄色)

由于电子效应和空间效应的影响,重氮盐与酚或芳香胺的偶联反应一般发生在羟基或氨基的对位,当对位被其他取代基占据时,则发生在邻位,但绝不能发生在间位。

二、偶氮化合物

偶氮化合物具有颜色,可用作染料,是因为其分子中含有偶氮基,所以称为偶氮染料。在医学上,偶氮染料可用于组织和细菌的染色。有些偶氮化合物的颜色可随溶液的酸碱性不同而发生改变,常用作酸碱指示剂。例如,甲基橙($4'$-二甲氨基偶氮苯-4-磺酸钠)就是一种常用的酸碱指示剂:

苯型(黄色)　　　　　　　醌型(红色)

甲基橙在中性或碱性溶液中以苯型结构存在,呈黄色;在酸性溶液中转化为醌型结构,呈红色。

虽然偶氮苯本身并不致癌,但它的许多衍生物是致癌物。特别是偶氮染料,除少数无致癌作用外,大部分都是致癌物。当苯环对位上有氨基,且氨基连接甲基时,偶氮苯有比较强的致癌作用。

E-21-03
知识扩展:
"苏丹红
鸭蛋"事
件

📖 思考题和习题

1. 命名下列化合物:

(1) $CH_3NHCH(CH_3)_2$

(2)

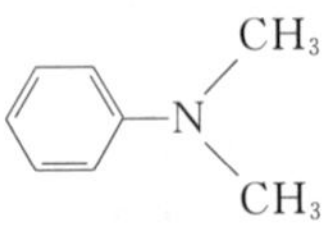

(3) 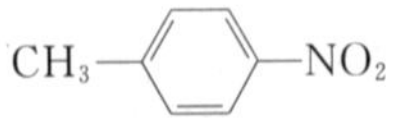 CH_3——NO_2

(4)

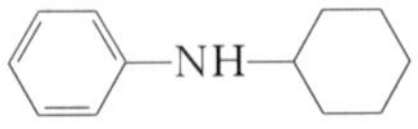

(5) $(CH_3)_3CNH_2$

(6) $[C_6H_5CH_2NH_3]^+Cl^-$

(7) NH—C(=O)—CH₃ 结构   (8) NH₂

2. 写出下列化合物的结构简式:

(1) N-苄基对乙基苯胺   (2) N-乙基环戊胺

(3) 对硝基苄胺   (4) 溴化四乙基铵

(5) $4'$-硝基-4-羟基偶氮苯   (6) 氯化-3-硝基重氮苯

(7) 氢氧化四乙铵   (8) N-乙基-2-甲基苯胺

3. 写出分子式为 $C_4H_{11}N$ 的胺的各种异构体,命名并指出各属于哪级胺。

4. 写出分子式为 C_7H_9N 的芳香胺的各种异构体,并用系统命名法命名。

5. 完成下列反应式:

(1) (邻甲基硝基苯) $\xrightarrow[\triangle]{\text{Sn/HCl}}$

(2) (苯) + HNO₃(浓) $\longrightarrow$ $\xrightarrow[110\,℃]{\text{发烟 H}_2\text{SO}_4}$

(3) (苯基)-NHCH₃ + (苯基)-SO₂Cl $\longrightarrow$

(4) (苯基)-$\overset{+}{N}_2$Cl⁻ + (间甲基苯酚) $\xrightarrow{0\,℃}$

(5) (苯基)-NH₂ + H₂SO₄ $\longrightarrow$

(6) CH₃CH₂—NH(CH₃) + CH₃—C(=O)—Cl $\longrightarrow$

(7) (哌啶) + NaNO₂ + HCl $\longrightarrow$

(8) (苯基,邻位 $\overset{+}{N}_2$Cl⁻) + KCN $\xrightarrow{\text{CuCN}}$

(9) (苯基,N(CH₃)₂) + NaNO₂ + HCl $\longrightarrow$

(10) CH₃—(苯基)—NO₂ $\xrightarrow{\text{Fe+HCl}}$ $\xrightarrow{(\text{CH}_3\text{CO})_2\text{O}}$ $\xrightarrow[\text{浓 H}_2\text{SO}_4]{\text{浓 HNO}_3}$ $\xrightarrow[\text{H}^+]{\text{H}_2\text{O}}$ $\xrightarrow[\text{HCl}]{\text{NaNO}_2}$ $\xrightarrow{\text{H}_3\text{PO}_2}$

6. 比较下列化合物的碱性强弱:

(1) 苯胺、甲胺、二甲胺和氨

(2) 苯胺、乙胺和氢氧化四甲铵

（3）对甲基苯胺、苯胺、对硝基苯胺和 2,4－二硝基苯胺

7. 完成下列转化：

（1） ⟶ 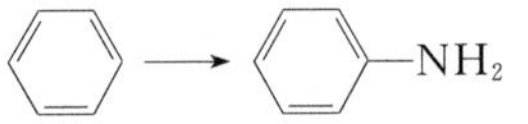 苯环—NH₂

（2） 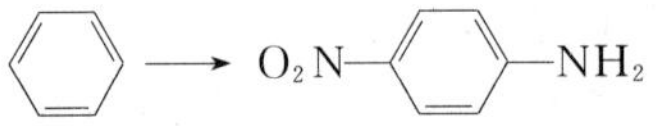 ⟶ O₂N—苯环—NH₂

（3） 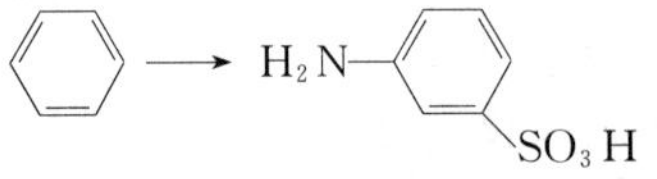 ⟶ H₂N—苯环—SO₃H

（4） 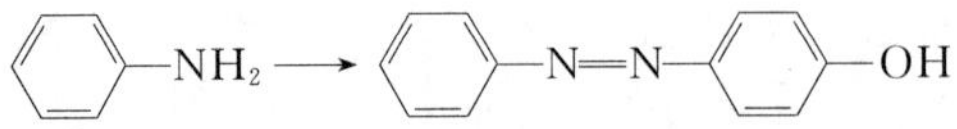 苯环—NH₂ ⟶ 苯环—N＝N—苯环—OH

8. 采用指定原料合成下列化合物：

（1）苯 ⟶ 对溴苯胺　　　　　　（2）苯 ⟶ 对氨基苯甲酸

（3）苯 ⟶ 4－羟基－4′－硝基偶氮苯　（4）苯 ⟶ 对硝基苯胺

（5）甲苯 ⟶ 间甲苯胺　　　　　　（6）对硝基苯胺 ⟶ 1,2,3－三溴苯

9. 请解释下列化合物的碱性强弱顺序：

对甲氧基苯胺 ＞ 邻甲氧基苯胺 ＞ 间甲氧基苯胺

10. 某一碱性物质 A 的分子式为 C_7H_9N，与乙酰氯反应生成分子式为 $C_9H_{11}NO$ 的化合物 B。A 与亚硝酸钠的盐酸溶液作用生成不溶于水和酸的黄色固体物质 C。请写出 A，B 和 C 的结构简式。

11. 化合物 A 的分子式为 $C_6H_{15}N$，能溶于稀盐酸。A 与亚硝酸在室温下作用放出氮气，并得到几种有机化合物，其中化合物 B 能进行碘仿反应。B 和浓硫酸共热得到分子式为 C_6H_{12} 的化合物 C，C 能使酸性高锰酸钾溶液褪色，且氧化产物是乙酸和 2－甲基丙酸。推测 A，B 和 C 的结构简式，并写出有关反应式。

12. 化合物 A 和 B 的分子式都是 $C_7H_6N_2O_4$，分别用发烟硝酸和浓硫酸硝化得到同一种主要产物。把 A 和 B 分别氧化得到两种酸，将两种酸分别与碱石灰加热，得到分子式为 $C_6H_4N_2O_4$ 的同一种产物，该产物用硫化钠还原生成间硝基苯胺。请写出 A 和 B 的结构简式及各步反应式。

13. 有机化合物 A 的分子式为 C_7H_9N，具有碱性，A 与亚硝酸作用生成分子式为 $C_7H_7N_2Cl$ 的化合物 B。B 加热后放出氮气生成对甲苯酚。在碱性溶液中，B 与苯酚作用生成具有颜色的化合物 C（$C_{13}H_{12}ON_2$）。请写出 A，B 和 C 的结构简式及各步反应式。

14. A、B、C、D 四种化合物具有相同的分子式 $C_7H_7NO_2$，它们都含有苯环，A 既溶于酸又溶于碱；B 能溶于酸但不能溶于碱；C 能溶于碱但不能溶于酸；D 既不溶于酸也不溶于碱。写出 A、B、C、D 可能的结构简式（每一种化合物只要求写出一种结构简式）。

第二十二章 杂环化合物

在环状化合物分子中,成环的原子除碳原子外,还有其他原子时,这类环状化合物就称为杂环化合物。除碳原子外的其他成环原子称为杂原子,最常见的杂原子是氧、硫、氮原子。

第一节 杂环化合物的分类与命名

一、杂环化合物的分类

根据杂环的大小,杂环化合物主要可分为五元杂环和六元杂环;根据分子中杂环的数目可分为单杂环和稠杂环;根据分子中所含杂原子的种类和数目,又可分为若干类型。

一些常见的杂环化合物的结构和名称列于表 2-22-1 中。

表 2-22-1 一些常见杂环化合物的结构与名称

杂环化合物						
单杂环	五元杂环	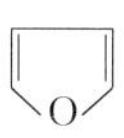 呋喃	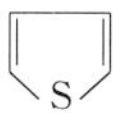 噻吩	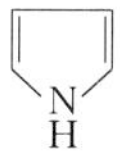 吡咯	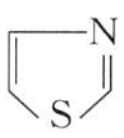 噻唑	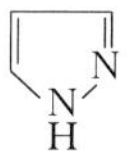 吡唑	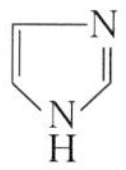 咪唑
	六元杂环	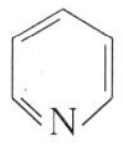 吡啶		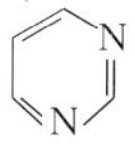 嘧啶		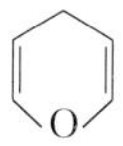 吡喃	
稠杂环		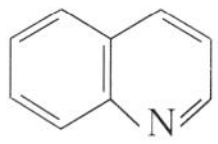 喹啉	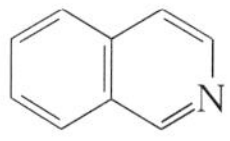 异喹啉	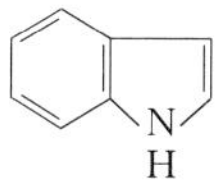 吲哚	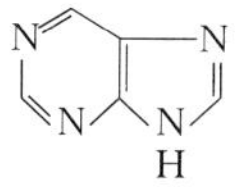 嘌呤		

二、杂环化合物的命名

杂环化合物的命名,我国目前主要采用"音译法",即把杂环化合物的英文名称译成中文后,在汉字的前面加上"口"字偏旁为杂环的名称,如呋喃、噻唑等。

当环上只有 1 个杂原子,命名时从杂原子开始编号,靠近杂原子的碳原子可以用希腊字母 α,β,γ 标示,也可以用阿拉伯数字 $1,2,3$ 等标示。当环上有两个相同的杂原子,命名时应使连接氢原子或取代基的杂原子编号最小,并使另一个杂原子的编号尽可能小。当环上有不相同的杂原子,命名时按氧、硫、氮的顺序编号。当杂环上连接烷基、硝基、卤原子、羟基、氨基等取代基,命名时以杂环作为母体。当杂环上连接醛基、羧基、磺酸基等取代基,命名时将杂环作为取代基。例如:

呋喃-2-甲醛　　　4-甲基咪唑　　　5-乙基噻唑　　　β-甲基吡啶　　　3-溴吲哚

第二节　五元杂环化合物

在五元杂环化合物中,比较重要的是吡咯、呋喃和噻吩及它们的衍生物。

一、吡咯、呋喃和噻吩的结构

吡咯、呋喃和噻吩是只含 1 个杂原子的五元杂环化合物,它们的结构简式分别为

吡咯　　　　　呋喃　　　　　噻吩

在吡咯分子中,所有成环的 5 个原子均为 sp^2 杂化,每个原子的 sp^2 杂化轨道中各有 1 个未成对电子,5 个成环原子分别用 3 个各有 1 个未成对电子的 sp^2 杂化轨道与相邻两个成环原子的有 1 个未成对电子的 sp^2 杂化轨道和氢原子的 1s 轨道重叠形成 3 个 σ 键,5 个成环原子和 5 个氢原子都在一个平面上。每个成环原子各有 1 个 $2p_z$ 轨道未参与杂化,4 个成环碳原子的 $2p_z$ 轨道中有 1 个未成对电子,氮原子的 $2p_z$ 轨道中有 1 对孤对电子,5 个成环原子的 $2p_z$ 轨道垂直于分子所在的平面以"肩并肩"方式重叠,形成了 1 个 5 原子 6 电子的共轭 π 键。

在呋喃和噻吩分子中,成环原子也均为 sp^2 杂化,4 个成环碳原子的 sp^2 杂化轨道中各有 1 个未成对电子,每个成环碳原子均用 3 个 sp^2 杂化轨道与相邻两个成环原子的有 1 个未成对电子的 sp^2 杂化轨道和 1 个氢原子的 1s 轨道形成 3 个 σ 键,杂原子则

用两个 sp^2 杂化轨道分别与相邻两个成环碳原子形成两个 σ 键,5 个成环原子和 4 个氢原子都在同一平面上。4 个成环碳原子和 1 个杂原子的 p_z 轨道垂直于分子所在的平面以"肩并肩"方式重叠,形成了 1 个 5 原子 6 电子的共轭 π 键。

吡咯、呋喃和噻吩的分子结构如图 2-22-1 所示。

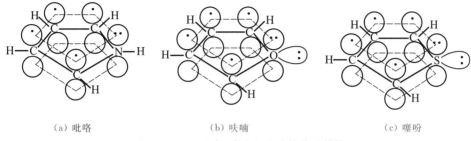

(a) 吡咯　　　　　　　(b) 呋喃　　　　　　　(c) 噻吩

图 2-22-1　吡咯、呋喃和噻吩的分子结构

在吡咯、呋喃和噻吩分子中,形成共轭 π 键的 π 电子都为 6 个,符合休克尔规则,它们都具有芳香性。由于吡咯、呋喃和噻吩分子中的杂原子提供 1 对电子形成了 5 原子 6 电子的共轭体系,6 个 π 电子分布在 5 个成环原子上,而苯分子为 6 原子 6 电子共轭体系,与苯相比较,3 种杂环化合物分子中成环碳原子上的 π 电子密度均大于苯,因此它们都比苯容易发生亲电取代反应。吡咯、呋喃、噻吩和苯发生亲电取代反应的难易顺序如下:

$$吡咯 > 呋喃 > 噻吩 > 苯$$

上述发生亲电取代反应的难易顺序取决于杂原子的电子效应。氧、氮、硫和碳元素的电负性分别为 3.5,3.0,2.6 和 2.5,与碳原子相比较,氧原子、氮原子和硫原子均具有吸电子的诱导效应,其中氧原子的诱导效应最大,而硫原子的诱导效应最小;同时,氧原子、氮原子和硫原子又都具有给电子的共轭效应,其中氮原子的共轭效应最大,而硫原子由于提供的 $3p_z$ 轨道与碳原子的 $2p_z$ 轨道之间的共轭程度较差使共轭效应最小。由于氮、氧和硫原子的共轭效应均大于其诱导效应,所以总的电子效应均表现为给电子效应,3 种杂原子都使杂环碳原子上的电子密度大于苯环,其中氮原子使杂环碳原子电子密度增大最多,而硫原子使杂环碳原子电子密度增大最少。

二、重要的五元杂环化合物

(一) 呋喃及其衍生物

1. 呋喃

呋喃为无色液体,有特殊的气味,密度为 0.937 $g\cdot cm^{-3}$,不溶于水,溶于乙醇和乙醚,易挥发,易燃烧。

呋喃可使盐酸浸湿的松木片呈绿色,称为松片反应,可用于呋喃的鉴定。呋喃主要用于有机合成。

E-22-01
知识扩展:
呋喃

2. 呋喃坦丁

呋喃坦丁的结构简式为

$$O_2N-\overset{O}{\diagdown}-CH=N-N\underset{H}{\diagdown}$$

呋喃坦丁又称呋喃妥因，为黄色细针状晶体，味苦，有微臭，熔点为 270～272 ℃（分解）。

呋喃坦丁对革兰氏阴性及阳性细菌均有作用，用于治疗泌尿系统感染，特别是对大肠杆菌、变形杆菌引起的急性尿路感染疗效较好。

3. 呋喃西林

呋喃西林的结构简式为

$$O_2N-\overset{O}{\diagdown}-CH=N-NH-\overset{O}{\overset{\|}{C}}-NH_2$$

呋喃西林为柠檬黄色结晶性粉末，无臭，无味，熔点为 236～240 ℃（分解），受热变黑，室温下在空气中稳定，遇日光颜色逐渐变深，难溶于水，微溶于乙醇，难溶于乙醚和氯仿。

呋喃西林对多种细菌有抑制或杀灭作用，口服毒性较大，常用作外科消毒药。呋喃西林抗菌谱广，用于治疗化脓性中耳炎、化脓性结膜炎、泪囊炎、褥疮和伤口感染等。

（二）吡咯及其衍生物

1. 吡咯

吡咯为无色液体，在空气中颜色迅速变黑，有显著的刺激性气味，密度为 0.969 1 g·cm^{-3}，沸点为 130～131 ℃，熔点为 -24 ℃，几乎不溶于水，溶于乙醇、乙醚、苯。

吡咯蒸气遇蘸有盐酸的松木片显红色，可用于吡咯的鉴别。吡咯用于制取药物等。吡咯的许多衍生物都是重要的药物和具有很强生理活性的物质，如叶绿素、血红素等。

2. 血红素

血红素是由亚铁离子与原卟啉形成的配位化合物，亚铁离子与卟啉环的 4 个氮原子以配位键结合，配位数为 4。血红素的结构见第九章 189 页。

血红素与不同的蛋白质结合，形成血红蛋白、肌红蛋白、细胞色素 C、过氧化氢酶和过氧化物酶等，它们在生物体内都发挥着重要的生理作用。例如，血红蛋白是血液的重要组成成分，它担负着输送氧气的生理功能。

（三）噻唑及其衍生物

1. 噻唑

噻唑为无色或淡黄色液体，有类似于吡啶的气味，密度为 1.2 g·cm^{-3}，沸点为 117 ℃，微溶于水，溶于乙醇、乙醚等许多有机溶剂。

噻唑用于合成药物、杀菌剂和染料等。

2.青霉素

青霉素的结构简式为

青霉素又称青霉素 G 或苄青霉素,是一种主要的抗生素,一般是钠盐或钾盐,为白色结晶性粉末,无臭,有吸湿性,易溶于水、生理食盐水或葡萄糖溶液中,微溶于乙醇,且易失效,不溶于脂肪油或液状石蜡,遇酸、碱、氧化剂、重金属离子等也易失效,水溶液极不稳定,干粉密封于小瓶内保存,临用前配制溶液。

青霉素适用于葡萄球菌、链球菌、肺炎球菌、淋球菌、脑膜炎球菌等所引起的疾病,可治疗肺炎、败血症、化脓性关节炎、脑膜炎、淋病、细菌性心内膜炎等。

E-22-07
知识扩展:
青霉素

3.维生素 B_1

维生素 B_1 的结构简式为

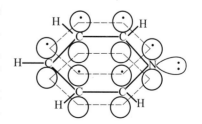

E-22-08
知识扩展:
维生素B_1

维生素 B_1 存在于米糠、麦麸、瘦猪肉、花生、黄豆等食品中。维生素 B_1 为白色晶体或结晶性粉末,易潮解,有微弱的臭味,味苦,熔点为 248 ℃(分解),溶于水和甘油,稍溶于乙醇,不溶于乙醚和苯。

维生素 B_1 用于治疗多发性神经炎、厌食、呕吐及心脏活动失调等症状,医药上常用的是其盐酸盐或硝酸盐制剂。

第三节　六元杂环化合物

一、吡啶的结构

吡啶为六元杂环,6 个成环原子位于同一平面上,环上的 5 个碳原子和 1 个氮原子均为 sp^2 杂化,每个成环原子的 3 个 sp^2 杂化轨道中各有 1 个未成对电子,成环的 5 个碳原子各用 3 个 sp^2 杂化轨道分别与另外 3 个原子的 sp^2 杂化轨道和 1s 轨道形成 3 个 σ 键,而氮原子则用两个各有 1 个未成对电子的 sp^2 杂化轨道分别与相邻的两个碳原子的 sp^2 杂化轨道形成两个 σ 键。6 个成环原子中未参与杂化的 $2p_z$ 轨道中各有 1 个未成对电子,它们都垂直于六元环所在的平面,且互相平行,它们以"肩并肩"的方式重叠,形成 1 个 6 原子 6 电子的共轭 π 键。吡啶分子的结构如图 2-22-2 所示。

图 2-22-2　吡啶分子的结构示意图

由于氮元素的电负性大于碳元素,所以环上的电子密度向氮原子偏移而降低,使吡啶比苯较难发生取代反应,对反应条件要求较高。

由于吡啶环上的氮原子上的孤对电子未参与形成共轭 π 键,可以结合质子,因此吡啶显弱碱性。例如:

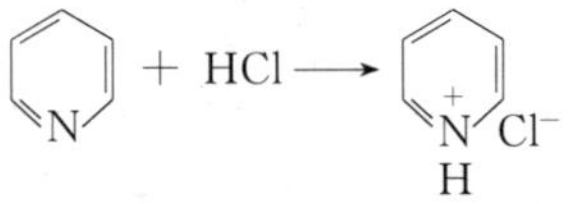

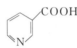

二、重要的六元杂环化合物

(一) 吡啶及其衍生物

1. 吡啶

吡啶为无色或微黄色液体,有特殊的气味,密度为 0.978 g·cm^{-3},沸点为 116 ℃,熔点为 -42 ℃,溶于水、乙醇、乙醚、苯、石油醚和动植物油。

吡啶用于合成维生素和药物等,并用作溶剂,也是一些有机反应的介质和分析化学的试剂。

2. 烟酸

烟酸又称维生素 PP,属于 B 族维生素,其结构简式为

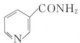

烟酸存在于肝、肾、酵母、米糠中,为白色或淡黄色晶体或结晶性粉末,无臭或有微臭,味微酸,密度为 1.473 g·cm^{-3},熔点为 236～237 ℃,溶于水,易溶于沸水、沸乙醇、碳酸钠溶液或氢氧化钠溶液,不溶于乙醚。

烟酸参与细胞组织的氧化还原过程,促进细胞新陈代谢机能,用于防治癞皮病和类似的维生素缺乏症,也有扩散血管的作用,用于末梢血管痉挛、动脉硬化等的治疗。

3. 烟酰胺

烟酰胺的结构简式为

$$\text{CONH}_2$$

烟酰胺为白色结晶性粉末,无臭,味苦,密度为 1.40 g·cm^{-3},熔点为 128～131 ℃,易溶于水、乙醇和甘油。

烟酰胺用于治疗癞皮病及因缺乏烟酰胺所引起的肠胃病、癞皮性神经病等,也用作合成药物的中间体。

4. 异烟肼

异烟肼又称雷米封,其结构简式为

$$\text{CONHNH}_2 \text{(吡啶环)}$$

异烟肼为白色晶体或结晶性粉末,无臭,味微苦,熔点为 170～173 ℃,易溶于水,微溶于乙醇,不溶于乙醚。

异烟肼为抗结核药物,毒性很小,口服易吸收,穿透能力强,能治疗浸润性肺结核病、结核性淋巴腺溃疡。异烟肼在 1952 年成为抗结核病的良药,但最近在实验室中发现其有致癌性。一些异烟肼的衍生物也是抗结核病的药物。

E-22-12 知识扩展:异烟肼

(二)嘧啶及其衍生物

1. 嘧啶

嘧啶为无色液体或无色晶体,有刺激性气味,熔点为 20～22 ℃,沸点为 123～124 ℃,能溶于水、乙醇和乙醚。

嘧啶的衍生物胞嘧啶、尿嘧啶、胸腺嘧啶等是核酸的重要组成部分。

2. 磺胺嘧啶

磺胺嘧啶简称 SD,其结构简式为

E-22-13 知识扩展:嘧啶

$$\text{H}_2\text{N}-\text{(苯环)}-\text{SO}_2\text{NH}-\text{(嘧啶环)}$$

磺胺嘧啶为白色或淡黄色结晶性粉末,无臭,熔点为 255～256 ℃,难溶于水,微溶于乙醇、丙酮,溶于稀无机酸溶液或氢氧化钠溶液,在空气中稳定,日光下颜色逐渐变深。

磺胺嘧啶用于治疗肺炎球菌、溶血性链球菌、脑膜炎球菌等引起的感染,适宜于小儿服用,也常制成水溶性钠盐,供肌肉注射用。

E-22-14 知识扩展:磺胺嘧啶

第四节 嘌呤及其衍生物

嘌呤为白色晶体,熔点为 216～217 ℃,易溶于水,难溶于有机溶剂。嘌呤在水溶液中可发生互变异构,存在两种互变异构体:

$$\text{(嘌呤互变异构体结构式)} \rightleftharpoons \text{(嘌呤互变异构体结构式)}$$

E-22-15 知识扩展:嘌呤

嘌呤本身不存在于自然界中,但它的衍生物却广泛存在于动、植物体内。尿酸是人体中嘌呤代谢的最后产物,存在于哺乳动物的尿和血液及爬虫、昆虫的排泄物中,在一些植物中也有所发现。尿酸在人体血液和尿液中的正常质量浓度分别为 20～60 $mg \cdot L^{-1}$ 和 500 $mg \cdot L^{-1}$。测定人体血液或尿液中尿酸含量,可用以诊断是否患有某些疾病。尿酸存在酮式与烯醇式互变异构：

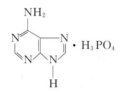

其中，以酮式结构占优势。

维生素 B_4 化学名称为 6-氨基嘌呤磷酸盐，其结构简式为

$$\cdot H_3PO_4$$

E-22-16
知识扩展：
维生素B_4

维生素 B_4 存在于茶叶和甜菜汁中，为白色粉末或针状晶体，无味，熔点为 365 ℃，难溶于冷水，溶于沸水，微溶于乙醇，溶于乙醚、氯仿。

维生素 B_4 有刺激白细胞增生作用，用于治疗各种原因引起的白细胞减少症，特别是用于治疗肿瘤化学治疗时引起的白细胞减少症。

第五节　生物碱

E-22-17
知识扩展：
生物碱

一、生物碱的概念

生物碱是主要存在于植物中的具有显著生理作用的含氮碱性有机化合物。许多中草药的有效成分是生物碱，如麻黄、当归、贝母、曼陀罗和黄连等。目前对生物碱的结构测定及性质的研究，是开发和研制新药的主要途径之一。

大多数生物碱是结构复杂的杂环化合物，大多数与有机酸结合生成盐而存在植物中。

有些生物碱具有很强的毒性，少量即可致死。也有一些生物碱是毒品，如海洛因、可卡因等。

二、生物碱的一般性质

生物碱大多数为无色晶体，有苦味，难溶于水或不溶于水，具有旋光性，通常左旋体具有较强的生理活性。

生物碱具有碱性，在生物体内常与有机酸结合成盐。生物碱的盐易溶于水，临床上就是将生物碱制成盐溶液供注射用，如硫酸阿托品、盐酸吗啡等。

生物碱能与一些试剂生成不溶性盐而产生沉淀，这些试剂称为生物碱沉淀试剂。利用沉淀反应，可鉴别或分离生物碱，常用的沉淀试剂有碘化汞钾、磷钨酸、苦味酸等。

碘化汞钾、磷钨酸、苦味酸试剂与生物碱生成黄色沉淀,鞣酸试剂生成白色沉淀,磷钼酸试剂生成黄褐色沉淀。

生物碱能与浓硫酸、浓硝酸、甲醛－浓硫酸、浓氨水等试剂发生显色反应。 例如,$10\ g\cdot L^{-1}$钒酸铵的浓硫酸溶液,与阿托品显红色,与吗啡显棕色,与可待因显蓝色。这些颜色反应可用于生物碱的鉴定。

三、重要的生物碱

(一)烟碱
烟碱的结构简式为

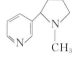

E-22-18
知识扩展:
烟碱(尼古丁)

烟碱又名尼古丁,主要存在于烟草中。烟碱为无色或淡黄色油状液体,与水混溶,在空气中颜色变深,密度为$1.009\ g\cdot cm^{-3}$,沸点为246 ℃(97 kPa),有旋光性。

烟碱有剧毒,少量吸入对中枢神经系统有兴奋作用,大量吸入可使心脏麻痹而死亡。

(二)麻黄碱
麻黄碱的结构简式为

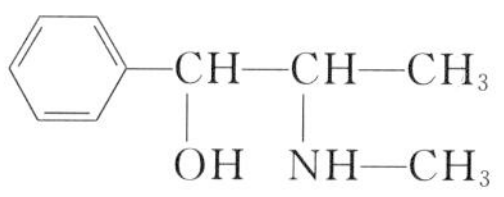

$$\text{C}_6\text{H}_5-\underset{\underset{\text{OH}}{|}}{\text{CH}}-\underset{\underset{\text{NH}-\text{CH}_3}{|}}{\text{CH}}-\text{CH}_3$$

E-22-19
知识扩展:
麻黄碱

麻黄碱存在于麻黄中,又名麻黄素。麻黄碱为无色晶体,易溶于水及乙醇、氯仿、乙醚,具有碱性。

麻黄碱可兴奋交感神经,增高血压,扩张支气管,医学临床上用于治疗气管炎和哮喘。

(三)阿托品
阿托品的结构简式为

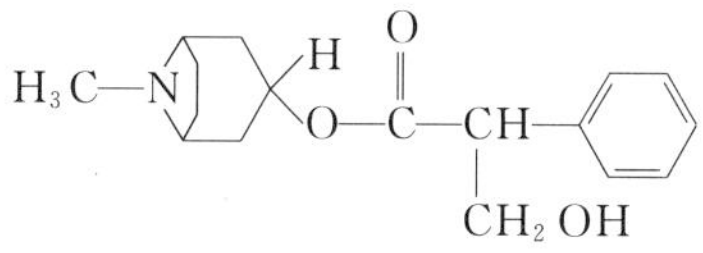

E-22-20
知识扩展:
阿托品

阿托品存在于颠茄、洋金花、莨菪等植物中,为白色晶体,熔点为118 ℃,易溶于乙醇、氯仿,难溶于水。

医学临床上常使用阿托品的硫酸盐,为抗胆碱药,能解除平滑肌痉挛、抑制腺体分泌、散大瞳孔、兴奋呼吸中枢,用于抢救感染中毒性休克、有机磷农药中毒,也用于治疗胃肠痉挛引起的疼痛、肾绞痛、胆绞痛等,还用于角膜炎、虹膜睫状体炎等的治疗。

(四)可可碱
可可碱的结构简式为

E-22-21
知识扩展：
可可碱

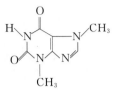

可可碱是可可豆中的主要成分，为针状晶体，在 290～295 ℃升华，熔点为 357 ℃，微溶于水或乙醇。

可可碱能抑制肾小管再吸收，有利尿作用，主要用于治疗心脏性水肿病。

（五）咖啡因

咖啡因又称咖啡碱，其结构简式为

E-22-22
知识扩展：
咖啡因

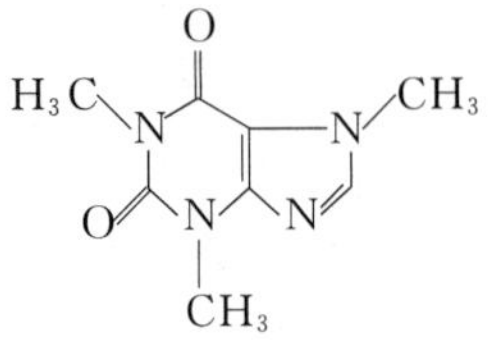

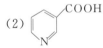

咖啡因存在于咖啡豆、茶叶、可可等植物中，也可人工合成。咖啡因为白色或略带微黄绿色晶体，味苦，密度为 1.23 $g \cdot cm^{-3}$，熔点为 234～237.5 ℃，在178 ℃升华，溶于水、乙醇、丙酮。

咖啡因是一中枢神经兴奋药，对大脑皮层有选择性兴奋作用，有一定的利尿作用，但过量服用有害身体健康。

思考题和习题

1. 命名下列化合物：

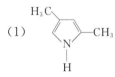

(1)

(2)

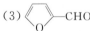

(3)

(4)

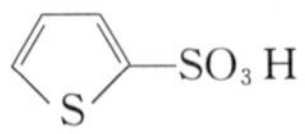

2. 写出下列化合物的结构简式：

(1) 呋喃-2-甲醇　　(2) 吡啶-3-甲酰胺

(3) 3-甲基吡啶　　(4) β-溴吡咯

3. 请比较甲胺、苯胺、吡啶、吡咯和氨的碱性强弱。

4. 吡啶的结构与叔胺相似，为什么它的碱性比脂肪叔胺弱？

5. 为什么吡咯不显碱性，而吡啶显碱性？

6. 为什么吡咯、呋喃和噻吩比苯容易进行亲电取代反应，而吡啶却比苯难进行亲电取代反应？

7. 什么是生物碱？它们大多数属于哪一类化合物？

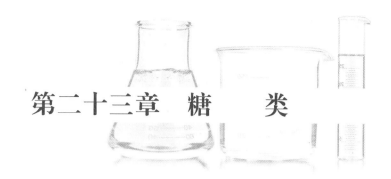

第二十三章 糖 类

由于最初发现糖类的分子中氢原子数与氧原子数之比为 2:1,它们的组成都可以用通式 $C_n(H_2O)_m$ 表示,因此把糖类称为碳水化合物。但后来发现,有些糖类的组成并不符合上述通式;而有些化合物的组成虽然符合上述通式,但是并不具备糖类的结构和性质。因此碳水化合物这一名词并不十分恰当,但由于应用已久,所以现在仍在使用。

从结构上看,糖类是多羟基醛和多羟基酮及它们的缩合产物。多羟基醛称为醛糖,多羟基酮称为酮糖。

糖类根据能否水解和水解产物分为单糖、低聚糖和多糖。

单糖是不能水解的多羟基醛或多羟基酮,如葡萄糖和果糖等。

低聚糖是水解生成 2~10 个单糖分子的糖类,其中最重要的是二糖,如麦芽糖、蔗糖、乳糖等。

多糖则是完全水解后生成多个单糖的高分子化合物,如淀粉、糖原和纤维素等。

糖类的命名一般不用系统命名法,通常根据其来源使用俗名。

糖类广泛存在于自然界中,是构成动、植物体并维持其正常生命活动的重要物质。糖类也是人类所需能量的主要来源,它在体内的代谢过程中被氧化生成 CO_2 和 H_2O,放出能量供人体利用。

第一节 单 糖

根据分子中所含碳原子的数目,单糖可分为丙糖、丁糖、戊糖和己糖等。根据分子中所含羰基的不同,单糖又可分为醛糖或酮糖。

单糖中最重要的醛糖是葡萄糖,最重要的酮糖是果糖。

一、葡萄糖的结构

(一) 葡萄糖的开链结构与构型

葡萄糖的分子式为 $C_6H_{12}O_6$,它是分子中含 5 个羟基的己醛,属于己醛糖。葡萄糖的结构简式为

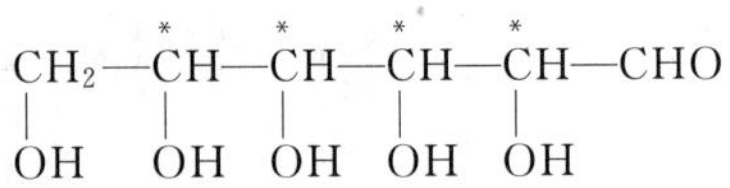

$$CH_2-\overset{*}{C}H-\overset{*}{C}H-\overset{*}{C}H-\overset{*}{C}H-CHO$$
$$\quad\ |\qquad|\qquad|\qquad|\qquad|$$
$$\quad\ OH\quad OH\quad OH\quad OH\quad OH$$

葡萄糖分子中有 4 个构造不同的手性碳原子，因此有 16 种立体异构体，天然葡萄糖只是其中的 1 种。葡萄糖的构型常用费歇尔投影式表示，D-（＋）-葡萄糖开链结构的费歇尔投影式如下：

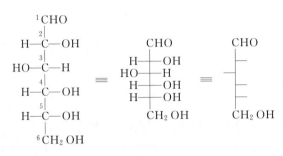

常用 D，L 标记法标记糖类的构型，在单糖分子中，离羰基最远的手性碳原子的构型与 D-甘油醛相同的称为 D 构型，与 L-甘油醛相同的称为 L 构型。天然葡萄糖分子中第五个碳原子上的羟基在投影式右边，与 D-甘油醛相同，因此属于 D 构型，由于它具有右旋光性，所以称为 D-（＋）-葡萄糖，简称 D-葡萄糖。

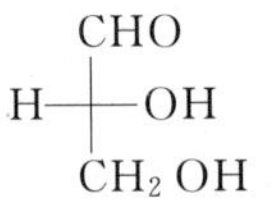

D-（＋）-甘油醛 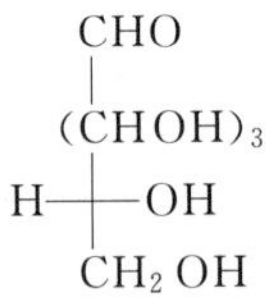   D-（＋）-葡萄糖

其他单糖的构型也利用上述相同的方法进行确定。

（二）葡萄糖的环状结构

实际上，葡萄糖主要以环状的半缩醛的形式存在。在葡萄糖溶液中，环状的半缩醛结构约占 99％，而开链结构仅约占 1％。D-葡萄糖分子由开链式转变为环状半缩醛式时，是由醛基与第五个碳原子上的羟基发生缩醛反应，生成六元环状半缩醛：

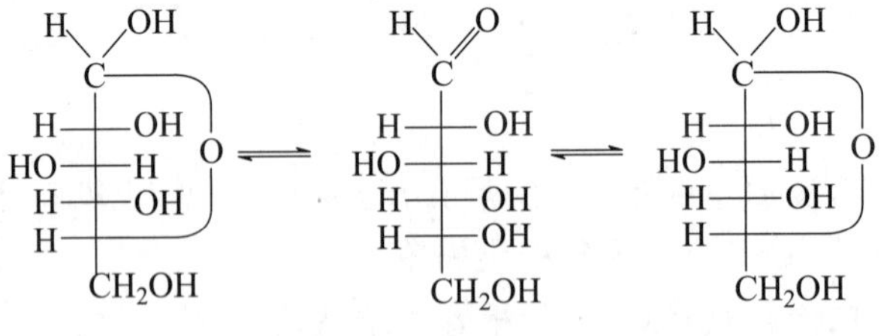

α-D-（＋）-葡萄糖   D-（＋）-葡萄糖   β-D-（＋）-葡萄糖

在形成环状结构的过程中，葡萄糖原有的醛基碳原子 C_1 成为 1 个新的手性碳原子，因而生成的半缩醛羟基就有 α 构型和 β 构型两种构型，半缩醛羟基在投影式右边的构型称为 α 构型；半缩醛羟基在投影式左边的构型称为 β 构型。相应的葡萄糖就有 α-D-（＋）-葡萄糖和 β-D-（＋）-葡萄糖两种环状结构，它们在结构上的区别只

是 C_1 的构型不同,而其他手性碳原子构型完全相同,所以称为端基异构体或异头物,属于非对映体。通常把由 5 个碳原子和 1 个氧原子组成的六元环的单糖看作杂环吡喃的衍生物,称为吡喃糖;把由 4 个碳原子和 1 个氧原子组成的五元环的单糖看作杂环呋喃的衍生物,称为呋喃糖。葡萄糖通常以吡喃糖的形式存在,分别称为 α-D-(+)-吡喃葡萄糖和 β-D-(+)-吡喃葡萄糖。

在水溶液中,α-D-(+)-吡喃葡萄糖和 β-D-(+)-吡喃葡萄糖两种环状结构之间通过开链结构进行转化,逐渐达到动态平衡。在平衡混合物中,α-D-(+)-吡喃葡萄糖约占 36%,β-D-(+)-吡喃葡萄糖约占 64%,开链醛式含量很少,不足 1%。但是,α-D-(+)-吡喃葡萄糖与 β-D-(+)-吡喃葡萄糖之间的转化必须通过开链结构才能进行。由于 α-D-(+)-葡萄糖或 β-D-(+)-葡萄糖晶体溶于水后,其相对含量在平衡过程中不断变化,所以溶液的比旋光度也随互变平衡的进程发生变化,最后达到定值,这就是产生变旋光现象的原因。对具有环状半缩醛结构的单糖而言,变旋光现象是它们的共性。

E-23-02
分子模型:
α-D-吡喃葡萄糖

(三) 葡萄糖环状结构的哈沃斯式

为了反映出葡萄糖环状结构中原子和基团在空间的相互关系,哈沃斯(Haworth)采用平面六元环透视式代替费歇尔投影式,称为哈沃斯式。

以 D-(+)-葡萄糖为例,说明从开链的费歇尔投影式转变为哈沃斯式的书写方法。首先把开链式(Ⅰ)向右放倒得到(Ⅱ),然后将碳链由两端向上弯曲得到(Ⅲ),在成环时,为了使 C_5 上的羟基与醛基接近,将 C_5 旋转 120° 得到(Ⅳ)。这样,C_5 上的羟基与醛基处于同一平面,如果 C_5 上的羟基中的氧原子由此平面的上方与醛基碳原子连接成环生成(Ⅴ),则 C_1 上新形成的羟基便在环平面的下方;如果 C_5 上的羟基的氧原子由平面的下方与羰基碳原子连接成环生成(Ⅵ),则 C_1 新形成的羟基便在环平面的上方。

E-23-03
分子模型:
β-D-吡喃葡萄糖

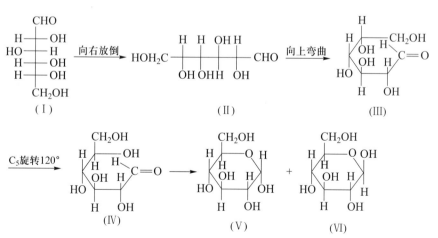

在哈沃斯式中,成环原子在同一平面上,碳原子通常略去不标出。费歇尔投影式左边的羟基写在环的上方,右边的羟基写在环的下方,以表示其空间相对位置。当成环碳原子按顺时针方向排列时,C_5 上的 —CH_2OH 在环上方为 D 构型。D 构型糖中

半缩醛羟基在环平面下方的为 α 构型,在环平面上方的为 β 构型。

二、果糖的结构

果糖的分子式为 $C_6H_{12}O_6$,属于己酮糖。果糖的开链结构含有 3 个不同手性碳原子,因此有 8 种立体异构体,D-(-)-果糖是 8 种异构体之一。

D-果糖具有链状和环状两种结构。游离的果糖具有六元环结构,由 C_6 上的羟基氧原子与酮基碳原子连接形成环状半缩酮,称为 D-(-)-吡喃果糖。而组成蔗糖的果糖,由 C_5 上的羟基氧原子与酮基碳原子连接生成五元环半缩酮,称为 D-(-)-呋喃果糖。上述两种环状结构分别有 α 构型和 β 构型两种异构体,在水溶液中,D-果糖通过开链结构形成含有 5 种结构的互变平衡系统:

α-D-吡喃果糖　　　　D-果糖开链式　　　　α-D-呋喃果糖

β-D-吡喃果糖　　　　　　　　　　　　　β-D-呋喃果糖

三、单糖的化学性质

单糖除具有羰基和羟基的化学性质外,由于在溶液中存在环状结构与开链结构的转化平衡,所以单糖也具有环状结构的性质。

(一) 氧化反应

醛糖能被溴水氧化生成糖酸,被硝酸氧化生成糖二酸。例如:

$$\xrightarrow{Br_2-H_2O} \qquad \xrightarrow{HNO_3}$$

由于酸性条件下单糖不能进行差向异构化,所以酮糖比醛糖较难氧化,因此果糖不能被溴水氧化,用硝酸氧化时则发生碳链断裂,生成减少一个碳原子的二元酸。因此,可以用溴水区别醛糖和酮糖。

单糖都可以被碱性弱氧化剂托伦试剂或斐林试剂氧化,生成银镜或砖红色氧化亚铜沉淀。例如:

$$C_6H_{12}O_6 + 2[Ag(NH_3)_2]NO_3 + H_2O \longrightarrow C_5H_{11}O_5COONH_4 + 2Ag\downarrow + 2NH_4NO_3 + NH_3$$

$$C_6H_{12}O_6 + 2Cu^{2+} + 5OH^- \longrightarrow C_5H_{11}O_5COO^- + Cu_2O\downarrow + 3H_2O$$

通常把能还原托伦试剂或斐林试剂等弱氧化剂的糖类称为还原糖。

在临床检验中,常用本尼迪克特(Benedict)试剂测定血糖和尿糖的含量。本尼迪克特试剂是硫酸铜、碳酸钠和柠檬酸钠的混合溶液,加入柠檬酸钠的目的是与 Cu^{2+} 形成配离子,防止生成 $Cu(OH)_2$ 沉淀。本尼迪克特试剂也是一种碱性弱氧化剂,与单糖作用时,被还原生成红棕色的氧化亚铜沉淀。

(二)成脎反应

单糖与苯肼作用生成苯腙,而当苯肼过量时,苯腙与苯肼进一步反应生成糖脎。例如:

$$
\begin{array}{c}
\text{CHO}\\
\text{H——OH}\\
\text{HO——H}\\
\text{H——OH}\\
\text{H——OH}\\
\text{CH}_2\text{OH}\\
\text{D-葡萄糖}
\end{array}
\xrightarrow{\text{C}_6\text{H}_5\text{NHNH}_2}
\begin{array}{c}
\text{CH=NNHC}_6\text{H}_5\\
\text{H——OH}\\
\text{HO——H}\\
\text{H——OH}\\
\text{H——OH}\\
\text{CH}_2\text{OH}\\
\text{D-葡萄糖苯腙}
\end{array}
\xrightarrow{\text{C}_6\text{H}_5\text{NHNH}_2}
\begin{array}{c}
\text{CH=NNHC}_6\text{H}_5\\
\text{C=NNHC}_6\text{H}_5\\
\text{HO——H}\\
\text{H——OH}\\
\text{H——OH}\\
\text{CH}_2\text{OH}\\
\text{D-葡萄糖脎}
\end{array}
$$

$$
\begin{array}{c}
\text{CH}_2\text{OH}\\
\text{C=O}\\
\text{HO——H}\\
\text{H——OH}\\
\text{H——OH}\\
\text{CH}_2\text{OH}\\
\text{D-果糖}
\end{array}
\xrightarrow{\text{C}_6\text{H}_5\text{NHNH}_2}
\begin{array}{c}
\text{CH}_2\text{OH}\\
\text{C=NNHC}_6\text{H}_5\\
\text{HO——H}\\
\text{H——OH}\\
\text{H——OH}\\
\text{CH}_2\text{OH}\\
\text{D-果糖苯腙}
\end{array}
\xrightarrow{\text{C}_6\text{H}_5\text{NHNH}_2}
\begin{array}{c}
\text{CH=NNHC}_6\text{H}_5\\
\text{C=NNHC}_6\text{H}_5\\
\text{HO——H}\\
\text{H——OH}\\
\text{H——OH}\\
\text{CH}_2\text{OH}\\
\text{D-果糖脎}
\end{array}
$$

单糖的成脎反应只发生在 C_1 和 C_2 上,其他碳原子并不参与成脎反应。因此,分子中含相同数目碳原子的单糖,如果只是 C_1 和 C_2 的羰基不同或构型不同,而其他碳原子的构型完全相同时,它们与苯肼反应生成同一种糖脎。

糖脎都是黄色晶体,难溶于水。不同的糖脎,其晶形不同;而不同的糖类生成的同一种糖脎,其成脎所需时间不同。因此,可以利用成脎反应进行糖类的鉴定。

(三)成苷反应

糖类的环状结构中的半缩醛(酮)羟基上的氢原子被其他烃基取代后生成的化合物,称为糖苷。例如,在干燥氯化氢催化下,D-(+)-吡喃葡萄糖与甲醇作用,生成 α-D-(+)-甲基吡喃葡萄糖苷和 β-D-(+)-甲基吡喃葡萄糖苷的混合物:

$$
\begin{array}{c}
\text{CH}_2\text{OH}\\
\text{O}\\
\text{OH} \quad \text{HOH}\\
\text{HO}\\
\text{OH}
\end{array}
+ \text{CH}_3\text{OH}
\xrightarrow{\text{干燥HCl}}
\begin{array}{c}
\text{CH}_2\text{OH}\\
\text{O} \quad \text{OCH}_3\\
\text{OH}\\
\text{HO}\\
\text{OH}
\end{array}
+
\begin{array}{c}
\text{CH}_2\text{OH}\\
\text{O}\\
\text{OH}\\
\text{HO} \quad \text{OCH}_3\\
\text{OH}
\end{array}
$$

由于半缩醛(酮)羟基能发生成苷反应,因此也称为苷羟基,苷羟基有 α 构型和 β 构型两种类型。

由于糖苷中已不存在半缩醛羟基,不能再转变为开链结构,因此糖苷没有变旋光现象,也没有还原性。

四、重要的单糖

(一) D-葡萄糖

D-葡萄糖广泛分布在动、植物体中,如存在于葡萄、其他甜水果、种子、叶、根、花及动物的血液、脊椎液等中。D-葡萄糖为无色或白色结晶粉末,无臭,熔点为 146 ℃(分解),密度为 1.544 g·cm^{-3},甜度约为蔗糖的 70%,溶于水,微溶于乙醇,不溶于乙醚和芳香烃。

D-葡萄糖具有还原性和旋光性,医药上用作营养剂,兼有强心、利尿、解毒等作用,也可用作制备抗坏血酸、葡萄糖醛酸、葡萄糖酸钙等的原料,食品工业中用于制糖浆、糖果等,印染工业和制革工业用作还原剂。

(二) D-果糖

D-果糖是普通糖类中最甜的糖,存在于水果和蜂蜜中。D-果糖是白色晶体或白色结晶粉末,熔点为 103~105 ℃(分解),密度为 1.60 g·cm^{-3},溶于水、乙醇和乙醚。

D-果糖具有旋光性,可用作食物、营养剂和防腐剂。

(三) D-核糖和 D-2-脱氧核糖

D-核糖和 D-2-脱氧核糖是核酸和脱氧核糖核酸的重要组分,也存在于某些酶和维生素中,是生物体内最重要的戊醛糖,通常以 β 型呋喃糖的形式存在。

D-核糖和 D-2-脱氧核糖在结构上的区别在于脱氧核糖 C_2 上没有羟基。D-核糖和 D-2-脱氧核糖的环状结构的哈沃斯式分别为

β-D-核糖 β-D-2-脱氧核糖

(四) D-半乳糖

半乳糖是许多低聚糖和多糖的重要组分,如哺乳动物的乳汁中的乳糖是半乳糖与葡萄糖结合生成的,脑苷脂及许多糖蛋白中也含有半乳糖组分。

半乳糖是己醛糖,它是 D-葡萄糖的 C_4 差向异构体。半乳糖的结构如下:

α-D-半乳糖   D-半乳糖 β-D-半乳糖

半乳糖为白色晶体,熔点为 165~168 ℃,溶于水和乙醇,微溶于甘油,具有旋光性,用于有机合成中,医学临床上用于测定肝功能等。

第二节　二　　糖

二糖是最重要的一类低聚糖,它是两分子单糖之间脱去 1 分子水而形成的糖苷。二糖根据脱水方式的不同,可分为还原性二糖和非还原性二糖。

一、还原性二糖

一个单糖分子的苷羟基与另一个单糖分子的醇羟基之间脱去一分子水缩合而形成的二糖,由于分子中仍保留了 1 个苷羟基,因此具有还原性,称为还原性二糖。重要的还原性二糖有麦芽糖、乳糖等。

(一)麦芽糖

麦芽糖是由一个 α-D-葡萄糖分子的苷羟基与另一个 α-D-葡萄糖分子的 C_4 的醇羟基之间脱水缩合而成。由于麦芽糖分子中仍保留 1 个苷羟基,存在 α 构型和 β 构型两种环状结构与开链式的互变异构平衡,因此具有变旋光现象和还原性,属于还原性二糖。α-(+)-麦芽糖环状结构的哈沃斯式为

$$
\begin{array}{c}
\text{（结构式）}
\end{array}
$$

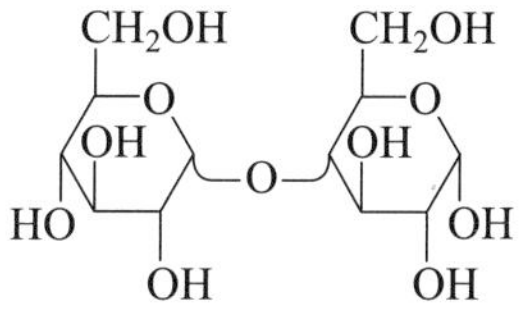

麦芽糖为白色晶体或白色结晶性粉末,熔点为 102～103 ℃,密度为 1.54 g•cm^{-3},溶于水,微溶于乙醇,不溶于乙醚。麦芽糖是饴糖的主要成分,甜度约为蔗糖的 40%,用作营养剂和培养基等。

(二)乳糖

乳糖是由一个 β-D-半乳糖分子的苷羟基与一个 D-葡萄糖分子的 C_4 的醇羟基之间脱水缩合而成。α-(+)-乳糖环状结构的哈沃斯式为

$$
\begin{array}{c}
\text{（结构式）}
\end{array}
$$

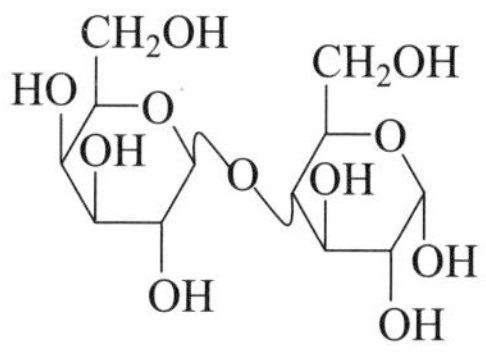

由于乳糖分子中还有 1 个苷羟基,因此乳糖具有还原性和变旋光现象,属于还原性二糖。在人体内,乳糖在酶催化下水解得到葡萄糖和半乳糖。半乳糖可进一步转化为葡萄糖,参与体内代谢过程。

乳糖存在于哺乳动物的乳汁中,人乳中约含 6.7%,牛奶中含 4%～5%。乳糖为白色晶体,熔点为 201～202 ℃,无吸湿性,微甜,溶于水,微溶于甲醇和乙醇,不溶于乙

醚和氯仿。乳糖广泛用于制作婴儿食品、糖果、人造奶油等,也用作培养基、色层吸收剂及药片赋形剂等。

二、非还原性二糖

一个单糖分子的苷羟基与另一个单糖分子的苷羟基之间脱去一分子水缩合而形成的二糖,由于分子中没有苷羟基,其环状结构不能转变为开链结构,因此没有还原性,称为非还原性二糖。重要的非还原性二糖有蔗糖等。

蔗糖的分子式为 $C_{12}H_{22}O_{11}$,它是由一分子 α-D-吡喃葡萄糖的苷羟基与一分子 β-D-呋喃果糖的苷羟基之间脱水缩合而成:

蔗糖没有还原性和变旋光现象,属于非还原性二糖。蔗糖在稀酸或酶的催化下,水解生成等物质的量的葡萄糖和果糖的混合物,称为转化糖。

蔗糖广泛存在于植物中,尤以甘蔗和甜菜中含量最为丰富。蔗糖为白色晶体,有甜度,无气味,易溶于水,溶于甘油,微溶于醇,密度为 $1.587\ \mathrm{g \cdot cm^{-3}}$,在 $168\sim186\ ^{\circ}\mathrm{C}$ 分解,有旋光性。蔗糖是一种非常重要的食品和调味品,除食用外还用于制柠檬酸、焦糖、转化糖等,也用作药物防腐剂、药片赋形剂等。

第三节　多　　糖

多糖是由许多个单糖分子以糖苷键结合而生成的高分子化合物。

多糖的性质与单糖和低聚糖明显不同,通常不溶于水,一般没有甜味,也没有还原性和变旋光现象。

多糖中最重要的是淀粉、糖原和纤维素。

一、淀粉

淀粉是人类食物中的主要成分,在大米、小麦、玉米及薯类中含量十分丰富。

淀粉在酸催化下水解,先生成糊精、麦芽糖,其完全水解产物为 D-(+)-葡萄糖。在体内,淀粉先经淀粉酶催化水解成麦芽糖,后者在麦芽糖酶催化下水解成葡萄糖供机体利用。

淀粉由直链淀粉和支链淀粉两部分组成。

直链淀粉在淀粉中的质量分数为 $10\%\sim30\%$,它是由许多 D-葡萄糖分子以 α-1,4-苷键连接而成的链状聚合物:

直链淀粉受分子内氢键的影响,分子卷曲成螺旋状。直链淀粉的螺旋状结构的空穴恰好允许碘分子进入,I_2借助分子间力与淀粉形成复合物而呈现蓝色。

支链淀粉在淀粉中的质量分数为$70\%\sim90\%$,它由D-葡萄糖分子通过$\alpha-1,4-$苷键和$\alpha-1,6-$苷键连接而成,其结构简式为

支链淀粉是带有许多支链的线型高分子化合物,遇碘呈紫红色。

淀粉为白色粉末,无臭,密度为$1.499\sim1.513$ g·cm^{-3},有吸湿性。淀粉除食用外,工业上用于制糊精、麦芽糖、葡萄糖、酒精等,也用于调制印花浆、纺织品的上浆、纸张的上胶、药片的赋形剂等。

二、糖原

糖原是人和动物体内储藏的多糖,也称为动物淀粉。糖原主要存在于肝和肌肉中,因此有肝糖原和肌糖原之分。

糖原是人和动物所需能量的主要来源,当人和动物血液中葡萄糖含量较高时,葡萄糖就结合为糖原而储存在肝中,当血液中葡萄糖含量降低时,糖原就分解为葡萄糖而供给机体能量。

糖原的结构与支链淀粉相似,但分支程度更高。

糖原为白色粉末,无臭,有甜味,不溶于冷水,不溶于乙醇,具有旋光性,遇碘呈棕红色至紫色。

三、纤维素

纤维素是自然界中分布最广的一种多糖,是构成植物细胞壁的主要成分。

纤维素是葡萄糖分子通过$\beta-1,4-$苷键结合而生成的链状天然高分子化合物,其结构简式为

纤维素是没有支链的链状分子。植物纤维是由多股平行的多糖链通过相邻链上的羟基之间形成氢键而聚集在一起,这些平行的多糖链束互相缠绕形成像绳索一样的结构,然后再聚集起来,成为具有高度强度的纤维。

在高温、高压下纤维素在酸催化下水解,最终得到 D-葡萄糖。由于人体内不存在水解纤维素的酶,所以不能将纤维素转化为葡萄糖供人体利用。但纤维素具有刺激胃肠蠕动,促进排便等作用,因此食物中含一定量的纤维素对人体健康是有益的。而食草动物(如牛、羊等)的消化液中存在水解纤维素的酶,可以将纤维素水解为葡萄糖而加以利用。

纤维素为白色丝状物,不溶于水、乙醇、乙醚、苯等溶剂。纤维素原料广泛用于制造人造纤维、无烟火药、纤维素塑料、纸张和葡萄糖等。

思考题和习题

1. 写出所有构型的丁醛糖的费歇尔投影式。

2. 写出 D-葡萄糖和 D-核糖的开链结构及环状结构的哈沃斯式。

3. 根据下列化合物的结构式,写出各化合物名称,它们有无还原性和变旋光现象?它们能否发生水解,水解生成物有无还原性?

4. 根据下列 4 种单糖的结构式,写出构型及名称;哪些是对映体?哪些是非对映体?哪些是差向异构体?

5. 写出下列六碳糖的吡喃环式与链式的互变平衡：

(1) D−葡萄糖　　(2) D−果糖　　(3) D−半乳糖

6. 写出只有 C_5 的构型与 D−葡萄糖相反的己醛糖的费歇尔投影式。

7. 怎样证明 D−葡萄糖、D−甘露糖和 D−果糖这三种单糖分子中 C_3,C_4 和 C_5 具有相同的构型？

8. D−葡萄糖和 L−葡萄糖的开链结构是否为对映异构体？

9. α−D−吡喃葡萄糖和 β−D−吡喃葡萄糖是否为对映异构体？

10. 完成下列反应式，写出主要产物：

(1)
CH2OH
HO
O
OH
OH
OH
+ C2H5OH
干燥 HCl

(2)
CH2OH
OH
O
OH
HO
OH
+ 5(CH3CO)2O

11. 采用化学方法区别下列化合物：

(1) 葡萄糖和蔗糖　　(2) 麦芽糖和蔗糖

(3) 麦芽糖和淀粉　　(4) 纤维素和淀粉

12. 写出用硝酸氧化时可生成内消旋糖二酸的 D 构型己醛糖的费歇尔投影式。

13. 纤维二糖是纤维素水解的中间产物，其结构简式如下：

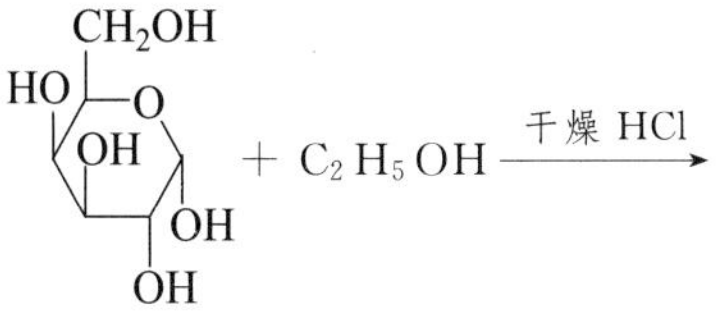

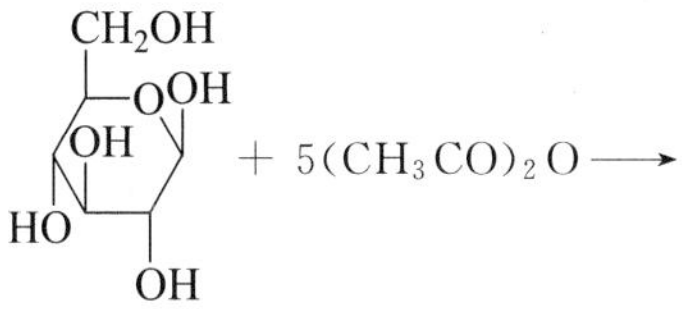

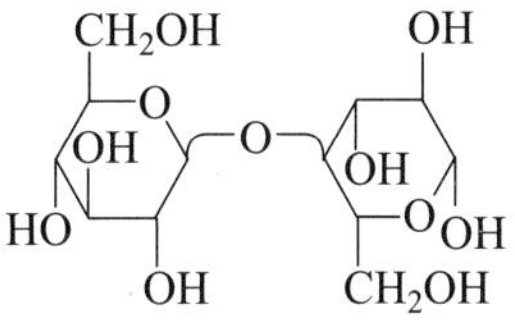

CH2OH
O
OH
HO
OH
O
OH
OH
O
OH
CH2OH

纤维二糖是由哪两种单糖组成的？纤维二糖有无还原性和变旋光现象？

14. 3 种单糖分别与过量苯肼作用后，生成同一种脎，已知其中 1 种单糖的费歇尔投影式如下所示，写出另外两种单糖的费歇尔投影式。

CHO
H
OH
H
OH
HO
H
H
OH
CH2 OH

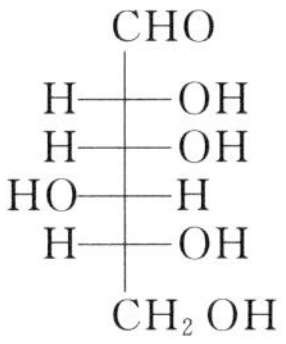

15. D−葡萄糖醛酸广泛存在于动植物中，它的功能之一是在肝中与含羟基的有毒物质生成水溶性的葡萄糖苷酸，从而随尿排出体外。已知 β−D−葡萄糖醛酸的结构简式为

请写出 β-D-葡萄糖醛酸与苯酚结合生成的 β-D-葡萄糖苷酸的结构。

16. 化合物 A 和 B 是两种 D 构型丁醛糖,与苯肼作用生成相同的糖脎。但用稀硝酸溶液氧化时,A 的氧化产物具有旋光性,而 B 的氧化产物没有旋光性。请推测 A 和 B 的结构简式。

17. 3 种单糖为同分异构体,它们分别与过量苯肼作用后形成同一种脎:

请写出这 3 种单糖的费歇尔投影式。

第二十四章 油脂、磷脂和甾族化合物

油脂是油和脂肪的总称,油脂是动物体内重要的供能物质,油脂氧化放出热量是相同质量的糖类的 2 倍,体表和脏器周围的脂肪还有防止热量散失和保护脏器的作用。脂肪又是脂溶性维生素 A、维生素 D、维生素 E、维生素 K 等的良好溶剂,有助于人体对这类脂溶性维生素的吸收。

磷脂是广泛存在于动植物体内的一类有机化合物,是构成生物膜的重要成分。甾族化合物对机体代谢的调节起着重要作用。

第一节 油　　脂

一、油脂的组成与命名

油脂是高级脂肪酸与甘油形成的甘油酯。常温下呈液态的油脂称为油,而常温下呈固态或半固态的油脂称为脂肪。一般来自动物的油脂多数为脂肪,而来自植物的油脂多数为油。

油脂是多种物质的混合物,其主要成分是高级脂肪酸的甘油酯。此外,油脂还含有少量游离脂肪酸、高级醇、高级烃、维生素和色素等。

根据分子中所含 3 个高级脂肪酸是否相同,甘油酯可分为单甘油酯和混甘油酯。单甘油酯分子中的 3 个脂肪酸是相同的,混甘油酯分子中的 3 个脂肪酸则不相同。甘油酯的结构通式为:

$$
\begin{array}{ll}
\quad\quad\quad\ \ \overset{O}{\|} & \quad\quad\quad\ \ \overset{O}{\|} \\
CH_2-O-C-R & CH_2-O-C-R \\
\quad\quad\ \ \ \overset{O}{\|} & \quad\quad\ \ \ \overset{O}{\|} \\
CH-O-C-R & CH-O-C-R' \\
\quad\quad\ \ \ \overset{O}{\|} & \quad\quad\ \ \ \overset{O}{\|} \\
CH_2-O-C-R & CH_2-O-C-R''
\end{array}
$$

单甘油酯　　　　　　混甘油酯(R≠R'≠R'')

组成油脂的脂肪酸,大多数是含偶数碳原子的高级直链羧酸,其中尤以分子中含16 个碳原子或 18 个碳原子的脂肪酸含量最高。饱和脂肪酸主要是软脂酸和硬脂酸,不饱和脂肪酸主要是油酸、亚油酸和亚麻酸等。大多数脂肪酸在体内都可以通过代谢合成,只有亚油酸和 α - 亚麻酸两种多不饱和脂肪酸,哺乳动物本身不能合成,只能从食物中摄取,称为营养必需脂肪酸。油脂中常见的脂肪酸列于表 2-24-1 中。

表 2-24-1   油脂中常见的脂肪酸

类别	名 称	俗 名	结 构 简 式
饱和脂肪酸	十二碳酸	月桂酸	$CH_3(CH_2)_{10}COOH$
	十四碳酸	豆蔻酸	$CH_3(CH_2)_{12}COOH$
	十六碳酸	软脂酸	$CH_3(CH_2)_{14}COOH$
	十八碳酸	硬脂酸	$CH_3(CH_2)_{16}COOH$
不饱和脂肪酸	十六碳-9-烯酸	棕榈油酸	$CH_3(CH_2)_5CH{=}CH(CH_2)_7COOH$
	十八碳-9-烯酸	油酸	$CH_3(CH_2)_7CH{=}CH(CH_2)_7COOH$
	十八碳-9,12-二烯酸	亚油酸	$CH_3(CH_2)_4CH{=}CHCH_2CH{=}CH(CH_2)_7COOH$
	十八碳-9,12,15-三烯酸	α-亚麻酸	$CH_3(CH_2CH{=}CH)_3(CH_2)_7COOH$
	二十碳-5,8,11,14-四烯酸	花生四烯酸	$CH_3(CH_2)_4(CH{=}CHCH_2)_4(CH_2)_2COOH$

不饱和脂肪酸甘油酯含量较高的油脂,其熔点较低,在室温下呈液态。而饱和脂肪酸甘油酯含量较高的油脂,其熔点较高,在室温下呈固态或半固态。

甘油酯的命名方法与酯相同。单甘油酯命名时,脂肪酸的名称在前,甘油名称在后,称为"三某酸甘油酯"。混甘油酯命名时,要把各脂肪酸的位次用 α,β,α' 标明。例如:

三软脂酸甘油酯   α-软脂酸-β-硬脂酸-α'-油酸甘油酯

二、油脂的物理性质

纯净油脂一般为无色、无臭、无味的物质,天然油脂(尤其是植物中的油脂)因混有维生素和色素常带有颜色和特殊气味。油脂的密度小于 $1\ \mathrm{g \cdot cm^{-3}}$,不溶于水,易溶于乙醚、石油醚、氯仿、苯及热乙醇等有机溶剂,可以利用这些溶剂提取动、植物组织中的油脂。由于油脂为混合物,所以没有固定的熔点和沸点。油脂的熔点随不饱和脂肪酸的含量增大而降低。

三、油脂的化学性质

油脂的化学性质取决于其主要组成成分脂肪酸甘油酯的结构,油脂容易发生水解、加成、氧化(酸败)等反应。

(一)水解反应

油脂与强碱溶液混合后加热，则水解生成甘油和脂肪酸盐：

$$\begin{array}{c}
CH_2-O-\overset{\overset{O}{\|}}{C}-R \\
| \\
CH-O-\overset{\overset{O}{\|}}{C}-R' \\
| \\
CH_2-O-\overset{\overset{O}{\|}}{C}-R''
\end{array} + 3\ NaOH \xrightarrow{\triangle} \begin{array}{c}
CH_2-OH \\
| \\
CH-OH \\
| \\
CH_2-OH
\end{array} + \begin{array}{c}
R-COONa \\
R'-COONa \\
R''-COONa
\end{array}$$

水解生成的高级脂肪酸的钠盐就是常用的肥皂，因此油脂在碱性溶液中的水解也称为皂化。

E-24-01
视频：皂化反应

1 g 油脂完全皂化时所需氢氧化钾的质量(单位为 mg)称为油脂的皂化值。油脂的皂化值与油脂的平均相对分子质量有关，油脂的皂化值越大，油脂的平均相对分子质量越小，则组成油脂的脂肪酸相对分子质量就越小。

(二)加成反应

油脂中的不饱和脂肪酸的碳-碳双键能与氢气和卤素等发生加成反应。

1. 催化加氢

由不饱和脂肪酸生成的油脂，通过催化加氢可转变为含饱和脂肪酸的油脂。液态的油经催化加氢可转变为固态或半固态的脂肪，所以油脂的催化加氢也称油脂的硬化。油脂硬化后，可制成人造黄油供食用，这样可以防止从天然动物油中摄入过多的胆固醇，而且油脂硬化后不容易酸败，还可以提高油脂的熔点，便于运输和保存。

2. 加碘

碘能与油脂中的不饱和脂肪酸中的碳-碳双键发生加成反应。从一定量的油脂所能吸收碘的质量，可以判断油脂的不饱和程度。通常将 100 g 油脂所吸收的碘的质量(单位为 g)称为油脂的碘值。油脂的碘值越大，油脂的不饱和程度就越大。例如，大豆油的碘值为 127～138 g，奶油的碘值为 26～45 g，说明大豆油的不饱和程度比奶油大。研究表明，长期食用低碘值的油脂，可导致动脉硬化等疾病。

(三)酸败

油脂在空气中放置时间过久，会产生难闻的气味，这种现象称为油脂的酸败。油脂的酸败是由空气、微生物或酶的氧化分解作用引起的。油脂氧化常生成低级的醛、酮、酸等，这些物质常带有不愉快的气味。

油脂酸败的标志是油脂中游离脂肪酸的含量升高。中和 1 g 油脂中的游离脂肪酸所需氢氧化钾的质量(单位为 mg)称为油脂的酸值，酸值大于 6.0 的油脂不宜食用。为了防止酸败，油脂应储存于密闭容器中，并放置在阴凉处。此外，也可以在油脂中添加少量的抗氧化剂。

皂化值、碘值和酸值是油脂分析中的重要理化指标，我国药典对药用油脂的上述指标都有一定的严格要求。

第二节　磷　脂

磷脂是一类含磷的类脂其中比较重要的是卵磷脂和脑磷脂。

E-24-02
视频:磷脂

一、卵磷脂

卵磷脂的结构简式为

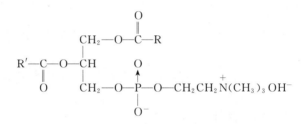

在卵磷脂中,甘油的 3 个羟基中有 1 个是与磷酸缩合,而磷酸再与胆碱结合。组成卵磷脂的高级脂肪酸有软脂酸、硬脂酸、油酸、亚油酸、亚麻酸和花生四烯酸等。胆碱在人体内与脂肪代谢的关系密切,它可促使油脂迅速生成磷脂,因此可以防止脂肪在肝内大量积蓄。

卵磷脂难溶于水和丙酮,易溶于乙醚、乙醇和氯仿中。新制备的卵磷脂为无色蜡状固体,吸水性强,在空气中易被氧化,变为黄色或黑色固体。

卵磷脂在脑、神经、肾上腺、红细胞中含量较高,在蛋黄中含量更高,其质量分数可达 8%～10%。

研究结果表明,卵磷脂对防治肝硬化、动脉粥样硬化、大脑功能缺陷和记忆障碍等多种疾病有奇特效果。

二、脑磷脂

脑磷脂的结构简式为

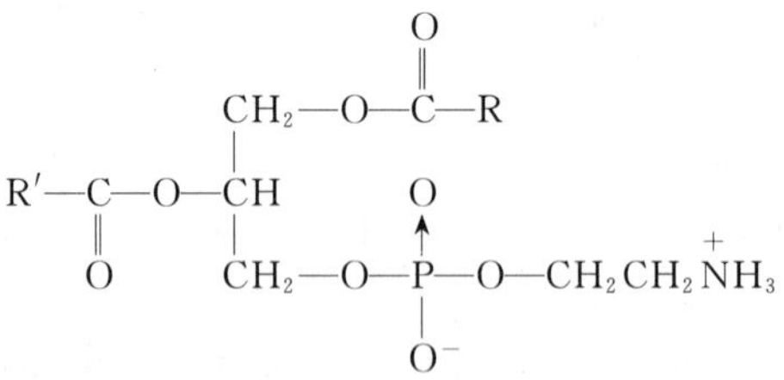

$$
\begin{array}{c}
\text{O} \\
\| \\
CH_2-O-C-R \\
| \\
R'-C-O-CH \quad\quad O \\
\| \quad\quad\quad\quad | \quad\quad \uparrow \quad + \\
O \quad CH_2-O-P-O-CH_2CH_2NH_3 \\
| \\
O^-
\end{array}
$$

脑磷脂的结构与卵磷脂的结构极为相似,不同之处在于脑磷脂的结构中含氮有机碱是胆胺($HOCH_2CH_2NH_2$)(也称 β-氨基乙醇)。组成脑磷脂的脂肪酸有软脂酸、硬脂酸、油酸和花生四烯酸等。

脑磷脂和卵磷脂共存于动、植物体的组织器官中,尤其以动物的脑中含量最多。脑磷脂易溶于乙醚,难溶于丙酮和冷乙醇。利用脑磷脂难溶于冷乙醇的特点,可将脑磷脂与卵磷脂分离。脑磷脂也有吸湿性,在空气中易被氧化成棕黑色。脑磷脂与血液凝固有关,血小板内能促使血液凝固的凝血激酶就是由脑磷脂与蛋白质组成的。

第三节　甾族化合物

E-24-03
视频:甾体

一、甾族化合物的基本骨架

甾族化合物的甾字形象地表示了这类化合物的基本碳架,"田"表示 4 个环,"巛"表示 3 个侧链。甾族化合物基本骨架(甾环)为

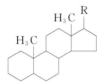

甾族化合物的共同特点是分子中都含有环戊烷多氢菲的基本骨架,在 C_{10} 和 C_{13} 上各有 1 个甲基,称为角甲基, C_{17} 上连接不同的取代基。

二、重要的甾族化合物

(一)胆甾醇

胆甾醇是无色或略带黄色的晶体,熔点为 148 ℃,微溶于水,易溶于乙醚、氯仿、热乙醇等有机溶剂。

胆甾醇的结构简式为

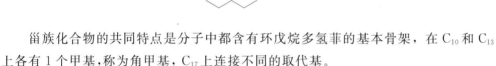

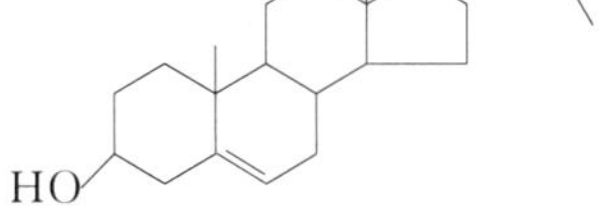

胆甾醇又称胆固醇,是最早发现的甾族化合物之一,存在于动物的各种组织内。正常人血液中总胆甾醇(游离胆甾醇和胆甾醇酯)的质量浓度约为 $2\ g\cdot L^{-1}$。体内的胆甾醇可以从动物脂肪中摄取,也可以通过人体组织细胞合成。当人体内胆甾醇代谢发生障碍时,血液中胆甾醇含量就会升高,这是导致动脉血管硬化的主要原因,胆甾醇也是结石的主要成分。

(二)胆汁酸

在动物的胆汁中含有几种结构与胆甾醇类似的胆汁酸,如胆酸和脱氧胆酸:

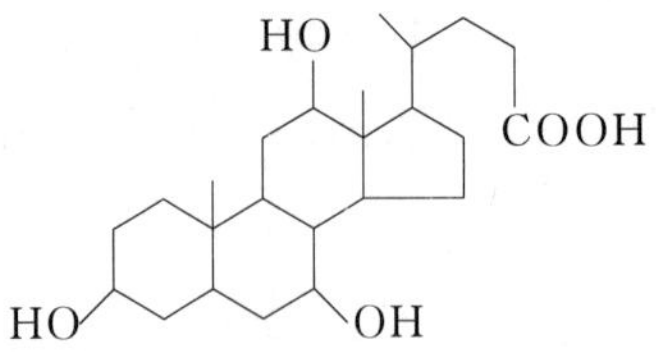

胆酸

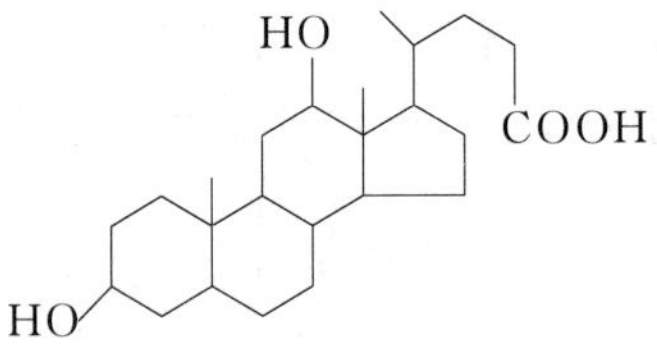

脱氧胆酸

在肝中胆汁酸的羧基与甘氨酸（H_2NCH_2COOH）或牛磺酸（$H_2NCH_2CH_2SO_3H$）以肽键结合成甘氨胆酸或牛磺胆酸：

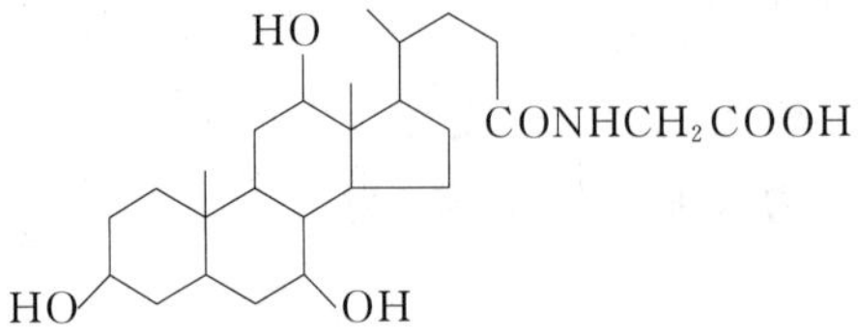

甘氨胆酸

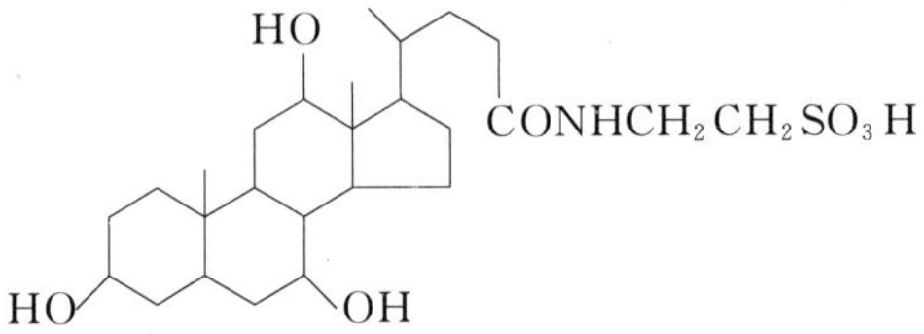

牛磺胆酸

这些结合胆酸总称为胆汁酸。在碱性胆汁中，胆汁酸以钠盐或钾盐的形式存在，形成胆汁酸盐。

胆汁酸盐分子中既有亲水的羧基和磺酸基，又有疏水的甾环，其生理作用是使油脂在肠胃中乳化，易于消化和吸收。临床上使用的利胆药胆酸钠，就是甘氨胆酸钠和牛磺胆酸钠的混合物，主要用于治疗胆汁酸分泌缺少而引起的疾病。

思考题和习题

1. 命名下列化合物：

(1)

$$\begin{array}{l} CH_2-OH \\ | \\ HO-CH \qquad\quad O \\ | \qquad\qquad\quad \uparrow \\ CH_2-O-P-OH \\ \qquad\qquad\quad | \\ \qquad\qquad\quad OH \end{array}$$

(2)

$$\begin{array}{rl} & CH_2-O-\overset{O}{\overset{\|}{C}}-(CH_2)_{14}CH_3 \\ & | \\ CH_3(CH_2)_{10}-\overset{O}{\overset{\|}{C}}-O- & CH \\ & | \\ & CH_2-O-\overset{O}{\overset{\|}{C}}-(CH_2)_7CH=CH(CH_2)_7CH_3 \end{array}$$

(3)
$$
\begin{array}{l}
CH_2-O-\overset{\displaystyle O}{\overset{\|}{C}}-(CH_2)_{14}CH_3 \\[4pt]
CH-O-\overset{\displaystyle O}{\overset{\|}{C}}-(CH_2)_{16}CH_3 \\[4pt]
CH_2-O-\overset{\displaystyle O}{\overset{\|}{C}}-(CH_2)_7CH=CHCH_2CH=CH(CH_2)_4CH_3
\end{array}
$$

2. 写出下列化合物的结构简式：

(1) 三硬脂酸甘油酯　　　　　　　(2) 三油酸甘油酯

(3) α-亚麻酸　　　　　　　　　　(4) 亚油酸

3. 完成下列化学反应：

(1)
$$
\begin{array}{l}
CH_2-O-\overset{\displaystyle O}{\overset{\|}{C}}-(CH_2)_{16}CH_3 \\[4pt]
CH-O-\overset{\displaystyle O}{\overset{\|}{C}}-(CH_2)_{16}CH_3 \quad +\ 3NaOH\ \xrightarrow{\triangle} \\[4pt]
CH_2-O-\overset{\displaystyle O}{\overset{\|}{C}}-(CH_2)_{16}CH_3
\end{array}
$$

(2)
$$
\begin{array}{l}
CH_2-O-\overset{\displaystyle O}{\overset{\|}{C}}-(CH_2)_{16}CH_3 \\[4pt]
CH-O-\overset{\displaystyle O}{\overset{\|}{C}}-(CH_2)_{16}CH_3 \qquad +\ H_2\ \xrightarrow{Ni} \\[4pt]
CH_2-O-\overset{\displaystyle O}{\overset{\|}{C}}-(CH_2)_7CH=CH(CH_2)_7CH_3
\end{array}
$$

4. 油脂的主要成分是什么？写出油脂的结构通式。

5. 2-油酸-1,3-二硬脂酸甘油酯水解后可得到哪几种脂肪酸？哪种甘油酯水解后，能得到与 2-油酸-1,3-二硬脂酸甘油酯水解后相同的脂肪酸？

6. 什么是油脂的皂化值？皂化值的大小与油脂的平均相对分子质量的大小有何关系？

7. 什么是必需脂肪酸？必需脂肪酸有哪几种？

8. 油脂酸败的主要标志是什么？油脂中游离脂肪酸的含量用什么指标来表示？

9. 天然脂肪酸在结构上有哪些共同的特点？

10. 磷脂与油脂在结构上有何异同？

11. 卵磷脂和脑磷脂水解的生成物分别是什么？

12. 写出三油酸甘油酯完全氢化、加碘、水解和皂化后生成的主要生成物的结构简式。

13. 脑苷脂是从神经组织中得到的一种鞘糖脂,其结构简式为

$$HO \overset{\displaystyle CH_2OH}{\underset{\displaystyle OH}{\bigcirc}} O\!-\!CH_2\overset{\displaystyle |}{CHNHCO(CH_2)_{22}CH_3}$$
$$\underset{\displaystyle CHOH}{|}$$
$$CH\!=\!CH(CH_2)_{12}CH_3$$

如果将脑苷脂水解,可得到哪些水解产物?

14. 脂肪酸甘油酯 A 具有旋光性,将 A 完全皂化后再酸化得到软脂酸和油酸,二者的物质的量之比为 2∶1。请写出 A 的结构简式。

第二十五章 氨基酸、肽和蛋白质

羧酸分子中烃基上的氢原子被氨基取代,生成的化合物称为氨基酸。氨基酸分子中同时含有氨基和羧基两种官能团。

由一个氨基酸分子的羧基与另一个氨基酸分子的氨基脱去一分子水,缩合生成的化合物称为肽。

蛋白质是由很多个氨基酸分子之间发生脱水,通过酰胺键形成的含氮有机高分子化合物。

第一节 氨 基 酸

一、氨基酸的结构

存在于自然界中的氨基酸约有 300 多种,但组成人体蛋白质的常见氨基酸只有 20 种,如表 2-25-1 所示。

表 2-25-1 组成蛋白质的 20 种常见氨基酸

名　　称	英文缩写	中文缩写	结 构 简 式	等电点
中性氨基酸				
甘氨酸	Gly	甘	$\underset{\displaystyle H-CH-CO_2^-}{\overset{\displaystyle NH_3^+}{|}}$	5.97
丙氨酸	Ala	丙	$\underset{\displaystyle CH_3-CH-CO_2^-}{\overset{\displaystyle NH_3^+}{|}}$	6.02
缬氨酸*	Val	缬	$\underset{\displaystyle \begin{array}{c} H_3C \\ \quad \ \ \diagdown \\ \quad \ \ \diagup \\ H_3C \end{array}}{CH-CH-CO_2^-}\overset{NH_3^+}{|}$	5.97
亮氨酸*	Leu	亮	$\underset{H_3C}{\overset{H_3C}{\diagup}}CH-CH_2-\underset{\displaystyle CH-CO_2^-}{\overset{\displaystyle NH_3^+}{|}}$	5.98

续表

名 称	英文缩写	中文缩写	结 构 简 式	等电点
异亮氨酸*	Ile	异亮	$CH_3-CH_2-CH(CH_3)-CH(NH_3^+)-CO_2^-$	6.02
苯丙氨酸*	Phe	苯丙	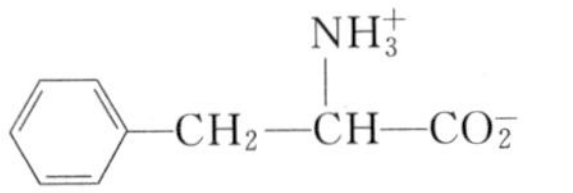	5.48
脯氨酸	Pro	脯	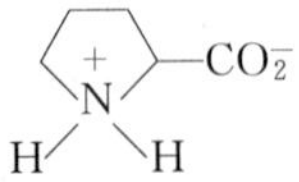	6.48
甲硫氨酸*（蛋氨酸）*	Met	甲硫（蛋）	$CH_3-S-CH_2-CH_2-CH(NH_3^+)-CO_2^-$	5.75
丝氨酸	Ser	丝	$HO-CH_2-CH(NH_3^+)-CO_2^-$	5.68
谷氨酰胺	Gln	谷酰	$H_2N-C(=O)-CH_2-CH_2-CH(NH_3^+)-CO_2^-$	5.65
苏氨酸*	Thr	苏	$CH_3-CH(OH)-CH(NH_3^+)-CO_2^-$	5.60
半胱氨酸	Cys	半胱	$HS-CH_2-CH(NH_3^+)-CO_2^-$	5.07
天冬酰胺	Asn	天酰	$H_2N-C(=O)-CH_2-CH(NH_3^+)-CO_2^-$	5.41
酪氨酸	Tyr	酪	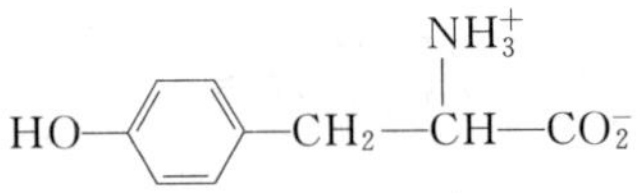	5.66
色氨酸*	Trp	色	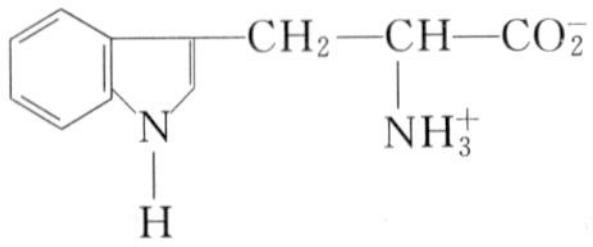	5.89
酸性氨基酸				
天冬氨酸	Asp	天冬	$HOOC-CH_2-CH(NH_3^+)-CO_2^-$	2.97
谷氨酸	Glu	谷	$HOOC-CH_2-CH_2-CH(NH_3^+)-CO_2^-$	3.22

续表

名　　称	英文缩写	中文缩写	结　构　简　式	等电点
碱性氨基酸				
赖氨酸*	Lys	赖	$\overset{+}{H_3}N-CH_2CH_2CH_2CH_2-\overset{\overset{NH_2}{\vert}}{CH}-CO_2^-$	9.74
精氨酸	Arg	精	$H_2N-\overset{\overset{NH_2^+}{\parallel}}{C}-NHCH_2CH_2CH_2-\overset{\overset{NH_2}{\vert}}{CH}-CO_2^-$	10.76
组氨酸	His	组	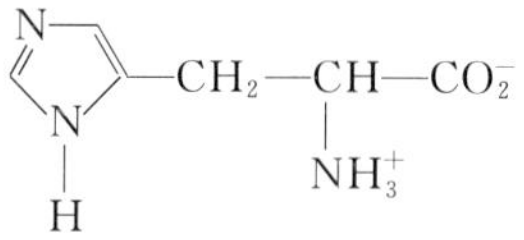 $CH_2-\overset{\underset{NH_3^+}{\vert}}{CH}-CO_2^-$ (咪唑环)	7.59

* 为必需氨基酸。

表 2-25-1 中的 20 种氨基酸除脯氨酸(为 α-亚氨基酸)外均为 α-氨基酸,可用通式表示如下:

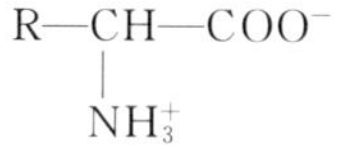

$$R-\overset{\overset{}{\underset{NH_3^+}{\vert}}}{CH}-COO^-$$

20 种常见氨基酸中,除甘氨酸外,其他 19 种氨基酸分子中的 α-碳原子均为手性碳原子,因此它们都具有旋光性。

氨基酸的构型通常采用 D,L 标记法。以甘油醛为参考标准,氨基酸分子中 α-氨基的位置与 L-甘油醛手性碳原子上羟基(—OH)的位置相同者为 L 构型;α-氨基与羟基的位置相反者为 D 构型。

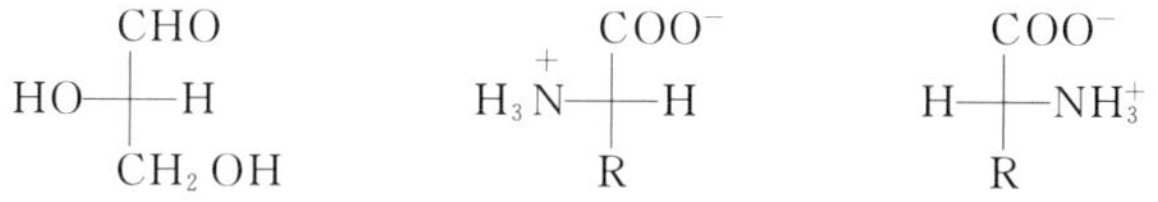

L-甘油醛　　　L-氨基酸　　　D-氨基酸

生物体内具有旋光活性的氨基酸均为 L 构型。若用 R,S 标记法,则除半胱氨酸为 R 构型外,其余均为 S 构型。

二、氨基酸的分类与命名

根据氨基酸分子中 R 基团的结构和性质,氨基酸有不同的分类方法。本书根据氨基酸分子中所含氨基和羧基的数目,把氨基酸分为中性氨基酸、酸性氨基酸和碱性氨基酸三类。中性氨基酸分子中所含氨基的数目与羧基的数目相等;酸性氨基酸分子中羧基的数目多于氨基的数目;碱性氨基酸分子中碱基(如氨基、胍基或咪唑基)的数目多于羧基的数目。

氨基酸虽然可采用系统命名法,但习惯上往往根据其来源或某些特性而使用俗名,如天冬氨酸来源于天冬植物,甘氨酸因有甜味而得名。

三、氨基酸的化学性质

（一）氨基酸的两性

氨基酸分子中既含有氨基，也含有羧基，因此氨基酸既能与较强的酸起反应生成盐，也能与较强的碱起反应生成盐。由于氨基酸中给出质子的酸性基团的数目和接受质子的碱性基团的数目及能力各异，因此它们在水溶液中呈现不同的酸碱性。对于中性氨基酸，由于 $-NH_3^+$ 给出质子的能力大于 $-COO^-$ 接受质子的能力，氨基酸主要带负电荷，其水溶液呈弱酸性。酸性氨基酸水溶液显酸性，氨基酸带负电荷。碱性氨基酸水溶液显碱性，氨基酸带正电荷。氨基酸在水溶液中所带电荷，除决定于本身的结构外，还取决于溶液 pH。

α-氨基酸在水溶液中存在如下解离平衡：

$$
\begin{array}{ccccc}
\overset{\displaystyle NH_3^+}{\underset{\displaystyle COOH}{R-C-H}} & \underset{H^+}{\overset{OH^-}{\rightleftharpoons}} & \overset{\displaystyle NH_3^+}{\underset{\displaystyle COO^-}{R-C-H}} & \underset{H^+}{\overset{OH^-}{\rightleftharpoons}} & \overset{\displaystyle NH_2}{\underset{\displaystyle COO^-}{R-C-H}} \\
\text{（阳离子）} & & \text{（偶极离子）} & & \text{（阴离子）} \\
pH<pI & & pH=pI & & pH>pI
\end{array}
$$

在强碱性溶液中，α-氨基酸主要以阴离子形式存在，在电场中向正极移动；在强酸性溶液中，α-氨基酸主要以阳离子形式存在，在电场中向负极移动。当调节溶液 pH 到某一值时，氨基酸以偶极离子形式存在，净电荷为零，在电场中既不向正极移动，也不向负极移动。这时溶液 pH 称为该氨基酸的等电点，用 pI 表示。当向处于等电点的氨基酸溶液中加入酸，使 pH<pI 时，则偶极离子中的 $-COO^-$ 接受质子，平衡向左移动，此时氨基酸主要以阳离子形式存在，它在电场中向负极移动。相反，若向处于等电点的氨基酸溶液中加入碱，使 pH>pI 时，偶极离子中的$-NH_3^+$ 给出质子，平衡向右移动，氨基酸主要以阴离子形式存在，它在电场中向正极移动。

等电点是氨基酸的一种特征参数，每种 α-氨基酸都有各自的等电点（见表 2-25-1），在 pH 不同的溶液中，各种氨基酸可以不同的形式存在。

（二）与亚硝酸反应

α-氨基酸与亚硝酸作用，生成 α-羟基酸，同时放出氮气：

$$
\overset{NH_3^+}{\underset{}{R-CH-COO^-}} + NaNO_2 + HCl \longrightarrow \overset{OH}{\underset{}{R-CH-COOH}} + NaCl + H_2O + N_2\uparrow
$$

测定反应中放出的氮气的体积，即可计算出试样中 α-氨基酸的质量分数。

（三）显色反应

α-氨基酸与水合茚三酮在溶液中共热，生成紫色的化合物：

$$
2\ \overset{O}{\underset{O}{\text{（茚三酮）}}}\overset{OH}{\underset{OH}{}} + H_3\overset{+}{N}-\overset{}{\underset{R}{CH}}-COO^- \longrightarrow
$$

此反应非常灵敏,可用于 α -氨基酸的定性分析和定量测定。

第二节　肽

一分子氨基酸的羧基与另一分子氨基酸的氨基发生脱水缩合而形成的化合物称为肽。肽分子中的酰胺键(—C—NH—)称为肽键。由两分子氨基酸脱水缩合而形成的肽称为二肽;由不超过 10 个氨基酸分子脱水缩合而形成的肽称为低聚肽;由 10 个以上氨基酸分子脱水缩合而形成的肽称为多肽。

一、肽的结构与命名

最简单的肽是由两个氨基酸分子脱水缩合形成的二肽。例如,由甘氨酸与丙氨酸形成的二肽有以下两种:

$$H_2NCH_2—\overset{O}{C}—NHCHCOOH \qquad H_2NCH—\overset{O}{C}—NHCH_2COOH$$
$$(a) \qquad\qquad (b)$$

两种二肽的区别在于(a)中的肽键是由甘氨酸的羧基与丙氨酸的氨基脱水后形成的,而(b)中的肽键则是由丙氨酸的羧基与甘氨酸的氨基脱水后形成的。

由于肽分子中的氨基酸通过脱水后才能形成肽键,已经不是完整的氨基酸分子,因此称为氨基酸残基。链状的肽分子两端仍存在着游离的氨基和羧基,含氨基的一端称为 N 端或氨基末端,而含羧基的一端称为 C 端或羧基末端。在表示肽链中氨基酸残基的排列顺序时,常把肽链的 N 端写在左边,把 C 端写在右边。

肽的命名通常以含有羧基的氨基酸作为母体称为某氨基酸,而肽链中其他氨基酸残基从 N 端开始依次称某氨酰,置于母体名称的前面。例如:

$$NH_2CH_2CONHCHCOOH$$

称为甘氨酰丙氨酸,也可用英文缩写表示为 Gly—Ala。又如:

$$NH_2CHCONHCHCONHCH_2COOH$$

称为丙氨酰丙氨酰甘氨酸,用英文缩写表示为 Ala—Ala—Gly。

由于肽分子的两端有游离的氨基和羧基,因此肽也能发生与 α -氨基酸相同的化学反应。此外,三肽或三肽以上的肽分子有两个或两个以上的酰胺键,能发生缩二脲反应,与硫酸铜碱性溶液生成紫红色的化合物,常用于多肽和蛋白质的定性分析及定量分析。

二、多肽结构的测定

确定多肽的结构,是一项非常复杂而细致的工作。要确定多肽的结构,首先要测定组成多肽的氨基酸的种类和数目,然后测定这些氨基酸在肽链中的排列顺序。

在酸性条件下,多肽可完全水解成氨基酸,用电泳、色谱或氨基酸自动分析仪分离、鉴定水解得到的氨基酸混合物,可确定出氨基酸的种类,并测定出其相对含量。然后用物理化学方法测定多肽的相对分子质量,并计算出生成多肽分子的各种氨基酸分子的数目。

测定氨基酸在肽链中的排列顺序是一项非常复杂的工作,一般用部分水解法和端基分析法来完成这项工作。

部分水解法是利用蛋白酶的选择性催化作用使多肽水解成多个小分子肽的方法。一种蛋白质水解酶通常只能水解一定类型的肽键,利用不同的蛋白质水解酶可以水解不同的肽键。例如,胰蛋白酶选择性水解赖氨酸和精氨酸的羧基形成的肽键;糜蛋白酶选择性水解含苯环的苯丙氨酸、酪氨酸和色氨酸的羧基形成的肽键;而胃蛋白质酶的选择性较差,可水解苯丙氨酸、色氨酸、赖氨酸、谷氨酸和精氨酸的羧基形成的肽键。

端基分析法可分为 N 端分析和 C 端分析两种方法。N 端分析常采用 2,4-二硝基氟苯与肽分子中的 N 端游离的氨基发生反应,二硝基苯基取代游离氨基的 1 个氢原子,生成 N-(2,4-二硝基苯基)肽,然后再将生成物水解,生成黄色的 N-(2,4-二硝基苯基)氨基酸和其他氨基酸的混合物。

通过色谱法比较此黄色取代氨基酸的比移值 R_f,即可确定肽分子中的 N 端的氨基酸。然后再对新产生的 N 端氨基酸采用同样的方法确定,如此循环重复,连续测定从 N 端到 C 端的氨基酸顺序。

C 端分析常使用羧肽酶,这是一种只催化 C 端氨基酸水解的特效酶,它只能使最靠近游离羧基的那个肽键发生水解,而其他肽键不受影响。重复操作,可依次确定下一个处于 C 端的氨基酸。从水解后各种氨基酸出现的先后次序可得到肽分子中从 C 端起氨基酸残基的排列顺序。

第三节　蛋　白　质

蛋白质也是由氨基酸残基组成的高分子化合物,它与多肽之间没有明显的界线,通常将相对分子质量超过 10 000 的多肽称为蛋白质。

一、蛋白质的分类

蛋白质的组成元素有 C,H,O,N,S 等元素,此外还含有 P,I,Fe,Mn,Zn 等元素。

蛋白质中氮元素的质量分数接近 16%,由于动、植物体内组织中的含氮化合物主要是蛋白质,因此只要测定出生物试样中氮的质量分数,再乘以 6.25,就可得到试样中蛋白质的质量分数。

蛋白质的种类繁多,结构极为复杂,常根据蛋白质的形状、组成、溶解度和功能进行分类。

蛋白质按组成进行分类,可分为单纯蛋白质和缀合蛋白质。有些蛋白质分子仅由氨基酸残基组成,不含其他化学成分,这些蛋白质称为单纯蛋白质。而有些蛋白质分子是由氨基酸残基和其他化学成分组成的,这种类型的蛋白质称为缀合蛋白质。

蛋白质按分子形状进行分类,可分为球状蛋白质、纤维状蛋白质和膜蛋白质。球状蛋白质形状接近球形或椭球形,较易溶于水,细胞中的大多数可溶性蛋白质都属于球状蛋白质。纤维状蛋白质具有比较简单、有规则的线形结构,形状呈细棒状或纤维状,在生物体内主要起结构作用,不溶于水和稀盐酸。膜蛋白质与细胞的各种膜系统结合存在,不溶于水,但能溶于去污剂溶液。

蛋白质按功能进行分类,可分为活性蛋白质和非活性蛋白质。活性蛋白质是指在生命过程中一切有活性的蛋白质,如酶、激素蛋白质等。非活性蛋白质是指对生物体起保护作用或支持作用的蛋白质,如胶原蛋白、角蛋白等。

蛋白质按溶解度进行分类,可分为白蛋白、球蛋白、谷蛋白、醇溶谷蛋白、硬蛋白、组蛋白、精蛋白等。

二、蛋白质的结构

蛋白质的空间结构是指蛋白质分子中原子和原子团在空间的排列分布和肽链的走向。蛋白质的结构可分为一级结构、二级结构、三级结构和四级结构。

(一)蛋白质的一级结构

蛋白质的一级结构是由 α-氨基酸按照一定顺序,通过肽键连接起来的多肽链,肽键是一级结构中连接氨基酸残基的主要化学键。以最小的蛋白质胰岛素为例,它是由 A 链和 B 链两条肽链通过两个二硫键连接形成的,A 链由 21 个氨基酸残基组成,B 链由 30 个氨基酸残基组成。人胰岛素的一级结构如图 2-25-1 所示。

(二)蛋白质的二级结构

在蛋白质分子中,肽链的骨架是由 —N—C_a—C— 序列重复排列而成,其中 N 是

E-25-01
知识扩展：
人工合成
牛胰岛素

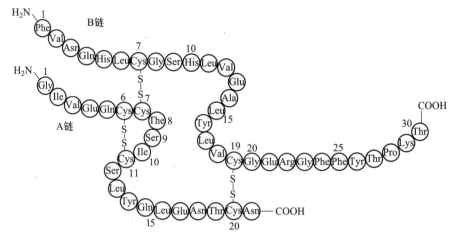

图 2-25-1   人胰岛素的一级结构

指酰胺氮原子，C_α 是指氨基酸残基中的 α-碳原子，C 是指羰基碳原子。各种肽链的骨架都是相同的，但侧链 R 基团的序列（即氨基酸序列）不同。

肽键是一种酰胺键，酰胺氮原子与羰基产生 p-π 共轭，形成了 1 个 4 电子 3 原子的共轭 π 键，阻止了 C—N 键的自由旋转，肽主链的每一氨基残基只能绕 N—C_α 键自由旋转和绕 C_α—C 键自由旋转，使形成肽键（—CO—NH—）的 4 个原子和 2 个相邻 α-碳原子共处同一平面上，这 6 个原子构成了 1 个肽单元。在肽单元内，两个 α-碳原子可以处于顺式构型或反式构型，但由于在顺式构型中两个 α-碳原子及其取代基彼此接近，空间位阻较大，因此反式构型比顺式构型稳定，所以肽链中的肽键都是反式构型，如图 2-25-2 所示。

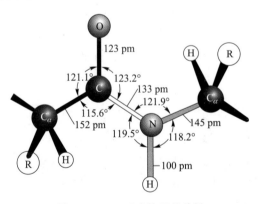

图 2-25-2   反式构型的肽键

由于两个 α-碳原子可分别绕 N—C_α 键和 C_α—C 键自由旋转，这样就确定了两个相邻肽单元之间的相对位置。

蛋白质分子的主链上含有 C=O 和 N—H 基团，它们之间可以形成氢键。由于氢键的形成，使蛋白质分子的主链形成 α 螺旋和 β 折叠等空间关系。

　　蛋白质的二级结构是蛋白质分子中某一段肽链的局部空间位置,也就是该段肽链主链原子的相对空间位置,并不涉及氨基酸残基侧链 R 基团的构象。维系蛋白质二级结构的作用力是氢键。蛋白质二级结构的主要形式是 α 螺旋和 β 折叠,分别如图 2-25-3 和图 2-25-4 所示。

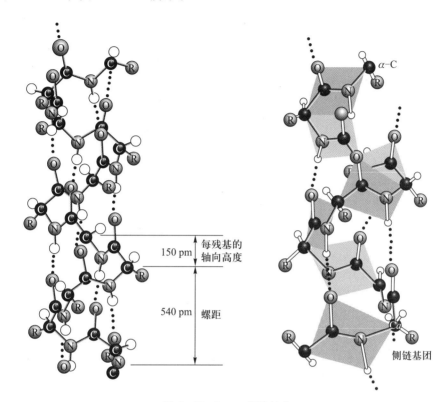

图 2-25-3　α-螺旋结构

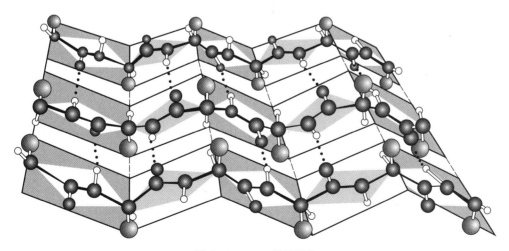

图 2-25-4　β 折叠结构

α 螺旋结构中多肽链的主链围绕中心轴螺旋式上升,每隔 3.6 个氨基酸残基螺旋上升一圈,螺距为 540 pm。螺旋之间靠氢键维系,氢键由第一个氨基酸残基中的 —NH—与第四个氨基酸残基中 —CO— 所形成,氢键的方向与螺旋轴大致平行,肽链中的全部肽键都可形成氢键,这使 α 螺旋趋于稳定。氨基酸残基侧链的 R 基团伸向螺旋外侧,R 基团的大小、形状和荷电状态对 α 螺旋的形成及稳定性有一定影响。

β 折叠也是一种重复性的结构,可以把它想象为折叠的纸条并侧向并排而成,每个纸条可看作一条肽链,肽主链沿纸条形成锯齿状,α 碳原子位于折叠线上。在折叠片上的侧链都垂直于折叠片的平面,并交替地从平面上下两侧伸出。相邻折叠片之间靠氢键维系。

(三) 蛋白质的三级结构

在自然界的蛋白质中,球状蛋白的种类比纤维状蛋白多得多,蛋白质结构的复杂性和功能的多样性也主要体现在球状蛋白上。

蛋白质的三级结构是蛋白质分子在二级结构的基础上进一步卷曲折叠,构建成特定的空间构象。只有球状蛋白才具有三级结构。肌红蛋白是哺乳动物肌细胞中储存和分配氧气的蛋白质,由一条多肽链和一个辅基血红素构成,含 153 个氨基酸残基。多肽主链由长短不等的八段直的 α 螺旋组成,最长的 α 螺旋由 23 个氨基酸残基组成,最短的 α 螺旋由 7 个氨基酸残基组成,分子中约 80% 的氨基酸都处于 α 螺旋区内。八段 α 螺旋分别标示为 A,B,C,D,E,F,G 和 H,相应的非螺旋区肽段标示为NA(N 末端段),AB,BC,…,FG,GH,HC(C 末端段)。因此各氨基酸残基除了有一套从 N 端开始编号的序列号外,还可按其在各螺旋段中的位置另给出的编号,如第 93位 His 又编号为 F8,表示该氨基酸残基在 F 螺旋的第 8 号位置上。抹香鲸肌红蛋白的三级结构如图 2-25-5 所示。

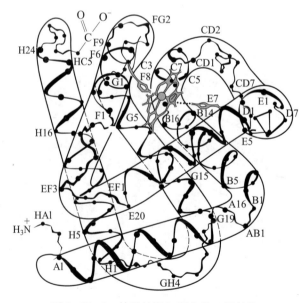

图 2-25-5　抹香鲸肌红蛋白的三级结构

维系球状蛋白质三级结构的作用力有氢键、盐键、疏水作用和范德华力,这些作用力统称为次级键。此外,二硫键在稳定某些蛋白质的空间结构上也起着重要作用。维系蛋白质三级结构的各种作用力如图 2-25-6 所示。

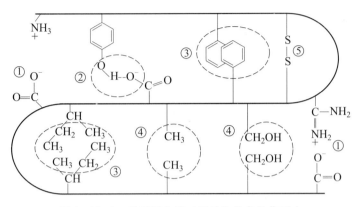

图 2-25-6 维系蛋白质三级结构的各种作用力

① 盐键;② 氢键;③ 疏水作用;④ 范德华力;⑤ 二硫键

(四)蛋白质的四级结构

蛋白质的四级结构是由两条或两条以上具有完整的三级结构的肽链构成的,其中每一条肽链也称为一个亚基。亚基的种类、数目和空间排列都有严格的特定模式,所以蛋白质的四级结构是更为复杂的空间结构。单独的任一亚基并没有生物学功能,只有完整的四级结构才具有生物学功能。在蛋白质的四级结构中,维系各亚基的作用力主要是非共价键。

血红蛋白的四级结构比较简单,它由 4 个亚基组成,其中的 2 个 α-亚基各有 141 个氨基酸残基,2 个 β-亚基各有 146 个氨基酸残基。每个亚基都结合 1 个血红素辅基,4 个亚基构成近似椭球状的四级结构,如图 2-25-7 所示。

三、蛋白质的化学性质

蛋白质分子是由氨基酸残基通过肽键结合而成,其化学性质与氨基酸相似。另外,由于蛋白质又是生物高分子化合物,因此又具有某些特殊的性质。

(一)蛋白质的两性解离和等电点

蛋白质分子由氨基酸残基组成,分子中仍保留有氨基、羧基和侧链上各种可解离出氢离子或得到氢离子的基团,因此蛋白质也是酸碱两性物质。蛋白质分子在水溶液中存在下列解离平衡:

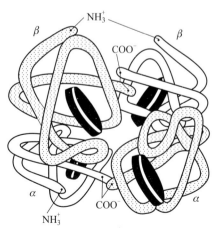

图 2-25-7 血红蛋白的四级结构示意图

$$\underset{pH<pI}{\overset{\text{COOH}}{\underset{\text{NH}_3^+}{Pr}}} \underset{H^+}{\overset{OH^-}{\rightleftharpoons}} \underset{pH=pI}{\overset{\text{COO}^-}{\underset{\text{NH}_3^+}{Pr}}} \underset{H^+}{\overset{OH^-}{\rightleftharpoons}} \underset{pH>pI}{\overset{\text{COO}^-}{\underset{\text{NH}_2}{Pr}}}$$

调节蛋白质水溶液 pH 为某一数值时,蛋白质分子所带的正、负电荷相等,净电荷为零,此时溶液 pH 称为蛋白质的等电点。表 2-25-2 列出了一些蛋白质的等电点。

表 2-25-2　一些蛋白质的等电点

蛋白质名称	pI	蛋白质名称	pI	蛋白质名称	pI
胃蛋白酶	1.0	β-乳球蛋白	5.2	核糖核酸酶	9.5
卵清蛋白	4.6	胰岛素	5.3	细胞色素 c	10.7
血清蛋白	4.7	血红蛋白	6.7	鱼精蛋白	12.0~12.4

当溶液 pH 大于等电点时,蛋白质带负电荷,主要以阴离子形式存在;当溶液 pH 小于等电点时,蛋白质带正电荷,主要以阳离子形式存在。人和动物体内的大多数蛋白质的等电点在 5.0 左右,而人体体液的 pH 约为 7.4,因此蛋白质在机体内常以阴离子形式存在,并与 K^+,Na^+,Ca^{2+} 等离子结合成盐,从而成为人体内重要的缓冲系。在等电点时,蛋白质的净电荷为零,蛋白质分子之间相互排斥作用最小,因此蛋白质的溶解度、黏度、渗透压力和膨胀性都最小。

（二）蛋白质的沉淀

蛋白质从溶液中以固体状态析出的过程称为蛋白质的沉淀。使蛋白质产生沉淀的方法有加入电解质、有机溶剂、重金属盐和强酸等。

（1）盐析　向蛋白质溶液中加入高浓度的中性电解质溶液,使蛋白质沉淀析出的现象称为盐析。因为高浓度的电解质离子具有很强的水化能力,可夺取蛋白质分子的水化层,使蛋白质凝聚产生沉淀。常用的盐析剂有硫酸铵、硫酸钠、氯化钠和硫酸镁等,如先调节溶液 pH 至等电点后再进行盐析,其效果会更好。盐析得到的蛋白质一般不会发生变性。

（2）有机溶剂沉淀蛋白质　甲醇、乙醇、丙酮等极性较大的有机溶剂对水有较大的亲和力,可破坏蛋白质分子的水化层,因此加入这类有机溶剂也可以使蛋白质沉淀。操作时先调节溶液的 pH 接近等电点,再加入有机溶剂,沉淀效果会更好。

（3）重金属盐沉淀蛋白质　在蛋白质溶液中加入某些重金属盐溶液（如氯化汞溶液、硝酸银溶液、硝酸铅溶液和硫酸铜溶液等）,重金属离子与蛋白质结合生成难溶盐沉淀。根据此原理,临床上给重金属盐中毒患者口服大量生鸡蛋清和生牛奶,使蛋白质在消化道中与重金属离子结合生成难溶盐,从而阻止有毒的重金属离子对人体组织的毒害。

（4）强酸沉淀蛋白质　在蛋白质溶液加入某些强酸（如苦味酸、鞣酸、钨酸、三氯乙酸和磺基水杨酸等）能使蛋白质变性,生成难溶盐沉淀。

（三）蛋白质的变性

蛋白质在某些物理因素和化学因素作用下,其性质发生改变,生物活性丧失,这种现象称为蛋白质的变性。

引起蛋白质变性的物理因素有加热、加压、超声波、光照、辐射、振荡、剧烈搅拌和干燥等,化学因素有强酸、强酸、重金属盐和有机溶剂等的作用。

天然蛋白质变性的实质是分子的空间结构发生改变或破坏,也就是蛋白质分子中的次级键和二硫键被破坏,而一级结构并没有改变。蛋白质变性后空间结构从高度规则的排列变成无规则的松散排列,藏在分子结构内部的疏水基团伸向分子表面,使蛋白质的水溶性降低,稳定性减弱。而某些极性基团发生改变,将影响蛋白质分子的带电状态,使其容易沉淀或凝固。变性后蛋白质的黏度和比旋光本领发生改变,生物活性消失。

蛋白质的变性分为可逆变性和不可逆变性。可逆变性因分子结构改变较小,去除变性因素后蛋白质可恢复原有的结构和性质。而不可逆变性去除变性因素后,蛋白质也不能恢复原有的结构和性质。

蛋白质的变性有很多实际应用,在日常生活中常采用高温、高压、煮沸、紫外线照射或酒精进行消毒,就是使细菌体内的蛋白质变性失活,达到灭菌的目的。牛奶经发酵后成为酸奶,发酵后蛋白质变性,比鲜牛奶更易消化吸收,营养价值也更高。临床用的生物制剂、疫苗、免疫血清等需在低温干燥条件下运输和储存,也是为了防止蛋白质变性。

(四) 蛋白质的颜色反应

蛋白质是由不同氨基酸残基组成的,这些氨基酸残基所含的基团也会发生一些颜色反应。

(1) 茚三酮反应　将蛋白质溶液与茚三酮稀溶液混合后加热,溶液呈蓝色。所有蛋白质都能与茚三酮发生显色反应。

(2) 缩二脲反应　将蛋白质溶液与强碱溶液和硫酸铜稀溶液混合后,铜离子与相邻两个肽键上的氮原子和氧原子形成螯合离子而呈现紫红色,此反应称为蛋白质的缩二脲反应。二肽以上的肽和蛋白质都能发生缩二脲反应。

(3) 蛋白黄反应　含有苯丙氨酸、酪氨酸和色氨酸残基的蛋白质与浓硝酸作用后呈现黄色,称为蛋白黄反应。这是因为这些氨基酸残基中的苯环与浓硝酸发生硝化反应,生成了黄色的硝基化合物,皮肤、指甲遇浓硝酸变黄就是基于这个原因。

(4) 米勒反应　含有酪氨酸残基的蛋白质遇硝酸汞的硝酸溶液呈现红色,称为米勒反应。这是由于酪氨酸残基中的酚羟基与汞离子形成了红色化合物,由于大多数蛋白质中都含有酪氨酸残基,因此米勒反应具有普遍性。

思考题和习题

1. 命名下列化合物(用俗名):

(1) $HOOC—CH_2—CH_2—\underset{\underset{NH_3^+}{|}}{CH}—COO^-$

(2) $HS—CH_2—\underset{\underset{NH_3^+}{|}}{CH}—COO^-$

(3) $HO—\bigcirc—CH_2—\underset{\underset{NH_3^+}{|}}{CH}—COO^-$

(4) $\underset{\underset{NH_3^+}{|}}{CH_2}—(CH_2)_3—\underset{\underset{NH_2}{|}}{CH}—COO^-$

(5) $\underset{\underset{\text{CH}_3}{|}}{\text{H}_2\text{NCH}}—\underset{\underset{\text{O}}{\|}}{\text{C}}—\text{NHCH}_2\text{COOH}$

(6) $\underset{\underset{\text{NH}_2}{|}}{\text{HOOCCHCH}_2\text{CH}_2}—\underset{\underset{\text{O}}{\|}}{\text{C}}—\underset{\underset{\text{CH}_2\text{SH}}{|}}{\text{NHCH}}—\overset{\overset{\text{O}}{\|}}{\text{C}}—\text{NHCH}_2\text{COOH}$

(7) $\underset{\underset{\text{CH}_2\text{OH}}{|}}{\text{H}_2\text{NCHCONHCH}_2\text{CONHCHCOOH}}\ \ \underset{\underset{\text{CH}_2\text{CH(CH}_3)_2}{|}}{}$

(8) $\underset{\underset{\text{NH}_2}{|}}{\text{HOOCH}_2\text{CH}_2\text{CHCONHCHCONHCHCHCH}_3}\ \underset{\underset{\text{CH}_2\text{C}_6\text{H}_5}{|}}{}\ \underset{\underset{\text{COOH}}{|}}{}\ \overset{\overset{\text{OH}}{|}}{}$

2. 写出下列化合物的结构简式：

(1) 苏氨酸   (2) 酪氨酸

(3) 亮氨酸   (4) 精氨酸

(5) 丙氨酰甘氨酸   (6) 脯氨酰丝氨酰酪氨酸

(7) 丙氨酰半胱氨酰色氨酸   (8) 丙氨酰缬氨酰甘氨酰甘氨酸

3. 写出分子式为 $C_4H_9O_2N$ 的氨基酸的同分异构体，并用系统命名法命名。

4. 将赖氨酸和谷氨酸溶于 pH 为 6.8 的缓冲溶液中，它们在直流电场中向哪一电极移动？

5. 写出天冬氨酸和赖氨酸在 pH 分别为 2 和 12 时的主要存在形式。

6. 为什么分子中含有 1 个氨基和 1 个羧基的中性氨基酸的等电点小于 7。

7. 谷氨酸的两个羧基中哪个酸性较强？写出其在等电点时的主要存在形式。

8. 将某氨基酸晶体溶于 pH 为 7 的纯水中，所得氨基酸溶液的 pH 为 6。则此氨基酸的等电点是大于 6，等于 6，还是小于 6？

9. 分别写出精氨酸（ $\underset{\underset{\text{NH}}{\|}}{\text{H}_2\text{N}—\text{C}}—\underset{\underset{\text{NH}_2}{|}}{\text{NHCH}_2\text{CH}_2\text{CH}_2\text{CHCOOH}}$ ）在强酸性、强碱性和等电点时的主要存在形式。

10. 下列说法是否正确，若不正确，请加以改正。

(1) 组成蛋白质的氨基酸都是 α-氨基酸。

(2) 组成蛋白质的氨基酸都具有旋光性。

(3) α-氨基酸在酸性溶液中一定以阳离子形式存在，在碱性溶液中则一定以阴离子形式存在。

(4) 氨基酸的等电点(pI)实际上是氨基酸在溶液中的酸式解离和碱式解离相等时溶液的 pH。

11. 完成下列反应：

(1) $\underset{\underset{\text{NH}_3^+}{|}}{\text{HOOC}—\text{CH}_2—\text{CH}—\text{COO}^-} + \text{CH}_3\text{OH} \xrightarrow{\text{H}^+}$

(2)　HO—CH$_2$—CH—COO$^-$ + NaNO$_2$ + HCl $\longrightarrow$
　　　　　　　　 |
　　　　　　　 NH$_3^+$

12. 化合物 A 的分子式为 C$_3$H$_7$O$_2$N,具有旋光性,可与 NaOH 溶液或 HCl 溶液作用生成盐,可与醇生成酯,当与 HNO$_2$ 作用时放出 N$_2$。请写出 A 的结构简式。

13. 由丙氨酸、丝氨酸和甘氨酸残基组成的三肽中,氨基酸残基有几种可能的排列方式? 写出它们的结构简式。

14. 请写出四肽丙氨酰谷氨酰甘氨酰亮氨酸(Ala—Gln—Gly—Leu)完全水解和部分水解的生成物。

第三篇　化学实验

Ⅰ. 化学实验基本操作和仪器使用

一、托盘天平的使用

托盘天平是进行化学实验不可缺少的重要称量仪器。由于各种不同的化学实验对称量准确度的要求不同,因此需要使用不同类型的天平进行称量。常用天平的种类很多,尽管它们在构造上各有差异,但都是根据杠杆原理设计制成的。

托盘天平称量的最大准确度为 ± 0.1 g,它使用简便,但精度不高。托盘天平的构造如图 3-Ⅰ-1 所示。

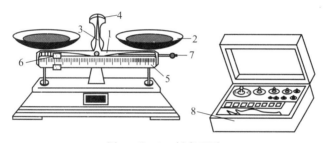

图 3-Ⅰ-1　托盘天平

1—横梁;2—秤盘;3—指针;4—刻度盘;5—游码标尺;

6—游码;7—平衡调节螺丝;8—砝码盒

(一) 称量前的检查

先将游码 6 拨至游码标尺 5 左端"0"处,观察指针 3 摆动情况。如果指针在刻度盘 4 左右摆动的距离几乎相等,即表示托盘天平可以使用;如果指针在刻度盘左右摆动的距离相差很大,则应将平衡调节螺丝 7 向里拧动或向外拧动,以调节至指针左右摆动距离大致相等为止,才可使用。

(二) 物品称量

(1) 称量的物品放在左秤盘,砝码放在右秤盘。

(2) 先加大砝码,再加小砝码,加减砝码必须用镊子夹取,最后用游码调节,直至指针在刻度盘左右两侧摆动的距离几乎相等为止。

(3) 记下砝码和游码在标尺上的数值(读至 0.1 g),两者相加即为所称量物品的质量。

(4) 称量固体试剂时,应在左秤盘放上已知质量的洁净干燥的容器(如表面皿或烧杯等)或称量纸,再将试剂加入,然后进行称量。

（5）称量完毕，应把砝码放回砝码盒中，将游码退回到刻度"0"处，取下秤盘上的物品，并将两个秤盘放在一侧，或用橡胶圈架起，以免天平摆动。

称量时应注意以下几点：

（1）托盘天平不能称量热的物品，也不能称量过重的物品（其质量不得超过天平的最大称量量）。

（2）被称量物品不能直接放在秤盘上，吸湿或有腐蚀性的试剂必须放在玻璃容器内。

（3）不能用手取放砝码。

（4）托盘天平应保持清洁，如果把试剂洒在秤盘上，必须立即清除，不用时应加塑料罩防尘。

二、量筒的使用

量筒是用于量取一定体积液体的玻璃量器，以其所能量度的最大容积分为 5 mL，10 mL，50 mL，100 mL，500 mL，1000 mL，2000 mL 等规格，在实验中可根据需要选用。

量筒只能粗略地量取液体体积，其使用方法如下：

（1）量取液体时，量筒应竖直放置，读数时视线应与量筒内液面的弯月面底部刻度保持水平。

（2）量筒不耐热，不能量取热的液体，以防止炸裂。

三、容量分析仪器及其使用

（一）容量分析常用仪器

1. 滴定管

滴定管是内径均匀的细长刻度玻璃管，是滴定时准确测量标准溶液体积的量器。常量分析的滴定管的容积有 50 mL 和 25 mL，最小刻度为 0.1 mL，读数可估计到 0.01 mL。此外，还有 10 mL，5 mL，2 mL，1 mL 的半微量或微量滴定管，最小刻度为 0.05 mL，0.01 mL 或 0.005 mL。

滴定管分为酸式滴定管［图 3-Ⅰ-2(a)］和碱式滴定管［图 3-Ⅰ-2(b)］两种。酸式滴定管下端有玻璃旋塞，用于盛装酸性溶液或氧化性溶液，不宜盛装碱性溶液，因碱性溶液能腐蚀玻璃将旋塞粘住。碱式滴定管下端用一乳胶管（管内有一玻璃球）把尖嘴和刻度管连在一起，它不能盛放与乳胶起作用的溶液，如 $KMnO_4$ 溶液、I_2 溶液和 $AgNO_3$ 溶液等。

2. 移液管和吸量管

移液管［图 3-Ⅰ-3(a)］是用于准确移取一定体积液体的容量器皿，它是一支中间膨大、上下两端细长的玻璃管，上端管径刻有标线，下端有拉尖的出口，管上刻有容积和测定体积的温度。常用的移液管有 5 mL，10 mL，25 mL，50 mL 等规格。

吸量管［图 3-Ⅰ-3(b)，(c)，(d)］是带有分刻度的移液管，管中部没有膨大的球部，用于移取不同体积的液体。常用的吸量管有 0.1 mL，0.5 mL，1 mL，2 mL，5 mL，10 mL 等规格。

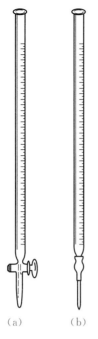

图 3-Ⅰ-2　酸碱滴定管

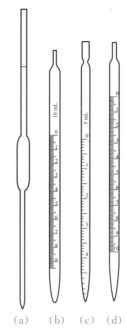

图 3-Ⅰ-3　移液管与吸量管

3. 容量瓶

容量瓶是测量所容纳的液体体积的一种容量器皿,它是一种细颈梨形的平底玻璃瓶,带有磨口玻璃塞,颈上刻有标线。

容量瓶的主要用途是配制标准溶液、试样溶液,或用来定量稀释溶液。常用容量瓶的容量一般表示为 20 ℃时液体充满至标线时的容积,有 10 mL,50 mL,100 mL,250 mL,500 mL,1 000 mL 等规格。

(二) 容量分析仪器的洗涤

容量分析仪器在使用时必须充分洗涤,要求是液体流过玻璃表面后不挂水珠,只在表面留下一个连续的、不易见到的水膜。若仪器内壁挂有水珠,应重新洗涤。容量分析仪器一般的洗涤步骤如下:

(1) 用铬酸洗液洗。将洗液倒入玻璃仪器中,转动仪器,使洗液均匀浸润仪器内壁各个部位,静置 10~20 min 后,将洗液倒回原瓶。

(2) 用自来水冲洗。

(3) 用蒸馏水(或去离子水)润洗 2 次或 3 次,每次用量为 4~5 mL。

洗碱式滴定管时,应先把乳胶管取下,换上废旧乳胶管并夹上弹簧夹,再倒入洗液。

(三) 容量分析仪器的使用方法

1. 滴定管的使用

应检查洗净的滴定管是否漏水,酸式滴定管的旋塞是否灵活。检查时,将滴定管装满蒸馏水,垂直夹在滴定管架上,放置 2 min,观察管口及旋塞两端是否有水渗出;然后将旋塞旋转 180°,再放置 2 min。若两次均无水渗漏,即可使用。若漏水,可将旋塞取下,用滤纸吸干旋塞和旋塞套上的水,擦拭时滴定管应平放在桌面上,以免管中水流入旋塞套中。用手指蘸取少许凡士林在旋塞两头涂上薄薄一层,离旋塞孔近的两侧要少涂一些,以免堵塞旋塞孔。然后塞好旋塞,转动数次,直到旋塞外观透明为止。旋转时应避免旋塞在旋塞套内来回移动,再用水检查一次。若旋塞孔或滴定管尖端被凡士林堵塞时,可将其插入热水中温热片刻,然后打开旋塞使管内水突然流出,冲出软化的凡士林,凡士林排出后即可关闭旋塞,最后再用蒸馏水洗干净,备用。

碱式滴定管只需装满蒸馏水后直立观察管口即可,若发现漏水,可将乳胶管内的玻璃球向上移动,这样处理后仍漏水,则需更换玻璃球或乳胶管。

向滴定管中装入标准溶液时,先将试剂瓶中标准溶液摇匀。为了避免装入滴定管内的溶液被滴定管内壁的残留水稀释,要先用欲装入的溶液润洗 2 次或 3 次,每次用水约 10 mL。具体操作方法是,倒入溶液后,两手平端滴定管,慢慢转动滴定管使溶液流遍全管,再把滴定管竖起,打开滴定管旋塞或挤捏玻璃球外的乳胶管,冲洗出口,使溶液从下端流出。

在装入标准溶液时,应由试剂瓶直接倒入滴定管中,不得借助其他器皿(如漏斗、烧杯等),以免标准溶液的浓度发生变化或被污染。

滴定管装满溶液后,应检查旋塞下端或乳胶管内有无气泡,若有气泡必须排除。酸式滴定管可用右手拿住滴定管无刻度部分使其倾斜 30°,左手迅速打开旋塞,使溶液快速冲出将气泡带走;碱式滴定管可把乳胶管向上弯曲,出口向上,挤捏玻璃球使溶液从尖嘴喷出,即可排除气泡(图 3-Ⅰ-4)。

读数时滴定管应垂直放置,将管尖上悬挂的液滴除去,装好或放出溶液后等 1~2 min,使附着在内壁的溶液流下来后再读数。

由于水的附着力和内聚力作用,滴定管内的液面呈弯月形,无色溶液和浅色溶液的弯月面比较清晰,读数时应读弯月面下缘实线的最低点,即视线应与弯月面下缘实线的最低点在同一水平面上,如图 3-Ⅰ-5 所示。有色溶液的弯月面不够清晰,读数时视线应与液面两侧最高点相切。

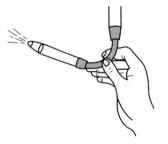

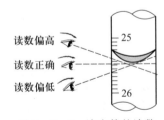

图 3-Ⅰ-4 碱式滴定管排气泡方法   图 3-Ⅰ-5 滴定管的读数

滴定时,将装有被滴定溶液的锥形瓶或烧杯放在滴定管下面,瓶底离滴定台高 2~3 cm(烧杯不必离滴定台),滴定管尖伸入瓶口内约 1 cm。左手控制滴定管,右手的拇指、食指和中指拿住锥形瓶。

使用酸式滴定管时,左手拇指在前,食指和中指在后,无名指和小指向手心弯曲,轻抵旋塞下部。转动旋塞时,手指微微弯曲轻轻向里扣住,手心空握,切勿顶出旋塞,以免溶液漏出。

使用碱式滴定管时，左手拇指在前，食指在后，捏住玻璃球所在部位稍上处，向右挤乳胶管即可使溶液流出。应注意不要捏玻璃球下部乳胶管，以免进入空气形成气泡，也不能使玻璃球上下移动。滴定时两手操作姿势如图 3-Ⅰ-6 所示。

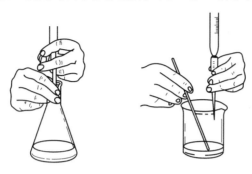

图 3-Ⅰ-6　滴定时两手操作姿势

滴定时，左手不能离开旋塞而任溶液自流。右手持锥形瓶，应边滴边摇，摇动时应微动手腕关节向同一方向做圆周旋转，不能前后振动，否则会溅出溶液。瓶口与滴定管口不能相撞，滴定速度一般控制在约 10 mL·min^{-1}，即 3~4 滴·s^{-1}。在接近滴定终点时，应 1 滴或半滴滴加，并不断摇动锥形瓶，直至终点。半滴溶液的加法是，使溶液悬挂在管尖而不让其滴落，用锥形瓶内壁将其沾落，再用洗瓶以少量蒸馏水冲洗瓶壁。

每次滴定最好都从 0.00 mL 或接近 0.00 mL 的任一刻度开始，这样各次滴定都是用滴定管的同一个刻度范围测量，可减少因管径不均匀而产生的体积误差。

滴定结束后，滴定管内的溶液应倒掉，但不能倒回原瓶中，以免玷污瓶内溶液。最后洗净滴定管，用蒸馏水充满滴定管，置滴定管架上备用。

2. 移液管和吸量管的使用

将洗涤干净的移液管用欲量取的溶液润洗 2 次或 3 次，每次用 3~5 mL。用移液管吸取溶液时，右手的拇指和中指拿住管颈标线上方，下端尖部插入溶液液面下方 1~2 cm，左手拿洗耳球，先把球中空气压出，然后将球的尖端接在管口上，慢慢放松左手使溶液吸入管内（图 3-Ⅰ-7）。当液面升高到刻度线以上时移去洗耳球，立即用右手的食指按住管口将移液管提出液面，但不能从容器中取出，调节视线与移液管标线在同一水平线上。稍微减少食指压力使液面平稳下降，直到液体弯月面、标线和视线三者相平时，再用食指压紧管口使液体停止流动，取出移液管，用干净滤纸片擦去管端外面的溶液，但不能接触管尖，然后插入承接溶液的容器中。管尖端靠在容器内壁，此时移液管应垂直，承接容器应倾斜，松开食指使溶液自由流出，如图 3-Ⅰ-8 所示。待溶液流完后，约停 15 s 再把移液管拿开。如果移液管上未注明"吹"字，残留在管尖的溶液不能吹入承接容器中，因在检定移液管的体积时未把这部分溶液体积计算在内。

用吸量管移取溶液时，操作方法与移液管的操作方法相同。移液管和吸量管用毕，应立即洗干净放在移液管架上，备用。

应当指出，任何一种量器都不可能绝对准确，都有一定的允许误差，移液管允许相对误差约为 ±0.1%。

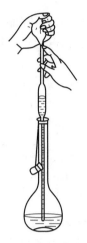

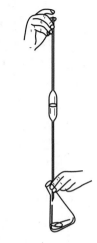

图 3-Ⅰ-7 吸取溶液的操作　　图 3-Ⅰ-8 放出溶液的操作

3. 容量瓶的使用

使用容量瓶配制标准溶液、试样溶液,或定量稀释溶液时,首先应检查其是否漏水。检查方法是,在容量瓶中装蒸馏水至标线,盖好瓶塞,左手食指按住塞子,右手指尖顶住瓶底边缘,倒立 2 min,然后观察瓶塞周围是否有水渗漏[图 3-Ⅰ-9(a)(b)];若不漏水,将瓶直立,把瓶塞转动一下,再倒过来试验一次,确认不漏水方可使用。

定量配制溶液时,容量瓶中只盛放已溶解的溶液,如用固体物质配制溶液,应先将固体物质溶解于烧杯中,再将冷却至室温的溶液沿玻璃棒转移到容量瓶中[图 3-Ⅰ-9(c)]。待烧杯中的溶液全部流完后,将烧杯沿玻璃棒上提,同时直立,使附着在烧杯嘴的溶液流回到烧杯中。用适量蒸馏水(或其他所用溶剂)洗涤烧杯 3～4 次,荡洗液一并转入容量瓶中。向容量瓶中加入溶剂至容积约 3/4 时或近细颈处,将容量瓶摇晃作初步混匀,再用干净的滴管加溶剂至刻度。观察刻度时,视线应与标线的最低点相切。盖好瓶塞,用食指压住瓶塞,另一只手握住容量瓶底部,不断转动,待气泡上升至顶部时,再倒转摇动,如此反复几次,使溶液充分混合均匀。

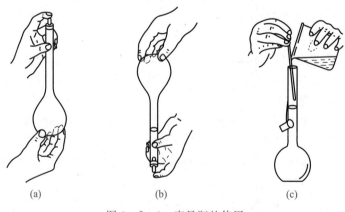

(a)　　　　　　(b)　　　　　　(c)

图 3-Ⅰ-9 容量瓶的使用

定量稀释溶液时,用移液管或其他定量容器吸取一定量的待稀释溶液,加入合适规格的容量瓶中,按上述配制溶液的方法,加溶剂至刻度、混匀。

四、电子天平的使用

电子天平是集精确、稳定、多功能及自动化于一体的最先进的分析天平,大多可称准至 0.1 mg,能满足所有实验室质量分析的要求。电子天平一般采用单片微处理机控制,有些电子分析天平还具有标准的信号输出口,可直接连接打印机、计算机等设备来扩展天平的使用,使称量分析更加现代化。

(一)称量操作

电子天平称量快速、准确,操作方便。电子天平的品牌及型号很多,不同品牌的电子天平在外形设计和功能等方面有所不同,其操作存在差异,但基本使用规程大同小异。下面以梅特勒-托利多公司生产的 AL104 型电子天平(图3-Ⅰ-10)为例,介绍称量方法。常用的称量方法主要有固定重量称量法(加重法)和递减称量法(减量法)。

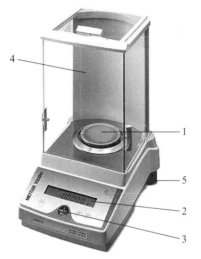

图3-Ⅰ-10　AL104 型电子天平
1—秤盘;2—显示屏;3—操作键;
4—防风罩;5—水平调节螺丝

1.固定重量称量法(加重法)

该法是为了称取指定质量的试样,如配制标准溶液等。要求试样本身不吸水并在空气中性质稳定。

(1)调整水平调节螺丝,使天平后部的水平仪内空气泡位于圆环中央(以使天平保持水平位置)。

(2)接通电源,预热约 10 min,按 on/off 键开机,天平自检,显示回零时,即可开始称量。

(3)将称量容器置于托盘上,关上天平门,显示容器质量,按 on/off 键调零(去皮)。

(4)往称量容器中加入试样,关上天平门,待显示屏左下方".."符号消失,读数稳定,所示数值即为试样净重,记录结果。

(5)称量结束,按 on/off 键至显示屏出现"OFF"字样,关闭天平,关好天平拉门,断开电源,盖上防尘罩,并做好使用登记。

2.递减称量法(减量法)

在实际工作中,还常用减量法进行称量。该法称出试样的质量不要求固定的数值,必须在要求的范围($\pm 10\%$)内即可。适用于称取易吸水、易氧化或易与 CO_2 反应的物质。

(1)、(2)步与加重法的前两步一致。

(3)将装有适量试样的称量瓶置于托盘上,关上天平门,待显示屏左下方".."符号消失,读数稳定,记录称量瓶及样品的总质量。

（4）倾倒出少量试样后，再将称量瓶置于托盘上，关上天平门，称量并记录取出少量样品后的容量瓶及剩余试样的总质量（通常要反复多次），前后读数的差值即为取出试样的质量。其余步骤与加重法一致。

需要注意的是，称量过程中需用洁净的小纸条套在称量瓶上［图 3-Ⅰ-11(a)］，拿取放在天平托盘中。倾倒试样时需用小纸条套住瓶盖打开，将称量瓶慢慢向下倾斜，用瓶盖轻轻敲击瓶口［图 3-Ⅰ-11(b)］，使适量试样落入容器中，盖好瓶盖。

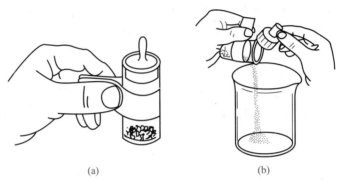

(a)   (b)

图 3-Ⅰ-11　称量瓶的使用

天平控制面板上的每个按键均有多种功能，如 on/off 键除可用于开机和关机外，还有清零/去皮及消除功能。此外，还可调出菜单方式进行操作，需要时请参阅说明书。

（二）注意事项

（1）称量范围越小、精度越高的电子天平，对天平室的环境要求越高，天平室的基本要求是防尘、防震、防过大的温度波动和气候影响，精度高的天平最好在恒温室中使用。

（2）电子天平安装之后，使用之前必须进行校准。较长时间不使用时，应每隔一段时间通电一次，保持电子元件干燥。校准及维护由实验室工作人员负责完成。

（3）电子天平自重较小，容易被碰移位，导致水平改变，影响称量的准确性。因此在使用时动作要轻缓，并时常检查天平是否水平。

（4）称量时，应注意克服影响天平读数的各种因素，如空气流动、温度波动、容器或试样不够干燥、开门及放置称量物时动作过重等。

（5）称量物不可直接放在天平托盘上称量。

（6）称量试样切忌超过量程。

（7）保持天平整洁，如药品洒落应及时清理。

（8）若发现故障或损坏，应及时报告教师。使用后，注意做好使用登记，便于维护。

五、酸度计的使用

酸度计是测量溶液 pH 的常用仪器，它主要是利用一对电极在不同 pH 的溶液中产生不同的电动势。这对电极是由一支玻璃电极和一支饱和甘汞电极所组成，玻璃电极称为指示电极，甘汞电极称为参比电极。玻璃电极是用一种导电玻璃吹制成的极薄的空心小球,球内有 0.1 mol•L^{-1} HCl 溶液和 Ag－AgCl 电极。把玻璃电极插入待测溶液中,组成氢离子指示电极:

$$Ag,AgCl(s)\mid HCl(0.1\ mol•L^{-1})\mid 玻璃\mid 待测溶液$$

玻璃电极的导电玻璃薄膜把两种溶液隔开,即有电势产生。小球内 H$^+$ 浓度是固定的,所以氢电极的电极电势随待测溶液的 pH 不同而改变。在298.15 K时,玻璃电极的电极电势为

$$E_{玻璃}=E_{玻璃}^{\ominus}+0.059\ 16\ \text{V pH}$$

式中:$E_{玻璃}$ 为玻璃电极的电极电势;$E_{玻璃}^{\ominus}$ 为玻璃电极的标准电极电势。

将玻璃电极和饱和甘汞电极组成原电池,并连接上电流表,即可测定原电池的电动势 E。

$$E=E_{甘汞}-E_{玻璃}=E_{甘汞}-E_{玻璃}^{\ominus}-0.059\ 16\ \text{V pH}$$

待测溶液的 pH 为

$$pH=\frac{E_{甘汞}-E_{玻璃}^{\ominus}-E}{0.059\ 16\ \text{V}}$$

由于 $E_{甘汞}$ 为一常数,如果 $E_{玻璃}^{\ominus}$ 已知,即可由原电池的电动势 E 求出待测溶液的 pH。$E_{玻璃}^{\ominus}$ 可利用已知 pH 的缓冲溶液而求得。

酸度计一般是把测得的电动势直接用 pH 表示出来。为了方便起见,仪器加装了定位调节器,当测量 pH 已知的标准缓冲溶液时,利用调节器,把读数直接调节在标准缓冲溶液的 pH 处。这样在以后测量待测溶液的 pH 时,指针就可以直接指示溶液的 pH,省去了计算手续。一般都把前一步称为"校准",后一步称为"测量"。已经校准过的酸度计,在一定时间内可以连续测量许多个待测溶液。

温度对溶液 pH 有影响,可根据能斯特方程予以校正,在酸度计中已装配有温度补偿器进行校正。

使用玻璃电极时,要注意以下几点:

(1)玻璃电极的下端球形玻璃薄膜极薄,切忌与硬物接触,使用时必须小心操作。一旦玻璃球破裂,玻璃电极就不能使用。

(2)玻璃电极初次使用时,应先把它放在蒸馏水中浸泡 24 h,不用时也最好把它浸泡在蒸馏水中,以便下次使用时可简化浸泡和校正手续。

(3)玻璃电极上的有机玻璃管具有良好的绝缘性能,切忌与化学试剂或油污接触。

(4)玻璃球不能沾有油污,若沾有油污,应先将玻璃球浸入酒精中,再置于乙醚或四氯化碳中,然后放回酒精中,最后用蒸馏水冲洗,并浸泡在蒸馏水中。

(5)测量强碱性溶液的 pH 时,应尽快操作,测量完毕后立即用蒸馏水淋洗电极,以免碱液腐蚀玻璃。

使用甘汞电极时要注意以下几点:

(1)使用前应检查饱和 KCl 溶液是否浸没内部电极小瓷管的下端,是否有 KCl 晶体存在,弯管内是否有气泡将溶液隔开。

（2）拔去下端的橡胶套，电极的下端为一陶瓷芯，在测量时允许有少量 KCl 溶液流出，测量时拔去支管上的小橡胶塞，以保持有足够的液压差，防止被测溶液流入而玷污电极，把橡胶套和橡胶塞保存好，以免丢失。

（3）测量结束后，将电极用蒸馏水淋洗，套上橡胶套和橡胶塞，以防电极中的水分蒸发，不能把甘汞电极浸泡在蒸馏水中。

（4）饱和甘汞电极应防止其下端瓷芯堵塞，还要经常向管内补充饱和 KCl 溶液，一般其液面不应低于参比电极的甘汞糊状物以下。

（一）雷磁 25 型酸度计的使用

雷磁 25 型酸度计的面板装置如图 3-Ⅰ-12 所示。

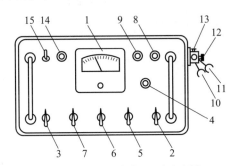

图 3-Ⅰ-12　雷磁 25 型酸度计

1—指示电表；2—零点调节器；3—定位调节器；4—读数开关；5—量程选择开关；
6—pH-mV 开关；7—温度补偿器；8—玻璃电极插孔；9—甘汞电极接线柱；
10—大电极夹；11—小电极夹；12—螺丝（紧固电极梗）；
13—螺丝（紧固电极夹）；14—指示灯；15—电源开关

使用雷磁 25 型酸度计测量待测溶液 pH 的操作步骤如下：

（1）安装电极：把甘汞电极的塑料帽夹在大电极夹 10 上，通过导线与接线柱 9 连接；把玻璃电极的塑料帽夹在小电极夹 11 上，插头全部插入孔 8 内。两个电极的高度可以通过螺丝 13 调节。

（2）用已知 pH 的标准缓冲溶液进行校正，校正方法如下：

① 先打开电源开关，指示灯亮，仪器预热 10 min。

② 置 pH-mV 开关于 pH 位置。

③ 将适量的标准缓冲溶液注入小烧杯中，调节螺丝 13 使电极放入溶液中，玻璃电极的玻璃球和甘汞电极的支管必须全部浸入溶液中。

④ 置温度补偿器 7 的旋钮于溶液的温度处。

⑤ 根据标准缓冲溶液的 pH，将量程选择开关 5 置于 pH 挡，范围在"7～0"或"7～14"挡。

⑥ 调节零点调节器 2 使指针位于"7"处。

⑦ 按下读数开关 4，调节定位调节器 3，使指针指在标准缓冲溶液的 pH 处，放松读数开关，指针即回到"7"处，若有变动，则再调节零点调节器 2。⑥和⑦两步操作重复几次，使按下读数开关时指针对准已知 pH 位置，而放松读数开关则指针在"7"处。

这时表示仪器已经校正好,以后勿再旋动定位调节器,否则必须重新校正。

⑧ 校正结束后,用蒸馏水将电极小心冲洗干净。

（3）测量待测溶液 pH,测量方法如下:

① 用滤纸轻轻将附着在电极上的剩余水滴吸干,或用被测溶液洗涤电极,然后将电极浸入被测溶液中,并轻轻摇动烧杯使溶液均匀。

② 被测溶液的温度必须与标准缓冲溶液相同,若不相同,应调节温度补偿器于被测溶液的温度处。

③ 注意指针零点是否在 pH=7 处,否则应调节零点。

④ 按下读数开关 4,指针所指读数即为待测溶液的 pH。

⑤ 测量完毕后,放开读数开关 4,用蒸馏水冲洗电极。

（二）pH S-2 型酸度计的使用

pH S-2 型酸度计的面板装置如图 3-Ⅰ-13 所示。

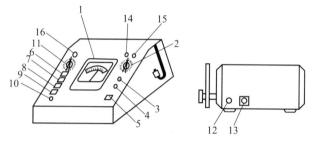

图 3-Ⅰ-13　pH S-2 型酸度计

1—指示电极；2—电源按键；3—指示灯；4—pH 按键；5—+mV 按键；

6——mV 按键；7—mV-pH 量程分挡开关；8—温度补偿旋钮；

9—零点调节旋钮；10—校正调节旋钮；11—定位调节旋钮；12—读数按键；

13—甘汞电极接线柱；14—玻璃电极插口；15—电源插座；16—保险丝

用 pH S-2 型酸度计测量待测溶液 pH 的操作方法如下:

（1）安装电极:将电极夹子夹在电极杆上,夹上玻璃电极,其电极插头插入玻璃电极插口 14 内,并将小螺丝拧紧。甘汞电极夹在中间夹子上,其电极引线接在甘汞电极接线柱 13 上。测量溶液温度时,可将温度计夹在甘汞电极同一边的小夹子上。使用甘汞电极时,应将其上端的橡胶塞拔去,以保持液位压差。

（2）预热:插上电源,按电源按键 2,指示灯亮,再按下 pH 按键 4,预热 15～30 min。

（3）校正:调节温度补偿旋钮 8,与被测溶液的温度相同。然后松开玻璃电极插头,将量程分挡开关 7 旋至"6",调节零点旋钮 9,使指针指在表头"1.0"处。再将量程分挡开关旋至"校正"位置,调节校正调节旋钮 10 使指针指在满刻度"2.0"处。每次调节需 30 s 后才能使指针稳定,如此重复上述调整至校正好为止。最后将玻璃电极插头插入插口中,将量程分挡开关 7 旋至"6"处。

（4）定位:在烧杯中倒入标准缓冲溶液,将电极浸入溶液中,将量程分挡开关调至标准缓冲溶液 pH 处,按下读数按键 12,调节定位调节旋钮 11,表头上的读数加上量程分挡开关 7 上所指的读数之和,正好等于标准缓冲溶液的 pH。必要时可以重复校正和定位的操作,使定位正确。

(5)测量待测溶液的 pH:将两个电极用蒸馏水洗净,用滤纸吸干,并将它们插入待测溶液中。按下读数按键,选择合适的量程分挡开关 7,使表头可读出读数为止,记下读数。当待测溶液的温度与定位的标准缓冲溶液不同时,则需调节温度后重新进行校正,再测量,但定位操作无须重复进行。

测量结束后,取出电极,洗净,将甘汞电极上的水吸干,套上其下部的橡胶套,放回原电极盒中,而玻璃电极仍继续浸泡在蒸馏水中。

六、分光光度计的使用

(一) 721 型分光光度计

721 型分光光度计是实验室常用的一种简易分光光度计,用于可见光区范围内的定量分析。

721 型分光光度计的结构如图 3-Ⅰ-14 所示。

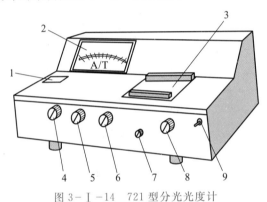

图 3-Ⅰ-14   721 型分光光度计

1—波长读数盘;2—读数电表;3—吸收池暗盒盖;4—波长调节旋钮;5—"0"调节旋钮;
6—"100%"调节旋钮;7—吸收池架拉杆;8—灵敏度选择旋钮;9—电源开关

721 型分光光度计的光学系统如图 3-Ⅰ-15 所示。光源 1 发出的光照射到聚光透镜 2 上,汇聚后再经过反射镜 7 转角 90°,反射至入射狭缝 6(狭缝正好位于准光镜的焦面上),经狭缝射至准光镜 4,被准光镜 4 反射以一束平行光射向色散棱镜 3,光进入色散棱镜 3 被色散后依原路稍偏转一个角度反射回来,这样从色散棱镜 3 色散后出来的光再经过准光镜 4 反射后,就汇聚在出光狭缝 6 上(出光狭缝和入射狭缝是一体的),经聚光透镜 9 后,照射至吸收池 10 上,未被吸收的光通过光门 11 照射到光电管 13 上。

721 型分光光度计的操作方法如下:

(1) 在仪器尚未接通电源时,电表指针必须位于"0"刻线上。否则,应打开仪器盖板,调节电表上零点校正螺丝,使指针调至"0"处。

(2) 将电源开关接通,打开吸收池暗箱盖,选择适宜的单色光波长和灵敏度。灵敏度的选择请参照步骤(3),调节"0"调节旋钮使指针指示在"0"位。然后将装有参比

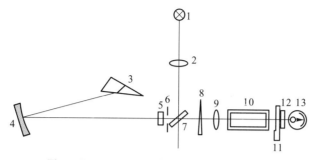

图 3-Ⅰ-15　721 型分光光度计的光学系统

1—光源；2—聚光透镜；3—色散棱镜；4—准光镜；5—保护玻璃；6—狭缝；

7—反射镜；8—光栅；9—聚光透镜；10—吸收池；11—光门；12—保护玻璃；13—光电管

溶液(如蒸馏水)的吸收池推入光路,把吸收池暗箱盖合上,转动"100%"调节旋钮,使电表指针指示在"100%"处。仪器预热约 20 min。

(3) 选择适当的灵敏度,放大灵敏度有 5 挡,灵敏度是逐步增大的,其中"1"最低。选择灵敏度的原则是使参比溶液的透光率能调到"100%"处,要尽可能选用灵敏度较低挡,这样仪器将有更高的稳定性。所以,使用时灵敏度一般置于"1",灵敏度不够时再逐渐升高,但改变灵敏度后,需按步骤(2)重新调"0"和"100%"。

(4) 预热后,按步骤(2)连续几次调"0"和"100%",即可进行测量。

(5) 把待测溶液置于吸收池中,按空白校正方法,把盛有待测溶液的吸收池推入光路中,记录电表上的读数。

(6) 测量完毕,切断电源,开关置于"关"处,洗净吸收池,将仪器罩上防尘布罩。

分光光度计在使用时应注意以下几点:

(1) 测量时,吸收池要先用蒸馏水冲洗,再用被测溶液涮洗三遍,以免装入的被测溶液的浓度发生改变,影响测量结果。

(2) 被测溶液装入吸收池后,要用擦镜纸将吸收池外部擦净。注意保护其透光面,勿使其产生斑痕,拿吸收池时,手只能捏住毛玻璃的两面。

(3) 测量时,根据溶液的浓度选用不同厚度的吸收池,尽量使吸光度控制在 0.1~0.65,这样可得到较高的准确度。

(4) 仪器连续使用时间不宜太长,以免光电管疲劳。

(5) 吸收池用完后,应及时洗净擦干,放回盒内。

(二) 722 型光栅分光光度计

722 型光栅分光光度计采用光栅自准式色散系统和单光束结构光路,使用波长范围为 330~800 nm。722 型光栅分光光度计的面板如图 3-Ⅰ-16 所示。

722 型光栅分光光度计的光学系统如图 3-Ⅰ-17 所示。

钨灯发出的光经滤光片滤光、聚光镜聚光后从入射狭缝投向单色器,入射狭缝正好处在聚光镜及单色器内准直镜的焦平面上,因此进入单色器的复合光通过平面反射镜反射及准直镜准直变成平行光射向色散元件光栅,光栅将入射的复合光通过衍射作用按照一定顺序均匀排列成连续单色光谱。此单色光谱重新回到准直镜上,由于仪器

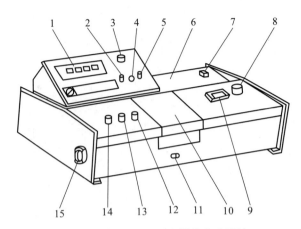

图 3-Ⅰ-16　722 型光栅分光光度计

1—数字显示器；2—吸光度调零旋钮；3—选择开关；4—吸光度调斜率电位器；
5—浓度旋钮；6—光源室；7—电源开关；8—波长手轮；9—波长刻度窗；10—吸收池盖；
11—吸收池架拉杆；12—100% T 旋钮；13—0% T 旋钮；14—灵敏度调节旋钮；15—干燥器

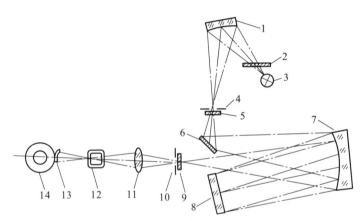

图 3-Ⅰ-17　722 型光栅分光光度计光学系统图

1—聚光镜；2—滤光片；3—钨灯；4—入射狭缝；5—保护玻璃；6—反射镜；7—准直镜；
8—光栅；9—保护玻璃；10—出射狭缝；11—聚光镜；12—试样室；13—光门；14—光电管

出射狭缝设置在准直镜的焦平面上,这样,从光栅色散出来的单色光经准直镜后利用聚光原理成像在出射狭缝上,出射狭缝选出指定带宽的单色光通过聚光镜落在试样室被测试样中心,试样吸收后透射的光经光门射向光电管阴极面,由光电管产生的光电流经微电流放大器、对数放大器放大后,在数字显示器上直接显示出试样溶液的透光率、吸光度或浓度数值。

722 型光栅分光光度计的使用方法及注意事项如下:

(1) 将灵敏度旋钮调至"1"挡(放大倍率最小)。

(2) 开启电源,指示灯亮,预热 20 min,将选择开关置于"T"。

(3) 打开吸收池盖(光门自动关闭),调节 0% T 旋钮,使数字显示为"000.0"。

(4) 将装有溶液的吸收池置于吸收池架中。

（5）旋动仪器波长手轮，把测试所需的波长调节至刻度线处。

（6）盖上吸收池盖，将盛参比溶液的吸收池置于光路中，调节 $100\% \, T$ 旋钮，使数字显示 T 为 100.0（若显示不到 100.0，则可适当增加灵敏度的挡数，同时应重复（3），调整仪器的"000.0"）。

（7）将被测溶液置于光路中，数字表上直接读出被测溶液的透光率（T）。

（8）吸光度（A）的测量，参照（3）（6），调整仪器的"000.0"和"100.0"，将选择开关置于 A，旋动吸光度调零旋钮，使得数字显示为"0.000"，然后推入被测溶液，显示值即为试样的吸光度（A）。

（9）浓度（c）的测量，选择开关由 A 旋至 C，将已标定的溶液推入光路中，调节浓度旋钮，使数字显示为标定值，将被测溶液推入光路，即可读出相应的浓度。

（10）仪器使用时，应经常参照本操作方法中（3）（6）进行调节"000.0"和"100.0"的工作。

（11）每台仪器所配套的吸收池不能与其他仪器上的吸收池单个调换。

（12）本仪器数字显示后背部带有外接插座，可输出模拟信号。插座 1 脚为正，2 脚为负接地线。

（13）若测试波长改变较大时，需等数分钟后才能正常工作（因波长由长波向短波或反向移动时，光能量急剧变化，光电管受光后响应迟缓，需一段光响应平衡时间）。

（14）仪器使用完毕后用防尘布罩罩住，并放入硅胶等干燥剂保持干燥。

（15）吸收池用完后应立即用蒸馏水洗净，用细软的纸或布擦干存放在吸收池盒内。

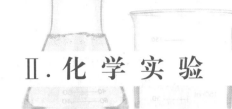

Ⅱ. 化 学 实 验

实验一　HAc 的解离度和标准解离常数的测量

一、实验目的

1. 掌握弱酸的解离度和标准解离常数的测量方法。
2. 了解电位法测量溶液 pH 的原理。
3. 学习酸度计的使用方法。

二、实验原理

在 HAc 水溶液中,存在下列解离平衡:

$$HAc + H_2O \rightleftharpoons Ac^- + H_3O^+$$

HAc 解离反应的标准平衡常数表达式为

$$K_a^\ominus(HAc) = \frac{c_{eq}(H_3O^+) \cdot c_{eq}(Ac^-)}{c_{eq}(HAc)} \qquad (3-Ⅱ-1-1)$$

式中:$K_a^\ominus(HAc)$ 为 HAc 的标准解离常数;$c_{eq}(H_3O^+)$,$c_{eq}(Ac^-)$,$c_{eq}(HAc)$ 分别为 H_3O^+,Ac^-,HAc 的相对平衡浓度。

HAc 的解离度定义为

$$\alpha(HAc) = \frac{c(HAc) - c_{eq}(HAc)}{c(HAc)} \times 100\% \approx \frac{c_{eq}(H_3O^+)}{c(HAc)} \times 100\%$$
$$(3-Ⅱ-1-2)$$

式中:$c(HAc)$ 为 HAc 溶液的浓度;$\alpha(HAc)$ 为 HAc 的解离度。

在一定温度下,用酸度计测定一系列已知准确浓度的 HAc 溶液的 pH,根据 $pH = -\lg c_{eq}(H_3O^+)$,求出 $c_{eq}(H_3O^+)$,再利用式(3-Ⅱ-1-2)求出不同浓度 HAc 溶液中 HAc 的解离度。

将 $c_{eq}(H_3O^+) = c_{eq}(Ac^-)$ 和 $c_{eq}(HAc) = c(HAc) - c_{eq}(H_3O^+)$ 代入式(3-Ⅱ-1-1)或利用下式计算出该温度下 HAc 的标准解离常数 $K_a^\ominus(HAc)$：

$$K_a^\ominus(HAc) = \frac{\alpha^2(HAc) \cdot c(HAc)}{1 - \alpha(HAc)} \qquad (3-Ⅱ-1-3)$$

三、实验用品

仪器：酸度计，容量瓶(50 mL)，吸量管(10 mL)，移液管(25 mL)，烧杯(50 mL,25 mL)，洗耳球,洗瓶。

试剂：HAc 标准溶液($0.1\ mol \cdot L^{-1}$,实验室已标定浓度)，标准缓冲溶液(pH = 4.00)。

四、实验内容

(一) 配制不同浓度的 HAc 溶液

分别取 25.00 mL,10.00 mL 和 5.00 mL HAc 溶液于三个 50 mL 容量瓶中,用蒸馏水稀释至刻度,摇匀,配制不同浓度的 HAc 溶液。

(二) 测定 HAc 溶液的 pH

分别取 25 mL 上述三种稀释后不同浓度的 HAc 溶液和未稀释的 HAc 溶液于四个小烧杯中,按由稀到浓的顺序分别用酸度计测定 HAc 溶液 pH,并记录水温。利用式(3-Ⅱ-1-2)和式(3-Ⅱ-1-3),分别计算出不同浓度的 HAc 溶液的 $\alpha(HAc)$ 和 $K_a^\ominus(HAc)$,最后计算出在测定温度下 HAc 的标准解离常数的平均值。

编号	$\dfrac{c(HAc)}{mol \cdot L^{-1}}$	$\dfrac{c(H_3O^+)}{mol \cdot L^{-1}}$	pH	$\alpha(HAc)$	$K_a^\ominus(HAc)$	
					测定值	平均值
1						
2						
3						
4						

五、思考题

1. 对于不同浓度的 HAc 溶液,HAc 的标准解离常数是否相同? HAc 的解离度是否相同?

2. 测定 HAc 溶液 pH 时,为什么要按照从稀到浓的顺序进行测定?

3. 改变 HAc 溶液浓度时,HAc 的标准解离常数和解离度是否发生变化?

实验二　酸碱解离平衡和沉淀−溶解平衡

一、实验目的

1. 了解弱酸和弱碱的解离平衡及平衡移动的原理。
2. 掌握缓冲溶液的性质及缓冲溶液的配制方法。
3. 掌握难溶强电解质的沉淀−溶解平衡及溶度积规则的运用。
4. 学习液体及固体的分离，以及 pH 试纸的使用等基本操作。

二、实验原理

弱酸或弱碱在水溶液中都是部分解离的，解离出来的离子与未解离的弱电解质分子之间处于平衡状态。例如，一元弱酸 HA 在水溶液中存在下列解离平衡：

$$HA + H_2O \rightleftharpoons H_3O^+ + A^-$$

HA 解离反应的标准常数表达式为

$$K_a^\ominus(HA) = \frac{c_{eq}(H_3O^+) \cdot c_{eq}(A^-)}{c_{eq}(HA)}$$

一元弱酸溶液中 H_3O^+ 浓度可利用下式计算：

$$c_{eq}(H_3O^+) = \sqrt{c(HA) \cdot K_a^\ominus(HA)} \qquad (3-\text{Ⅱ}-2-1)$$

一元弱碱溶液中 OH^- 浓度可利用下式计算：

$$c_{eq}(OH^-) = \sqrt{c(B^-) \cdot K_b^\ominus(B^-)} \qquad (3-\text{Ⅱ}-2-2)$$

在一元弱酸 HA 溶液中，如果加入与其含有相同离子的易溶强电解质，增大了 A^- 或 H_3O^+ 的浓度，将使 HA 的解离平衡逆向移动，降低 HA 的解离度，这种作用称为同离子效应。

缓冲溶液具有能够抵抗外加少量强酸、强碱或稍加稀释，保持溶液 pH 基本不变的能力。由弱酸 HA 和其共轭碱 A^- 组成的缓冲溶液，pH 可用下式计算：

$$pH = pK_a^\ominus(HA) + \lg \frac{c(A^-)}{c(HA)} \qquad (3-\text{Ⅱ}-2-3)$$

上式表明，缓冲溶液的 pH 取决于弱酸的标准解离常数及溶液中弱碱与其共轭酸的浓度比。

配制缓冲溶液时，若使用相同浓度的弱酸和其共轭碱，则可用体积比代替浓度比，式 $(3-\text{Ⅱ}-2-3)$ 可改写为

$$pH = pK_a^\ominus(HA) + \lg \frac{V(A^-)}{V(HA)} \qquad (3-\text{Ⅱ}-2-4)$$

在含有难溶强电解质 $M_{\nu_+} A_{\nu_-}$ 沉淀的饱和溶液中,未溶解的难溶强电解质的固体与其溶解后产生的离子之间存在着下列平衡:

$$M_{\nu_+} A_{\nu_-}(s) \Longrightarrow \nu_+ M^{z+}(aq) + \nu_- M^{z-}(aq)$$

难溶强电解质 $M_{\nu_+} A_{\nu_-}$ 的标准溶度积常数表达式为

$$K_{sp}^{\ominus}(M_{\nu_+} A_{\nu_-}) = \left[c_{eq}(M^{z+}) \right]^{\nu_+} \cdot \left[c_{eq}(A^{z-}) \right]^{\nu_-} \qquad (3 - II - 2 - 5)$$

利用溶度积规则,可以判断 $M_{\nu_+} A_{\nu_-}$ 沉淀的生成或溶解:

当 $\left[c(M^{z+}) \right]^{\nu_+} \cdot \left[c(A^{z-}) \right]^{\nu_-} < K_{sp}^{\ominus}(M_{\nu_+} A_{\nu_-})$ 时,沉淀溶解;

当 $\left[c(M^{z+}) \right]^{\nu_+} \cdot \left[c(A^{z-}) \right]^{\nu_-} = K_{sp}^{\ominus}(M_{\nu_+} A_{\nu_-})$ 时,处于沉淀-溶解平衡;

当 $\left[c(M^{z+}) \right]^{\nu_+} \cdot \left[c(A^{z-}) \right]^{\nu_-} > K_{sp}^{\ominus}(M_{\nu_+} A_{\nu_-})$ 时,有沉淀析出。

如果向难溶强电解质饱和溶液中加入与其含有相同离子的易溶强电解质,将会使难溶强电解质的溶解度降低,这种作用也称为同离子效应。

若溶液中含有两种或两种以上的离子,都能与加入的某种试剂生成难溶强电解质沉淀,则生成沉淀的先后次序取决于两种难溶强电解质溶解度的大小,溶解度较小的难溶强电解质先沉淀,溶解度较大的难溶强电解质后沉淀。这种先后沉淀的现象称为分步沉淀。

一种难溶强电解质的沉淀转化为另一种难溶强电解质沉淀的过程称为沉淀的转化。对于相同类型的难溶强电解质,标准溶度积常数较大的沉淀较易转化为标准溶度积常数较小的沉淀。

三、实验用品

仪器:离心机(公用),离心试管,试管,烧杯(50 mL,250 mL),玻璃棒,量筒(10 mL,100 mL),试管架,滴管,药勺。

试剂:NaAc(s,0.1 mol·L^{-1}),NH$_4$Cl(s,饱和),HCl(0.1 mol·L^{-1},6 mol·L^{-1}),HNO$_3$(6 mol·L^{-1}),HAc(0.1 mol·L^{-1},2 mol·L^{-1}),NaOH(0.1 mol·L^{-1},2 mol·L^{-1}),NH$_3$(0.1 mol·L^{-1},2 mol·L^{-1}),Pb(NO$_3$)$_2$(0.1 mol·L^{-1},0.001 mol·L^{-1}),KI(0.1 mol·L^{-1},0.001 mol·L^{-1}),MgCl$_2$(0.1 mol·L^{-1}),AgNO$_3$(0.1 mol·L^{-1}),Na$_2$S(0.1 mol·L^{-1}),NaCl(0.1 mol·L^{-1}),CuSO$_4$(0.1 mol·L^{-1}),Na$_2$HPO$_4$(0.2 mol·L^{-1}),KH$_2$PO$_4$(0.2 mol·L^{-1},2 mol·L^{-1}),BaCl$_2$(0.1 mol·L^{-1}),甲基橙(1 g·L^{-1}),酚酞(1 g·L^{-1}),(NH$_4$)$_2$C$_2$O$_4$(饱和),广范 pH 试纸,精密 pH 试纸(pH=3.8~5.4,pH=5.5~9.0)。

四、实验内容

(一)测定溶液 pH

用 pH 试纸分别测量 0.1 mol·L^{-1} HCl 溶液、0.1 mol·L^{-1} HAc 溶液、0.1 mol·L^{-1} NaOH 溶液和 0.1 mol·L^{-1} NH$_3$ 溶液的 pH,并与计算值进行比较。

(二)同离子效应

(1)取两支试管,各加入 2 mL 0.1 mol·L^{-1} HAc 溶液和 1 滴甲基橙指示剂,摇匀,观察溶液的颜色。然后在一支试管中加少量 NaAc 固体,摇匀。与另一支试管比较,溶液的颜色有何变化? 解释上述现象。

(2) 取两支试管,各加入 2 mL 0.1 mol·L^{-1} NH$_3$ 溶液和 1 滴酚酞指示剂,观察溶液的颜色。然后在一支试管中加少量 NH$_4$Cl 固体,摇匀。与另一支试管比较,溶液的颜色有何变化? 解释上述现象。

(3) 取两支试管,各加入 1 mL 0.1 mol·L^{-1} MgCl$_2$ 溶液,在其中一支试管中再加 1 mL NH$_4$Cl 饱和溶液,然后向这两支试管中各加 1 mL 2 mol·L^{-1} NH$_3$ 溶液。观察两支试管中产生的现象有何不同? 解释上述现象。

(三) 缓冲溶液的配制与性质

(1) 计算配制 20 mL pH 为 4.60 的缓冲溶液所需 0.1 mol·L^{-1} HAc (p$K_a^{\ominus}$=4.74) 溶液和 0.1 mol·L^{-1} NaAc 溶液的体积。根据计算结果,用量筒量取 HAc 溶液和 NaAc 溶液于 50 mL 烧杯中,混匀。用精密 pH 试纸测量溶液 pH,并用 2 mol·L^{-1} NaOH 溶液或 2 mol·L^{-1} HAc 溶液调节 pH 为 4.60。

(2) 计算配制 100 mL pH 为 7.40 的缓冲溶液所需 0.2 mol·L^{-1} Na$_2$HPO$_4$ 溶液和 0.2 mol·L^{-1} KH$_2$PO$_4$ [p$K_{a2}^{\ominus}$(H$_3$PO$_4$)=7.21] 溶液的体积。用量筒分别量取 Na$_2$HPO$_4$ 溶液和 KH$_2$PO$_4$ 溶液于 250 mL 烧杯中,混匀,并用 2 mol·L^{-1} NaOH 溶液或 2 mol·L^{-1} KH$_2$PO$_4$ 溶液调节 pH 为 7.40,保留备用。

(3) 缓冲溶液的性质: 按表 3-Ⅱ-2-1 的体积用量筒量取各种溶液,用精密 pH 试纸测量其 pH。根据加入酸、碱或纯水前后 pH 的变化,说明缓冲溶液的性质。

表 3-Ⅱ-2-1   加入酸、碱或纯水后对缓冲溶液 pH 的影响

编号	缓 冲 溶 液	pH	加入酸、碱或纯水	ΔpH
1	20 mL Na$_2$HPO$_4$-KH$_2$PO$_4$		2 mL 0.1 mol·L^{-1} HCl	
2	20 mL Na$_2$HPO$_4$-KH$_2$PO$_4$		2 mL 0.1 mol·L^{-1} NaOH	
3	20 mL Na$_2$HPO$_4$-KH$_2$PO$_4$		2 mL 纯水	
4	20 mL 0.1 mol·L^{-1} NaCl		2 mL 0.1 mol·L^{-1} HCl	
5	20 mL 0.1 mol·L^{-1} NaCl		2 mL 0.1 mol·L^{-1} NaOH	

(四) 沉淀的生成

(1) 取一支试管,加 1 mL 0.1 mol·L^{-1} Pb(NO$_3$)$_2$ 溶液和 1 mL 0.1 mol·L^{-1} KI 溶液,混合后有无沉淀生成? 请用溶度积规则进行解释。

(2) 取一支试管,加 1 mL 0.001 mol·L^{-1} Pb(NO$_3$)$_2$ 溶液和 1 mL 0.001 mol·L^{-1} KI 溶液,混合后有无沉淀生成? 请用溶度积规则进行解释。

(五) 沉淀的溶解

(1) 生成弱电解质   取一支离心试管,加 5 滴 0.1 mol·L^{-1} BaCl$_2$ 溶液,再加 3 滴 (NH$_4$)$_2$C$_2$O$_4$ 饱和溶液,有何现象产生? 离心分离,弃去溶液,在沉淀上滴加 6 mol·L^{-1} HCl 溶液,又有什么现象产生? 写出反应方程式。

(2) 生成配离子   取一支离心试管,加 10 滴 0.1 mol·L^{-1} AgNO$_3$ 溶液,再加 10

滴 $0.1\ mol\cdot L^{-1}$ NaCl 溶液,有何现象产生?离心分离,弃去溶液,在沉淀上滴加 $2\ mol\cdot L^{-1}$ NH_3 溶液,又有什么现象产生?写出反应方程式。

（3）发生氧化还原反应　取一支离心试管,加 5 滴 $0.1\ mol\cdot L^{-1}$ $CuSO_4$ 溶液,再加 3 滴 $0.1\ mol\cdot L^{-1}$ Na_2S 溶液,有何现象产生?离心分离,弃去溶液,在沉淀上滴加 $6\ mol\cdot L^{-1}$ HNO_3 溶液,水浴加热,又有什么现象产生?写出反应方程式。

五、思考题

1. H_3PO_4 溶液显酸性,NaH_2PO_4 溶液显弱酸性,Na_2HPO_4 溶液显弱碱性,而 Na_3PO_4 溶液显碱性,请解释原因。

2. 同离子效应对弱酸或弱碱的解离度及难溶强电解质的溶解度各有什么影响?联系实验内容说明之。

3. KH_2PO_4 溶液是否具有缓冲能力?为什么?

4. 沉淀的生成与沉淀的溶解的条件各有哪些?

实验三　氧化还原反应与电极电势

一、实验目的

1. 了解电极电势与氧化还原反应方向的关系,以及介质和反应物浓度对氧化还原反应的影响。

2. 了解原电池的组成及其电动势的粗略测定方法。

3. 掌握氧化型物质或还原型物质的浓度变化对氧化还原电对的电极电势的影响。

二、实验原理

元素的氧化数发生改变的化学反应称为氧化还原反应。氧化剂的氧化能力及还原剂的还原能力的强弱,可用它们所组成的电对的电极电势的相对大小来衡量。一个电对的电极电势越大,则电对中的氧化型物质的氧化能力越强,对应的还原型物质的还原能力越弱;反之亦然。电极电势较大的电对中的氧化型物质,可以氧化电极电势较小的电对中的还原型物质。因此,根据两个电对的电极电势的相对大小,可以判断氧化还原反应进行的方向。

$$较强氧化剂 + 较强还原剂 \Longrightarrow 较弱还原剂 + 较弱氧化剂 \qquad (3-\text{II}-3-1)$$

浓度对电极电势的影响,可用能斯特方程表示如下:

$$E(\text{Ox}/\text{Red}) = E^{\ominus}(\text{Ox}/\text{Red}) + \frac{RT}{zF}\ln\frac{c(\text{Ox})}{c(\text{Red})} \qquad (3-\text{II}-3-2)$$

氧化型物质的浓度或还原型物质的浓度的变化,都会改变电对的电极电势。特别是有沉淀剂或配位剂存在，能显著降低氧化型物质或还原型物质的浓度时，甚至可以改变氧化还原反应的方向。

在某些电极反应（特别是有含氧酸根离子参加的电极反应）中，H^+ 的氧化数虽然没有变化，却参与了电极反应。这样，介质的酸度也会对电极电势产生非常大的影响。例如，对于电极反应

$$Cr_2O_7^{2-} + 14H^+ + 6e^- \rightleftharpoons 2Cr^{3+} + 7H_2O$$

电对的电极电势为

$$E(Cr_2O_7^{2-}/Cr^{3+}) = E^{\ominus}(Cr_2O_7^{2-}/Cr^{3+}) + \frac{RT}{6F}\ln\frac{c(Cr_2O_7^{2-})\cdot[c(H^+)]^{14}}{[c(Cr^{3+})]^2}$$

当溶液中 H^+ 浓度增大时，$E(Cr_2O_7^{2-}/Cr^{3+})$ 增大，$K_2Cr_2O_7$ 的氧化能力增强。由于 H^+ 浓度项的指数很大，H^+ 浓度甚至成为决定电极电势的主要因素。

单一电极的电极电势是无法测定的，从实验中只能测定两个电极所组成原电池的电动势。原电池的电动势等于正极的电极电势与负极的电极电势的差值：

$$E = E_+ - E_- \tag{3-Ⅱ-3-3}$$

规定 $E^{\ominus}(H^+/H_2) = 0.000$ V，测定由标准氢电极和另一标准电极组成的原电池的标准电动势，就能直接或间接测定出一系列电对的标准电极电势。用伏特计可粗略地测得原电池的电动势（此时，测量过程中有电流通过），要准确地测定原电池的电动势，需用对消法（测量过程中无电流通过）。本实验只是为了定性比较电极电势的相对大小，只需知道其相对大小，所以用伏特计进行测定。

三、实验用品

仪器：试管，烧杯（50 mL），表面皿，电磁炉，玻璃棒，石棉网，铁架台，伏特计，微安表，盐桥①，开关，导线，电极（锌片，铜片，铁片，炭棒），砂纸。

试剂：HCl（浓），HNO_3（浓，2 mol·L^{-1}），H_2SO_4（3 mol·L^{-1}，1 mol·L^{-1}），NaOH（10 mol·L^{-1}，6 mol·L^{-1}），NH_3（浓），$Pb(NO_3)_2$（0.5 mol·L^{-1}），$CuSO_4$（0.5 mol·L^{-1}），$ZnSO_4$（0.5 mol·L^{-1}），KI（0.1 mol·L^{-1}），$FeCl_3$（0.1 mol·L^{-1}），CCl_4（l），$FeSO_4$（1 mol·L^{-1}，0.1 mol·L^{-1}），$K_2Cr_2O_7$（1 mol·L^{-1}），$KMnO_4$（0.001 mol·L^{-1}），KBr（0.1 mol·L^{-1}），$NH_4Fe(SO_4)_2$（0.1 mol·L^{-1}），$(NH_4)_2SO_4\cdot FeSO_4$（0.1 mol·L^{-1}），Na_3AsO_3（0.1 mol·L^{-1}），Na_3AsO_4（0.1 mol·L^{-1}），Na_2SO_3（0.1 mol·L^{-1}），HAc（6 mol·L^{-1}），NH_4F（s），溴水，碘水，锌粒，铅粒，红色石蕊试纸。

---

① 称取 1 g 琼脂，放在 100 mL 饱和 KCl 溶液中浸泡一会，加热煮成糊状，趁热倒入 U 形玻璃管中（不能留有气泡），冷却后即成。

四、实验内容

（一）电极电势与氧化还原反应

（1）取两支试管，分别加入 2 mL 0.5 mol·L^{-1} $Pb(NO_3)_2$ 溶液和 2 mL 0.5 mol·L^{-1} $CuSO_4$ 溶液，在两支试管中各加几粒表面擦净的锌粒，观察锌粒表面和溶液的颜色有无变化？

再取两支试管，分别加入 2 mL 0.5 mol·L^{-1} $ZnSO_4$ 溶液和 2 mL 0.5 mol·L^{-1} $CuSO_4$ 溶液，在两支试管中各加几粒表面擦净的铅粒，观察有无变化？

根据上述实验结果，确定电对 Pb^{2+}/Pb、Cu^{2+}/Cu 和 Zn^{2+}/Zn 的电极电势的相对大小。

（2）取一支试管，加入 1 mL 0.1 mol·L^{-1} KI 溶液和 4 滴 0.1 mol·L^{-1} $FeCl_3$ 溶液，摇匀后再加入 1 mL CCl_4，充分振荡，观察 CCl_4 层颜色有无变化（I_2 溶于 CCl_4 中显紫红色）。

再取一支试管，加入 1 mL 0.1 mol·L^{-1} KBr 溶液和 4 滴 0.1 mol·L^{-1} $FeCl_3$ 溶液，摇匀后再加入 1 mL CCl_4，充分振荡，观察 CCl_4 层颜色有无变化（Br_2 溶于 CCl_4 中显棕黄色）。

根据实验结果，比较 $E(Br_2/Br^-)$，$E(I_2/I^-)$ 和 $E(Fe^{3+}/Fe^{2+})$ 的相对大小。并指出上述三个电对中，哪种物质是最强的氧化剂？哪种物质是最强的还原剂？

（3）取两支试管，各加入 1 mL 0.1 mol·L^{-1} $FeSO_4$ 溶液，再向一支试管中加 4 滴碘水，向另一支试管中加 4 滴溴水，摇匀后各加入 1 mL CCl_4，充分振荡，观察 CCl_4 层颜色有无变化，判断反应能否进行，写出有关反应方程式，并说明电极电势与氧化还原反应方向的关系。

（二）浓度对电极电势的影响

取两只小烧杯，分别加入 30 mL 0.5 mol·L^{-1} $ZnSO_4$ 溶液和 30 mL 0.5 mol·L^{-1} $CuSO_4$ 溶液，在 $ZnSO_4$ 溶液中插入锌片，在 $CuSO_4$ 溶液中插入铜片，组成两个电极，中间用盐桥连接，用导线将铜电极和锌电极分别与伏特计的正极和负极相接，测量两个电极之间的电势差。

在 $CuSO_4$ 溶液中加入浓氨水，至生成的沉淀完全溶解形成深蓝色溶液：

$$Cu^{2+} + 4NH_3 \Longrightarrow [Cu(NH_3)_4]^{2+}$$

再测量两个电极之间的电势差，电势差有何变化？

在 $ZnSO_4$ 溶液中加入浓氨水，至生成的沉淀完全溶解为止：

$$Zn^{2+} + 4NH_3 \Longrightarrow [Zn(NH_3)_4]^{2+}$$

再测量两个电极之间的电势差，电势差又有何变化？解释上述实验现象。

（三）酸度对电极电势的影响

取两只小烧杯，分别加入 30 mL 1 mol·L^{-1} $FeSO_4$ 溶液和 30 mL 1 mol·L^{-1} $K_2Cr_2O_7$ 溶液，在 $FeSO_4$ 溶液中插入铁片，在 $K_2Cr_2O_7$ 溶液中插入炭棒，用导线把铁片和炭棒分别与伏特计的负极和正极相接，中间用盐桥连接，测量两个电极之间的电势差。

在 $K_2Cr_2O_7$ 溶液中滴加 3 mol·L^{-1} H_2SO_4 溶液，观察电势差有什么变化？在

$K_2Cr_2O_7$ 溶液中滴加 6 mol·L^{-1} NaOH 溶液,观察电势差又有什么变化?

(四) 浓度对氧化还原产物的影响

取两支试管,分别加入 2 mL 浓 HNO$_3$ 和 2 mL 2 mol·L^{-1} HNO$_3$ 溶液,各加两粒锌粒,观察现象,它们的反应产物是否不同? 浓 HNO$_3$ 被还原后的主要产物,可通过观察气体产物的颜色来判断;稀 HNO$_3$ 的还原产物,可利用检验溶液中是否有 NH$_4^+$ 生成的方法来确定。

(五) 酸度对氧化还原产物的影响

取三支试管,各加入 1 mL 0.1 mol·L^{-1} Na$_2$SO$_3$ 溶液,在第一支试管中再加 1 mL 1 mol·L^{-1} H$_2$SO$_4$ 溶液,在第二支试管中再加 1 mL 水,在第三支试管中再加 1 mL 6 mol·L^{-1} NaOH 溶液,最后向三支试管中各加 2 滴 0.001 mol·L^{-1} KMnO$_4$ 溶液,摇匀,观察反应产物有何不同? 写出反应方程式。

(六) 浓度对氧化还原反应方向的影响

(1) 取一支试管,加 1 mL 水和 1 mL CCl$_4$,再加 1 mL 0.1 mol·L^{-1} KI 溶液,最后加 1 mL 0.1 mol·L^{-1} NH$_4$Fe(SO$_4$)$_2$ 溶液,振荡后观察 CCl$_4$ 层的颜色。

(2) 取一支试管,加 1 mL 0.1 mol·L^{-1} (NH$_4$)$_2$SO$_4$·FeSO$_4$ 溶液和 1 mL CCl$_4$,再加 1 mL 0.1 mol·L^{-1} NH$_4$Fe(SO$_4$)$_2$ 溶液,最后加 1 mL 0.1 mol·L^{-1} KI 溶液,振荡后观察 CCl$_4$ 层的颜色与上面实验中是否不同。

(3) 取一支试管,加 1 mL 0.1 mol·L^{-1} NH$_4$Fe(SO$_4$)$_2$ 溶液和 1 mL 0.1 mol·L^{-1} KI 溶液,再加 1 mL CCl$_4$,摇匀后,观察 CCl$_4$ 层的颜色。最后加少量 NH$_4$F 晶体,振荡试管,观察 CCl$_4$ 层的颜色。

用化学平衡移动的观点解释上述实验现象。

(七) 酸度对氧化还原反应方向的影响

取两只小烧杯,在其中一只小烧杯中加入 10 mL 0.1 mol·L^{-1} Na$_3$AsO$_3$ 溶液和 10 mL 0.1 mol·L^{-1} Na$_3$AsO$_4$ 溶液,在另一只小烧杯中加入 10 mL 0.1 mol·L^{-1} KI 溶液和 10 mL 0.01 mol·L^{-1} I$_2$ 溶液,在两只小烧杯中分别插入一炭棒,将盐桥插入两只小烧杯中,用导线把原电池与微安表连接。根据指针的偏转,了解化学反应方向的改变。在 Na$_3$AsO$_3$ 和 Na$_3$AsO$_4$ 的混合溶液中滴加浓盐酸,观察微安表指针的移动;再在该混合溶液中滴加 10 mol·L^{-1} NaOH 溶液,观察电流方向的改变。

(八) 酸度对氧化还原反应速率的影响

取两支试管,各加入 1 mL 0.1 mol·L^{-1} KBr 溶液,在一支试管中再加 1 mL 3 mol·L^{-1} H$_2$SO$_4$ 溶液,在另一支试管中再加 1 mL 6 mol·L^{-1} HAc 溶液,然后在两支试管中分别加 2 滴 0.001 mol·L^{-1} KMnO$_4$ 溶液。观察并比较两支试管中紫红色褪色的快慢等现象,分别写出反应方程式。

五、思考题

1. 本实验中伏特计上读数是原电池的电动势吗? 其数值是否可以作为比较电极电势大小的依据?

2. 通过本实验归纳出影响电极电势的因素,它们是怎样影响电极电势的?

3. 即使在 Fe^{3+} 浓度很大的酸性溶液中,仍不能抑制 MnO_4^- 与 Fe^{2+} 之间的反应,这与氧化还原反应是可逆反应的说法是否矛盾?

实验四　配位化合物的生成及其性质

一、实验目的

1. 了解配离子与简单离子的区别。

2. 比较配离子的相对稳定性,掌握配位平衡与沉淀反应、氧化还原反应和溶液酸度的关系。

3. 了解螯合物的形成。

二、实验原理

配位化合物一般可分为内界和外界两个部分。中心原子和配体组成配位化合物的内界,它几乎已经失去了中心原子原来的性质;与内界带有相反电荷的离子就是外界,它们仍保留着原来的性质。

中心原子形成配合物后,一系列性质(如颜色、溶解度、氧化性和还原性等)都会发生变化。

配合物在水溶液中存在配位平衡。例如,$[Ag(NH_3)_2]^+$ 在溶液中存在下述平衡:

$$Ag^+ + 2NH_3 \rightleftharpoons [Ag(NH_3)_2]^+$$

$[Ag(NH_3)_2]^+$ 的标准稳定常数表达式为

$$K_s^{\ominus}\{[Ag(NH_3)_2]^+\} = \frac{c_{eq}\{[Ag(NH_3)_2]^+\}}{c_{eq}(Ag^+) \cdot [c_{eq}(NH_3)]^2}$$

式中,$K_s^{\ominus}\{[Ag(NH_3)_2]^+\}$ 为 $[Ag(NH_3)_2]^+$ 的标准稳定常数。不同的配合物具有不同的标准稳定常数,对于配体个数相同的配合物,标准稳定常数越大,配合物就越稳定。

根据平衡移动原理,改变中心原子或配体的浓度,可使配位平衡发生移动。例如,加入某些沉淀剂、改变溶液的浓度或改变溶液的酸度等,都会使配位平衡发生移动。

螯合物是由中心原子与多齿配体所形成的具有环状结构的配位化合物。许多金属离子所形成的螯合物具有特征的颜色,如丁二酮肟在弱碱性条件下与 Ni^{2+} 生成鲜红色沉淀:

三、实验用品

仪器：试管，试管架，试管刷。

试剂：$CuSO_4$($0.1\ mol\cdot L^{-1}$)，NH_3($6\ mol\cdot L^{-1}$，$2\ mol\cdot L^{-1}$，$0.1\ mol\cdot L^{-1}$)，无水乙醇(l)，$HgCl_2$($0.1\ mol\cdot L^{-1}$)，$NiSO_4$($0.2\ mol\cdot L^{-1}$)，KI($0.1\ mol\cdot L^{-1}$)，$BaCl_2$($0.1\ mol\cdot L^{-1}$)，$NaOH$($0.1\ mol\cdot L^{-1}$)，$FeCl_3$($0.1\ mol\cdot L^{-1}$)，$KSCN$(s，$0.1\ mol\cdot L^{-1}$)，$K_3[Fe(CN)_6]$($0.1\ mol\cdot L^{-1}$)，$AgNO_3$($0.1\ mol\cdot L^{-1}$)，KBr($0.1\ mol\cdot L^{-1}$)，$Na_2S_2O_3$($0.1\ mol\cdot L^{-1}$)，$CoCl_2$($0.1\ mol\cdot L^{-1}$)，H_2SO_4($2\ mol\cdot L^{-1}$)，Na_2H_2Y($0.1\ mol\cdot L^{-1}$)，丁二酮肟($10\ g\cdot L^{-1}$)。

四、实验内容

(一)配合物的生成和配合物的组成

(1)取一支试管，加入 $1\ mL\ 0.1\ mol\cdot L^{-1}\ CuSO_4$ 溶液，并向其中滴加 $2\ mol\cdot L^{-1}$ NH_3 溶液，观察有无变化？写出反应方程式。取出约 $1\ mL$ 溶液于另一支试管中，再加 $1\ mL$ 无水乙醇，又有什么现象发生？解释这种现象。

(2)取一支试管，加 4 滴 $0.1\ mol\cdot L^{-1}\ HgCl_2$ 溶液(极毒！)，再滴加 $0.1\ mol\cdot L^{-1}$ KI 溶液，观察红色沉淀的生成，然后继续滴加过量的 KI 溶液，观察沉淀的溶解，写出有关反应方程式。

(3)取两支试管，各加入 $1\ mL\ 0.2\ mol\cdot L^{-1}\ NiSO_4$ 溶液，然后在一支试管中滴加 0.1 $mol\cdot L^{-1}\ BaCl_2$ 溶液，在另一支试管中滴加 $0.1\ mol\cdot L^{-1}\ NaOH$ 溶液，观察现象，写出有关反应方程式。

另取一支试管，加入 $2\ mL\ 0.2\ mol\cdot L^{-1}\ NiSO_4$ 溶液，再滴加 $6\ mol\cdot L^{-1}\ NH_3$ 溶液，边加边振荡，待生成的沉淀完全溶解后，把溶液分装在两支试管中。在一支试管中滴加 $0.1\ mol\cdot L^{-1}\ BaCl_2$ 溶液，在另一支试管中滴加 $0.1\ mol\cdot L^{-1}\ NaOH$ 溶液，观察现象。写出反应方程式，并解释所观察到的现象。

(4)取一支试管，加 10 滴 $0.1\ mol\cdot L^{-1}\ FeCl_3$ 溶液，再滴加 $0.1\ mol\cdot L^{-1}\ KSCN$ 溶液，观察现象，写出有关反应方程式。

另取一支试管，加 10 滴 $0.1\ mol\cdot L^{-1}\ K_3[Fe(CN)_6]$ 溶液，再滴加 $0.1\ mol\cdot L^{-1}$ $KSCN$ 溶液，观察现象，并解释之。

(二)配合物的稳定性的比较

取两支试管，各加 4 滴 $0.1\ mol\cdot L^{-1}\ AgNO_3$ 溶液和 2 滴 $0.1\ mol\cdot L^{-1}\ KBr$ 溶液，观察浅黄色 $AgBr$ 沉淀生成。在一支试管中滴加 $0.1\ mol\cdot L^{-1}\ Na_2S_2O_3$ 溶液，边滴加边振荡，至沉淀恰好溶解；在另一支试管中滴加相同体积的 $0.1\ mol\cdot L^{-1}\ NH_3$ 溶液，观察沉淀是否溶解，并加以解释。

(三)配位平衡的移动

(1)取一支试管，加 3 滴 $0.1\ mol\cdot L^{-1}\ FeCl_3$ 溶液和 3 滴 $0.1\ mol\cdot L^{-1}\ KSCN$ 溶液，再加 $10\ mL$ 水稀释后，将溶液分装在三支试管中。在第一支试管中加 5 滴 $0.1\ mol\cdot L^{-1}$ $FeCl_3$ 溶液，在第二支试管中加 5 滴 $0.1\ mol\cdot L^{-1}\ KSCN$ 溶液，第三支试管留作比

较。观察实验现象,比较实验结果,并加以解释。

(2) 取一支试管,加 10 滴 0.1 mol·L^{-1} CoCl$_2$ 溶液和 3 滴 0.1 mol·L^{-1} KSCN 溶液后,观察溶液有何变化。再向试管中加入少量 KSCN 晶体,溶液呈现蓝紫色 (生成 [Co(SCN)$_4$]$^{2-}$)。然后加蒸馏水稀释,观察溶液颜色的变化,解释上述实验现象。

(3) 取一支试管,加 10 滴 0.1 mol·L^{-1} CuSO$_4$ 溶液,再滴加 6 mol·L^{-1} NH$_3$ 溶液至生成的沉淀恰好溶解,观察溶液的颜色。然后将此溶液加水稀释,沉淀又重新生成。解释上述现象。

(4) 按上述实验方法制取 [Cu(NH$_3$)$_4$]$^{2+}$ 溶液,然后滴加 2 mol·L^{-1} H$_2$SO$_4$ 溶液,观察现象,并加以解释。

(四) 螯合物的生成

(1) 取两支试管,在一支试管中加 10 滴 [Fe(NCS)$_6$]$^{3-}$ 溶液(自己制备),在另一支试管中加 10 滴 [Cu(NH$_3$)$_4$]$^{2+}$ 溶液(自己制备),然后向两支试管中滴加 0.1 mol·L^{-1} Na$_2$H$_2$Y 溶液。各有什么现象产生?解释所发生的现象。

(2) 取一试管,加 10 滴 0.2 mol·L^{-1} NiSO$_4$ 溶液、10 滴 0.1 mol·L^{-1} NH$_3$ 溶液和 10 滴 10 g·L^{-1} 丁二酮肟溶液,振荡试管,观察有什么现象产生。

五、思考题

1. 举例说明配离子与简单离子的颜色、离子浓度、溶解度、氧化性、还原性等性质上的区别。

2. 总结本实验中所观察到的现象,说明有哪些因素影响配位平衡?

3. Na$_2$H$_2$Y 与金属离子所形成的配离子有何特点?

实验五　电子天平称量练习

一、实验目的

1. 了解电子天平的构造。
2. 掌握电子天平的正确使用方法。
3. 掌握用减量法称量试样。

二、实验原理

用电子天平称取试样时,一般采用减量称量法。先在一个干燥的称量瓶中装入一些试样,在电子天平上准确称量,设称得的质量为 m_1。从称量瓶中倾倒出一部分试样于容器内[图 3-Ⅰ-11(b)],然后再进行准确称量,设称得的质量为 m_2。前后两次称量的质量之差($m_2 - m_1$)即为所倾出试样的质量。

三、实验用品

仪器：电子天平，托盘天平，烧杯(50 mL)，称量瓶，表面皿。
试剂：NaCl(s)。

四、实验内容

(一) 直接称量法
(1) 取一洁净、干燥的表面皿，在托盘天平上粗称其质量。
(2) 在电子天平上准确称出表面皿的质量。

(二) 减量称量法
(1) 取一洁净、干燥的称量瓶，装入 NaCl 晶体至称量瓶的 1/3，在托盘天平上粗称其质量。
(2) 用一张长 10 cm、宽 2 cm 的纸条套住称量瓶放在电子天平上，取下纸条，准确称量出称量瓶和 NaCl 试剂的质量 m_1。
(3) 用纸条套住称量瓶从天平秤盘上取出，取下瓶盖，用瓶盖轻敲瓶口，倾出 $0.3 \sim 0.4$ g NaCl 晶体于小烧杯中，盖上瓶盖，准确称量出称量瓶和剩余 NaCl 晶体的质量 m_2。用同样方法倾出 $0.2 \sim 0.3$ g NaCl 晶体于小烧杯中，再准确称量出称量瓶和剩余 NaCl 晶体的质量 m_3。分别计算第一次和第二次倾出的 NaCl 晶体的质量。

五、思考题

1. 放置待称量物体或加减砝码时，应注意哪些事项？
2. 用电子天平称量时，如何实现"去皮"操作？
3. 减量称量法称量过程中，能否用药匙取出试样？为什么？

实验六　酸、碱标准溶液的配制与标定

一、实验目的

1. 掌握酸、碱标准溶液的配制方法与标定方法。
2. 掌握滴定管和移液管的正确使用方法。
3. 掌握酸碱指示剂的选择方法和确定滴定终点的方法。
4. 练习滴定操作。

二、实验原理

标准溶液是已知准确浓度的溶液。常用的酸标准溶液是 HCl 溶液，常用的碱标准溶液是 NaOH 溶液。

由于浓盐酸易挥发，而 NaOH 晶体易吸收空气中的水分和 CO_2，因此 HCl 标准

溶液和 NaOH 标准溶液只能用间接法配制,即先配制成接近所需浓度的溶液,然后再用基准物质进行标定。也可以利用另一已知准确浓度的标准溶液滴定该溶液,再根据它们的体积比求得该溶液的准确浓度。

标定 HCl 溶液常用的基准物质是无水碳酸钠,标定反应如下:

$$Na_2CO_3 + 2HCl \longrightarrow 2NaCl + H_2O + CO_2\uparrow$$

化学计量点时 pH 为 3.89,可选用甲基橙作指示剂。HCl 标准溶液的浓度可利用式(3-Ⅱ-6-1)计算:

$$c(HCl) = \frac{2\,m(Na_2CO_3)/M(Na_2CO_3)}{V(HCl)} \qquad (3-Ⅱ-6-1)$$

式中:$c(HCl)$ 为 HCl 溶液的准确浓度;$m(Na_2CO_3)$ 为称取 Na_2CO_3 晶体的质量;$V(HCl)$ 为标定时消耗 HCl 溶液的体积;$M(Na_2CO_3)$ 为 Na_2CO_3 的摩尔质量。

标定 NaOH 溶液常用的基准物质是邻苯二甲酸氢钾($KHC_8H_4O_4$),标定反应如下:

化学计量点时 pH 约为 9.1,可用酚酞作指示剂。NaOH 标准溶液的浓度可利用式(3-Ⅱ-6-2)计算:

$$c(NaOH) = \frac{m(KHC_8H_4O_4)/M(KHC_8H_4O_4)}{V(NaOH)} \qquad (3-Ⅱ-6-2)$$

式中:$c(NaOH)$ 为 NaOH 溶液的浓度;$m(KHC_8H_4O_4)$ 为邻苯二甲酸氢钾的质量;$M(KHC_8H_4O_4)$ 为邻苯二甲酸氢钾的摩尔质量;$V(NaOH)$ 为标定所消耗 NaOH 溶液的体积。

三、实验用品

仪器: 电子天平,容量瓶(250 mL),量筒(10 mL,100 mL),试剂瓶(500 mL),洗瓶,移液管(25 mL),酸式滴定管(50 mL),碱式滴定管(50 mL),滴定台,锥形瓶(250 mL),烧杯(100 mL)。

试剂: NaOH(s, A R),Na_2CO_3(s, A、R),$KHC_8H_4O_4$(s、A、R),HCl(6 mol·L^{-1}),酚酞(2 g·L^{-1}乙醇溶液),甲基橙(2 g·L^{-1})。

四、实验内容

(一)实验前准备

(1)检查移液管尖是否破损,滴定管是否漏水,容量瓶盖是否密合。

(2)分别用自来水、蒸馏水洗涤滴定管、容量瓶和移液管各三次,用肥皂水洗净量筒、试剂瓶和锥形瓶后,用自来水冲净,再用蒸馏水洗三次。

（二）酸、碱溶液的配制

（1）$0.1\ mol\cdot L^{-1}$ HCl 溶液的配制　用量筒取 $5\sim9\ mL$ $6\ mol\cdot L^{-1}$ HCl 溶液，倒入 500 mL 试剂瓶中，加水稀释至 500 mL，盖上玻璃塞，摇匀。

（2）$0.1\ mol\cdot L^{-1}$ NaOH 溶液的配制　用托盘天平称取 2 g NaOH 晶体于烧杯中，加约 40 mL 蒸馏水溶解后，倒入 500 mL 试剂瓶中，再加水稀释至500 mL，用橡胶塞塞好瓶口，摇匀。

（三）酸、碱溶液浓度的标定

（1）HCl 溶液浓度的标定　用电子天平准确称取 $1.0\sim1.2$ g Na_2CO_3 晶体于烧杯中，加约 40 mL 蒸馏水溶解后，定量转移至 250 mL 容量瓶中，加蒸馏水至刻度线，摇匀。用移液管移取 25.00 mL Na_2CO_3 溶液于 250 mL 锥形瓶中，加 2 滴甲基橙指示剂，用 HCl 溶液滴定至溶液颜色由黄色变为橙色，30 s 内不褪色即为终点。平行标定三次，计算 HCl 标准溶液的准确浓度。

（2）NaOH 溶液浓度的标定　用电子天平准确称取 $0.4\sim0.5$ g 邻苯二甲酸氢钾三份于三个 250 mL 锥形瓶中，各加 $20\sim30$ mL 蒸馏水溶解后，加 2 滴酚酞指示剂，用 NaOH 溶液滴定至微红色，且 30 s 内不褪色，即为终点。平行标定三次，计算 NaOH 溶液的准确浓度。

（四）酸、碱溶液浓度的比较

（1）用 HCl 溶液润洗酸式滴定管三次，每次用量为 $5\sim10$ mL，然后将 HCl 溶液装入酸式滴定管中，调节弯液面至 0.00 mL 附近。

（2）用 NaOH 溶液润洗碱式滴定管三次，每次用量为 $5\sim10$ mL，然后将 NaOH 溶液装入碱式滴定管中，调节弯液面至 0.00 mL 附近。

（3）由酸式滴定管中放出约 20 mL（读准至 0.01 mL）HCl 溶液于 250 mL 锥形瓶中，加 2 滴酚酞指示剂，用 NaOH 溶液进行滴定。滴定时不停地摇动锥形瓶，使溶液混合均匀，接近终点时，用洗瓶中蒸馏水淋洗锥形瓶内壁，把附着在内壁的溶液冲下，直到加入 1 滴或半滴 NaOH 溶液，使溶液变为淡红色，且 30 s 不褪色即为终点。读准最后所用 HCl 和 NaOH 溶液的体积（读准至 0.01 mL），并求出 HCl 溶液与 NaOH 溶液的体积比 $\dfrac{V(\text{HCl})}{V(\text{NaOH})}$。平行测定三次，要求平均相对偏差不大于 0.2%。若 NaOH 溶液过量，可用 HCl 溶液返滴定。

五、思考题

1. 为什么 HCl 和 NaOH 标准溶液都用间接法（标定法）配制，而不用直接法配制？

2. 在滴定分析中，为什么滴定管和移液管需用欲装入的标准溶液润洗几次？滴定中使用的锥形瓶是否也要用标准溶液润洗，为什么？

3. 溶解试样或稀释试样溶液时，所加水的体积为何不需要很准确？

4. 如果基准物质未烘干，将对标准溶液的标定结果有何影响？

实验七　食用醋中醋酸质量浓度的测定

一、实验目的

1. 掌握食用醋中醋酸含量的测定原理和测定方法。
2. 通过食用醋中醋酸含量的测定,进一步巩固酸碱滴定法的应用。

二、实验原理

食用醋中除含有醋酸外,还含有少量其他有机酸,如甲酸、丁酸、乳酸等。在用 NaOH 标准溶液测定食用醋中醋酸的含量时,这些酸都被 NaOH 中和,因此测定的是总酸含量,但通常以醋酸的含量来表示。

醋酸的标准解离常数 $K_a^{\ominus}(\text{HAc}) = 1.8 \times 10^{-5}$,由于 $c_{\text{HAc}} K_a^{\ominus} > 10^{-8}$,因此可以用 NaOH 标准溶液直接滴定。滴定反应方程式为

$$\text{NaOH} + \text{HAc} \Longrightarrow \text{NaAc} + \text{H}_2\text{O}$$

化学计量点时溶液 pH 约为 8.7,可以选用酚酞作指示剂。

食用醋中醋酸的质量浓度可按式(3-Ⅱ-7-1)计算:

$$\rho(\text{HAc}) = \frac{c(\text{NaOH}) \cdot V(\text{NaOH}) \cdot M(\text{HAc})}{V_{\text{试样}}} \qquad (3-\text{Ⅱ}-7-1)$$

式中:$\rho(\text{HAc})$ 为食用醋中醋酸的质量浓度;$c(\text{NaOH})$ 为 NaOH 标准溶液的浓度;$V(\text{NaOH})$ 为滴定所消耗 NaOH 标准溶液的体积;$M(\text{HAc})$ 为 HAc 的摩尔质量;$V_{\text{试样}}$ 为取用食用醋试样的体积。

三、实验用品

仪器:碱式滴定管(50 mL),移液管(25 mL,10 mL),容量瓶(250 mL),锥形瓶(250 mL),量筒(100 mL),滴定台,洗瓶,洗耳球。

试剂:食用醋试样(市售),酚酞(2 g·L^{-1}乙醇溶液),NaOH 标准溶液(约 0.1 mol·L^{-1},已标定)。

四、实验内容

准确移取 25.00 mL 食用醋于 250 mL 容量瓶中,加新煮沸的冷蒸馏水稀释至刻度,混匀。

取 25.00 mL 上述稀释后的食用醋溶液于 250 mL 锥形瓶中,加入 60 mL 蒸馏水和 2 滴酚酞指示剂,用 NaOH 标准溶液滴定至溶液呈微红色,且 30 s 不褪色即为终点。记录所消耗的 NaOH 标准溶液的体积。

平行测定三次,要求三次滴定之间所消耗 NaOH 标准溶液的体积的最大差值不超过±0.04 mL。按式(3-Ⅱ-7-1)计算食用醋试样中醋酸的质量浓度。

五、思考题

1. 食用醋为多种有机酸的混合溶液,但在测定时为何只能测定总酸含量,而不能测定各种酸的含量?

2. 测定食用醋中醋酸的质量浓度时,能否使用甲基橙或甲基红作指示剂?为什么?

3. 哪些因素影响测定食用醋中醋酸的质量浓度的准确度?

实验八   KMnO₄溶液的配制与标定

一、实验目的

1. 掌握 KMnO₄ 溶液的配制与标定的方法。
2. 学习氧化还原滴定法的原理和方法。

二、实验原理

KMnO₄ 中常含有少量 MnO₂ 及硝酸盐、硫酸盐等杂质,而水中含有的微量还原性物质能与 KMnO₄ 反应产生 MnO₂,因此 KMnO₄ 标准溶液必须用间接法配制。标定 KMnO₄ 溶液的基准物质比较多,其中最常用的是 $Na_2C_2O_4$ 晶体。$Na_2C_2O_4$ 晶体性质稳定,不易吸湿,标定时发生的反应为

$$2MnO_4^- + 5C_2O_4^{2-} + 16H^+ \Longrightarrow 2Mn^{2+} + 10CO_2\uparrow + 8H_2O$$

标定时利用 MnO_4^- 本身的紫红色指示终点,不需要另加指示剂。

上述反应在常温下反应速率较慢,在滴定前应将溶液适当加热,反应生成的 Mn^{2+} 具有催化作用,能加快反应速率。当滴定至溶液的颜色从无色变为微红色,且在 30 s 内不褪色时,即为滴定终点。

KMnO₄ 溶液的浓度可利用式(3-Ⅱ-8-1)计算:

$$c(KMnO_4) = \frac{\frac{2}{5} \times m(Na_2C_2O_4)/M(Na_2C_2O_4)}{V(KMnO_4)} \qquad (3-Ⅱ-8-1)$$

式中:$c(KMnO_4)$ 为 KMnO₄ 溶液的浓度;$m(Na_2C_2O_4)$ 为 $Na_2C_2O_4$ 晶体的质量;$M(Na_2C_2O_4)$ 为 $Na_2C_2O_4$ 的摩尔质量;$V(KMnO_4)$ 为滴定时消耗 KMnO₄ 溶液的体积。

三、实验用品

仪器:电子天平,托盘天平,移液管(25 mL),锥形瓶(250 mL),电磁炉(或

其他热源)，酸式滴定管(50 mL)，棕色试剂瓶(500 mL)，容量瓶(250 mL)，量筒(100 mL)，表面皿，烧杯(1 000 mL)，洗瓶，洗耳球，微孔玻璃漏斗。

试剂：$KMnO_4(s,A.R.)$，$Na_2C_2O_4(s,A.R.)$，$H_2SO_4(3\ mol\cdot L^{-1})$。

四、实验内容

(一) $KMnO_4$ 溶液的配制

用托盘天平称取约 1.6 g $KMnO_4$ 晶体于 1 000 mL 烧杯中，加 500 mL 蒸馏水，搅拌使其溶解。盖上表面皿，加热至沸，保持微沸 1 h 或于室温下放置 2～3 d 后，用微孔玻璃漏斗过滤，滤液储存于干燥的棕色试剂瓶中，备用。

(二) $KMnO_4$ 溶液浓度的标定

用电子天平准确称取 $Na_2C_2O_4$ 晶体 1.4～1.6 g 于烧杯中，溶解后在容量瓶中配成 250.0 mL 溶液。用移液管移取 25.00 mL $Na_2C_2O_4$ 溶液于 250 mL 锥形瓶中，加入 50 mL 蒸馏水和 10 mL 3 $mol\cdot L^{-1}$ H_2SO_4 溶液，加热至 70～80 ℃，用 $KMnO_4$ 溶液滴定至微红色，且 30 s 不褪色，即为终点。平行标定三次，三次标定结果的相对偏差不超过 ±0.2%。根据 $Na_2C_2O_4$ 晶体的质量和消耗 $KMnO_4$ 溶液的体积，按式(3-Ⅱ-8-1)计算 $KMnO_4$ 溶液的准确浓度。

五、思考题

1. 标定时，$KMnO_4$ 溶液为什么一定要装在酸式滴定管中？
2. 为什么 $KMnO_4$ 溶液要装在棕色试剂瓶中放置暗处保存？
3. 实验中加入 H_2SO_4 溶液的目的是什么？能否用 HNO_3 溶液或 HCl 溶液代替 H_2SO_4 溶液，为什么？
4. 标定 $KMnO_4$ 溶液时，为什么第一滴 $KMnO_4$ 溶液滴入后褪色很慢，以后褪色较快？

实验九 药用过氧化氢溶液质量浓度的测定

一、实验目的

1. 掌握高锰酸钾法测定过氧化氢溶液质量浓度的方法和原理。
2. 巩固滴定分析法的各项操作。

二、实验原理

药用过氧化氢溶液是一种消毒防腐药，药典规定 H_2O_2 的质量浓度应为 25～35 $g\cdot L^{-1}$。药用过氧化氢溶液的质量浓度可利用高锰酸钾法进行测定。

在酸性条件下，H_2O_2 能定量地被 $KMnO_4$ 氧化。反应方程式为

$$5H_2O_2 + 2KMnO_4 + 3H_2SO_4 \Longrightarrow 2MnSO_4 + K_2SO_4 + 5O_2\uparrow + 8H_2O$$

计量关系为

$$n(H_2O_2)=\frac{5}{2}n(KMnO_4)$$

过氧化氢溶液的质量浓度可用式(3-Ⅱ-9-1)计算:

$$\rho(H_2O_2)=\frac{\frac{5}{2}\times c(KMnO_4)\cdot V(KMnO_4)\cdot M(H_2O_2)}{V_{试样}} \qquad (3-Ⅱ-9-1)$$

式中:$\rho(H_2O_2)$为过氧化氢溶液的质量浓度;$c(KMnO_4)$为 $KMnO_4$ 标准溶液的浓度;$V(KMnO_4)$为滴定消耗 $KMnO_4$ 标准溶液的体积;$M(H_2O_2)$为 H_2O_2 的摩尔质量;$V_{试样}$为过氧化氢试样的体积。

在生物化学中,常利用高锰酸钾法间接测定过氧化氢酶的活性。例如,血液中存在的过氧化氢酶能使 H_2O_2 分解,一定量的 H_2O_2 在酶的作用下分解,剩余的 H_2O_2 在酸性条件下用 $KMnO_4$ 标准溶液进行滴定,就可以测定酶的活性。

三、实验用品

仪器:吸量管(1 mL),量筒(5 mL,50 mL),锥形瓶(250 mL),酸式滴定管(50 mL),滴定台,洗瓶,洗耳球。

试剂:H_2SO_4(3 mol·L^{-1}),$KMnO_4$ 标准溶液(约 0.02 mol·L^{-1}),过氧化氢溶液(约 30 g·L^{-1},市售)。

四、实验内容

用吸量管吸取 1.00 mL H_2O_2 溶液于 250 mL 锥形瓶中,加 50 mL 蒸馏水和 5 mL 3 mol·L^{-1} H_2SO_4 溶液。用 $KMnO_4$ 标准溶液滴定至溶液呈微红色,且30 s不褪色即为终点,记录消耗 $KMnO_4$ 标准溶液的体积。平行测定三次,按式(3-Ⅱ-9-1)计算 H_2O_2 溶液的质量浓度。

五、思考题

1.本实验滴定过程中,为什么开始滴定速率慢而后滴定速率加快?
2.本实验为何不能通过加热来加快反应速率?
3.用高锰酸钾法测定 H_2O_2 含量时,能否用硝酸、盐酸或醋酸来调节溶液酸度?为什么?

实验十 邻二氮菲分光光度法测定铁含量

一、实验目的

1.通过本实验了解分光光度法的基本原理和基本方法。
2.掌握邻二氮菲分光光度法测定铁含量的方法。

3. 学习分光光度法测定中吸收曲线和标准曲线的绘制方法。

4. 了解分光光度计的构造、性能及使用方法。

二、实验原理

分光光度法是测定有色物质含量的一种常用方法。在入射光波长和液层厚度一定时，有色溶液的吸光度(A)与溶液的浓度(c_B)或质量浓度(ρ_B)成正比：

$$A = k \cdot \rho_B \qquad (3-\mathrm{II}-10-1)$$

通过实验测定有色溶液的吸光度，利用式($3-\mathrm{II}-10-1$)可求得有色溶液的质量浓度。

在 pH＝2～9 溶液中，邻二氮菲与 Fe^{2+} 生成稳定的橙红色配离子：

$$Fe^{2+} + 3 \quad \text{（结构式）} \longrightarrow \left[Fe \left(\text{（结构式）} \right)_3 \right]^{2+}$$

如果试液中的铁以 Fe^{3+} 形式存在时，可加入还原剂盐酸羟胺将 Fe^{3+} 还原为 Fe^{2+}:

$$2\,Fe^{3+} + 2\,NH_2OH + 2\,OH^- \Longrightarrow 2\,Fe^{2+} + N_2\uparrow + 4\,H_2O$$

本实验采用标准曲线法，先配制一系列质量浓度由小到大的 Fe^{2+} 标准溶液，在给定条件下依次测出各标准溶液的吸光度。以 Fe^{2+} 的质量浓度为横坐标，相应的吸光度为纵坐标，在坐标纸上绘出标准曲线。

用分光光度计测定待测溶液的吸光度，从标准曲线上查出 Fe^{2+} 的质量浓度。

三、实验用品

仪器：分光光度计，容量瓶(50 mL)，吸量管(2 mL)，洗瓶，量筒(10 mL)，洗耳球。

试剂：铁标准溶液($0.100\,0\ g \cdot L^{-1}$)[①]，邻二氮菲溶液($1.5\ g \cdot L^{-1}$，新配制)，盐酸羟胺溶液($100\ g \cdot L^{-1}$，临用时配制)，NaAc($1\ mol \cdot L^{-1}$)，Fe^{2+} 试液。

四、实验内容

(一) 标准溶液的配制

取 6 个 50 mL 容量瓶，编号，用吸量管分别依次加入 0.00 mL，0.20 mL，0.40 mL，0.60 mL，0.80 mL，1.00 mL 铁标准溶液，再分别加入 1 mL $100\ g \cdot L^{-1}$ 盐酸羟胺溶液、2 mL $1.5\ g \cdot L^{-1}$ 邻二氮菲溶液和 5 mL $1\ mol \cdot L^{-1}$ NaAc 溶液，加水稀释至刻度，摇匀。

(二) 吸收曲线的绘制和测量波长的选择

以空白溶液(不加铁标准溶液)为参比溶液，在波长为 440～560 nm，用 1 cm 吸收

---

① 准确称取 0.863 4 g $NH_4Fe(SO_4)_2 \cdot 12H_2O$ 于 100 mL 烧杯中，加 20 mL $6\ mol \cdot L^{-1}$ HCl 溶液和少量蒸馏水，溶解后定量转移至 1 L 容量瓶中，摇匀。

池每隔 10 nm 测定一次 6 号标准溶液(加 1.00 mL 铁标准溶液)的吸光度。以波长为横坐标,以吸光度为纵坐标,绘制吸收曲线。从吸收曲线上选择测定的适宜波长,一般选择最大吸收波长 λ_{max} 为入射波长。

(三)标准曲线的绘制

以空白溶液为参比溶液,在所选择的波长下,用 1 cm 吸收池测定各标准溶液的吸光度。以吸光度为纵坐标,以标准溶液的质量浓度为横坐标,绘制标准曲线。

(四)试液质量浓度的测定

用移液管取 2.00 mL Fe^{2+} 试液于 50 mL 容量瓶中,加 1 mL 100 $g \cdot L^{-1}$ 盐酸羟胺溶液,2 mL 1.5 $g \cdot L^{-1}$ 邻二氮菲溶液和 5 mL 1 $mol \cdot L^{-1}$ NaAc 溶液,加水稀释至刻度,摇匀。在所选波长下,用 1 cm 吸收池,以空白溶液为参比溶液,测定试液的吸光度。根据测得的吸光度,在标准曲线上查出稀释后的试液的质量浓度,并计算出原试液中铁的质量浓度。

五、思考题

1. 在采用分光光度法分析时,为什么要使用参比溶液?
2. 实验中加入 NaAc 溶液的目的是什么?
3. 本实验为什么要在测定前加入盐酸羟胺溶液?
4. 吸收曲线和标准曲线各有何实际意义?
5. 本实验中,加入的哪些试剂的体积必须准确?哪些试剂的体积可不必准确?

实验十一   常压蒸馏及沸点的测定

一、实验目的

1. 掌握常压蒸馏的原理和操作技术。
2. 了解测定液体沸点的原理和意义。
3. 掌握测定液体沸点的方法。

二、实验原理

液态物质受热时,其饱和蒸气压力随温度升高而增大,当它的饱和蒸气压力与外界压力相等时,液体沸腾,此时温度即为该液体在此外界压力下的沸点。每种纯液态有机化合物在一定压力下的沸点是恒定的。

蒸馏是将液态物质加热至沸腾变为蒸气,然后将其蒸气冷凝为液体的过程。利用蒸馏可将易挥发的物质与难挥发的物质分开,也可使沸点相差较大(>30 ℃)的液体混合物得到较好的分离效果。蒸馏沸点相差较大的液体混合物时,沸点较低的液体先蒸出,且蒸出过程中温度维持恒定,沸点较高的液体随后蒸出,难挥发的液体则留在蒸馏瓶内。因此,蒸馏是分离和提纯液态有机化合物的常用方法之一。但对沸点相差不大的液体的混合物,经过一次蒸馏往往达不到较好的分离效果,常借助于分馏。纯液态化合物在蒸馏过程中的沸点范围(沸程)在 0.5～1 ℃。但必须指出的是,具有固定沸点的液体不一定都是纯净物。因为某些有机物往往形成二元或三元的共沸混合物,如 95.6% 的乙醇与 4.4% 的水形成二元共沸物,沸点为 78.1 ℃。

蒸馏也可用于测定液态化合物的沸点,在蒸馏时,通常将所观察到的沸程作为物质的沸点,但此法试样用量较大,若试样不多时,可采用微量法。

三、实验用品

仪器:普通蒸馏装置一套,水浴锅,长颈漏斗,沸点管外管,毛细管,提勒管,温度计,乳胶圈,电热套,橡胶管,铁架台,烧瓶夹,双凹夹,沸石。

试剂:含杂质的乙醇溶液,分析纯乙醇,液体石蜡。

四、实验内容

(一) 常压蒸馏和常量法测沸点

(1) 加试样:按图 3-Ⅱ-11-1 所示安装蒸馏装置[①]。经长颈漏斗向蒸馏瓶小心加入约 30 mL 含杂质的乙醇溶液,勿使液体流入支管,再加 2 粒或 3 粒沸石[②],装好温度计。

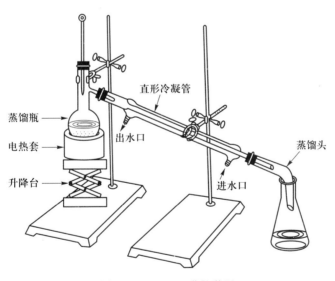

图 3-Ⅱ-11-1　蒸馏装置

(2) 加热:先向冷凝管缓缓通入冷水,把上口流出的水引入水槽中,然后加热,并逐渐升温使之沸腾,调节浴温使蒸馏速度为 1～2 滴·s⁻¹。

---

① 调整温度计的位置,应使其水银球的上缘与蒸馏头支管口的下缘在同一水平面上。
② 若忘加沸石,必须移去热源,待液体稍冷后再补加。每次蒸馏前都要重新添加沸石。

（3）观察沸点和收集馏液：记录下第一滴馏出液流出时的温度。在整个蒸馏过程中，应使温度计水银球上始终被冷凝的液滴湿润，此时温度计的读数就是馏出液的沸点。记录下这部分液体开始馏出时和最后 1 滴时的温度范围，即为该馏分的沸程。当温度突然下降或升高时，停止蒸馏。即使试样中杂质含量极少，也不能蒸干，以免发生意外事故。

（4）蒸馏完毕，先停止加热，后切断冷却水，拆下仪器。拆除仪器的操作与安装的操作程序相反。

（二）微量法测沸点

取一根长 7～8 cm、内径 4～5 mm，一端封闭的毛细管作为沸点管的外管，向其中加入 4～5 滴乙醇溶液，然后把一根长 8～9 cm、内径为 1 mm，上端封闭的毛细管，开口向下置于外管的待测液中。用乳胶圈将沸点管固定在温度计旁（图3-Ⅱ-11-2），然后将附有沸点管的温度计插入到盛有液体石蜡的提勒管中。加热，由于气体膨胀，内管中会间断地有小气泡逸出，当加热到液体沸点时，将有一连串的小气泡快速逸出，此时停止加热，让热浴慢慢冷却，气泡逸出速度逐渐减慢，当最后一个气泡出现而又要缩回内管时的温度即为该液体的沸点。

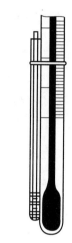

图 3-Ⅱ-11-2　微量法沸点测定管

重复两次实验，取平均值作为该液体的沸点。

五、思考题

1. 蒸馏时为什么要加沸石？若忘记加沸石，应如何处理？
2. 蒸馏时，加热速度太快或太慢对沸点的测定有何影响？
3. 微量法测沸点时，如何确定待测试样的沸点？

实验十二　茶叶中咖啡因的提取

一、实验目的

1. 熟悉从植物中提取生物碱的一般原理和方法。
2. 学习用升华法或溶剂萃取法提纯有机化合物的操作技术。
3. 掌握咖啡因的性质和鉴定方法。

二、实验原理

咖啡因是茶叶中所含生物碱的主要成分，此外，茶叶中还含有少量茶碱、可可碱、鞣酸、色素、纤维素和蛋白质等。

咖啡因属于嘌呤衍生物,化学名称是 1,3,7 - 三甲基 - 2,6 - 二氧嘌呤,结构简式为

含结晶水的咖啡因为白色针状结晶,无臭,味苦,碱性很弱,能溶于冷水和乙醇,易溶于热水、氯仿等。无水咖啡因的熔点为 235～238 ℃,100 ℃时失去结晶水,并开始升华,120 ℃时显著升华,176 ℃时迅速升华而不分解。利用升华法可以将咖啡因从提取物中与其他生物碱和杂质相分离。

咖啡因具有刺激心脏、兴奋中枢神经和利尿作用,既可以作为中枢兴奋药物,也可以作为复方阿司匹林等药物的组分之一,能够用提取法或合成方法获得。

三、实验用品

仪器:烧杯(250 mL,50 mL),量筒(100 mL),吸滤瓶,真空泵,布氏漏斗,分液漏斗,蒸发皿,木夹,玻璃匙,玻璃漏斗,磁匙,滤纸,棉花,牙签,电炉(或其他热源)。

试剂:茶叶,石灰(s),盐酸(浓),$KClO_3$(s),氨水(浓),H_2SO_4(50 $g\cdot L^{-1}$),碘化铋钾试剂[①],$Pb(Ac)_2$(100 $g\cdot L^{-1}$),氯仿(l),NaCl(饱和)。

四、实验内容

(一) 咖啡因的提取

(1) 提取 - 升华法:在 250 mL 烧杯中放入 10 g 茶叶和 60 mL 热水,煮沸 15 min (保持水的体积),滤去茶渣。将茶液于蒸发皿中浓缩至约 20 mL,加入 4 g 石灰粉,拌匀,置于石棉网上加热至干,小心焙炒片刻,除尽水分。冷却后擦去沾在蒸发皿边沿的粉末,以免升华时污染产品。

将蒸发皿内的粗咖啡因盖上一张刺有一些小孔的圆滤纸,在上面罩上干燥的玻璃漏斗(漏斗颈部塞少许棉花以减少咖啡因蒸气逸出)。在石棉网下小心加热使咖啡因升华。当滤纸上出现白色结晶时,控制温度,以提高结晶纯度。至漏斗内出现棕色烟雾时,停止加热,冷却,用玻璃匙收集滤纸上及漏斗内壁的咖啡因供鉴别。

(2) 提取 - 萃取法:茶液制取同提取 - 升华法。

在搅拌下向热茶液中加入约 10 mL 100 $g\cdot L^{-1}$ $Pb(Ac)_2$ 溶液,以沉淀鞣酸等杂质。抽滤,滤液转入蒸发皿内,浓缩至约 20 mL,冷却,再抽滤。浓缩滤液倒入分液漏斗,加入 15 mL 氯仿和 10 mL 饱和食盐水,剧烈振摇(其间应经常打开旋塞使过量氯

[①] 碘化铋钾试剂的配制方法:称取 0.85 g 亚硝酸铋,加入 10 mL 冰醋酸和 40 mL 水,再加入 4 g 碘化钾,溶解后用水稀释至 100 mL 即成。

仿蒸气逸出),静置分层,将下层氯仿溶液注入小烧杯中,在通风橱内用水浴蒸去氯仿,即得咖啡因。

(二)鉴别

(1)紫脲酸胺反应:在小磁匙内放入少量咖啡因结晶,加入 2 滴或 3 滴浓盐酸使之溶解,再加入约 50 mg(绿豆大小)$KClO_3$ 晶体,在酒精灯上加热使液体蒸发至干,放冷,滴加 1 滴浓氨水,有紫色出现说明有嘌呤环的生物碱存在。

(2)与碘化铋钾试剂反应:取少量咖啡因,溶于 1 mL 50 g·L^{-1} H_2SO_4 溶液中,加入 2 滴碘化铋钾试液,有橘黄色沉淀生成则有生物碱存在。

五、思考题

1. 为什么可以用升华法提纯咖啡因?
2. 液-液萃取操作过程中应注意哪些问题?

实验十三　辣椒中胡萝卜素及色素的萃取与分离

一、实验目的

1. 掌握液-固萃取的基本原理。
2. 掌握索氏提取器的构造、原理、用途及使用方法。

二、实验原理

利用被测组分在两种互不相溶的溶剂中溶解度的不同,把被测组分从原来的溶剂中定量地转入作为萃取剂的另一种溶剂中,然后将萃取剂蒸干,便得到干燥被测组分。从固体混合物中提取(萃取)某种组分,最简单的方法就是把固体混合物粉碎,放在容器里,加入适当溶剂进行振摇或搅拌,然后过滤或用倾倒的方法把提取液和残渣分开。如果被提取组分的溶解度很小,就要反复多次进行提取,消耗大量的溶剂和需要很长时间,实验室中常用索氏提取器(图 3-Ⅱ-13-1)解决这一问题。

通过溶剂加热回流及虹吸现象,使固体物质连续多次被新的溶剂所萃取。

用索氏提取器进行提取时,把装有固体试样的滤纸筒放入提取器中,烧瓶中的溶剂受热,蒸气经蒸气导管上升至冷凝管,冷凝后的液滴流于滤纸筒中,以溶解试样中的可溶成分(若试样密度小于溶剂时,则滤纸筒需高于虹吸管),当溶液液面高于虹吸管口

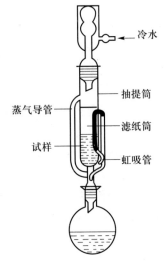

图 3-Ⅱ-13-1　索氏提取器

冷水
抽提筒
蒸气导管
滤纸筒
试样
虹吸管

时,由于虹吸作用,则携带其溶解的组分经虹吸管流回烧瓶中。继续加热,溶剂又不断蒸发,被溶解的组分则留在烧瓶中。如此循环提取,最终能将可溶组分全部提取在烧瓶中。将溶剂蒸馏,即可得到所需组分。

本实验是从辣椒中提取胡萝卜素和色素。用石油醚、丙酮等有机溶剂将胡萝卜素及色素从辣椒中提取出来,提取液再用氧化铝柱色谱进行分离。胡萝卜素吸附能力弱,首先被洗脱下来。

三、实验用品

仪器: 索氏提取器,恒温水浴锅,圆底烧瓶(150 mL),锥形瓶(100 mL),色谱柱(内径与柱长比为1∶30),铁夹,新华滤纸(2号或3号)。

试剂: 氧化铝(中性,100~150目),石油醚,丙酮石油醚溶液(1%),辣椒粉试样。

四、实验内容

(一)提取

称取20 g辣椒粉,置于滤纸中包好,放入索氏提取器内,量取100 mL石油醚,将其中60 mL加入干燥的150 mL圆底烧瓶中,另外40 mL倒入索氏提取器内,在圆底烧瓶中放入2粒或3粒沸石,接通冷凝水,在水浴上加热回流1 h,提取结束后,倒出提取液待用。

(二)柱色谱分离

(1)装柱:将色谱柱垂直固定在铁架台上,在柱底放入少许玻璃棉(或脱脂棉)。在干燥烧杯中加20 g氧化铝和30 mL石油醚,仔细搅拌排除氧化铝中的气泡,将其倒入柱中,用洗耳球敲击柱体,使氧化铝均匀填充在柱内(氧化铝表层上应保持有一定量的石油醚层),再在氧化铝表层均匀地加少许洁净细砂粒。打开色谱柱旋塞,调节石油醚流出速率为1~2滴·s^{-1}。

(2)加样:当柱顶的石油醚层逐渐下降至高于砂层2~3 mm时,关闭旋塞,用滴管加入1 mL辣椒的石油醚提取液(避免沾在管壁上)。

(3)洗脱:打开旋塞,保持流速,当试液与砂层齐平时,滴加1%丙酮石油醚溶液,使柱中试样逐渐下移展开为几条不同色带,注意色带的位置、宽度、颜色深浅。注意在整个操作过程中必须保持氧化铝表层有一定量洗脱剂存在。

五、思考题

1. 为什么不同的组分需要不同的溶剂来洗脱?
2. 液-固萃取的原理是什么?
3. 填装色谱柱应注意什么?

实验十四　乙酰水杨酸的制备

E-实验十四分子模型-乙酰水杨酸

一、实验目的

1. 掌握酰基化反应原理和乙酰水杨酸的合成方法。
2. 熟悉固体有机化合物重结晶提纯的方法和减压抽滤等基本操作。

二、实验原理

乙酰水杨酸又称阿司匹林,为常用的解热镇痛药,近年来还发现阿司匹林能抑制血小板凝聚,可防止血栓的形成。制备乙酰水杨酸最常用的方法是将水杨酸与乙酐作用,生成乙酰水杨酸:

$$\text{水杨酸(含OH、COOH)} + (CH_3CO)_2O \xrightarrow{H^+} \text{乙酰水杨酸(含OOCCH_3、COOH)} + CH_3COOH$$

为加速反应的进行,通常加入少量的浓硫酸作催化剂。

药用阿司匹林不含水杨酸,需要一定的纯度。水杨酸是阿司匹林合成终产物中的主要杂质。上述反应得到的粗品乙酰水杨酸必须经反复重结晶加以精制,本实验采用混合溶剂(乙醇-水)进行重结晶。产品纯度的检验,可采用 $FeCl_3$ 溶液。水杨酸可与 $FeCl_3$ 形成深色配合物,而乙酰水杨酸因酚羟基被酰化而不与 $FeCl_3$ 反应。

乙酰水杨酸为白色结晶,熔点为 $135\ ℃$,难溶于水,溶于乙醇、乙醚、氯仿等有机溶剂。

三、实验用品

仪器:烧杯($50\ mL$),量筒($10\ mL$),温度计($150\ ℃$),三颈瓶(或锥形瓶),水浴锅,电磁炉(或其他热源),布氏漏斗,抽滤瓶,托盘天平,滤纸,玻璃棒,剪刀。

试剂:水杨酸(s),乙酐(l),硫酸(浓),乙醇(95%),$FeCl_3$($10\ g \cdot L^{-1}$)。

四、实验内容

(一)乙酰水杨酸的合成

在一干燥的三颈瓶中,放入 $2\ g$ 水杨酸,用干燥的量筒量取 $5\ mL$ 乙酐,慢慢加入,再滴加 5 滴浓硫酸,充分摇动。在 $70\sim80\ ℃$ 的热水浴中加热 $15\ min$,注意温度不要过高(温度过高,有利于水杨酰水杨酸酯等副产物的生成)。取出三颈瓶放冷后,将混合物倾入 $50\ mL$ 烧杯中,用 $50\ mL$ 蒸馏水分三次洗涤三颈瓶,洗液倒入烧杯中,在冷水浴中彻底冷却,使结晶完全。产品用布氏漏斗抽滤,并用少量蒸馏水洗涤,抽干,即得粗制的乙酰水杨酸。

取少量粗制品,溶解于 $2\ mL$ 乙醇中,加 2 滴 $10\ g \cdot L^{-1}$ $FeCl_3$ 溶液,观察颜色变化。

（二）乙酰水杨酸的精制

将粗制的乙酰水杨酸转移到一个干燥的小烧杯中，加 3 mL 95% 乙醇，在水浴上温热（50~60 ℃）使其溶解（如不溶解，可加少量乙醇），再加 6~7 mL 蒸馏水，继续加热 1 min，取下，在冰水浴中冷却，使结晶完全析出后抽滤，并用少量冷蒸馏水洗涤结晶，抽干，即得纯化的乙酰水杨酸。用 $10 \; g \cdot L^{-1}$ $FeCl_3$ 溶液再次检查乙酰水杨酸的纯度。

将乙酰水杨酸产品干燥后，称量其质量，并计算乙酰水杨酸的产率。

五、思考题

1. 前后两次用 $FeCl_3$ 溶液检查，其结果说明什么？
2. 在制备过程中应注意哪些问题才能保证有较高的产率？

实验十五　常见有机化合物的鉴别

一、实验目的

1. 学习常见有机化合物的鉴别方法。
2. 掌握未知有机物的鉴别方法。

二、实验原理

（一）不饱和烃的鉴别

烯烃和炔烃分子中含有 π 键，容易发生加成反应和氧化反应，能使溴水的棕红色褪去，也可使高锰酸钾的紫红色褪去。

$$RCH{=}CHR + Br_2 \longrightarrow RCHBrCHBrR$$
$$RC{\equiv}CR + 2 Br_2 \longrightarrow RCBr_2CBr_2R$$

$$-\overset{|}{C}{=}\overset{|}{C}- + MnO_4^- + H_2O \longrightarrow -\underset{OHOH}{\overset{|}{C}-\overset{|}{C}}- + MnO_2\downarrow + OH^-$$

$$3 CH{\equiv}CH + 10 KMnO_4 + 2 H_2O \longrightarrow 6 CO_2\uparrow + 10 KOH + 10 MnO_2\downarrow$$

具有 $-C{\equiv}CH$ 结构的炔烃，可与硝酸银的氨溶液生成炔化银沉淀：

$$RC{\equiv}CH + [Ag(NH_3)_2]NO_3 \longrightarrow RC{\equiv}CAg\downarrow + NH_4NO_3 + NH_3$$

（二）芳香烃的鉴别

芳香烃分子中由于存在大 π 键，表现出芳香性，较难发生加成反应和氧化反应，而容易发生取代反应。

芳香烃的鉴别是利用芳烃的烷基化反应。芳香烃在无水氯化铝催化下，与氯仿反应生成有颜色的化合物：

$$3\ C_6H_6 + CHCl_3 \xrightarrow{\text{无水 AlCl}_3} (C_6H_5)_3CH + 3\ HCl$$

苯及其同系物、卤代芳香烃显橙色至红色,萘显蓝色,联苯和菲显紫红色,蒽显绿色。

（三）卤代烃的鉴别

卤代烃比烃活泼,卤原子可被其他原子或基团取代,发生取代反应。卤代烃与硝酸银的醇溶液作用生成卤化银沉淀:

$$RX + AgNO_3 \xrightarrow{\text{醇}} RONO_2 + AgX\downarrow$$

（四）醇的鉴别

醇分子中含有羟基,可与金属钠作用放出氢气,但这不是醇的鉴别反应,含有活泼氢原子的有机物都能发生此反应。醇与无水氯化锌的浓盐酸溶液（卢卡斯试剂）反应,生成不溶于水的卤代烃而出现浑浊:

$$ROH + HCl(\text{浓}) \xrightarrow{\text{无水 ZnCl}_2} RCl + H_2O$$

反应活性是叔醇＞仲醇＞伯醇,用卢卡斯试剂可鉴别伯醇、仲醇和叔醇。

（五）酚的鉴别

酚的官能团是酚羟基,由于受苯环的影响而使酚具有与醇不同的特性。大多数酚类和烯醇类化合物能与 $FeCl_3$ 溶液显色,酚类还能与溴水反应生成白色沉淀:

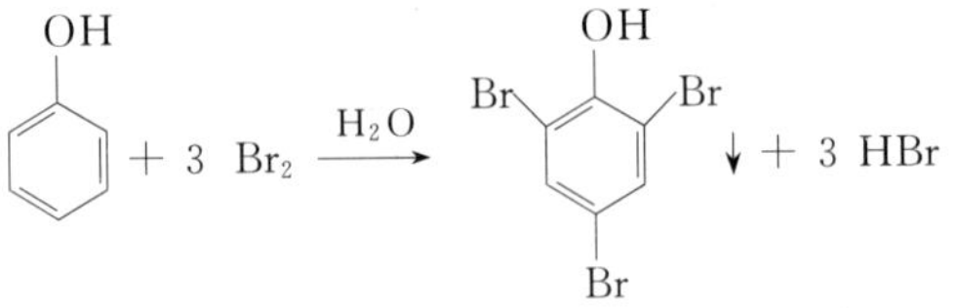

（六）醛和酮的鉴别

醛和酮都含有羰基,能与 2,4-二硝基苯肼反应生成黄色、橙色或橙红色的 2,4-二硝基苯腙沉淀:

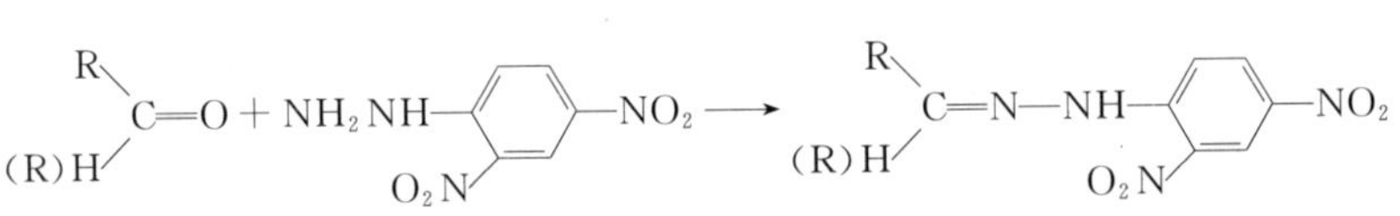

具有 $CH_3\text{—}\overset{\text{O}}{\underset{}{C}}\text{—}R(H)$ 结构的醛和酮及具有 $CH_3\text{—}\overset{\text{OH}}{\underset{}{C}}H\text{—}R$ 结构的醇,都能与次碘酸钠作用生成黄色的碘仿沉淀:

$$CH_3\text{—}\underset{\underset{O}{\|}}{C}\text{—}R + 3\ NaOI \xrightarrow{\triangle} CHI_3\downarrow + RCOONa + 2\ NaOH$$

$$CH_3\text{—}\underset{\underset{OH}{|}}{C}H\text{—}R + NaOI \longrightarrow CH_3\text{—}\underset{\underset{O}{\|}}{C}\text{—}R \xrightarrow{NaOI} CHI_3\downarrow + RCOONa$$

醛能被托伦试剂氧化,而酮则不能。脂肪醛还能被斐林试剂氧化,而芳香醛和酮则不能。

$$RCHO + 2Cu^{2+} + 5OH^- \xrightarrow{\triangle} RCOO^- + Cu_2O\downarrow + 3H_2O$$

（七）羧酸的鉴别

羧酸的官能团是羧基,利用羧基中羟基被取代的性质鉴定羧酸。羧酸与亚硫酰氯作用生成酰氯,再与醇作用转变为酯,酯与羟胺作用生成异羟肟酸,在弱酸性溶液中异羟肟酸与三氯化铁作用生成有色的异羟肟酸铁。

$$RCOOH + SOCl_2 \longrightarrow RCOCl + SO_2 + HCl$$
$$RCOCl + R'OH \longrightarrow RCOOR' + HCl$$
$$RCOOR' + NH_2OH \longrightarrow RCONHOH + R'OH$$
$$3RCONHOH + FeCl_3 \longrightarrow (RCONHO)_3Fe + 3HCl$$

（八）胺类的鉴别

胺的官能团是氨基,具有碱性,能发生酰化反应,还能与亚硝酸作用。

通常利用胺与苯磺酰氯在 NaOH 溶液中的反应来鉴别伯胺、仲胺和叔胺。伯胺和仲胺分子中的氮原子上连接氢原子,可与苯磺酰氯反应生成苯磺酰胺,而叔胺不能反应。伯胺形成的苯磺酰胺能溶于 NaOH 溶液中,酸化后才能析出沉淀,而仲胺在碱性溶液中可直接析出沉淀。

$$RNH_2 \xrightarrow[\text{② NaOH}]{\text{① } C_6H_5SO_2Cl} [C_6H_5SO_2NR]^- Na^+ \xrightarrow{HCl} C_6H_5SO_2NHR\downarrow$$

$$R_2NH \xrightarrow[\text{② NaOH}]{\text{① } C_6H_5SO_2Cl} C_6H_5SO_2NR_2\downarrow$$

利用胺与亚硝酸作用,也可以鉴别伯胺、仲胺和叔胺。脂肪族伯胺与亚硝酸作用放出氮气:

$$RNH_2 + HNO_2 \longrightarrow ROH + N_2\uparrow + H_2O$$

芳香族伯胺与亚硝酸在低温和强酸溶液中作用生成重氮盐,重氮盐与酚类在低温下发生偶联反应生成橙红色的偶氮染料:

脂肪族仲胺或芳香族仲胺与亚硝酸作用都生成不溶于水的黄色 *N*-亚硝基胺油状物或固体:

$$R_2NH + HNO_2 \longrightarrow R_2NNO + H_2O$$

脂肪族叔胺与亚硝酸作用生成不稳定的水溶性亚硝酸盐:

$$R_3N + HNO_2 \longrightarrow R_3N \cdot HNO_2$$

生成的盐与碱作用又重新得到游离的叔胺。

芳香族叔胺与亚硝酸发生苯环的亲电取代反应,生成对亚硝基芳叔胺:

$$\text{\Large$\bigcirc$}-N(CH_3)_2 + NaNO_2 + HCl \xrightarrow{0\sim5\,℃} ON-\text{\Large$\bigcirc$}-N(CH_3)_2$$

生成物在碱性溶液中显翠绿色,在酸性溶液中显橘黄色。

(九) 糖类的鉴别

五碳糖、六碳糖及它们缩合成的二糖都能被浓硫酸分解为糖醛和羧甲基糖醛。这些糖醛与 α-萘酚作用生成紫色缩合生成物,出现在液面交界处,常用于糖类的鉴别。

(十) 氨基酸的鉴别

α-氨基酸的官能团是羧基和氨基。由于两种官能团之间的相互影响,α-氨基酸与水合茚三酮在加热的条件下生成紫色的生成物。

三、实验用品

仪器:大试管,小试管,干燥小试管,烧杯,酒精灯,滤纸片。

试剂:松节油,溴的四氯化碳溶液,$KMnO_4$($5\ g\cdot L^{-1}$),$NaCl$(饱和),CaC_2(s),$AgNO_3$($50\ g\cdot L^{-1}$),NH_3(稀),苯,三氯甲烷,$AlCl_3$(s),$AgNO_3$(s)乙醇溶液(饱和),1-氯丁烷,正丁醇,异丁醇,叔丁醇,卢卡斯试剂,饱和溴水,苯酚溶液($10\ g\cdot L^{-1}$),$FeCl_3$($10\ g\cdot L^{-1}$,$100\ g\cdot L^{-1}$),乙醛,丙酮,苯甲醛,2,4-二硝基苯肼试剂,斐林试剂(甲液,乙液),KI_3溶液,$NaOH$($100\ g\cdot L^{-1}$),乙酸,氯化亚砜,盐酸羟胺($1\ mol\cdot L^{-1}$),氢氧化钾乙醇溶液($100\ g\cdot L^{-1}$),苯胺,N-甲基苯胺,N,N-二甲基苯胺,HCl(稀,$6\ mol\cdot L^{-1}$),苯磺酰氯,$NaNO_2$($100\ g\cdot L^{-1}$),β-萘酚碱液($100\ g\cdot L^{-1}$),葡萄糖溶液($20\ g\cdot L^{-1}$),果糖溶液($20\ g\cdot L^{-1}$),麦芽糖溶液($20\ g\cdot L^{-1}$),淀粉溶液($20\ g\cdot L^{-1}$),α-萘酚醇溶液($100\ g\cdot L^{-1}$),H_2SO_4(浓),甘氨酸溶液($5\ g\cdot L^{-1}$),茚三酮乙醇溶液($5\ g\cdot L^{-1}$)。

四、实验内容

(一) 不饱和烃的鉴别

(1) 溴的四氯化碳溶液试验:取一支试管,加 3 滴松节油,边摇边滴加溴的四氯化碳溶液,观察颜色的变化。

(2) 高锰酸钾溶液试验:取一支试管,加 3 滴松节油,边摇边滴加 $5\ g\cdot L^{-1}$ $KMnO_4$ 溶液,观察颜色的变化。

(3) 炔化银的生成:取一支试管,加 1 mL $AgNO_3$ 的氨溶液①,然后通入乙炔②观察有什么现象发生。

(二) 芳香烃的鉴别

取一支干燥试管,加 1 mL 氯仿和 1 滴苯,充分混合,沿试管壁加约 0.3 g 无水

---

① 硝酸银氨溶液的配制:取 0.5 mL $50\ g\cdot L^{-1}$ $AgNO_3$ 溶液于试管中,滴加稀氨水至沉淀恰好溶解。

② 乙炔的制备:取带导管干燥的支试管,支试管配上带有滴管的塞子。在滴管内装入饱和食盐水适量。在支试管内放入 2~3 g CaC_2,盖紧塞子,再慢慢滴入少许饱和食盐水,水与管中 CaC_2 作用,生成的乙炔由导管引出,若停止滴水,则反应停止。

$AlCl_3$,注意观察粉末和溶液的颜色。

（三）卤代烃的鉴别

取一支试管,加 0.5 mL 饱和硝酸银醇溶液,再加 3 滴 1-氯丁烷,观察有无卤化银沉淀生成。如无沉淀,将试管加热后再观察。

（四）醇的鉴别

取三支干燥小试管(或离心试管),分别加正丁醇(或乙醇)、仲丁醇(或异丙醇)和叔丁醇,然后各加 20 滴卢卡斯试剂,塞上塞子,振荡,静置,观察和记录出现浑浊或分层的时间。

（五）酚的鉴别

(1) 苯酚与 $FeCl_3$ 溶液的显色反应:取一支试管,加 8 滴 10 g·L^{-1} 苯酚,再加 3 滴 10 g·L^{-1} $FeCl_3$ 溶液,振荡,观察试管的颜色变化。

(2) 苯酚与溴水作用:取一支试管,加 1 mL 蒸馏水和 2 滴 10 g·L^{-1} 苯酚,振荡,再加 6 滴饱和溴水,观察现象。

（六）醛和酮的鉴别

(1) 2,4-二硝基苯肼试验:取两支试管,各加 15 滴 2,4-二硝基苯肼试剂,然后在其中一支试管加 1 滴乙醛,在另一支试管中加 1 滴丙酮,观察现象(如无现象,可用玻璃棒摩擦试管壁)。

(2) 碘仿试验:取四支试管,分别加 3 滴乙醛、丙酮、乙醇、异丙醇(或仲丁醇)和 10 滴水,再各加 10 滴 KI_3 溶液,摇匀,然后滴加 100 g·L^{-1} NaOH 溶液,振荡直至碘的棕色近乎消失,观察现象。

(3) 斐林试剂试验:取三支试管,各分别加斐林试剂甲液、乙液各 10 滴,振荡,使其混合均匀。在第一支试管中加 10 滴乙醛,在第二支试管中加 10 滴苯甲醛,在第三支试管中加 10 滴丙酮,摇匀,置沸水浴中加热 3～5 min,仔细观察颜色的变化。

（七）羧酸的鉴别

取一支试管,加 3 滴乙酸和 6 滴氯化亚砜,于沸水中煮沸 1 min 后,加 10 滴正丁醇,继续煮沸 1 min,冷却后加 10 滴水水解过量的氯化亚砜。再加 1 mL 1 mol·L^{-1} 盐酸羟胺溶液,边摇边滴加 100 g·L^{-1} 氢氧化钾乙醇溶液至呈碱性,煮沸。冷却后用稀盐酸酸化,再滴加 100 g·L^{-1} $FeCl_3$ 溶液,观察现象。

（八）胺类的鉴别

(1) 兴斯堡反应:取三支大试管,分别加 5 滴苯胺、N-甲基苯胺、N,N-二甲基苯胺,各加 3 mL 100 g·L^{-1} NaOH 溶液,再各加 4 滴苯磺酰氯,用塞子塞住管口,用力振摇 3～5 min,除去塞子,振摇下在水浴上温热 1 min,冷却,观察现象。在没有沉淀析出的两个试管中滴加 6 mol·L^{-1} HCl 溶液使溶液呈酸性,用玻璃棒摩擦试管内壁,观察现象。

(2) 与亚硝酸反应:取一支试管,加 5 滴苯胺和 1 mL 6 mol·L^{-1} HCl 溶液,摇匀。把试管放入冰水中冷却至 5 ℃ 以下,然后慢慢滴加 10 滴 100 g·L^{-1} $NaNO_2$ 溶液,摇匀,再加 3 滴 100 g·L^{-1} β-萘酚碱溶液,观察现象。

（九）糖类的鉴别

取四支试管，分别加 5 滴 20 g·L^{-1}葡萄糖、20 g·L^{-1}果糖、20 g·L^{-1}麦芽糖、20 g·L^{-1}淀粉溶液，再各加 2 滴 100 g·L^{-1} α-萘酚醇溶液，摇匀。把试管倾斜 45°，沿管壁慢慢加入 20 滴浓硫酸（勿摇动），硫酸在下层，试液在上层，观察在两层交界处出现的现象。

（十）氨基酸的鉴别

取一小片滤纸，滴加 5 g·L^{-1}甘氨酸溶液和 5 g·L^{-1}茚三酮乙醇溶液各 1 滴，于火上烘干，观察现象。

五、思考题

用实验方法鉴别下列各组化合物：

（1）丙酸、丙氨酸、丙酮酸和 2-羟基丙酸；

（2）苯甲醛、苯甲醚、苯甲醇和苯甲基氯；

（3）丁酮、2-丁醇、丁醛和丁烯；

（4）苯甲胺、N,N-二甲基苯甲酰胺、N-甲基苯胺和苯胺。

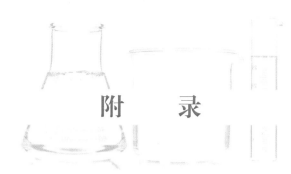

附　录

附录一　某些物质的标准摩尔生成焓、标准摩尔生成吉布斯自由能和标准摩尔熵

物　质	$\dfrac{\Delta_f H_m^{\ominus}(298.15\ K)}{kJ \cdot mol^{-1}}$	$\dfrac{\Delta_f G_m^{\ominus}(298.15\ K)}{kJ \cdot mol^{-1}}$	$\dfrac{S_m^{\ominus}(298.15\ K)}{J \cdot mol^{-1} \cdot K^{-1}}$
Ag(s)	0	0	42.55
$Ag_2O(s)$	-31.05	-11.20	121.3
Al(s)	0	0	28.83
$Al_2O_3(\alpha,钢玉)$	$-1\,675.7$	$-1\,582.3$	50.92
$Br_2(l)$	0	0	152.23
$Br_2(g)$	30.91	3.11	245.46
C(s,金刚石)	1.90	2.90	2.38
C(s,石墨)	0	0	5.74
$CCl_4(l)$	-135.4	-65.20	216.4
CO(g)	-110.52	-137.17	197.67
$CO_2(g)$	-393.51	-394.36	213.74
Ca(s)	0	0	41.42
$CaCO_3(s,方解石)$	$-1\,206.92$	$-1\,128.79$	92.9
CaO(s)	-635.09	-604.03	39.75
$Ca(OH)_2(s)$	-986.09	-898.49	83.39
$Cl_2(g)$	0	0	223.07
Cu(s)	0	0	33.15
CuO(s)	-157.3	-129.7	42.63
$Cu_2O(s)$	-168.6	-146.0	93.14
$F_2(g)$	0	0	202.78
Fe(s)	0	0	27.28

450   附录

续表

物　　质	$\Delta_f H_m^{\ominus}(298.15\ K)$ $kJ \cdot mol^{-1}$	$\Delta_f G_m^{\ominus}(298.15\ K)$ $kJ \cdot mol^{-1}$	$S_m^{\ominus}(298.15\ K)$ $J \cdot mol^{-1} \cdot K^{-1}$
$FeCl_3(s)$	-399.49	-334.00	142.3
$Fe_2O_3(s,赤铁矿)$	-824.2	-742.2	87.40
$Fe_3O_4(s,磁铁矿)$	-1118.4	-1015.4	146.4
$H_2(g)$	0	0	130.68
$HBr(g)$	-36.40	-53.45	198.70
$HCl(g)$	-92.31	-95.30	186.91
$HF(g)$	-271.1	-273.1	173.78
$HI(g)$	26.48	1.70	206.59
$HNO_3(g)$	-135.06	-74.72	266.38
$HNO_3(l)$	-174.10	-80.71	155.60
$H_3PO_4(s)$	-1279.0	-1119.1	110.50
$H_2S(g)$	-20.63	-33.56	205.79
$H_2O(l)$	-285.83	-237.13	69.91
$H_2O(g)$	-241.82	-228.57	188.82
$I_2(s)$	0	0	116.14
$I_2(g)$	62.44	19.33	260.69
$K(s)$	0	0	64.18
$KCl(s)$	-436.75	-409.14	82.59
$Mg(s)$	0	0	32.68
$MgCl_2(s)$	-641.32	-591.79	89.62
$MgO(s)$	-601.70	-569.43	26.94
$Mg(OH)_2(s)$	-924.54	-833.51	63.18
$Na(s)$	0	0	51.21
$Na_2CO_3(s)$	-1130.68	-1044.44	134.98
$NaCl(s)$	-411.15	-384.14	72.13
$Na_2O(s)$	-414.22	-375.46	75.06
$NaOH(s)$	-425.61	-379.49	64.46
$Na_2SO_4(s)$	-1387.08	-1270.16	149.58
$N_2(g)$	0	0	191.61
$NH_3(g)$	-46.11	-16.45	192.45
$NO(g)$	90.25	86.55	210.76
$NO_2(g)$	33.18	51.31	240.06
$N_2O(g)$	82.05	104.20	219.85

续表

物　　质	$\Delta_f H_m^{\ominus}(298.15\ K)$ $kJ \cdot mol^{-1}$	$\Delta_f G_m^{\ominus}(298.15\ K)$ $kJ \cdot mol^{-1}$	$S_m^{\ominus}(298.15\ K)$ $J \cdot mol^{-1} \cdot K^{-1}$
$N_2O_4(g)$	9.16	97.89	304.29
$N_2O_5(g)$	11.3	115.1	355.7
$O_2(g)$	0	0	205.14
$O_3(g)$	142.7	163.2	238.93
$P(s,\alpha,白磷)$	0	0	41.09
$P(红磷,三斜)$	-17.6	-12.1	22.80
$S(s,正交)$	0	0	31.80
$S_8(g)$	102.3	49.63	430.98
$SO_2(g)$	-296.83	-300.19	248.22
$SO_3(g)$	-395.72	-371.06	256.76
$Si(s)$	0	0	18.83
$SiCl_4(l)$	-687.0	-619.83	240
$SiCl_4(g)$	-657.01	-616.98	330.7
$SiO_2(s,石英)$	-910.94	-856.64	41.84
$SiO_2(s,无定形)$	-903.49	-850.70	46.9
$Zn(s)$	0	0	41.63
$ZnCO_3(s)$	-812.78	-731.52	82.4
$ZnCl_2(s)$	-415.05	-369.40	111.46
$ZnO(s)$	-348.28	-318.30	43.64
$CH_4(g)$	-74.81	-50.72	186.26
$C_2H_6(g)$	-84.68	-32.82	229.60
$C_3H_8(g)$	-103.85	-23.37	270.02
$C_2H_4(g)$	52.26	68.15	219.56
$C_2H_2(g)$	226.73	209.20	200.94
$C_6H_6(l)$	49.04	124.45	173.26
$C_6H_6(g)$	82.93	129.73	269.31
$CH_3OH(l)$	-238.66	-166.27	126.8
$C_2H_5OH(l)$	-277.69	-174.78	160.7
$HCOOH(l)$	-424.72	-361.35	128.95
$CH_3COOH(l)$	-484.5	-389.9	159.8
$(NH_2)_2CO(s)$	-332.9	-196.7	104.6

　　本表数据取自 Wagman D.D et al.,《NBS 化学热力学性质表》,刘天和、赵梦月译,中国标准出版社,1998 年 6 月。

附录二　某些有机化合物的标准摩尔燃烧焓

　　表中 $\Delta_c H_m^{\ominus}$ 是有机化合物在 298.15 K 时完全氧化的标准摩尔焓变。化合物中各种元素完全氧化的最终产物为 $CO_2(g)$，$H_2O(l)$，$N_2(g)$，$SO_2(g)$。

物　　　质	$\dfrac{\Delta_c H_m^{\ominus}(298.15\ \text{K})}{\text{kJ} \cdot \text{mol}^{-1}}$	物　　　质	$\dfrac{\Delta_c H_m^{\ominus}(298.15\ \text{K})}{\text{kJ} \cdot \text{mol}^{-1}}$
烃　类		醛、酮、酯类	
甲　　烷(g)　CH_4	−890.7	甲　　醛(g)　CH_2O	−570.8
乙　　烷(g)　C_2H_6	−1 559.8	乙　　醛(l)　C_2H_4O	−1 166.4
丙　　烷(g)　C_3H_8	−2 219.1	丙　　酮(l)　C_3H_6O	−1 790.4
丁　　烷(g)　C_4H_{10}	−2 878.3	丁　　酮(l)　C_4H_8O	−2 444.2
异 丁 烷(g)　C_4H_{10}	−2 871.5	乙酸乙酯(l)　$C_4H_8O_2$	−2 254.2
戊　　烷(g)　C_5H_{12}	−3 536.2	酸　类	
异 戊 烷(g)　C_5H_{10}	−3 527.9	甲　　酸(l)　CH_2O_2	−254.6
正 庚 烷(g)　C_7H_{16}	−4 811.2	乙　　酸(l)　$C_2H_4O_2$	−874.5
辛　　烷(l)　C_8H_{18}	−5 507.4	草　　酸(l)　$C_2H_2O_4$	−245.6
环 己 烷(l)　C_6H_{12}	−3 919.9	丙 二 酸(s)　$C_3H_4O_4$	−861.2
乙　　炔(g)　C_2H_2	−1 299.6	D,L−乳酸(l)　$C_3H_6O_3$	−1 367.3
乙　　烯(g)　C_2H_4	−1 410.9	顺丁烯二酸(s)　$C_4H_4O_4$	−1 355.2
丙　　烯(g)　C_3H_6	−2 058.5	反丁烯二酸(s)　$C_4H_4O_4$	−1 334.7
丁　　烯(g)　C_4H_8	−2 718.6	琥 珀 酸(s)　$C_4H_5O_4$	−1 491.0
苯(l)　C_6H_6	−3 267.5	L−苹果酸(s)　$C_4H_6O_5$	−1 327.9
甲　　苯(l)　C_7H_8	−3 925.4	L−酒石酸(s)　$C_4H_6O_6$	−1 147.3
对二甲苯(l)　C_8H_{10}	−4 552.8	苯 甲 酸(s)　$C_7H_6O_2$	−3 228.7
萘(s)　$C_{10}H_8$	−5 153.9	水 杨 酸(s)　$C_7H_6O_3$	−3 022.5
蒽(s)　$C_{14}H_{10}$	−7 163.9	油　　酸(l)　$C_{18}H_{34}O_2$	−11 118.6
菲(s)　$C_{14}H_{10}$	−7 052.9	硬 脂 酸(s)　$C_{18}H_{36}O_2$	−11 280.6
醇、酚、醚类		糖　类	
甲　　醇(l)　CH_4O	−726.6	阿拉伯糖(s)　$C_5H_{10}O_5$	−2 342.6
乙　　醇(l)　C_2H_6O	−1 366.8	木　　糖(s)　$C_5H_{10}O_5$	−2 338.9
乙 二 醇(l)　$C_2H_6O_2$	−1 180.7	葡 萄 糖(s)　$C_6H_{12}O_6$	−2 820.9
甘　　油(l)　$C_3H_8O_3$	−1 662.7	果　　糖(s)　$C_6H_{12}O_6$	−2 829.6
苯　　酚(s)　C_6H_6O	−3 053.5	蔗　　糖(s)　$C_{12}H_{22}O_{11}$	−5 640.9
甲　　醚(g)　C_2H_6O	−1 460.46	乳　　糖(s)　$C_{12}H_{22}O_{11}$	−5 648.4
乙　　醚(l)　$C_4H_{10}O$	−2 723.6	麦 芽 糖(s)　$C_{12}H_{22}O_{11}$	−5 645.5

附录三 某些弱酸的标准解离常数

弱 酸	$K_a^{\ominus}$ (298.15 K)
H_3AsO_4	$K_{a1}^{\ominus} = 5.7 \times 10^{-3}$, $K_{a2}^{\ominus} = 1.7 \times 10^{-7}$, $K_{a3}^{\ominus} = 2.5 \times 10^{-12}$
H_3AsO_3	$K_{a1}^{\ominus} = 5.9 \times 10^{-10}$
H_3BO_3	5.8×10^{-10}
HOBr	2.6×10^{-9}
H_2CO_3	$K_{a1}^{\ominus} = 4.2 \times 10^{-7}$, $K_{a2}^{\ominus} = 4.7 \times 10^{-11}$
HCN	5.8×10^{-10}
HOCl	2.8×10^{-8}
$HClO_2$	1.0×10^{-2}
HF	6.9×10^{-4}
HOI	2.4×10^{-11}
HIO_3	0.16
H_5IO_6	$K_{a1}^{\ominus} = 4.4 \times 10^{-4}$; $K_{a2}^{\ominus} = 2 \times 10^{-7}$; $K_{a3}^{\ominus} = 6.3 \times 10^{-13}$
HNO_2	6.0×10^{-4}
H_3PO_4	$K_{a1}^{\ominus} = 6.7 \times 10^{-3}$; $K_{a2}^{\ominus} = 6.2 \times 10^{-8}$; $K_{a3}^{\ominus} = 4.5 \times 10^{-13}$
H_2SO_4	$K_{a2}^{\ominus} = 1.0 \times 10^{-2}$
H_2SO_3	$K_{a1}^{\ominus} = 1.7 \times 10^{-2}$; $K_{a2}^{\ominus} = 6.0 \times 10^{-8}$
H_2Se	$K_{a1}^{\ominus} = 1.5 \times 10^{-4}$; $K_{a2}^{\ominus} = 1.1 \times 10^{-15}$
H_2S	$K_{a1}^{\ominus} = 8.9 \times 10^{-8}$; $K_{a2}^{\ominus} = 7.1 \times 10^{-15}$
H_2SeO_4	$K_{a2}^{\ominus} = 1.2 \times 10^{-2}$
H_2SeO_3	$K_{a1}^{\ominus} = 2.7 \times 10^{-2}$; $K_{a2}^{\ominus} = 5.0 \times 10^{-8}$
HSCN	0.14
$H_2C_2O_4$	$K_{a1}^{\ominus} = 5.4 \times 10^{-2}$; $K_{a2}^{\ominus} = 5.4 \times 10^{-5}$
HCOOH	1.8×10^{-4}
HAc	1.8×10^{-5}
$ClCH_2COOH$	1.4×10^{-3}
NH_3(弱碱)	1.8×10^{-5} $(K_b^{\ominus})$

附录四　常见难溶强电解质的标准溶度积常数

化　学　式	$K_{sp}^{\ominus}$ (298.15 K)	化　学　式	$K_{sp}^{\ominus}$ (298.15 K)
AgBr	5.3×10^{-13}	CuS	6.3×10^{-36}
AgCl	1.8×10^{-10}	$FeCO_3$	3.1×10^{-11}
Ag_2CO_3	8.3×10^{-12}	$Fe(OH)_2$	4.9×10^{-17}
Ag_2CrO_4	1.1×10^{-12}	$Fe(OH)_3$	2.8×10^{-39}
AgCN	5.9×10^{-17}	HgI_2	2.8×10^{-29}
$Ag_2C_2O_4$	5.3×10^{-12}	$HgCO_3$	3.7×10^{-17}
AgI	8.3×10^{-17}	$HgBr_2$	6.3×10^{-20}
Ag_3PO_4	8.7×10^{-17}	Hg_2Cl_2	1.4×10^{-18}
Ag_2SO_4	1.2×10^{-5}	Hg_2CrO_4	2.0×10^{-9}
AgSCN	1.0×10^{-12}	Hg_2I_2	5.3×10^{-29}
$Al(OH)_3$	1.3×10^{-33}	Hg_2SO_4	7.9×10^{-7}
$BaCO_3$	2.6×10^{-9}	$MgCO_3$	6.8×10^{-6}
$BaCrO_4$	1.2×10^{-10}	MgF_2	7.4×10^{-11}
BaF_2	1.8×10^{-7}	$Mg(OH)_2$	5.1×10^{-12}
$Ba_3(PO_4)_2$	3.4×10^{-23}	$Mg_3(PO_4)_2$	1.0×10^{-24}
$BaSO_4$	1.1×10^{-10}	$MnCO_3$	2.2×10^{-11}
$CaCO_3$	4.9×10^{-9}	$Mn(OH)_2$	2.1×10^{-13}
CaC_2O_4	2.3×10^{-9}	$NiCO_3$	1.4×10^{-7}
CaF_2	1.5×10^{-10}	$Ni(OH)_2$	5.0×10^{-16}
$Ca(OH)_2$	4.6×10^{-6}	$Pb(OH)_2$	1.4×10^{-20}
$CaHPO_4$	1.8×10^{-7}	$PbCO_3$	1.5×10^{-13}
$Ca_3(PO_4)_2$	2.1×10^{-33}	$PbBr_2$	6.6×10^{-6}
$CaSO_4$	7.1×10^{-5}	$PbCl_2$	1.7×10^{-5}
$Cd(OH)_2$	5.3×10^{-15}	$PbCrO_4$	2.8×10^{-13}
$Co(OH)_2$	2.3×10^{-16}	PbI_2	8.4×10^{-9}
$Co(OH)_3$	1.6×10^{-44}	$PbSO_4$	1.8×10^{-8}
$Cr(OH)_3$	6.3×10^{-31}	$Sn(OH)_2$	5.0×10^{-27}
CuBr	6.9×10^{-9}	$Sn(OH)_4$	1.0×10^{-56}
CuCl	1.7×10^{-7}	$SrCO_3$	5.6×10^{-10}
CuCN	3.5×10^{-20}	$SrCrO_4$	2.2×10^{-5}
CuI	1.2×10^{-12}	$SrSO_4$	3.4×10^{-7}
$CuCO_3$	1.4×10^{-1}	$ZnCO_3$	1.2×10^{-10}
$Cu(OH)_2$	2.2×10^{-20}	$Zn(OH)_2$	6.8×10^{-17}

附录五　常见电对的标准电极电势

电　　对	电　极　反　应	$E^{\ominus}$ (298.15 K)/V
Li^+/Li	$Li^+(aq)+e^- \rightleftharpoons Li(s)$	-3.040
K^+/K	$K^+(aq)+e^- \rightleftharpoons K(s)$	-2.936
Ca^{2+}/Ca	$Ca^{2+}(aq)+2e^- \rightleftharpoons Ca(s)$	-2.869
Na^+/Na	$Na^+(aq)+e^- \rightleftharpoons Na(s)$	-2.714
Mg^{2+}/Mg	$Mg^{2+}(aq)+2e^- \rightleftharpoons Mg(s)$	-2.357
Al^{3+}/Al	$Al^{3+}(aq)+3e^- \rightleftharpoons Al(s)$	-1.680
Mn^{2+}/Mn	$Mn^{2+}(aq)+2e^- \rightleftharpoons Mn(s)$	-1.182
Zn^{2+}/Zn	$Zn^{2+}(aq)+2e^- \rightleftharpoons Zn(s)$	-0.762
Cr^{3+}/Cr	$Cr^{3+}(aq)+3e^- \rightleftharpoons Cr(s)$	-0.740
$CO_2/H_2C_2O_4$	$2CO_2(g)+2H^+(aq)+2e^- \rightleftharpoons H_2C_2O_4(aq)$	-0.595
Fe^{2+}/Fe	$Fe^{2+}(aq)+2e^- \rightleftharpoons Fe(s)$	-0.409
Cd^{2+}/Cd	$Cd^{2+}(aq)+2e^- \rightleftharpoons Cd(s)$	-0.402
Ni^{2+}/Ni	$Ni^{2+}(aq)+2e^- \rightleftharpoons Ni(s)$	-0.236
Sn^{2+}/Sn	$Sn^{2+}(aq)+2e^- \rightleftharpoons Sn(s)$	-0.141
Pb^{2+}/Pb	$Pb^{2+}(aq)+2e^- \rightleftharpoons Pb(s)$	-0.127
H^+/H_2	$2H^+(aq)+2e^- \rightleftharpoons H_2(g)$	0.000
$S_4O_6^{2-}/S_2O_3^{2-}$	$S_4O_6^{2-}(aq)+2e^- \rightleftharpoons 2S_2O_3^{2-}(aq)$	$+0.024$
S/H_2S	$S(s)+2H^+(aq)+2e^- \rightleftharpoons H_2S(aq)$	$+0.144$
Sn^{4+}/Sn^{2+}	$Sn^{4+}(aq)+2e^- \rightleftharpoons Sn^{2+}(aq)$	$+0.154$
Cu^{2+}/Cu^+	$Cu^{2+}(aq)+e^- \rightleftharpoons Cu^+(aq)$	$+0.161$
$AgCl/Ag$	$AgCl(s)+e^- \rightleftharpoons Ag(s)+Cl^-(aq)$	$+0.222$
Hg_2Cl_2/Hg	$Hg_2Cl_2(s)+2e^- \rightleftharpoons 2Hg(l)+2Cl^-(aq)$	$+0.268$
Cu^{2+}/Cu	$Cu^{2+}(aq)+2e^- \rightleftharpoons Cu(s)$	$+0.339$
I_2/I^-	$I_2(s)+2e^- \rightleftharpoons 2I^-(aq)$	$+0.535$
MnO_4^-/MnO_4^{2-}	$MnO_4^-(aq)+e^- \rightleftharpoons MnO_4^{2-}(aq)$	$+0.555$
H_3AsO_4/H_3AsO_3	$H_3AsO_4(aq)+2H^+(aq)+2e^- \rightleftharpoons H_3AsO_3(aq)+H_2O(l)$	$+0.575$
MnO_4^-/MnO_2	$MnO_4^-(aq)+2H_2O(l)+3e^- \rightleftharpoons MnO_2(s)+4OH^-(aq)$	$+0.597$
O_2/H_2O_2	$O_2(g)+2H^+(aq)+2e^- \rightleftharpoons H_2O_2(aq)$	$+0.695$
Fe^{3+}/Fe^{2+}	$Fe^{3+}(aq)+e^- \rightleftharpoons Fe^{2+}(aq)$	$+0.769$
Hg_2^{2+}/Hg	$Hg_2^{2+}(aq)+2e^- \rightleftharpoons 2Hg(l)$	$+0.796$
Ag^+/Ag	$Ag^+(aq)+e^- \rightleftharpoons Ag(s)$	$+0.799$
NO_3^-/NO	$NO_3^-(aq)+4H^+(aq)+3e^- \rightleftharpoons NO(g)+2H_2O(l)$	$+0.964$
HNO_2/NO	$HNO_2(aq)+H^+(aq)+e^- \rightleftharpoons NO(g)+H_2O(l)$	$+1.040$
Br_2/Br^-	$Br_2(l)+2e^- \rightleftharpoons 2Br^-(aq)$	$+1.077$
O_2/H_2O	$O_2(g)+4H^+(aq)+4e^- \rightleftharpoons 2H_2O(l)$	$+1.229$
MnO_2/Mn^{2+}	$MnO_2(s)+4H^+(aq)+2e^- \rightleftharpoons Mn^{2+}(aq)+2H_2O(l)$	$+1.230$
$Cr_2O_7^{2-}/Cr^{3+}$	$Cr_2O_7^{2-}(aq)+14H^+(aq)+6e^- \rightleftharpoons 2Cr^{3+}(aq)+7H_2O(l)$	$+1.330$
Cl_2/Cl^-	$Cl_2(g)+2e^- \rightleftharpoons 2Cl^-(aq)$	$+1.360$
PbO_2/Pb^{2+}	$PbO_2(s)+4H^+(aq)+2e^- \rightleftharpoons Pb^{2+}(s)+2H_2O(l)$	$+1.458$
MnO_4^-/Mn^{2+}	$MnO_4^-(aq)+8H^+(aq)+5e^- \rightleftharpoons Mn^{2+}(aq)+4H_2O(l)$	$+1.512$
H_2O_2/H_2O	$H_2O_2(aq)+2H^+(aq)+2e^- \rightleftharpoons 2H_2O(l)$	$+1.763$
$S_2O_8^{2-}/SO_4^{2-}$	$S_2O_8^{2-}(aq)+2e^- \rightleftharpoons 2SO_4^{2-}(aq)$	$+1.939$
$F_2(g)/F^-$	$F_2(g)+2e^- \rightleftharpoons 2F^-(aq)$	$+2.889$

附录六　常见配离子的标准稳定常数

配　离　子	$K_s^{\ominus}$ (298.15 K)	配　离　子	$K_s^{\ominus}$ (298.15 K)
$[Ag(NH_3)_2]^+$	1.7×10^7	$[Cu(C_2O_4)_2]^{2-}$	2.4×10^9
$[AgI_2]^-$	5.5×10^{11}	$[Cu(CN)_2]^-$	1.0×10^{24}
$[Ag(CN)_2]^-$	2.5×10^{20}	$[Cu(edta)]^{2-}$	5.0×10^{18}
$[Ag(SCN)_2]^-$	2.0×10^8	$[Fe(CN)_6]^{3-}$	1.0×10^{42}
$[Ag(S_2O_3)_2]^{3-}$	2.9×10^{13}	$[Fe(CN)_6]^{4-}$	1.0×10^{35}
$[Ag(en)_2]^+$	5.0×10^7	$[Fe(edta)]^{2-}$	2.1×10^{14}
$[Ag(edta)]^{3-}$	2.1×10^7	$[Fe(edta)]^-$	1.7×10^{24}
$[Al(OH)_4]^-$	3.3×10^{33}	$[FeF_6]^{3-}$	2.0×10^{14}
$[AlF_6]^{3-}$	6.9×10^{19}	$[HgCl_4]^{2-}$	1.3×10^{15}
$[Al(edta)]^-$	1.3×10^{16}	$[HgBr_4]^{2-}$	9.2×10^{20}
$[Ba(edta)]^{2-}$	6.0×10^7	$[HgI_4]^{2-}$	5.7×10^{29}
$[Ca(edta)]^{2-}$	1.0×10^{11}	$[Hg(NH_3)_4]^{2+}$	2.0×10^{19}
$[Cd(NH_3)_4]^{2+}$	2.8×10^7	$[Hg(CN)_4]^{2-}$	1.8×10^{41}
$[Cd(CN)_4]^{2-}$	1.9×10^{18}	$[Hg(SCN)_4]^{2-}$	5.0×10^{21}
$[Cd(OH)_4]^{2-}$	1.2×10^9	$[Hg(edta)]^{2-}$	6.3×10^{21}
$[CdBr_4]^{2-}$	5.0×10^3	$[Ni(NH_3)_6]^{2+}$	9.0×10^8
$[CdCl_4]^{2-}$	6.3×10^2	$[Ni(CN)_4]^{2-}$	1.3×10^{30}
$[CdI_4]^{2-}$	4.0×10^5	$[Ni(en)_3]^{2+}$	2.1×10^{18}
$[Cd(en)_3]^{2+}$	1.2×10^{12}	$[Ni(edta)]^{2-}$	3.6×10^{18}
$[Cd(edta)]^{2-}$	2.5×10^{16}	$[Pb(edta)]^{2-}$	2.0×10^{18}
$[Co(NH_3)_4]^{2+}$	1.2×10^5	$[PtCl_4]^{2-}$	1.0×10^{16}
$[Co(NH_3)_6]^{2+}$	1.3×10^5	$[PtBr_4]^{2-}$	6.5×10^{17}
$[Co(NH_3)_6]^{3+}$	1.6×10^{35}	$[Pt(NH_3)_4]^{2+}$	2.2×10^{35}
$[Co(SCN)_4]^{2-}$	1.0×10^3	$[Zn(OH)_4]^{2-}$	2.8×10^{14}
$[Co(edta)]^{2-}$	2.0×10^{16}	$[Zn(NH_3)_4]^{2+}$	3.6×10^8
$[Co(edta)]^-$	1.0×10^{36}	$[Zn(CN)_4]^{2-}$	5.7×10^{16}
$[Cr(OH)_4]^-$	7.8×10^{29}	$[Zn(SCN)_4]^{2-}$	20
$[Cr(edta)]^-$	1.0×10^{23}	$[Zn(C_2O_4)_2]^{2-}$	3.0×10^7
$[Cu(SO_3)_2]^{3-}$	4.1×10^8	$[Zn(edta)]^{2-}$	2.5×10^{16}
$[Cu(NH_3)_4]^{2+}$	2.3×10^{12}		

附录七　常用酸碱指示剂

指 示 剂	p$K_a^\ominus$(HIn)	变色范围	颜　色	
			酸　色	碱　色
百里酚蓝	1.6 8.9	1.2～2.8 8.0～9.6	红 黄	黄 蓝
甲基黄	3.3	2.9～4.0	红	黄
甲基橙	3.4	3.1～4.4	红	黄
溴酚蓝	4.1	3.1～4.6	黄	紫
溴甲酚蓝	4.9	3.8～5.4	黄	蓝
甲基红	5.2	4.4～6.2	红	黄
溴甲酚紫	6.3	5.2～6.8	黄	紫
中性红	7.4	6.8～8.0	红	黄橙
酚红	8.0	6.7～8.4	黄	红
酚酞	9.1	8.0～9.6	无	红
百里酚酞	10.0	9.4～10.6	无	蓝

附录八 常见化合物的摩尔质量

化 合 物	$M/(g\cdot mol^{-1})$	化 合 物	$M/(g\cdot mol^{-1})$
Ag_3AsO_4	462.52	$CaSO_4$	136.14
$AgBr$	187.77	$CdCO_3$	172.42
$AgCl$	143.32	$CdCl_2$	183.32
$AgCN$	133.89	CdS	144.47
$AgSCN$	165.95	$Ce(SO_4)_2$	332.24
Ag_2CrO_4	331.73	$Ce(SO_4)_2\cdot 4H_2O$	404.30
AgI	234.77	$CoCl_2$	129.84
$AgNO_3$	169.87	$CoCl_2\cdot 6H_2O$	237.93
$AlCl_3$	133.34	$Co(NO_3)_2$	182.94
$AlCl_3\cdot 6H_2O$	241.43	$Co(NO_3)_2\cdot 6H_2O$	291.03
$Al(NO_3)_3$	213.00	CoS	90.99
$Al(NO_3)_3\cdot 9H_2O$	375.13	$CoSO_4$	154.99
Al_2O_3	101.96	$CoSO_4\cdot 7H_2O$	281.10
$Al(OH)_3$	78.00	$CO(NH_2)_2$	60.06
$Al_2(SO_4)_3$	342.14	$CrCl_3$	158.35
$Al_2(SO_4)_3\cdot 18H_2O$	666.41	$CrCl_3\cdot 6H_2O$	266.45
As_2O_3	197.84	$Cr(NO_3)_3$	238.01
As_2O_5	229.84	Cr_2O_3	151.99
As_2S_3	246.02	$CuCl$	99.00
$BaCO_3$	197.34	$CuCl_2$	134.45
BaC_2O_4	225.35	$CuCl_2\cdot 2H_2O$	170.48
$BaCl_2$	208.24	$CuSCN$	121.62
$BaCl_2\cdot 2H_2O$	244.27	CuI	190.45
$BaCrO_4$	253.32	$Cu(NO_3)_2$	187.56
BaO	153.33	$Cu(NO_3)_2\cdot 3H_2O$	241.60
$Ba(OH)_2$	171.34	CuO	79.54
$BaSO_4$	233.39	Cu_2O	143.09
$BiOCl$	260.43	CuS	95.61
CO_2	44.01	$CuSO_4$	159.60
CaO	56.08	$CuSO_4\cdot 5H_2O$	249.68
$CaCO_3$	100.09	CH_3COOH	60.05
CaC_2O_4	128.10	CH_3COONa	82.03
$CaCl_2$	110.99	$CH_3COONa\cdot 3H_2O$	136.08
$CaCl_2\cdot 6H_2O$	219.08	$C_6H_4\cdot COOH\cdot COOK$	204.23
$Ca(NO_3)_2\cdot 4H_2O$	236.15	$FeCl_2$	126.75
$Ca(OH)_2$	74.09	$FeCl_2\cdot 4H_2O$	198.81
$Ca_3(PO_4)_2$	310.18	$FeCl_3$	162.21

续表

化 合 物	$M/(\text{g} \cdot \text{mol}^{-1})$	化 合 物	$M/(\text{g} \cdot \text{mol}^{-1})$
$FeCl_3 \cdot 6H_2O$	270.30	$HgSO_4$	296.65
$FeNH_4(SO_4)_2 \cdot 12H_2O$	482.18	Hg_2SO_4	497.24
$Fe(NO_3)_3$	241.86	$KAl(SO_4)_2 \cdot 12H_2O$	474.38
$Fe(NO_3)_3 \cdot 9H_2O$	404.00	KBr	119.00
FeO	71.85	$KBrO_3$	167.00
Fe_2O_3	159.69	KCl	74.55
Fe_3O_4	231.54	$KClO_3$	122.55
$Fe(OH)_3$	106.87	$KClO_4$	138.55
FeS	87.91	KCN	65.12
Fe_2S_3	207.87	$KSCN$	97.18
$FeSO_4$	151.90	K_2CO_3	138.21
$FeSO_4 \cdot 7H_2O$	278.01	K_2CrO_4	194.19
$FeSO_4 \cdot (NH_4)_2SO_4 \cdot 6H_2O$	392.13	$K_2Cr_2O_7$	294.18
H_3AsO_3	125.94	$K_3Fe(CN)_6$	329.25
H_3AsO_4	141.94	$K_4Fe(CN)_6$	368.35
H_3BO_3	61.83	$KFe(SO_4)_2 \cdot 12H_2O$	503.24
HBr	80.91	$KHC_2O_4 \cdot H_2O$	146.14
HCN	27.03	$KHC_2O_4 \cdot H_2C_2O_4 \cdot 2H_2O$	254.19
$HCOOH$	46.03	$KHSO_4$	136.16
H_2CO_3	62.02	KI	166.00
$H_2C_2O_4$	90.04	KIO_3	214.00
$H_2C_2O_4 \cdot 2H_2O$	126.07	$KMnO_4$	158.03
HCl	36.46	KNO_3	101.10
HF	20.01	KNO_2	85.10
HI	127.91	K_2O	94.20
HIO_3	175.91	KOH	56.11
HNO_3	63.01	K_2SO_4	174.25
HNO_2	47.01	$MgCO_3$	84.31
H_2O	18.02	$MgCl_2$	95.21
H_2O_2	34.02	$MgCl_2 \cdot 6H_2O$	203.30
H_3PO_4	98.00	MgC_2O_4	112.33
H_2S	34.08	$Mg(NO_3)_2 \cdot 6H_2O$	256.41
H_2SO_3	82.07	$MgNH_4PO_4$	137.32
H_2SO_4	98.07	MgO	40.30
$Hg(CN)_2$	252.63	$Mg(OH)_2$	58.32
$HgCl_2$	271.50	$Mg_2P_2O_7$	222.55
Hg_2Cl_2	472.09	$MgSO_4 \cdot 7H_2O$	246.47
HgI_2	454.40	$MnCO_3$	114.95
$Hg_2(NO_3)_2$	525.19	$MnCl_2 \cdot 4H_2O$	197.91
$Hg_2(NO_3)_2 \cdot 2H_2O$	561.22	$Mn(NO_3)_2 \cdot 6H_2O$	287.04
$Hg(NO_3)_2$	324.60	MnO	70.94
HgO	216.59	MnO_2	86.94
HgS	232.65	MnS	87.00

续表

化　合　物	$M/(\text{g}\cdot\text{mol}^{-1})$	化　合　物	$M/(\text{g}\cdot\text{mol}^{-1})$
$MnSO_4$	151.00	$Ni(NO_3)_2\cdot 6H_2O$	290.79
$MnSO_4\cdot 4H_2O$	223.06	NiS	90.75
NO	30.01	$NiSO_4\cdot 7H_2O$	280.85
NO_2	46.01	P_2O_5	141.94
NH_3	17.03	$PbCO_3$	267.20
CH_3COONH_4	77.08	PbC_2O_4	295.22
NH_4Cl	53.49	$PbCl_2$	278.10
$(NH_4)_2CO_3$	96.09	$PbCrO_4$	323.20
$(NH_4)_2C_2O_4$	124.10	$Pb(CH_3COO)_2$	325.30
$(NH_4)_2C_2O_4\cdot H_2O$	142.11	$Pb(CH_3COO)_2\cdot 3H_2O$	379.30
NH_4SCN	76.12	PbI_2	461.00
NH_4HCO_3	79.06	$Pb(NO_3)_2$	331.20
$(NH_4)_2MoO_4$	196.01	PbO	223.20
NH_4NO_3	80.04	PbO_2	239.20
$(NH_4)_2HPO_4$	132.06	PbS	239.30
$(NH_4)_2S$	68.14	$PbSO_4$	303.30
$(NH_4)_2SO_4$	132.13	SO_3	80.06
Na_3AsO_3	191.89	SO_2	64.06
$Na_2B_4O_7$	201.22	$SbCl_3$	228.11
$Na_2B_4O_7\cdot 10H_2O$	381.37	$SbCl_5$	299.02
$NaBiO_3$	279.97	Sb_2O_3	291.50
$NaCN$	49.01	Sb_2S_3	339.68
$NaSCN$	81.07	SiF_4	104.08
Na_2CO_3	105.99	SiO_2	60.08
$Na_2CO_3\cdot 10H_2O$	286.14	$SnCl_2$	189.60
$Na_2C_2O_4$	134.00	$SnCl_2\cdot 2H_2O$	225.63
$NaCl$	58.44	SnO_2	150.69
$NaClO$	74.44	SnS	150.75
$NaHCO_3$	84.01	$SrCO_3$	147.63
$Na_2HPO_4\cdot 12H_2O$	358.14	SrC_2O_4	175.64
$Na_2H_2Y\cdot 2H_2O$	372.24	$SrCrO_4$	203.61
$NaNO_2$	69.00	$Sr(NO_3)_2$	211.63
$NaNO_3$	85.00	$Sr(NO_3)_2\cdot 4H_2O$	283.69
Na_2O	61.98	$SrSO_4$	183.68
Na_2O_2	77.98	$ZnCO_3$	125.39
$NaOH$	40.00	ZnC_2O_4	153.40
Na_3PO_4	163.94	$ZnCl_2$	136.29
Na_2S	78.04	$Zn(CH_3COO)_2$	183.47
$Na_2S\cdot 9H_2O$	240.18	$Zn(CH_3COO)_2\cdot 2H_2O$	219.50
Na_2SO_3	126.04	$Zn(NO_3)_2$	189.39
Na_2SO_4	142.04	$Zn(NO_3)_2\cdot 6H_2O$	297.48
$Na_2S_2O_3$	158.10	ZnO	81.38
$Na_2S_2O_3\cdot 5H_2O$	248.17	ZnS	97.44
$NiCl_2\cdot 6H_2O$	237.69	$ZnSO_4$	161.44
NiO	74.69	$ZnSO_4\cdot 7H_2O$	287.54

附录九　常见离子的颜色

离　　子	颜　　色	离　　子	颜　　色
$[Ti(H_2O)_6]^{3+}$	紫色	$[Fe(NCS)_n]^{3-n}$	血红色($n \leqslant 6$)
$[TiO(H_2O)_2]^{2+}$	橙色	$[Fe(CN)_6]^{4-}$	黄色
TiO^{2+}	无色	$[Fe(CN)_6]^{3-}$	红棕色
$[V(H_2O)_6]^{2+}$	蓝紫色	$[FeCl_6]^{3-}$	黄色
$[V(H_2O)_6]^{3+}$	绿色	$[FeF_6]^{3-}$	无色
VO^{2+}	蓝色	$[Fe(C_2O_4)_3]^{3-}$	黄色
VO_2^+	黄色	$[Co(H_2O)_6]^{2+}$	粉红色
$[Cr(H_2O)_6]^{2+}$	天蓝色	$[Co(NH_3)_6]^{2+}$	土黄色
$[Cr(H_2O)_6]^{3+}$	蓝紫色	$[Co(NH_3)_6]^{3+}$	红棕色
$[Cr(NH_3)_6]^{3+}$	黄色	$[Co(SCN)_4]^{2-}$	蓝色
$[CrCl(H_2O)_5]^{2+}$	蓝绿色	$[Ni(H_2O)_6]^{2+}$	亮绿色
$[CrCl_2(H_2O)_4]^+$	绿色	$[Ni(NH_3)_6]^{2+}$	蓝色
$[Cr(OH)_4]^-$	亮绿色	$[Ni(NH_3)_6]^{3+}$	蓝紫色
CrO_4^{2-}	黄色	$[Cu(H_2O)_4]^{2+}$	蓝色
$Cr_2O_7^{2-}$	橙色	$[Cu(NH_3)_4]^{2+}$	深蓝色
$[Mn(H_2O)_6]^{2+}$	肉色	$[Cu(OH)_4]^{2-}$	亮蓝色
MnO_4^{2-}	绿色	$[CuCl_2]^-$	无色
MnO_4^-	紫红色	$[Cu(NH_3)_2]^+$	无色
$[Fe(H_2O)_6]^{2+}$	浅绿色	$[CuCl_4]^{2-}$	黄色
$[Fe(H_2O)_6]^{3+}$	浅紫色*	I_3^-	浅棕黄色

* 溶液由于 Fe^{3+} 生成 $[Fe(H_2O)_5(OH)]^{2+}$ 而呈现棕黄色,部分 Fe^{3+} 生成 $FeCl_4^-$ 也会呈棕黄色。

附录十　常见化合物的颜色

物　质	颜　色	物　质	颜　色
PbO_2	棕褐色	$Fe(OH)_3$	红棕色
Pb_3O_4	红色	$Co(OH)_2$	粉红色
Pb_2O_3	橙色	$CoO(OH)$	褐色
Sb_2O_3	白色	$Ni(OH)_2$	绿色
Bi_2O_3	黄色	$NiO(OH)$	黑色
TiO_2	白色	$CuOH$	黄色
V_2O_5	橙色或黄色	$Cu(OH)_2$	浅蓝色
VO_2	深蓝色	$Zn(OH)_2$	白色
MnO_2	棕色	$Cd(OH)_2$	白色
FeO	黑色	$Sn(OH)Cl$	白色
Cr_2O_3	绿色	$PbCl_2$	白色
CrO_3	橙红色	$SbOCl$	白色
Fe_2O_3	棕红色	$BiOCl$	白色
Fe_3O_4	红色	$TiCl_2 \cdot 6H_2O$	紫色或绿色
CoO	灰绿色	$CrCl_3 \cdot 6H_2O$	绿色
Co_2O_3	黑色	$FeCl_3 \cdot 6H_2O$	棕黄色
NiO	暗绿色	$CoCl_2$	蓝色
Ni_2O_3	黑色	$CoCl_2 \cdot H_2O$	蓝紫色
CuO	黑色	$CoCl_2 \cdot 2H_2O$	紫红色
Cu_2O	暗红色	$CoCl_2 \cdot 6H_2O$	粉红色
Ag_2O	褐色	$Co(OH)Cl$	蓝色
ZnO	白色	$CuCl$	白色
CdO	棕黄色	$AgCl$	白色
Hg_2O	黑色	Hg_2Cl_2	白色
HgO	红色或黄色	$Hg(NH_2)Cl$	白色
$Mg(OH)_2$	白色	$PbBr_2$	白色
$Al(OH)_3$	白色	$AgBr$	浅黄色
$Sn(OH)_2$	白色	PbI_2	黄色
$Sn(OH)_4$	白色	SbI_3	黄色
$Pb(OH)_2$	白色	BiI_3	褐色
$Sb(OH)_3$	白色	CuI	白色
$Bi(OH)_3$	白色	AgI	黄色
$BiO(OH)$	灰黄色	Hg_2I_2	黄绿色
$Cr(OH)_3$	灰绿色	HgI_2	红色
$Mn(OH)_2$	白色	SnS	褐色
$MnO(OH)_2$	棕黑色	SnS_2	黄色
$Fe(OH)_2$	白色	PbS	黑色

续表

物 质	颜 色	物 质	颜 色
As_2S_3	黄色	$Ca_3(PO_4)_2$	白色
As_2S_5	黄色	$CaHPO_4$	白色
Sb_2S_3	橙色	$BaHPO_4$	白色
Sb_2S_5	橙色	$MgNH_4PO_4$	白色
Bi_2S_3	黑色	$FePO_4$	浅黄色
Bi_2S_5	黑褐色	Ag_3PO_4	黄色
MnS	肉色	$BaSiO_3$	白色
FeS	黑色	$MnSiO_3$	肉色
Fe_2S_3	黑色	$Fe_2(SiO_3)_3$	棕红色
CoS	黑色	$CoSiO_3$	紫色
NiS	黑色	$NiSiO_3$	翠绿色
Cu_2S	黑色	$CuSiO_3$	蓝色
CuS	黑色	$ZnSiO_3$	白色
Ag_2S	黑色	Ag_2SiO_3	黄色
ZnS	白色	$CaCrO_4$	黄色
CdS	黄色	$SrCrO_4$	浅黄色
HgS	红色或黑色	$BaCrO_4$	黄色
$CaSO_4$	白色	$PbCrO_4$	黄色
$SrSO_4$	白色	Ag_2CrO_4	砖红色
$BaSO_4$	白色	Hg_2CrO_4	棕色
$PbSO_4$	白色	$CdCrO_4$	黄色
$Cr_2(SO_4)_3$	桃红色	$HgCrO_4$	红色
$Cr_2(SO_4)_3 \cdot 18H_2O$	紫色	CaC_2O_4	白色
$Cr_2(SO_4)_3 \cdot 6H_2O$	绿色	BaC_2O_4	白色
$[Fe(NO)]SO_4$	深棕色	PbC_2O_4	白色
$(NH_4)_2Fe(SO_4)_2 \cdot 6H_2O$	浅绿色	FeC_2O_4	浅黄色
$NH_4Fe(SO_4)_2 \cdot 12H_2O$	浅紫色	$Ag_2C_2O_4$	白色
$CoSO_4 \cdot 7H_2O$	红色	$CuCN$	白色
$Cu_2(OH)_2SO_4$	浅蓝色	$Cu(CN)_2$	黄色
$CuSO_4 \cdot 5H_2O$	蓝色	$Ni(CN)_2$	浅绿色
Ag_2SO_4	白色	$AgCN$	白色
Hg_2SO_4	白色	$AgSCN$	白色
$HgSO_4 \cdot HgO$	黄色	$Cu(SCN)_2$	黑绿色
$CaCO_3$	白色	$BaSO_3$	白色
$Mg_2(OH)_2CO_3$	白色	BaS_2O_3	白色
$SrCO_3$	白色	$NaBiO_3$	浅黄色
$BaCO_3$	白色	$Ag_2S_2O_3$	白色
$Pb_2(OH)_2CO_3$	白色	$Mn_2[Fe(CN)_6]$	白色
$Bi(OH)CO_3$	白色	$KFe[Fe(CN)_6]$	深蓝色
$MnCO_3$	白色	$Co_2[Fe(CN)_6]$	绿色
$FeCO_3$	白色	$Ni_2[Fe(CN)_6]$	浅绿色
$CdCO_3$	白色	$Zn_2[Fe(CN)_6]$	白色
$Co_2(OH)_2CO_3$	红色	$Cu_2[Fe(CN)_6]$	棕红色
$Ni_2(OH)_2CO_3$	浅绿色	$Ag_4[Fe(CN)_6]$	白色
$Cu_2(OH)_2CO_3$	蓝色	$K_2Ba[Fe(CN)_6]$	白色
$Zn_2(OH)_2CO_3$	白色	$Pb_2[Fe(CN)_6]$	白色
$Cd_2(OH)_2CO_3$	白色	$Cd_2[Fe(CN)_6]$	白色
$Hg_2(OH)_2CO_3$	红褐色	$(NH_4)_3PO_4 \cdot 12MoO_3 \cdot 6H_2O$	黄色
Ag_2CO_3	白色	$Na_2[Fe(CN)_5NO] \cdot 2H_2O$	红色
Hg_2CO_3	浅黄色	二丁二酮肟合镍(Ⅱ)	桃红色

附录十一　常见阳离子的主要鉴定反应

离子	试　剂	鉴　定　反　应	介质条件
NH_4^+	NaOH	$NH_4^+ + OH^- \xrightarrow{\triangle} NH_3\uparrow + H_2O$ NH_3 使湿润的红色石蕊试纸变蓝或 pH 试纸呈碱性反应	强碱性
	奈斯勒试剂〔四碘合汞(Ⅱ)酸钾的碱性溶液〕	$NH_4^+ + 2[HgI_4]^{2-} + 4OH^- =\!=$ $Hg_2NI\downarrow + 7I^- + 4H_2O$ （棕色）	碱性介质
Na^+	醋酸铀酰锌	$Na^+ + Zn^{2+} + 3UO_2^{2+} + 9Ac^- + 9H_2O =\!=$ $NaZn(UO_2)_3(Ac)_9 \cdot 9H_2O\downarrow$ （浅黄绿色）	中性或乙酸溶液中
	焰色反应	挥发性钠盐在煤气灯的无色火焰（氧化焰）中灼烧时，火焰呈黄色	
K^+	$Na_3[Co(NO_2)_6]$	$2K^+ + Na^+ + [Co(NO_2)_6]^{3-} =\!= K_2Na[Co(NO_2)_6]\downarrow$ （亮黄色）	中性或弱酸性
	焰色反应	挥发性钾盐在煤气灯的无色火焰（氧化焰）中灼烧时，火焰呈紫色	
Mg^{2+}	镁试剂	镁试剂被氢氧化镁吸附后呈天蓝色沉淀	强碱性介质
Ba^{2+}	K_2CrO_4	$Ba^{2+} + CrO_4^{2-} =\!= BaCrO_4\downarrow$ （黄色）	中性或弱酸性介质
	焰色反应	挥发性钡盐使火焰呈黄绿色	
Ca^{2+}	$(NH_4)_2C_2O_4$	$Ca^{2+} + C_2O_4^{2-} =\!= CaC_2O_4\downarrow$ （白色）	中性或弱酸性介质
	焰色反应	挥发性钙盐使火焰呈砖红色	
Al^{3+}	铝试剂	形成红色絮状沉淀	$pH\approx4\sim5$
Sb^{3+}	锡片	$2Sb^{3+} + 3Sn =\!= 2Sb\downarrow$ （黑色）	酸性介质
Bi^{3+}	$Na_2[Sn(OH)_4]$	$2Bi^{3+} + 3[Sn(OH)_4]^{2-} + 6OH^- =\!=$ $2Bi\downarrow + 3[Sn(OH)_6]^{2-}$ （黑色）	强碱性介质
Sn^{2+}	$HgCl_2$	$Sn^{2+} + 2HgCl_2 + 4Cl^- =\!= Hg_2Cl_2\downarrow + [SnCl_6]^{2-}$ （白色） $Sn^{2+} + Hg_2Cl_2 + 4Cl^- =\!= 2Hg\downarrow + [SnCl_6]^{2-}$ （黑色）	酸性介质

续表

离子	试 剂	鉴 定 反 应	介质条件
Pb^{2+}	K_2CrO_4	$Pb^{2+} + CrO_4^{2-} =\!=\!= PbCrO_4\downarrow$ (黄色)	中性或弱酸性介质
Cr^{3+}, CrO_4^{2-}	用 H_2O_2 氧化后加可溶性铅盐	$Cr^{3+} + 4OH^- =\!=\!= [Cr(OH)_4]^-$ $2[Cr(OH)_4]^- + 3H_2O_2 + 2OH^- =\!=\!= 2CrO_4^{2-} + 8H_2O$	碱性介质
		$CrO_4^{2-} + Pb^{2+} =\!=\!= PbCrO_4\downarrow$ (黄色)	HAc 酸化或弱酸性介质
	在 NaOH 存在下用 H_2O_2 氧化后再酸化并用戊醇(或乙醚)萃取	$Cr^{3+} + 4OH^- =\!=\!= [Cr(OH)_4]^-$ $2[Cr(OH)_4]^- + 3H_2O_2 + 2OH^- =\!=\!= 2CrO_4^{2-} + 8H_2O$	碱性介质
		$2CrO_4^{2-} + 2H^+ =\!=\!= Cr_2O_7^{2-} + H_2O$ $Cr_2O_7^{2-} + 4H_2O_2 + 2H^+ =\!=\!= 3H_2O + 2H_2CrO_6$ (蓝色)	酸性介质
Mn^{2+}	$NaBiO_3$	$2Mn^{2+} + 5NaBiO_3 + 14H^+ =\!=\!=$ $2MnO_4^- + 5Na^+ + 5Bi^{3+} + 7H_2O$ (紫红色)	HNO_3 介质或 H_2SO_4 介质
Fe^{2+}	$K_3[Fe(CN)_6]$	$K^+ + Fe^{2+} + [Fe(CN)_6]^{3-} =\!=\!= KFe[Fe(CN)_6]\downarrow$ (深蓝色)	酸性介质
Fe^{3+}	$K_4[Fe(CN)_6]$	$K^+ + Fe^{3+} + [Fe(CN)_6]^{4-} =\!=\!= KFe[Fe(CN)_6]\downarrow$ (深蓝色)	酸性介质
	NH_4SCN	$Fe^{3+} + SCN^- =\!=\!= [Fe(NCS)]^{2+}$ (血红色)	酸性介质
Co^{2+}	NH_4SCN 饱和溶液,用丙酮或戊醇萃取	$Co^{2+} + 4SCN^- =\!=\!= [Co(SCN)_4]^{2-}$ (蓝绿色)	酸性介质
Ni^{2+}	丁二酮肟	Ni^{2+} 与丁二酮肟生成玫瑰红色的螯合物沉淀	在氨性或醋酸钠溶液中进行
Cu^{2+}	$K_4[Fe(CN)_6]$	$2Cu^{2+} + [Fe(CN)_6]^{4-} =\!=\!= Cu_2[Fe(CN)_6]\downarrow$ (红褐色)	中性或酸性介质
Ag^+	HCl	$Ag^+ + Cl^- =\!=\!= AgCl\downarrow$ (白色)	酸性介质
	K_2CrO_4	$CrO_4^{2-} + 2Ag^+ =\!=\!= Ag_2CrO_4\downarrow$ (砖红色)	中性或微酸性介质
Zn^{2+}	$(NH_4)_2S$	$Zn^{2+} + S^{2-} =\!=\!= ZnS\downarrow$ (白色)	$c(H^+) < 0.3\ mol\cdot L^{-1}$
	二苯硫腙(打萨宗)	加入二苯硫腙,振荡后水层呈粉红色	强碱性
Cd^{2+}	H_2S 或 Na_2S	$Cd^{2+} + H_2S =\!=\!= CdS\downarrow + 2H^+$ (黄色)	酸性介质
Hg^{2+}	$SnCl_2$	见 Sn^{2+} 的鉴定	酸性介质
	KI 和 NH_3	$Hg^{2+} + 2I^- =\!=\!= HgI_2\downarrow$ $HgI_2 + 2I^- =\!=\!= [HgI_4]^{2-}$ $NH_4^+ + 2[HgI_4]^{2-} + 4OH^- =\!=\!=$ $Hg_2NI\downarrow + 7I^- + 4H_2O$ (棕色)	

附录十二　常见阴离子的主要鉴定反应

离子	试　剂	鉴定反应	介质条件
Cl^-	$AgNO_3$	$Cl^- + Ag^+ \longrightarrow AgCl\downarrow$ （白色）	酸性介质
Br^-	氯水，CCl_4	$2Br^- + Cl_2 \longrightarrow Br_2 + 2Cl^-$ Br_2 溶于 CCl_4 中呈橙黄色或橙红色	中性或酸性介质
I^-	氯水，CCl_4（或苯）	$2I^- + Cl_2 \longrightarrow I_2 + 2Cl^-$ 析出的 I_2 溶于 CCl_4（或苯）溶剂中呈紫红色	中性或酸性介质
SO_4^{2-}	$BaCl_2$	$SO_4^{2-} + Ba^{2+} \longrightarrow BaSO_4\downarrow$ （白色）	酸性介质
SO_3^{2-}	稀 HCl	$SO_3^{2-} + 2H^+ \longrightarrow SO_2\uparrow + H_2O$	酸性介质
	$Na_2[Fe(CN)_5NO]$， $ZnSO_4$，$K_4[Fe(CN)_6]$	生成红色沉淀	中性介质
$S_2O_3^{2-}$	稀 HCl	$S_2O_3^{2-} + 2H^+ \longrightarrow SO_2\uparrow + S\downarrow + H_2O$	酸性介质
	$AgNO_3$	$2Ag^+ + S_2O_3^{2-} \longrightarrow Ag_2S_2O_3\downarrow$ （白色） $Ag_2S_2O_3$ 不稳定，生成后立即发生分解反应，沉淀颜色变化为白→黄→棕，最后生成黑色 Ag_2S	
S^{2-}	稀 HCl	$S^{2-} + 2H^+ \longrightarrow H_2S\uparrow$ H_2S 气体可使醋酸铅试纸变黑	酸性介质
	$Na_2[Fe(CN)_5NO]$	$S^{2-} + [Fe(CN)_5]NO]^{2-} \longrightarrow [Fe(CN)_5NOS]^{4-}$ （紫红色）	碱性介质
NO_2^-	对氨基苯磺酸， α-萘胺	溶液呈现红色	中性或乙酸介质
NO_3^-	$FeSO_4$，浓 H_2SO_4	$NO_3^- + 3Fe^{2+} + 4H^+ \longrightarrow 3Fe^{3+} + NO + 2H_2O$ $Fe^{2+} + NO \longrightarrow [FeNO]^{2+}$ （棕色） 在混合液与浓硫酸分层处形成棕色环	酸性介质
CO_3^{2-}	稀 HCl（稀 H_2SO_4）	$CO_3^{2-} + 2H^+ \longrightarrow CO_2\uparrow + H_2O$ CO_2 气体使饱和 $Ba(OH)_2$ 溶液变浑浊	酸性介质
PO_4^{3-}	$AgNO_3$	$3Ag^+ + PO_4^{3-} \longrightarrow Ag_3PO_4\downarrow$ （黄色）	中性或弱酸性介质
	$(NH_4)_2MoO_4$ （过量）	$PO_4^{3-} + 3NH_4^+ + 12MoO_4^{2-} + 24H^+ \longrightarrow$ $(NH_4)_3PO_4 \cdot 12MoO_3 \cdot 6H_2O\downarrow + 6H_2O$ （黄色）	HNO_3 介质
SiO_3^{2-}	NH_4Cl（饱和）	$SiO_3^{2-} + 2NH_4^+ \xrightarrow{\triangle} H_2SiO_3\downarrow + 2NH_3\uparrow$ （白色胶状）	碱性介质

附录十三　特殊试剂的配制

1. 酚酞指示剂($1\ g\cdot L^{-1}$)：0.1 g 酚酞溶于 90 mL 酒精与 10 mL 水的混合液中。

2. 甲基橙指示剂($1\ g\cdot L^{-1}$)：0.1 g 甲基橙溶于 100 mL 水中，必要时过滤。

3. 甲基红指示剂($1\ g\cdot L^{-1}$)：0.1 g 甲基红溶于 60 mL 酒精中，加水稀释至 100 mL。

4. 百里酚蓝和甲酚红混合指示剂：取相同体积的 $1\ g\cdot L^{-1}$ 百里酚蓝酒精溶液与 $1\ g\cdot L^{-1}$ 甲酚红溶液混合均匀（在混合前一定要溶解完全）。

5. 淀粉溶液($5\ g\cdot L^{-1}$)：取 5 g 可溶性淀粉和 5 mg $HgCl_2$（作防腐剂）于烧杯中，加少量水，搅匀，把得到的糊状物倒入约 1 L 正在沸腾的水中，搅匀并煮沸至完全透明。

6. 二苯胺磺酸钠($5\ g\cdot L^{-1}$)：称取 0.5 g 二苯胺磺酸钠溶解于 100 mL 水中，如溶液出现浑浊，可滴加少量 HCl 溶液。

7. 铬黑 T 指示剂：1 g 铬黑 T 与 100 g 无水 Na_2SO_4 固体混合，研磨均匀，放入干燥的磨口瓶中，保存干燥器内。也可以配制成 $5\ g\cdot L^{-1}$ 的溶液使用，称取 0.5 g 铬黑 T，加 10 mL 三乙醇胺和 90 mL 乙醇，充分搅拌使其溶解完全，配制的溶液不宜久放。

8. 钙指示剂：钙指示剂与 Na_2SO_4 晶体以质量比 2:100 混合，研磨均匀，放入干燥棕色瓶中，保存于干燥器内。也可以配制成 $5\ g\cdot L^{-1}$ 的溶液使用（最好用新配制的），配制方法与铬黑 T 相似。

9. 镁试剂($0.5\ g\cdot L^{-1}$)：0.05 g 对硝基苯偶氮间苯二酚溶于 100 mL $2\ mol\cdot L^{-1}$ NaOH 溶液中。

10. 铝试剂($2\ g\cdot L^{-1}$)：0.2 g 铝试剂溶于 100 mL 水中。

11. 奈斯勒试剂：将 11.5 g HgI_2 和 15 g KI 溶于水中，待 HgI_2 完全溶解后，加水稀释至 50 mL，再加 $6\ mol\cdot L^{-1}$ NaOH 溶液 50 mL，静置后取清液储存于棕色瓶中。

12. 醋酸铀酰锌：10 g $UO_2(Ac)_2\cdot2H_2O$ 晶体溶于 6 mL $6\ mol\cdot L^{-1}$ HAc 溶液中，稍加热使其溶解，稀释至 50 mL（溶液 A）。另溶解 30 g $Zn(Ac)_2\cdot2H_2O$ 晶体于 6 mL $6\ mol\cdot L^{-1}$ HAc 溶液中，搅匀后稀释到 50 mL（溶液 B）。将溶液 A 和溶液 B 加热至 70 ℃后混合，静置 24 h，取其澄清溶液储存于棕色瓶中。

13. 钼酸铵试剂($50\ g\cdot L^{-1}$)：称取 5 g $(NH_4)_2MoO_4$ 晶体，加 5 mL 浓 HNO_3 溶液，加水至 100 mL。

14. 磺基水杨酸($100\ g\cdot L^{-1}$)：10 g 磺基水杨酸溶于 65 mL 水中，加 35 mL $2\ mol\cdot L^{-1}$ NaOH 溶液，摇匀。

15. 铁铵矾$(NH_4)Fe(SO_4)_2\cdot12H_2O$($400\ g\cdot L^{-1}$)：铁铵矾的饱和水溶液加浓 HNO_3 溶液至溶液变清。

16. 硫代乙酰胺($50\ g\cdot L^{-1}$)：5 g 硫代乙酰胺溶于 100 mL 水中，如浑浊需过滤。

17. 丁二酮肟($10\ g\cdot L^{-1}$)：1 g 丁二酮肟溶于 100 mL 95% 酒精中。

18. 六硝基合钴(Ⅲ)酸钠试剂：23 g $NaNO_2$ 晶体溶于 500 mL 水中，加入 16.5 mL

$6 \text{ mol} \cdot \text{L}^{-1}$ HAc 溶液和 $3 \text{ g Co(NO}_3)_2 \cdot 6\text{H}_2\text{O}$ 晶体，静置过夜，过滤或取其清液，稀释至 100 mL，储存于棕色瓶中。每隔 4 周重新配制，或直接加六硝基合钴（Ⅲ）酸钠晶体于水中，至溶液为深红色即可使用。

19. 亚硝酰铁氰化钠（$10 \text{ g} \cdot \text{L}^{-1}$）：$1 \text{ g}$ 亚硝酰铁氰化钠溶于 100 mL 水中。

20. 硝胺指示剂（$1 \text{ g} \cdot \text{L}^{-1}$）：$0.1 \text{ g}$ 硝胺溶于 100 mL 70% 酒精溶液中。

21. 邻二氮菲指示剂（$2.5 \text{ g} \cdot \text{L}^{-1}$）：称取 0.25 g 邻二氮菲，加 3 滴 $6 \text{ mol} \cdot \text{L}^{-1}$ H_2SO_4 溶液，溶于 100 mL 水中。

22. 硫氰酸汞铵（$(\text{NH}_4)_2[\text{Hg(SCN)}_4]$）：$8 \text{ g HgCl}_2$ 晶体和 $9 \text{ g NH}_4\text{SCN}$ 晶体溶于 100 mL 水中。

23. 氯化亚锡（$1 \text{ mol} \cdot \text{L}^{-1}$）：$23 \text{ g SnCl}_2 \cdot 2\text{H}_2\text{O}$ 晶体溶于 34 mL 浓 HCl 溶液中，加水至 100 mL，临用时配制。

24. 二苯硫腙（$1 \text{ g} \cdot \text{L}^{-1}$）：$1 \text{ g}$ 二苯硫腙溶于 1000 mL CCl_4 或 CHCl_3 中。

25. 银氨溶液：1.7 g AgNO_3 溶于 17 mL 浓氨水中，加蒸馏水至 1 L。

26. 碘化钾－亚硫酸钠溶液：50 g KI 晶体和 $200 \text{ g Na}_2\text{SO}_3 \cdot 7\text{H}_2\text{O}$ 晶体溶于 1 L 水中。

27. α－萘胺（$2 \text{ g} \cdot \text{L}^{-1}$）：$0.2 \text{ g}$ α－萘胺与 90 mL 水煮沸，倾出无色溶液，在溶液中加 10 mL 冰醋酸。

28. 品红溶液（$1 \text{ g} \cdot \text{L}^{-1}$）：$0.1 \text{ g}$ 品红溶于 100 mL 水中。

29. 斐林试剂：甲液：$3.5 \text{ g CuSO}_4 \cdot 5\text{H}_2\text{O}$ 晶体溶于 50 mL 蒸馏水中；乙液：7 g NaOH 晶体和 17.5 g 酒石酸钾钠晶体溶于 40 mL 蒸馏水中，加水至 50 mL。使用时把乙液倒入甲液中，搅拌均匀。

30. 茚三酮乙醇溶液（$1 \text{ g} \cdot \text{L}^{-1}$）：$0.5 \text{ g}$ 茚三酮溶于 500 mL 95% 乙醇溶液中，用前配制。

中英文名词对照索引

C

D

H

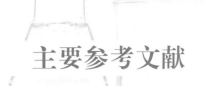

主要参考文献

[1] 徐春祥.医学化学.3 版.北京:高等教育出版社,2014.

[2] 张乐华.基础化学.4 版.北京:高等教育出版社,2020.

[3] 南京大学《无机及分析化学》编写组.无机及分析化学.4 版.北京:高等教育出版社,2006.

[4] 傅献彩.大学化学.北京:高等教育出版社,1999.

[5] 国家技术监督局.中华人民共和国国家标准 GB 3100~3102—93,量和单位.北京:中国标准出版社,1994.

[6] 国家技术监督局计量司、标准化司.量和单位国家标准实施指南.北京:中国标准出版社,1996.

[7] 国家药典委员会.中华人民共和国药典(2020 年版).北京:中国医药科技出版社,2020.

[8] 化学名词审定委员会.化学名词.北京:科学出版社,1991.

[9] 中国化学会.化学命名原则.北京:科学出版社,1984.

[10] 新闻出版署图书管理司,中国标准出版社.作者编辑常用标准及规范.北京:中国标准出版社,1997.

[11] 王箴.化工辞典.3 版.北京:化学工业出版社,1992.

[12] 高鸿宾.实用有机化学辞典.北京:高等教育出版社,1998.

[13] 裴伟伟,裴坚.基础有机化学.4 版.北京:高等教育出版社,2018.

[14] 汪小兰.有机化学.4 版.北京:高等教育出版社,2005.

[15] 董陆陆.有机化学.4 版.北京:高等教育出版社,2021.

[16] 武汉大学.分析化学.5 版.北京:高等教育出版社,2009.

[17] 华中师范大学,东北师范大学,陕西师范大学,等.分析化学(上册).4 版.北京:高等教育出版社,2011.

[18] 大学化学编辑部.今日化学.2012 年版.北京:高等教育出版社,2013.

[19] 于广广,李海荣.化学与生命.北京:高等教育出版社,2013.

[20] 陈虹锦.化学与生活.北京:高等教育出版社,2013.

[21] 张乐华.无机化学.3 版.北京:高等教育出版社,2017.

读者意见反馈

为收集对教材的意见建议,进一步完善教材编写并做好服务工作,读者可将对本教材的意见建议通过如下渠道反馈至我社。

咨询电话　400 - 810 - 0598

反馈邮箱　hepsci@pub.hep.cn

通信地址　北京市朝阳区惠新东街 4 号富盛大厦 1 座　高等教育出版社
　　　　　　理科事业部

邮政编码　100029

防伪查询说明

用户购书后刮开封底防伪涂层,使用手机微信等软件扫描二维码,会跳转至防伪查询网页,获得所购图书详细信息。

防伪客服电话　(010)58582300

元 素 周 期

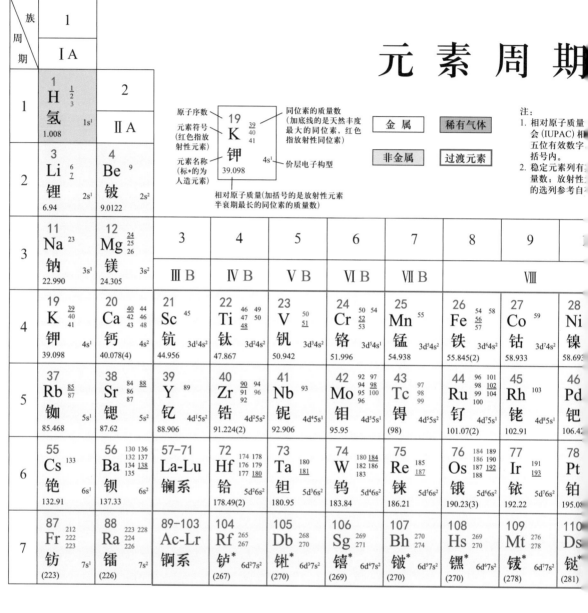

族周期	1 IA								
1	1 H 氢 1²3 1s¹ 1.008	2 IIA							
2	3 Li 锂 6 7 2s¹ 6.94	4 Be 铍 9 2s² 9.0122							
3	11 Na 钠 23 3s¹ 22.990	12 Mg 镁 24 25 26 3s² 24.305	3 IIIB	4 IVB	5 VB	6 VIB	7 VIIB	8	9 VIII

图例/legend:
- 原子序数
- 19 K 钾 39 40 41 4s¹ 39.098
- 元素符号（红色指放射性元素）
- 元素名称（标*的为人造元素）
- 同位素的质量数（加底线的是天然丰度最大的同位素，红色指放射性同位素）
- 价层电子构型
- 相对原子质量（加括号的是放射性元素半衰期最长的同位素的质量数）
- 金属
- 非金属
- 稀有气体
- 过渡元素

注：
1. 相对原子质量会(IUPAC)相五位有效数字括号内。
2. 稳定元素列有量数；放射性的选列参考自

周期	IIIB	IVB	VB	VIB	VIIB		VIII	
4	21 Sc 钪 45 3d¹4s² 44.956	22 Ti 钛 46 49 47 50 48 3d²4s² 47.867	23 V 钒 50 51 3d³4s² 50.942	24 Cr 铬 50 54 52 53 3d⁵4s¹ 51.996	25 Mn 锰 55 3d⁵4s² 54.938	26 Fe 铁 54 58 56 57 3d⁶4s² 55.845(2)	27 Co 钴 59 3d⁷4s² 58.933	28 Ni 镍 3d⁸4s² 58.693
5	39 Y 钇 89 4d¹5s² 88.906	40 Zr 锆 90 94 91 96 92 4d²5s² 91.224(2)	41 Nb 铌 93 4d⁴5s¹ 92.906	42 Mo 钼 92 97 94 98 95 100 96 4d⁵5s¹ 95.95	43 Tc 锝 97 98 99 4d⁵5s² (98)	44 Ru 钌 96 101 98 102 99 104 100 4d⁷5s¹ 101.07(2)	45 Rh 铑 103 4d⁸5s¹ 102.91	46 Pd 钯 4d¹⁰ 106.42
6	57-71 La-Lu 镧系	72 Hf 铪 174 178 176 179 177 180 5d²6s² 178.49(2)	73 Ta 钽 180 181 5d³6s² 180.95	74 W 钨 180 184 182 186 183 5d⁴6s² 183.84	75 Re 铼 185 187 5d⁵6s² 186.21	76 Os 锇 184 189 186 190 187 192 188 5d⁶6s² 190.23(3)	77 Ir 铱 191 193 5d⁷6s² 192.22	78 Pt 铂 5d⁹6s¹ 195.08
7	89-103 Ac-Lr 锕系	104 Rf 𬬻* 265 267 6d²7s² (267)	105 Db 𬭊* 268 270 6d³7s² (270)	106 Sg 𨭎* 269 271 6d⁴7s² (269)	107 Bh 𨨏* 270 274 6d⁵7s² (270)	108 Hs 𨭆* 269 270 6d⁶7s² (270)	109 Mt 鿏* 276 278 6d⁷7s² (278)	110 Ds 𫟼* (281)

镧系:

57 La 镧 138 139 5d¹6s² 138.91	58 Ce 铈 136 142 138 140 4f¹5d¹6s² 140.12	59 Pr 镨 141 4f³6s² 140.91	60 Nd 钕 142 146 143 148 144 150 145 4f⁴6s² 144.24	61 Pm 钷 145 146 147 4f⁵6s² (145)	62 Sm 钐 144 150 147 152 154 149 4f⁶6s² 150.36(2)	63 Eu 铕 151 153 4f⁷6s² 151.96	64 Gd 钆 152 157 154 158 155 160 156 4f⁷5d¹6s² 157.25(3)

锕系:

89 Ac 锕 225 227 6d¹7s² (227)	90 Th 钍 230 232 6d²7s² 232.04	91 Pa 镤 231 233 5f²6d¹7s² 231.04	92 U 铀 233 236 234 238 235 5f³6d¹7s² 238.03	93 Np 镎 236 237 5f⁴6d¹7s² (237)	94 Pu 钚 238 241 239 242 240 244 5f⁶7s² (244)	95 Am 镅* 241 243 5f⁷7s² (243)	96 Cm 锔* 243 246 244 247 245 248 5f⁷6d¹7s² (247)

表

引自国际纯粹与应用化学联合
对原子质量表(2018)，删节至
末尾数的准确度加注在其后

其在自然界存在的同位素的质
元素、人造元素同位素质量数
有关文献。

18	电子层	18族电子数
0		

13	14	15	16	17	2 He 氦 1s² 4.0026 ³⁴	K	2
ⅢA	ⅣA	ⅤA	ⅥA	ⅦA			
5 B 硼 2s²2p¹ 10.81 ¹⁰¹¹	6 C 碳 2s²2p² 12.011 ¹²¹³¹⁴	7 N 氮 2s²2p³ 14.007 ¹⁴¹⁵	8 O 氧 2s²2p⁴ 15.999 ¹⁶¹⁷¹⁸	9 F 氟 2s²2p⁵ 18.998 ¹⁹	10 Ne 氖 2s²2p⁶ 20.180 ²⁰²¹²²	L K	8 2

0	11	12	13 Al 铝 3s²3p¹ 26.982 ²⁷	14 Si 硅 3s²3p² 28.085 ²⁸²⁹³⁰	15 P 磷 3s²3p³ 30.974 ³¹	16 S 硫 3s²3p⁴ 32.06 ³²³³³⁴ ³⁶	17 Cl 氯 3s²3p⁵ 35.45 ³⁵³⁷	18 Ar 氩 3s²3p⁶ 39.95 ³⁶³⁸⁴⁰	M L K	8 8 2
	ⅠB	ⅡB								
29 Cu 铜 3d¹⁰4s¹ 63.546(3) ⁵⁸ ⁶² ⁶⁰ ⁶¹ ⁶³ ⁶⁵	30 Zn 锌 3d¹⁰4s² 65.38(2) ⁶⁴ ⁶⁸ ⁶⁶ ⁷⁰ ⁶⁷	31 Ga 镓 4s²4p¹ 69.723 ⁶⁹ ⁷¹	32 Ge 锗 4s²4p² 72.630(8) ⁷⁰ ⁷⁴ ⁷² ⁷⁶ ⁷³	33 As 砷 4s²4p³ 74.922 ⁷⁵	34 Se 硒 4s²4p⁴ 78.971(8) ⁷⁴ ⁷⁸ ⁷⁶ ⁸⁰ ⁷⁷ ⁸²	35 Br 溴 4s²4p⁵ 79.904 ⁷⁹ ⁸¹	36 Kr 氪 4s²4p⁶ 83.798(2) ⁷⁸ ⁸³ ⁸⁰ ⁸⁴ ⁸² ⁸⁶	N M L K	8 18 8 2
47 Ag 银 4d¹⁰5s¹ 107.87 ¹⁰²¹⁰⁶ ¹⁰⁴¹⁰⁸ ¹⁰⁵¹¹⁰ ¹⁰⁷¹⁰⁹	48 Cd 镉 4d¹⁰5s² 112.41 ¹⁰⁶ ¹¹² ¹⁰⁸ ¹¹³ ¹¹⁰ ¹¹⁴ ¹¹¹ ¹¹⁶	49 In 铟 5s²5p¹ 114.82 ¹¹³ ¹¹⁵	50 Sn 锡 5s²5p² 118.71 ¹¹²¹¹⁸ ¹¹⁴¹¹⁹ ¹¹⁵¹²⁰ ¹¹⁶¹²² ¹¹⁷¹²⁴	51 Sb 锑 5s²5p³ 121.76 ¹²¹ ¹²³	52 Te 碲 5s²5p⁴ 127.60(3) ¹²⁰¹²⁵ ¹²²¹²⁶ ¹²³¹²⁸ ¹²⁴¹³⁰	53 I 碘 5s²5p⁵ 126.90 ¹²⁷	54 Xe 氙 5s²5p⁶ 131.29 ¹²⁴¹³¹ ¹²⁶¹³² ¹²⁸¹³⁴ ¹²⁹¹³⁶ ¹³⁰	O N M L K	8 18 18 8 2
79 Au 金 5d¹⁰6s¹ 196.97 ¹⁹⁰¹⁹⁵ ¹⁹²¹⁹⁸ ¹⁹⁴¹⁹⁸ ¹⁹⁷	80 Hg 汞 5d¹⁰6s² 200.59 ¹⁹⁶²⁰¹ ¹⁹⁸²⁰² ¹⁹⁹²⁰⁴ ²⁰⁰	81 Tl 铊 6s²6p¹ 204.38 ²⁰³ ²⁰⁵	82 Pb 铅 6s²6p² 207.2 ²⁰⁴²⁰⁸ ²⁰⁶ ²⁰⁷	83 Bi 铋 6s²6p³ 208.98 ²⁰⁹	84 Po 钋 6s²6p⁴ (209) ²⁰⁸ ²⁰⁹ ²¹⁰	85 At 砹 6s²6p⁵ (210) ²¹⁰ ²¹¹	86 Rn 氡 6s²6p⁶ (222) ²¹¹ ²²⁰ ²²²	P O N M L K	8 18 32 18 8 2
111 Rg 铹* 6d⁸7s² (281) ²⁸⁰ ²⁸¹	112 Cn 鿔* 6d¹⁰7s² (285) ²⁸¹ ²⁸² ²⁸³ ²⁸⁵	113 Nh 鿭* 7s²7p¹ (286) ²⁸⁵ ²⁸⁶	114 Fl 鈇* 7s²7p² (289) ²⁸⁷ ²⁸⁸ ²⁸⁹	115 Mc 镆* (289) ²⁸⁸ ²⁸⁹ ²⁹⁰	116 Lv 鉝* (293) ²⁹¹ ²⁹² ²⁹³	117 Ts 鿬* (293) ²⁹³ ²⁹⁴	118 Og 鿫* (294) ²⁹⁴	Q P O N M L K	8 18 32 32 18 8 2

65 Tb 铽 4f⁹6s² 158.93 ¹⁵⁹	66 Dy 镝 4f¹⁰6s² 162.50 ¹⁵⁶¹⁶² ¹⁵⁸¹⁶³ ¹⁶⁰¹⁶⁴ ¹⁶¹	67 Ho 钬 4f¹¹6s² 164.93 ¹⁶⁵	68 Er 铒 4f¹²6s² 167.26 ¹⁶²¹⁶⁷ ¹⁶⁴¹⁶⁸ ¹⁶⁶ ¹⁷⁰	69 Tm 铥 4f¹³6s² 168.93 ¹⁶⁹	70 Yb 镱 4f¹⁴6s² 173.05 ¹⁶⁸ ¹⁷³ ¹⁷⁰ ¹⁷⁴ ¹⁷¹ ¹⁷⁶ ¹⁷²	71 Lu 镥 4f¹⁴5d¹6s² 174.97 ¹⁷⁵ ¹⁷⁶
97 Bk 锫* 5f⁹7s² (247) ²⁴⁷ ²⁴⁹	98 Cf 锎* 5f¹⁰7s² (251) ²⁴⁹ ²⁵² ²⁵⁰ ²⁵¹	99 Es 锿* 5f¹¹7s² (252) ²⁵² ²⁵⁴	100 Fm 镄* 5f¹²7s² (257) ²⁵³ ²⁵⁷	101 Md 钔* 5f¹³7s² (258) ²⁵⁸ ²⁶⁰	102 No 锘* 5f¹⁴7s² (259) ²⁵⁵ ²⁵⁹	103 Lr 铹* 5f¹⁴6d¹7s² (262) ²⁶¹ ²⁶²

扫码或访问网站，获取更多元素信息

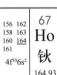

2d.hep.com.cn/pte

高等教育出版社印制
(2022)